Hirnverletzungen

Mechanismus, Spätkomplikationen, Funktionswandel

Von

Dr. Walther Birkmayer

em Oberarzt der Universitätsklinik für Psychiatrie und Neurologie in Wien
ehem Chefarzt des Hirnverletztenlazarettes Wien

Mit einem Geleitwort von

Univ.-Prof. Dr. **Otto Pötzl**

em. Vorstand der Universitätsklinik für Psychiatrie und Neurologie in Wien

Mit 54 Textabbildungen

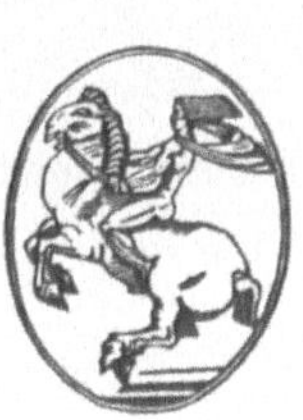

Wien
Springer-Verlag
1951

ISBN-13: 978-3-7091-7773-0 e-ISBN-13: 978-3-7091-7772-3
DOI: 10.1007/978-3-7091-7772-3

Meiner Frau

Geleitwort.

Das vorliegende Buch ist ein Dokument für die großen organisatorischen Leistungen und für die Fülle von wissenschaftlichen Anregungen, die aus der Zeit stammen, in der der Verfasser, W. BIRKMAYER, das Hirnverletzten-Lazarett in Wien neurologisch geleitet hat. Für den Gefertigten, der selbst während des ersten Weltkrieges sich mit der Pathologie der Hirnverletzungen viel befaßt hatte, ist es ein eigener Reiz, die Wandlungen zu beobachten, die der zweite Weltkrieg in bezug auf Probleme und Darstellung gebracht hat. Wenn man den Inhalt dieses Buches vergleicht mit den Standardarbeiten aus dem ersten Weltkrieg, so mit dem Arbeitskreis GOLDSTEIN und GELB, mit dem großen Werk von KLEIST usw., kommt dies zum Ausdruck. Damals vor allem Großhirnpathologie, Psychologie, Lokalisationslehre; jetzt umfassende Ganzheitsarbeit, besondere Betonung der Probleme des vegetativen Nervensystems und vor allem neurochirurgische und organisatorische Fragen in großem Stil. Alles das ist in dem vorliegenden Buch wahrhaft vorzüglich dargestellt. Auch die hier aufgezählten älteren Probleme sind nicht vernachlässigt; ihnen ist eine neuartige Zusammenschau mit vielen anregenden Gedanken gewidmet. Da die Probleme der Hirnverletzungen und ihrer Behandlung den Krieg weit überdauern, man darf leider sagen, verewigt sind, ist gerade dieses Buch eine Notwendigkeit; es darf als Richtschnur für Ärzte und für alle sozialen Faktoren dienen, denen dieses Problem obliegt.

Wien, im September 1950.

Otto Pötzl.

Vorwort.

Die Unterbringung Hirn- und Schädelverletzter in Speziallazaretten hat sich schon im ersten Weltkrieg bewährt. Von verschiedener Seite wurden dabei grundlegende Anregungen eingeführt. HARTMANN gliederte als erster seinem Lazarett eine Hilfsschule an zur Reedukation der Hirnverletzten, POPPELREUTER bereicherte die Untersuchungstechnik mit psychologischen Analysen und schuf mit seinen Belastungsproben Unterlagen zur Begutachtung der Leistungsfähigkeit. GELB und GOLDSTEIN, KLEIST und PÖTZL unterzogen eine Reihe besonderer Fälle eingehenden Analysen und erweiterten damit die Kenntnisse der spezifischen Leistungsfähigkeit einzelner Hirnregionen. Auf diesen Erfahrungen fußend, wurde im zweiten Weltkrieg vom Beginn an der Behandlung und Betreuung Hirnverletzter ein besonderes Augenmerk geschenkt. Hier war es vor allem TÖNNIS, der mit seinen Mitarbeitern in den neurochirurgischen Bereitschaften eine vorbildliche Organisation ins Leben rief, die, personell und materiell aufs beste ausgestattet, die primäre Versorgung der Kopfverletzten an der Front durchführte. Zusammen mit seinen Hauptneurologen REWALD und RÜSKEN schuf er ein allen modernen Ansprüchen gerecht werdendes Nachbehandlungslazarett in der Heimat. Eine zweite wertvolle Anregung kam im letzten Krieg von WEIZSÄCKER. Von den Erfahrungen seiner Arbeitstherapie ausgehend, legte er bei der Betreuung der Hirnverletzten den Schwerpunkt auf die Leistungspathologie. Nicht der Defekt stand im Vordergrund der Analyse, sondern die trotz der Verletzung erhaltene Leistungsfähigkeit des Hirnverletzten. In Wien wurden alle Kopf- und Hirnverletzten primär in das von SCHÖNBAUER geleitete neurochirurgische Fachlazarett eingewiesen. Dort wurden die reinen Schädelverletzungen und Kommotionen von den echten Hirnverletzten gesondert. Nach Abschluß der chirurgischen Behandlung kamen letztere ins Sonderlazarett für Hirnverletzte. Der Zweck des Aufenthaltes in unserem Lazarett war folgender: exakte Analyse des Defektes, Heilung der Ausfallserscheinungen, Rückschleusung in das zivile Leben.

Die Untersuchung erfolgte mit den gebräuchlichen klinischen Methoden. Bei diesen Aufgaben stand uns mein Lehrer PÖTZL hilfreich zur Seite. Die wertvollsten Anregungen zu hirnpathologischen Fragestellungen gehen auf ihn zurück. Die Behandlung motorischer Ausfallserscheinungen erfolgte durch Gymnastiklehrer. Weiter standen uns zu diesem Zweck ein Warmwasserbecken, Massage und alle Hilfen der physikalischen Therapie zur Verfügung. Die Behandlung der Aphasien leitete ein Logopäde. Die Schulung der geistigen Leistungsfähigkeit wurde von Lehrern, die der handwerklichen Fertigkeit von Werkstättenleitern geleitet. Zu ausführlichen Leistungsanalysen diente ein psychologisches Laboratorium. Für körperlich nicht Behinderte hatten wir noch einen Sportbetrieb zur Beurteilung der Belastungsfähigkeit.

Nach der ersten ärztlichen Untersuchung wurde für den Patienten ein Behandlungsplan zusammengestellt, der einerseits die Heilung der Ausfallserscheinungen verfolgte, anderseits ein ausführliches Bild über die verbliebene Leistungsfähigkeit liefern sollte. Einmal wöchentlich fand eine sogenannte Übungsleiterbesprechung statt, in der neben dem Chefarzt der Stationsarzt, die Stationsschwester, der Stockaufseher und alle Übungsleiter anwesend waren. Jeder einzelne Patient einer Station wurde besprochen, seine Leistung in den Übungsbetrieben und sein gesamtes Verhalten in und außerhalb des Lazarettes festgehalten. Dadurch gewannen wir ein möglichst vielseitiges Bild, das der Arzt allein nie imstande gewesen wäre zu sammeln. Das zusammenfassende Urteil dieser Besprechung und das psychologische Gutachten bildeten die Grundlage für die Berufsberatung, die wie üblich gemeinsam mit dem Wehrmachtsfürsorgeoffizier und Vertretern des Versorgungsamtes, des Arbeitsamtes und des Kriegsopferverbandes abgehalten wurden. Zu den ersten Arbeitsversuchen oder Umschulungskursen wurden die Patienten noch im Lazarett belassen, um für die ersten „Gehversuche" im praktischen Leben eine ärztliche Stütze zu haben.

Der Lazarettbetrieb selbst war schwungvoll, aber nicht hastig und induzierte in allen Patienten einen erhöhten Gesundungswillen. Der Vormittag war angefüllt mit dem Behandlungsplan, nachmittags war eine Ruhepause und dann Freizeit. Die aus dem ersten Weltkrieg so häufig berichteten Schwierigkeiten bei der Führung von Kopfverletzten konnten wir nie beobachten. Der fast uhrwerkmäßige Ablauf des täglichen Lebens wurde vom Patienten angenehm empfunden. Er enthob ihn der Initiative, über seine Zeitausfüllung zu entscheiden. Die eingespielte Organisation erlaubte uns dann, die verschiedenen wissenschaftlichen Fragestellungen eingehender zu untersuchen. Die militärischen Vorgesetzten (A. Zimmer und A. Fuchs als Wehrkreispsychiater) hatten weitgehendes Verständnis für unsere speziellen Aufgaben, die natürlich auch spezielle Wünsche mit sich brachten. Mein wärmster und aufrichtiger Dank gebührt Herrn Prof. Dr. L. Schönbauer, der mit nie erlahmender Energie die sachlichen und personellen Erfordernisse unseres Lazarettes vertrat und für unsere Forschungen stets wertvolle Anregungen gab. Meinen Kollegen von der Wiener Universitätsklinik L. Beichl, H. Gattringer, W. Solms und H. Strotzka, den Psychologen L. Bolterauer und E. Glaser wie den zahllosen übrigen Helfern danke ich auf diesem Wege für ihre Mitarbeit.

Wien, im August 1950.

W. Birkmayer.

Inhaltsverzeichnis.

Ständig vorkommende Abkürzungen.

C. .... Contusio cerebri (stumpfe Hirnverletzung).
I. O. D. ..... Impressionsfraktur ohne Duraverletzung.
I. M. D. .... Impressionsfraktur mit Duraverletzung.
S. T. G. .... Steckschuß der Gegenseite.
I. P. .... Impressionsfraktur mit Duraverletzung und Prolaps.
S. Tgl. ..... Steckschuß der gleichen Seite.
D. .... Durchschuß.
St. .... Stahlhelmträger.
Ost. .... Nichtstahlhelmträger.
A. G. ...... Artilleriegeschoß.
I. G. .... Infanteriegeschoß.
B. .... Bombensplitter.
U. .... Unfall.
L. B. .... Lange Bewußtlosigkeit (länger als 24 Stunden).
M. B. ...... Mittlere Bewußtlosigkeit (Dauer bis zu 24 Stunden).
K. B. ...... Kurze Bewußtlosigkeit (Dauer bis zu einer Stunde).
F. B. ...... Fehlende Bewußtlosigkeit.
G. D. ...... Knochendefekt, größer als 3 cm im Durchmesser.
K. D. ...... Knochendefekt, kleiner als 3 cm im Durchmesser.
N. A. ...... Neurologische Ausfallserscheinungen.
O. N. A. .... Ohne neurologische Ausfallserscheinungen.
E. .... Epilepsie.

Erstes Kapitel.

Mechanismus der Verletzung.

Aufschlüsse über den Mechanismus einer Geschoßwirkung erhält man entweder durch das Experiment oder durch die Betrachtung der Gewebszerstörung, aus der man Rückschlüsse auf die Wirkung der Geschosse ziehen kann. Über Gehirnverletzungen liegen ausführliche Untersuchungen dieser zwei Betrachtungsmöglichkeiten vor. Es sind dies die experimentellen Untersuchungen von Franz, Coler-Schjerning, Gennewein, Kranz und Koch, Tillman, Kocher u. a. und die anatomischen Betrachtungen Payrs, Rickers, Spatz' und H. Chiaris. Auch dem Kliniker stehen in seinem Krankengut Beobachtungsmöglichkeiten zur Verfügung, die ihn berechtigen, Rückschlüsse auf den Mechanismus der Geschoßwirkung zu ziehen. Dieser Gesichtspunkt war es, der mich veranlaßte, eine Reihe von sichergestellten Hirnverletzungen in einem geordneten Schema zusammenzustellen, um daraus Schlüsse auf den Mechanismus der Geschoßwirkung zu ziehen. Die Möglichkeiten, die dem Kliniker zur Verfügung stehen, sind: 1. die Größe des Knochendefektes, 2. die Dauer der Bewußtlosigkeit, 3. neurologische Ausfallserscheinungen. Auch die Geschoßform, ob Infanteriegeschoß oder Sprengstück, modifiziert die Gewebsschädigung. Schließlich stellt der Stahlhelm einen Faktor dar, der die Gewalteinwirkung in der mannigfachsten Weise variiert. Als Einteilung der Verletzungsfolgen wird im allgemeinen das Resultat, das im zerstörten Gewebe zu sehen ist, gewählt. Eine Einteilung, die zu sehr ins Detail geht und zu viele Formen aufzählt, leidet an Übersichtlichkeit und wird sich kaum durchsetzen. So findet man das Einteilungsschema der Schädelverletzungen von Axhausen heute kaum noch angeführt, da es zu kompliziert ist. Auch das im Weltkrieg gebräuchliche Schema, das im wesentlichen von Payr modifiziert wurde und die ganze Skala der Streif-, Prell-, Tangential-, Rinnen-, Segment- und Diametralschüsse enthielt, ist heute von dem sehr praktischen und übersichtlichen Schema von Tönnis verdrängt. Dieses Schema hat den Vorzug, einfach und verständlich zu sein und ist unter dem Gesichtspunkt aufgestellt, Anhaltspunkte zur Indikation der Behandlung zu geben. Wir benützten es zu unserer Zusammenstellung und unterschieden: Contusionen (C.), Impressionsfrakturen ohne Duraverletzung (I. O. D.), Impressionsfrakturen mit Duraverletzung (I. M. D.), Impressionsfrakturen mit Duraverletzung und Prolapsbildung (I. P.), Steckschüsse der Gegenseite (St. G.), als solche wurden alle Stecksplitter bezeichnet, die tiefer als 5 cm in den Schädel eingedrungen waren, Steckschüsse der gleichen Seite (St. gl.) und Durchschüsse (D.). Die Zugehörigkeit zu einer dieser Gruppen ließ sich aus dem Krankenblatt meist mit eindeutiger Sicherheit feststellen. Schwierig war die Entscheidung über die Frage, ob der Stahlhelm getragen wurde oder nicht. Die Patienten, die sich daran nicht genau erinnern konnten, wurden in diese Zusammenstellung nicht aufgenommen. Einfacher war die Frage zu beantworten, durch welche Geschoßform die Verletzung zustande gekommen war. Es finden sich im Krankenblatt (Operations- und Röntgenbefund) meist genügend Anhaltspunkte dafür. Es wurden der Einfachheit halber alle Verletzungen durch Sprengstücke der verschiedenen Explosivgeschosse als Artilleriegeschoßverletzung (A. G.) bezeichnet. Ferner sind in der Einteilung Infanteriegeschoßverletzung (I. G.), Bombensplitterverletzungen (B.) und Unfälle (U.) enthalten. Die Dauer der Bewußtlosigkeit ist wesentlich schwerer zu

Tabelle 1.

		L. B.	O. N. A. 3	N. A. 6, *3*
		9	—	—
		M. B.	2	5, *2*
	A. G.	7	—	—
	34	K. B.	3	9
		12	—	—
		F. B.	2	4, *2*
		6	—	—
		L. B.	O. N. A. 1	N. A. 1 *1*
		2	—	—
		M. B.	—	2
	I. G.	2	—	—
	9	K. B.	—	3
		3	—	—
C.		F. B.	—	2
		2	—	—
Ost.		L. B.	O. N. A.	N. A. 2
65		2	—	—
		M. B.	—	—
	B.		—	—
	5	K. B.	—	2
		2	—	—
		F. B.	1	—
		1	—	—
		L. B.	O. N. A. 2	N. A. 9, *4*
		11	—	—
		M. B.	—	2
	U.	2	—	—
	17	K. B.	—	4, *1*
		4	—	—
		F. B.	—	—
		4	—	—

erheben. Die subjektiven Angaben sind nicht ganz verläßlich und in den Krankenblättern liegen sehr oft keine Angaben darüber vor. Wie schwer gerade diese Frage zu beantworten ist, geht daraus hervor, daß die Zahl der Hirnverletzten, die unser Lazarett passiert haben, zirka 3000 beträgt und in unserer Zusammenstellung nur 1091 aufgenommen werden konnten. Als lange Bewußtlosigkeit (L. B.) wurde eine Bewußtlosigkeit bezeichnet, die länger als 24 Stunden gedauert hat, als mittlere Bewußtlosigkeit (M. B.) eine solche von der Dauer von 1 bis 24 Stunden, als kurze Bewußtlosigkeit (K. B.) eine Bewußtlosigkeit von wenigen Minuten bis zu einer Stunde und schließlich fehlende Bewußtlosigkeit (F. B.). Da auch die Größe des Knochendefektes einen Schluß über die Krafteinwirkung zuläßt, wurde er auch berücksichtigt, und Knochendefekte, die mehr als 3 cm Durchmesser hatten, als große Defekte (G. D.), und solche, die kleiner als 3 cm waren, als kleine Defekte (K. D.) bezeichnet.

Tabelle 2.

C. St. 95	**A. G.** 45	L. B. 6	O. N. A. 2 —	N. A. 4, *1* —
		M. B. 8	4 —	4 —
		K. B. 23	8 —	15, *1* —
		F. B. 8	1 —	7 —
	I. G. 42	L. B. 6	O. N. A. 1 —	N. A. 5, *2* —
		M. B. 8	— —	8, *1* —
		K. B. 16	— —	16, *1* —
		F. B. 12	5 —	7, *1* —
	B. 4	L. B. 1	O. N. A. —	N. A. 1, *1* —
		M. B. 3	1 —	2, *1* —
		K. B.	— —	— —
		F. B.	— —	— —
	U. 4	L. B. 3	O. N. A. —	N. A. 3 1
		M. B. 1	— —	— —
		K. B.	— —	— —
		F. B.	— —	— —

Schließlich wurde in das Schema das Vorhandensein neurologischer Ausfallserscheinungen aufgenommen. In den Tab. 1 bis 14 ist diese Zusammenstellung niedergelegt. Gehen wir nun auf die einzelnen Ergebnisse näher ein. Aus Tab. 15 sehen wir, daß insgesamt 160 Contusionen aufscheinen, 270 Impressionsfrakturen ohne Duraverletzung, 286 Impressionsfrakturen mit Duraverletzung, 90 Impressionsfrakturen mit Duraverletzung und Prolaps, 119 Steckschüsse der Gegenseite, 130 Steckschüsse der gleichen Seite, 36 Durchschüsse. Es kommen demnach in überwiegender Zahl Impressionsfrakturen zur Beobachtung, während nur 36 Durchschüsse aufscheinen. Dies läßt keinen Schluß auf die Häufigkeit der einzelnen Verletzungsformen zu, wie schon in einer früheren Arbeit ausgeführt wurde (Birkmayer-Huber), sondern gibt nur einen Überblick über das Krankengut, das in die Lazarette der Heimat gelangt. Die meisten Durchschüsse sterben eben auf dem Schlachtfeld (Franz) oder unmittelbar in den ersten Versorgungsstellen. Man kann daraus also nur den Schluß ableiten, daß die Impressionsfrakturen eine günstige Prognose haben, weil sie in den Heimatlazaretten in überwiegender Zahl zur Beobachtung kommen. Betrachten wir die Zahlen der Stahlhelmträger und derer, die ihn nicht getragen haben, so sehen wir ein Überwiegen der Stahlhelmträger bei den Contusionsverletzten, bei den I. O. D. und St. gl., während bei den I. M. D., St. G. und den D. die überwiegende Zahl keinen Stahlhelm aufhatte. In einer früher veröffentlichten Zusammenstellung ergaben sich ähnliche Werte und wir zogen

Tabelle 3.

		L. B.	G. D. 6:	O. N. A. 2	N. A. 4, *2*
		12	K. D. 6:	1	5
		M. B.	G. D. 2:	—	2
	A. G.	11	K. D. 9:	1	8
	75	K. B.	G. D. 14:	3	11, *1*
		26	K. D. 12:	4	8, *2*
		F. B.	G. D. 13:	1	12
		26	K. D. 13:	6	7
		L. B.	G. D. 3:	O. N. A. 1	N. A. 2
		4	K. D. 1:	—	1
		M. B.	G. D. 1:	—	1
	I. G.	5	K. D. 4:	—	4, *1*
	20	K. B.	G. D. 3:	—	3
		8	K. D. 5:	—	5, *1*
		F. B.	G. D. —:	—	—
I. O. D.		3	K. D. 3:	1	2
Ost.		L. B.	G. D. —:	O. N. A.	N. A.
120		—	K. D. —:	—	—
		M. B.	G. D. —:	—	—
	B.	1	K. D. 1:	1	—
	12	K. B.	G. D. 4:	1	3, *1*
		7	K. D. 9:	1	2, *1*
		F. B.	G. D. —:	—	—
		4	K. D. 4:	2	2, *1*
		L. B.	G. D. 3:	O. N. A. 2	N. A. 1
		6	K. D. 3:	1	2
		M. B.	G. D. 2:	—	2
	U.	9	K. D. 1:	1	—
	13	K. B.	G. D. 3:	2	1
		3	K. D. —:	—	—
		F. B.	G. D. —:	—	—
		1	K. D. 1:	1	—

daraus den Schluß, daß der Stahlhelm die Geschoßenergie derart modifiziert, daß es, wenn schon eine Gehirnverletzung nicht verhütet wird, zumindest es zu einer leichten Verletzungsform kommt, als welche die C., die I. O. D. und die St. gl. anzusehen sind. Diese Deutung läßt sich nicht vollkommen aufrecht erhalten, wie wir aus den folgenden Analysen sehen werden. Die Verteilung

Tabelle 4.

		L. B.	G. D. 10:	O. N. A. 3	N. A. 7
		16	K. D. 6:	1	5, *1*
		M. B.	G. D. 12:	2	10, *1*
	A. G.	22	K. D. 10:	2	8
	101	K. B.	G. D. 20:	4	16, *2*
		40	K. D. 20:	5	15, *1*
		F. B.	G. D. 11:	3	8
		23	K. D. 12:	2	10
		L. B.	G. D. 6:	O. N. A. 1	N. A. 5, *1*
		15	K. D. 9:	—	9, *3*
		M. B.	G. D. 3:	—	3
	I. G.	4	K. D. 1:	—	1
	46	K. B.	G. D. 3:	1	2
		16	K. D. 13:	3	10, *3*
		F. B.	G. D. 4:	1	3
I. O. D.		11	K. D. 7:	2	5, *1*
St.		L. B.	G. D. 2:	O. N. A. 2	N. A.
150		2	K. D. —:	—	—
		M. B.	G. D. —:	—	—
	B.	1	K. D. 1:	—	1
	3	K. B.	G. D. —:	—	—
			K. D. —:	—	—
		F. B.	G. D. —:	—	—
			K. D. —:	—	—
		L. B.	G. D. —:	O. N. A.	N. A.
			K. D. —:	—	—
		M. B.	G. D. —:	—	—
	U.		K. D. —:	—	—
		K. B.	G. D. —:	—	—
			K. D. —:	—	—
		F. B.	G. D. —:	—	—
			K. D. —:	—	—

der einzelnen Geschoßformen ist folgende: A. G. 686, I. G. 305, B. 51 und U. 49. Auch diese Zusammenstellung gibt keinen Aufschluß über die Häufigkeit der einzelnen Geschoßarten, sondern zeigt nur, wieviele durch eine bestimmte Geschoßart Verletzte in den Heimatlazaretten zur Beobachtung kommen. H. CHIARI fand in seinem Obduktionsmaterial in Wien bei den Schädelverletzungen fünfmal so viel A. G. wie I. G. Bei uns sind es bloß annähernd doppelt so viel. 578 Verletzte trugen den Stahlhelm zur Zeit der Verwundung, 513 nicht. Bei den A. G.-Verletzten trugen ihn 364, 322 nicht. Bei den I. G. 193 gegen 112, die ihn nicht trugen. Bei den durch B. Verletzten waren 15 Stahlhelmträger, gegen 36, die ihn nicht trugen. Bei den Unfällen trugen ihn 6, gegen 43 Nichtstahlhelmträger. Die geringe Zahl der Stahlhelmträger bei Bomben und Unfallverletzten ergibt sich aus der Situation.

Gehen wir nun ein auf die Dauer der Bewußtlosigkeit. 78% aller Verletzten

Tabelle 5.

		L. B.	G. D. 17:	O. N. A. 3	N. A. 14, *5*
		25	K. D. 8:	2	6, *2*
		M. B.	G. D. 8:	2	6, *2*
	A. G.	13	K. D. 5:	2	3, *2*
	103	K. B.	G. D. 18:	4	14, *2*
		31	K. D. 13:	4	9, *2*
		F. B.	G. D. 24:	—	24, *6*
		34	K. D. 10:	2	8
		L. B.	G. D. 5:	O. N. A.	N. A. 5, *1*
		7	K. D. 2:	—	2
		M. B.	G. D. 2:	—	2, *1*
	I. G.	5	K. D. 3:	—	3, *1*
	29	K. B.	G. D. 8:	—	8, *3*
		10	K. D. 2:	1	1
I. M. D.		F. B.	G. D. 5:	—	5, *2*
		7	K. D. 2:	—	2
Ost.		L. B.	G. D. 1:	O. N. A.	N. A. 1
155		2	K. D. 1:	1	—
		M. B.	G. D. 1:	1	—
	B.	3	K. D. 2:	—	2
	12	K. B.	G. D. 2:	1	1, *1*
		5	K. D. 3:	1	2
		F. B.	G. D. 1:	1	—
		2	K. D. 1:	—	1, *1*
		L. B.	G. D. 2:	O. N. A.	N. A. 2, *1*
		4	K. D. 2:	—	2
		M. B.	G. D. 1:	—	1
	U.	2	K. D. 1:	—	1
	11	K. B.	G. D. 2:	1	1, *1*
		4	K. D. 2:	1	1
		F.B.	G. D. —:	—	—
		1	K. D. 1:	—	1

hatten eine Bewußtlosigkeit, 22% nicht. Dies weicht von den Befunden Lembkes ab, der im Krankengut Tönnis' über 50% mit fehlender Bewußtlosigkeit fand. Frazier und Ingham gaben einen etwas gringeren Prozentsatz an. Bei den Stahlhelmträgern waren 42,5% bewußtlos und 10% nicht. Bei den Nichtstahlhelmträgern waren 34,5% bewußtlos und 12% nicht. Daraus läßt sich nicht viel ablesen, außer daß der Stahlhelm im höheren Prozentsatz zur Bewußtlosigkeit geführt hat. Was die Dauer der Bewußtlosigkeit betrifft, hatten 16,5% der Stahlhelmträger eine L. B. Bei den Nichtstahlhelmträgern

12,9%. Die Zahl der M. B. ist bei Stahlhelmträgern 9%, bei Nichtstahlhelmträgern 7,4%. Eine K. B. hatten 17% Stahlhelmträger, gegen 14,2% Nichtstahlhelmträger. Die Tatsache der erhöhten Zahl der Bewußtlosen bei Stahlhelmträgern läßt sich daraus erklären, daß der Stahlhelm die Axialenergie des Geschosses aufsplittert und in mehrere Komponenten zerteilt. Er verringert da-

Tabelle 6.

I. M. D. St. 131	A. G. 83	L. B. 29	G. D. 21:	O. N. A. 4	N. A. 17, *4*
			K. D. 8:	1	7, *3*
		M. B. 15	G. D. 9:	—	9, *1*
			K. D. 6:	1	5
		K. B. 24	G. D. 15:	4	11, *2*
			K. D. 9:	1	8, *3*
		F. B. 15	G. D. 7:	1	6
			K. D. 8:	1	7
	I. G. 44	L. B. 16	G. D. 13:	O. N. A. 4	N. A. 9, *7*
			K. D. 3:	—	3, *1*
		M. B. 6	G. D. 3:	1	2, *1*
			K. D. 3:	—	3, *1*
		K. B. 16	G. D. 10:	2	8, *4*
			K. D. 6:	1	5
		F. B. 6	G. D. 3:	1	2
			K. D. 3:	1	2
	B. 3	L. B. 1	G. D. 1:	O. N. A.	N. A. 1
			K. D. —:	—	—
		M. B. 1	G. D. 1:	—	1
			K. D. —:	—	—
		K. B.	G. D. —:	—	—
			K. D. —:	—	—
		F. B. 1	G. D. —:	—	—
			K. D. 1:	—	1
	U. 1	L. B. 1	G. D. 1:	O. N. A. 1	N. A.
			K. D. —:	—	—
		M. B.	G. D. —:	—	—
			K. D. —:	—	—
		K. B.	G. D. —:	—	—
			K. D. —:	—	—
		F. B.	G. D. —:	—	—
			K. D. —:	—	—

durch die axiale Energie, bewirkt aber durch die Aufsplitterung in Komponenten, daß entferntere Gebiete des Gehirns in Mitleidenschaft gezogen werden. Der Ausdruck dieser erhöhten Fernwirkung ist der erhöhte Prozentsatz an Bewußtlosigkeit durch Mitbeteiligung des Hirnstammes. Bei den einzelnen Geschoßformen sind diese Verhältnisse deutlich zu sehen. Bei den A. G.-Verletzungen haben 16,8% der Stahlhelmträger eine L. B., gegen 10,4% der Nichtstahlhelmträger. Keine Bewußtlosigkeit trat auf bei 9,6% Stahlhelmträgern und 14,1% Nichtstahlhelmträgern. Diese Zahlen zeigen, daß gerade bei A. G.

die Geschoßenergie so beschaffen ist, daß sie durch den Stahlhelm in Komponenten zerlegt wird. Daraus resultiert eine stärkere Mitbeteiligung des Hirnstammes, die an der hohen Zahl der L. B. ersichtlich ist, und eine hohe Zahl der fehlenden Bewußtlosigkeit bei Nichtstahlhelmträgern. Auch bei den I. G.-Verletzungen steht die Zahl der L. B. bei Stahlhelmträgern mit 20,6% über

Tabelle 7.

		L. B.	G. D. 4:	O. N. A.	N. A. 4, *4*
		4	K. D. —:	—	—
		M. B.	G. D. 2:	—	2, *2*
	A. G.	4	K. D. 2:	—	2, *1*
	20	K. B.	G. D. 8:	1	7, *5*
		8	K. D. —:	—	—
		F. B.	G. D. 4:	1	3, *2*
		4	K. D. —:	—	—
		L. B.	G. D. 5:	O. N. A. 2	N. A. 3, *3*
		7	K. D. 2:	—	2
		M. B.	G. D. 2:	1	1
	I. G.	4	K. D. 2:	1	1
	15	L. B.	G. D. 2:	1	1, *1*
		2	K. D. —:	—	—
		F. B.	G. D. 1:	—	1
I. P.		2	K. D. 1:	—	1, *1*
Ost.		L. B.	G. D. —:	O. N. A.	N. A.
			K. D. —:	—	—
		M. B.	G. D. —:	—	—
	B.		K. D. —:	—	—
	1	K. B.	G. D. —:	—	—
			K. D. —:	—	—
		F. B.	G. D. 1:	1	—
		1	K. D. —:	—	—
		L. B.	G. D. —:	O. N. A.	N. A.
		1	K. D. 1:	—	1, *1*
		M. B.	G. D. —:	—	—
	U.		K. D. —:	—	—
	1	K. B.	G. D. —:	—	—
			K. D. —:	—	—
		F. B.	G. D. —:	—	—
			K. D. —:	—	—

der der Nichtstahlhelmträger mit 12,8%. Die Zahl der Verletzten mit fehlender Bewußtlosigkeit war bei den Stahlhelmträgern 13,8%, bei den Nichtstahlhelmträgern 6,9%. Die Zahl der K. B. war bei Stahlhelmträgern 19,7%, bei Nichtstahlhelmträgern 6,9%. Die Zahl der L. B. liegt bei den I. G.-Verletzten bei Stahlhelmträgern höher als bei den Nichtstahlhelmträgern, jedoch auch die Prozentzahlen auch der K. B. und F. B. ist bei den Stahlhelmträgern höher. Die Energie des I. G. ist so rasant und wirkt daher nur kurze Zeit ein, weshalb durch den Stahlhelm eine Zerteilung der Energie in axiale, radiäre und Seitenwirkung häufig ausbleibt und daher bei den Stahlhelmträgern die Zahl der K. B. und F. B. doppelt so hoch ist als bei Verletzten, die keinen Stahlhelm trugen. Grob schematisch könnte man sagen, der Stahlhelm wirkt sich bei den A. G. ungünstiger als bei den I. G. aus; denn bei den A. G.-Verletzungen verlängert er die Bewußtlosigkeit, während er sie bei den I. G. vermindert. Die

Tabelle 8.

I. P. St. 53	A. G. 31	L. B. 12	G. D. 10:	O. N. A. 3	N. A. 7, *4*
			K. D. 2:	—	2, *1*
		M. B. 6	G. D. 4:	—	4, *3*
			K. D. 2:	—	2, *1*
		K. B. 10	G. D. 9:	3	6, *1*
			K. D. 1:	—	1
		F. B. 3	G. D. 2:	—	2, *1*
			K. D. 1:	1	—
	I. G. 20	L. B. 8	G. D. 6:	O. N. A.	N. A. 6, *3*
			K. D. 2:	—	2, *1*
		M. B. 2	G. D. 1:	—	1
			K. D. 1:	—	1, *1*
		K. B. 2	G. D. 2:	—	2, *1*
			K. D. —:	—	—
		F. B. 8	G. D. 8:	—	8, *4*
			K. D. —:	—	—
	B. 2	L. B. 2	G. D. 1:	O. N. A.	N. A. 1
			K. D. 1	—	1, *1*
		M. B.	G. D. —:	—	—
			K. D. —:	—	—
		K. B.	G. D. —:	—	—
			K. D. —:	—	—
		F. B.	G. D. —:	—	—
			K. D. —:	—	—
	U.	L. B.	G. D. —:	O. N. A.	N. A.
			K. D. —:	—	—
		M. B.	G. D. —:	—	—
			K. D. —:	—	—
		K. B.	G. D. —:	—	—
			K. D. —:	—	—
		F. B.	G. D. —:	—	—
			K. D. —:	—	—

Fläche, mit der das Geschoß auffällt, spielt natürlich eine Rolle. Daraus ist ohne weiteres erklärlich, daß das meistens breiter auffallende A. G. eher eine Verteilung der Energie durch den Stahlhelm erfährt als das schmal aufsetzende I. G. Durch die kleine Aufsatzfläche des I. G. auf den Stahlhelm bewirkt dieser weniger eine Zerteilung der verschiedenen Energiekomponenten, sondern bewirkt eine Abschwächung der gesamten Geschoßenergie. Als Folge sieht man bei den Stahlhelmträgern nach I. G.-Verletzungen hohe Prozentzahlen mit K. B. und F. B. Bei den Bombensplitterverletzten sieht man, daß die Zahl der K. B. bei den Nichtstahlhelmträgern 29,5% ausmacht, gegen 0% der Stahlhelmträger. Bei 17,6% fehlt eine Bewußtlosigkeit, während sie bei den Stahlhelmträgern nur in 3,9% fehlt. Die Anzahl der Fälle (51) ist wohl zu gering, um wesentliche Schlüsse daraus abzuleiten. Man sieht jedoch eindeutig, daß bei den Bombensplittern ähnliche mechanische Bedingungen gegeben sind wie bei

Tabelle 9.

STgl. Ost. 51	**A. G.** 43	L. B. 8	G. D. 4:	O. N. A.	N. A. 4
			K. D. 4:	—	4, *3*
		M. B. 7	G. D. 2:	—	2
			K. D. 5:	1	4
		K. B. 15	G. D. 4:	1	3, *2*
			K. D. 11:	2	9, *1*
		F. B. 13	G. D. 4:	3	1
			K. D. 9:	2	7
	I. G. 8	L. B. 5	G. D. 4:	O. N. A. 2	N. A. 2, *1*
			K. D. 1:	—	1
		M. B.	G. D. —:	—	—
			K. D. —:	—	—
		K. B.	G. D. —:	—	—
			K. D. —:	—	—
		F. B. 3	G. D. 2:	1	1
			K. D. 1:	—	1
	B.	L. B.	G. D. —:	O. N. A.	N. A.
			K. D. —:	—	—
		M. B.	G. D. —:	—	—
			K. D. —:	—	—
		K. B.	G. D. —:	—	—
			K. D. —:	—	—
		F. B.	G. D. —:	—	—
			K. D. —:	—	—
	U.	L. B.	G. D. —:	O. N. A.	N. A.
			K. D. —:	—	—
		M. B.	G. D. —:	—	—
			K. D. —:	—	—
		K. B.	G. D. —:	—	—
			K. D. —:	—	—
		F. B.	G. D. —:	—	—
			K. D. —:	—	—

den A. G., weshalb die Auswirkungen des Stahlhelms analog sind. Da bei den Unfallverletzten in fast 90% der Stahlhelm nicht getragen wurde, fehlen entsprechende Vergleichswerte. Die tabellarischen Zusammenstellungen werden im folgenden besprochen. Von einer Wiedergabe wird aus Raummangel Abstand genommen. Interessenten können sie vom Verfasser anfordern. Bei den durch A. G. verursachten Contusionen fällt auf, daß bei Stahlhelmträgern in 13% eine L. B. auftrat, bei Nichtstahlhelmträgern in 26%. Die Geschoßenergie ist so matt, daß sie die Schädeldecke nicht einmal durchschlägt. Der Stahlhelm

vermindert nun diese Energie weiterhin, so daß nur in der Hälfte der Fälle eine L. B. auftritt, gegenüber den Verletzten, die keinen Stahlhelm trugen. Er vermindert also die Fernwirkung. Die Geschoßenergie, die imstande ist, einen menschlichen Schädel zu durchschlagen, ist nach Messerer 14 m/kg. Ist diese Energie geringer, dann schwächt der Stahlhelm sie noch weiterhin ab, so daß

Tabelle 10.

STgl. St. 79	**A. G.** 55	L. B. 21	G. D. 15:	O. N. A. 4	N. A. 11, *3*
			K. D. 6:	2, *2*	4
		M. B. 11	G. D. 3:	1	2
			K. D. 8:	4	4
		K. B. 13	G. D. 5:	2	3, *1*
			K. D. 8:	2	6, *1*
		F. B. 10	G. D. 2:	—	2
			K. D. 8:	5	3
	I. G. 21	L. B. 9	G. D. 1:	O. N. A.	N. A. 1, *1*
			K. D. 8:	3	5, *2*
		M. B.	G. D. —:	—	—
			K. D. —:	—	—
		K. B. 8	G. D. 5:	2	3, *1*
			K. D. 3:	1	2
		F. B. 4	G. D. 3:	—	3, *1*
			K. D. 1:	1	—
	B. 2	L. B.	G. D. —:	O. N. A.	N. A.
			K. D. —:	—	—
		M. B. 1	G. D. 1:	—	1
			K. D. —:	—	—
		K. B.	G. D. —:	—	—
			K. D. —:	—	—
		F. B. 1	G. D. 1:	1	—
			K. D. —:	—	—
	U. 1	L. B. 1	G. D. 1:	O. N. A. 1	N. A.
			K. D. —:	—	—
		M. B.	G. D. —:	—	—
			K. D. —:	—	—
		K. B.	G. D. —:	—	—
			K. D. —:	—	—
		F. B.	G. D. —:	—	—
			K. D. —:	—	—

Fernwirkungen unterbleiben. Dafür sprechen auch die Zahlen der K. B., die bei den Stahlhelmträgern 51%, bei den Nichtstahlhelmträgern nur 35% ausmachen. Auch bei den durch I. G. verursachten C. sehen wir ähnliche Verhältnisse. Die Verletzten, die keinen Stahlhelm trugen, zeigen höhere Prozentzahlen an langer Bewußtlosigkeit als die Stahlhelmträger. Bei Stahlhelmträgern fehlte bei 13 Mann die Bewußtlosigkeit vollkommen, bei Verletzten ohne Stahlhelm hatten nur zwei Mann eine F. B. Die Durchschnittswerte aller Geschoßformen zeigen bei den Stahlhelmträgern in 16,5% eine L. B., bei Nichtstahlhelmträgern 37%. Eine M. B. zeigten 21% Stahlhelmträger und 17% Nichtstahlhelmträger. Eine K. B. 41% Stahlhelmträger und 32% Nichtstahlhelmträger. F. B. war bei Stahlhelmträgern in 21% vorhanden, bei Nichtstahlhelmträgern in 14%. Zunächst läßt sich aus dieser Übersicht sehen, daß bei der relativen günstigen Verletzungsform einer C. die langen Bewußtlosigkeiten seltener sind

Tabelle 11.

STG. **Ost.** 61	**A. G.** 46	L. B. 14	G. D. 6:	O. N. A. 1	N. A. 5, *1*
			K. D. 8:	3	5, *2*
		M. B. 7	G. D. 5:	—	5, *2*
			K. D. 2:	—	2, *2*
		K. B. 12	G. D. 2:	—	2, *1*
			K. D. 10:	4	6, *2*
		F. B. 13	G. D. 5:	1	4, *1*
			K. D. 8:	—	8, *2*
	I. G. 8	L. B. 3	G. D. 1:	O. N. A. 1	N. A.
			K. D. 2:	—	2
		M. B. 1	G. D. —:	—	—
			K. D. 1:	—	1
		K. B.	G. D. —:	—	—
			K. D. —:	—	—
		F. B. 4	G. D. 3:	—	3
			K. D. 1:	—	1
	B. 6	L. B. 4	G. D. 3:	O. N. A.	3, *1*
			K. D. 1:	—	1, *1*
		M. B.	G. D. —:	—	—
			K. D. —:	—	—
		K. B. 1	G. D. 1:	—	1, *1*
			K. D. —:	—	—
		F. B. 1	G. D. —:	—	—
			K. D. 1:	1	—
	U. 1	L. B.	G. D. —:	O. N. A.	N. A.
			K. D. —:	—	—
		M. B. 1	G. D. 1:	—	1
			K. D. —:	—	—
		K. B.	G. D. —:	—	—
			K. D. —:	—	—
		F. B.	G. D. —:	—	—
			K. D. —:	—	—

als die kurzen und fehlenden Bewußtlosigkeiten. Besonders steigen die Prozentzahlen von der L. B. zur K. B. bei den Stahlhelmträgern an. Man kann daraus folgern, daß bei geringer Geschoßenergie, unabhängig von der Geschoßart, der Stahlhelm die Energie vermindert. Dies ist aus der geringen Zahl der L. B. und aus der hohen Zahl der K. B. und F. B. bei Stahlhelmträgern zu ersehen. Bei dieser Verletzungsform stellt der Stahlhelm demnach einen wesentlichen Schutz dar. 21% aller Stahlhelmträger weisen überhaupt keine Bewußtlosigkeit auf. Dies erscheint mir bemerkenswert, weil es zeigt, daß auch bei stumpfer Gewalteinwirkung, die zur Substanzschädigung des Gehirns führt, eine begleitende Bewußtlosigkeit keine Conditio sine qua non ist, sondern sich diese Energie in einer örtlichen Quetschung erschöpfen kann.

Nun zu den I. O. D. Bei den A. G. sind die Zahlen der langen Bewußtlosigkeit bei Stahlhelmträgern und Nichtstahlhelmträgern mit 16°/o gleich. Die

Tabelle 12.

		L. B.	G. D. 6:	O. N. A. 1	N. A. 5, *2*
		21	K. D. 15:	5	10, *2*
		M. B.	G. D. 2:	—	2, *1*
	A. G.	4	K. D. 2:	—	2, *1*
	46	K. B.	G. D. 8:	—	8, *5*
		15	K. D. 7:	4	3
		F. B.	G. D. 2:	—	2
		6	K. D. 4:	2	2
		L. B.	G. D. 3:	O. N. A.	N. A. 3
		4	K. D. 1:	—	— 1
		M. B.	G. D. 3:	1	2
	I. G.	4	K. D. 1:	—	1
	11	K. B.	G. D. 1:	—	1
		2	K. D. 1:	—	1
		F. B.	G. D. —:	—	—
STG.		1	K. D. 1:	—	1
St. 58		L. B.	G. D. —:	O. N. A.	N. A. 1
		1	K. D. 1:	—	—
		M. B.	G. D. —:	—	—
	B.		K. D. —:	—	—
	1	K. B.	G. D. —:	—	—
			K. D. —:	—	—
		F. B.	G. D. —:	—	—
			G. D. —:	—	—
		L. B.	G. D. —:	O. N. A.	N. A.
			K. D. —:	—	—
		M. B.	G. D. —:	—	—
			K. D. —:	—	—
	U.	K. B.	G. D. —:	—	—
			K. D. —:	—	—
		F. B.	G. D. —:	—	—
			K. D. —:	—	—

Zahl für die M. B. betragen für Stahlhelmträger 22°/o, bei Nichtstahlhelmträgern 14°/o. 40°/o der Stahlhelmträger hatten eine K. B., gegen 33°/o Nichtstahlhelmträger. Bei 23°/o der Stahlhelmträger fehlte die Bewußtlosigkeit, gegenüber 34°/o der Nichtstahlhelmträger. Bei den I. O. D. ist die Geschoßenergie größer. Sie führt zur Zertrümmerung des Schädelknochens, aber nicht mehr zur Zerreißung der Dura. Bei einer derartigen Energie wird durch den Stahlhelm häufiger eine M. B. und K. B bewirkt, während die Zahl der Verletzten ohne Bewußtlosigkeit bei den Stahlhelmträgern wesentlich höher liegt. Die Zerteilung der Energie kommt durch den Stahlhelm zustande. Fehlt diese zerteilende Wirkung, dann fehlt in hohem Prozentsatz die Bewußtlosigkeit, wie auch aus den obigen Zahlen zu ersehen ist. Ist jedoch der Stahlhelm vorhanden, dann kommt es bei der speziellen Energieentladung, die zur I. O. D. führt, häufiger zu einer M. B. und K. B. Die Geschoßenergie ist jedoch nicht so

Tabelle 13.

D. Ost. 24	A. G. 1	L. B. 1	G. D. 1:	O. N. A.	N. A. 1, *1*
			K. D. —:	—	—
		M. B.	G. D. —:	—	—
			K. D. —:	—	—
		K. B.	G. D. —:	—	—
			K. D. —:	—	—
		F. B.	G. D. —:	—	—
			K. D. —:	—	—
	I. G. 23	L. B. 11	G. D. 10:	O. N. A. 1	N. A. 9, *3*
			K. D. 1:	—	1
		M. B. 4	G. D. 4:	—	4
			K. D. —:	—	—
		K. B. 4	G. D. 3:	1	2
			K. D. 1:	—	1
		F. B. 4	G. D. 4:	3	1, *1*
			K. D. —:	—	—
	B.	L. B.	G. D. —:	O. N. A.	N. A.
			K. D. —:	—	—
		M. B.	G. D. —:	—	—
			K. D. —:	—	—
		K. B.	G. D. —:	—	—
			K. D. —:	—	—
		F. B.	G. D. —:	—	—
			K. D. —:	—	—
	U.	L. B.	G. D. —:	O. N. A.	N. A.
			K. D. —:	—	—
		M. B.	G. D. —:	—	—
			K. D. —:	—	—
		K. B.	G. D. —:	—	—
			K. D. —:	—	—
		F. B.	G. D. —:	—	—
			K. D. —:	—	—

groß, daß durch den Stahlhelm auch eine Erhöhung der L. B. auftritt. Bei den durch I. G. Verletzten sind die Werte der L. B. bei Stahlhelmträgern 32,5%, bei Nichtstahlhelmträgern 20%. Die Zahl der K. B. ist bei den Nichtstahlhelmträgern etwas größer, hingegen ist die Zahl der Verletzten ohne Bewußtlosigkeit bei den Stahlhelmträgern 24%, bei den Nichtstahlhelmträgern 15%. Berücksichtigt man die Durchschnittswerte aller Geschoßformen, dann sieht man, daß L. B. bei Stahlhelmträgern in 22% auftritt, gegen 18,5% bei Nichtstahlhelmträgern. Die Zahlen für die M. B. und K. B. sind annähernd gleich, während die Zahl der Verletzten mit F. B. bei den Stahlhelmträgern 22,5% ausmacht, gegen 28% der Nichtstahlhelmträger. Die Geschoßenergie bei den I. O. D. wird durch den Stahlhelm vermindert und etwas zerteilt. Die Folge davon ist eine etwas höhere Zahl an L. B. Fehlt der Stahlhelm, dann kommt es häufiger zur rein örtlichen Wirkung ohne Bewußtlosigkeit.

Tabelle 14.

D. St. 12	A. G. 3	L. B. 2	G. D. 2:	O. N. A. 1	N. A. 1
			K. D. —:	—	—
		M. B. 1	G. D. 1:	—	1
			K. D. —:	—	—
		K. B.	G. D. —:	—	—
			K. D. —:	—	—
		F. B.	G. D. —:	—	—
			K. D. —:	—	—
	I. G. 9	L. B. 5	G. D. 4:	O. N. A. 2	N. A. 2
			K. D. 1:	—	1
		M. B. 2	G. D. 2:	—	2
			K. D. —:	—	—
		K. B. 2	G. D. 1:	1	—
			K. D. 1:	1	—
		F. B.	G. D. —:	—	—
			K. D. —:	—	—
	B.	L. B.	G. D. —:	O. N. A.	N. A.
			K. D. —:	—	—
		M. B.	G. D. —:	—	—
			K. D. —:	—	—
		K. B.	G. D. —:	—	—
			K. D. —:	—	—
		F. B.	G. D. —:	—	—
			K. D. —:	—	—
	U.	L. B.	G. D. —:	O. N. A.	N. A.
			K. D. —:	—	—
		M. B.	G. D. —:	—	—
			K. D. —:	—	—
		K. B.	G. D. —:	—	—
			K. D. —:	—	—
		F. B.	G. D. —:	—	—
			K. D. —:	—	—

Bei dem I. M. D. sehen wir folgendes: Die durch A. G. Verletzten zeigen in 34% eine L. B. bei Stahlhelmträgern, in 24% bei Nichtstahlhelmträgern. Eine M. B. bei 18% Stahlhelmträgern und 12% Nichtstahlhelmträgern. Die Zahl der K. B. ist ungefähr gleich, während die Zahl der Verletzten mit F. B. bei Stahlhelmträgern 18%, bei Nichtstahlhelmträgern 33% ausmacht. Die Energie ist bei dieser Verletzungsform größer als bei der I. O. D. Sie führt nicht nur zum Durchschlagen des Knochens, sondern auch zur Zerreißung der Dura. Der Stahlhelm bewirkt bei dieser Energieform eine stärkere Zerteilung in fernwirkende Komponenten, was aus der beträchtlichen Erhöhung der L. B. zu sehen ist. Fehlt der Stahlhelm, dann kommt es auch bei dieser Verletzungsform in erhöhtem Prozentsatz zu keiner Bewußtlosigkeit, also zu einer reinen, örtlichen Wirkung. Ein Drittel aller Verletzten, die keinen Stahlhelm trugen, zeigten keine Bewußtlosigkeit. Bei den Stahlhelmträgern nur 18%. Die Verletzungen durch I. G. zeigen bei dieser Verletzungsform keine besondere Abweichung von den Ergebnissen der A. G.-Verletzungen. Die Durchschnittswerte aller Geschoßformen zeigen bei Stahlhelmträgern in 37% eine L. B., die Nichtstahlhelmträger in 24,5%. Die Zahlen für M. B. und K. B. sind gleich, die Zahlen der Verletzten mit F. B. sind bei Stahlhelmträgern 17%, bei Nichtstahlhelmträgern 28%. Die Zunahme der Verletzten mit fehlender Bewußtlosigkeit, wenn kein Stahlhelm getragen wurde, ist eine Folge der fehlenden Zerteilung der Geschoßenergie.

Tabelle 15.

			davon Epilepsieanfälle
1. *Stumpfe* Gehirnverletzung *ohne* Stahlhelm	65	160	12
2. Stumpfe Gehirnverletzung mit Stahlhelm	95		9
3. *Impressionsfraktur mit Duraverletzung*, ohne Stahlhelm	155	286	33
4. *Impressionsfraktur mit Duraverletzung*, mit Stahlhelm	131		28
5. *Impressionsfraktur ohne Duraverletzung*, ohne Stahlhelm	120	270	10
6. *Impressionsfraktur ohne Duraverletzung*, mit Stahlhelm	150		13
7. *Impressionsfraktur mit Duraverletzung und Prolaps*, ohne Stahlhelm	37	90	20
8. *Impressionsfraktur mit Duraverletzung und Prolaps*, mit Stahlhelm	53		22
9. *Steckschüsse, Gegenseite*, ohne Stahlhelm	61	119	16
10. *Steckschüsse, Gegenseite*, mit Stahlhelm	58		11
11. *Steckschüsse, gleiche Seite*, ohne Stahlhelm	51	130	7
12. *Steckschüsse, gleiche Seite*, mit Stahlhelm	79		13
13. *Durchschüsse*, ohne Stahlhelm	24	36	5
14. *Durchschüsse*, mit Stahlhelm	12		0

Ist bei den I. M. D. der Knochendefekt größer und vor allem nicht verlegt (Tönnis), dann bewirkt die durch die ausgedehnten Gewebszerstörungen bedingte intrakranielle Drucksteigerung ein Austreten des Gehirns aus der Knochenlücke. Es kommt zur I. P. Während bei der Contusio und bei den I. O. D. die Zahl der K. B. und der F. B. die Zahl der L. B. übertrifft, sieht man bei den I. M. D. ein deutliches Überwiegen der langen Bewußtlosigkeit über die K. B., besonders ausgeprägt sieht man dies bei den I. P. Die Stahlhelmträger hatten 41,5%, die Nichtstahlhelmträger 32,5% L. B. 15% der Stahlhelmträger und 21,5% der Nichtstahlhelmträger hatten eine M. B. 22,5% Stahlhelmträger und 27% der Nichtstahlhelmträger hatten eine K. B. 21% der Stahlhelmträger, 19% der Nichtstahlhelmträger zeigten F. B. Besonders auffallend ist die hohe Zahl der L. B. Bei den durch A. G. Verletzten sind die Zahlen der L. B. bei Stahlhelmträgern 39%, bei Nichtstahlhelmträgern nur 20%. Die Zahlen der M. B. und K. B. sind annähernd gleich. Bei den Verletzten mit F. B. überwiegen weitaus die, die keinen Stahlhelm aufhatten. Bei den durch I. G. Verletzten liegen die Zahlen der L. B. besonders hoch. 40% der Stahlhelmträger und 46% der Nichtstahlhelmträger zeigen eine L. B. Die übrigen Zahlen der I. G.-Verletzungen sind nicht gut verwertbar wegen der an sich geringen Zahl der Verletzten. Die Geschoßenergie, die zur I. P. führt, ist so groß, daß sie in hohem Prozentsatz eine L. B. bewirkt, woraus man schließen muß, daß die Geschoßenergie dieser Verletzungsform eine beträchtliche Fernwirkung verursacht mit ausgedehnten Substanzschädigungen. Der Stahlhelm bewirkt noch mehr als bei den gewöhnlichen I. M. D. eine Zerteilung der Wucht in axiale und fernwirkende Komponenten, was sich in einer erhöhten Zahl der L. B. bei Stahlhelmträgern ersehen läßt. Auffallend ist, daß trotz dieser ausgedehnten Fernwirkung bei rund 20% aller Verletzten eine Bewußtlosigkeit fehlte. Die Fernwirkung hat demnach bei diesen Verletzten den Hirnstamm nicht nennenswert irritiert.

Bei den Steckschüssen der Gegenseite liegen die Zahlen der L. B. ebenfalls höher als die der M. B. und K. B. Die Stahlhelmträger hatten in 45% eine L. B., die Nichtstahlhelmträger nur 34%. Die Zahl der M. B. liegt mit 14% bei beiden gleich hoch. Die Zahl der K. B. beträgt bei Stahlhelmträgern 29,5%, bei Nichtstahlhelmträgern 21,5%. Die Zahl der Verletzten mit F. B. ist bei Stahlhelmträgern 11,5%, bei Nichtstahlhelmträgern 29,5%. Auch bei dieser Verletzungsform sehen wir wesentlich höhere Zahlen von L. B. Der Stahlhelm bewirkt bei dieser Energieeinwirkung ebenfalls eine stärkere Zerteilung in einzelne Komponenten, weshalb die Zahl der L. B. bei den Stahlhelmträgern wesentlich höher liegt. Die Zahl der Verletzten mit F. B. ist bei den Nichtstahlhelmträgern fast dreimal so hoch als bei Stahlhelmträgern, was ebenfalls wieder beweist, daß bei fehlendem Stahlhelm die Zerteilung der Energie wegfällt und daher keine Fernwirkung, also auch keine Bewußtlosigkeit auftritt. Bei Betrachtung der mit I. G. Verletzten fällt auf, daß bei 50% der Nichtstahlhelmträger eine Bewußtlosigkeit fehlte. Es waren dies zweifellos Geschosse, deren Energie sich beim Durchschlagen des Knochens erschöpfte, ohne in fernwirkende Komponenten zerteilt zu werden, daher fehlt in der Hälfte der Fälle eine Bewußtlosigkeit. Die Zahlen der L. B. betragen bei Stahlhelmträgern 36,5%, bei Nichtstahlhelmträgern 37,5%. Der Umstand, daß die Zahl der L. B., unabhängig davon, ob der Stahlhelm getragen wurde oder nicht, gleich hoch war, könnte so erklärt werden, daß die Rasanz des I. G. größer ist als die des A. G. Die Zeit, in der das I. G. auf den Stahlhelm einwirkt, ist demnach wesentlich kürzer und reicht scheinbar nicht aus, um eine Zerteilung der Geschoßenergie zu bewirken. Diese Erklärung trifft jedoch nur bei einer solchen Energieform zu, die zum Steckschuß führt.

Bei den Steckschüssen der gleichen Seite, die weniger als 5 cm in den Schädel eindringen, sinken die bei den Steckschüssen der Gegenseite I. M. D. und I. P. besonders hohen Zahlen der L. B. und erhöhen sich die Zahlen der K. B. und F. B. wieder. Die Stahlhelmträger zeigen in 39% eine L. B., die Nichtstahlhelmträger in 25,5%. 15% der Stahlhelmträger zeigen eine M. B., gegen 13,5% der Nichtstahlhelmträger. 27% der Stahlhelmträger und 29,5% der Nichtstahlhelmträger zeigen eine K. B. Bei 19% der Stahlhelmträger und 31,5% Nichtstahlhelmträgern fehlt die Bewußtlosigkeit. Unabhängig von der Wirkung des Stahlhelms zeigt sich wieder ein Absinken der Zahlen der L. B. und eine Zunahme der K. B. und F. B. Die Geschoßenergie ist bei den Steckschüssen der gleichen Seite so beschaffen, daß sie ausreicht, den Schädel zu durchschlagen und das Geschoß noch ein Stück ins Gehirn eindringen läßt. Die Fernwirkung ist nicht mehr so stark wie bei den Steckschüssen der Gegenseite und den I. M. D. Es sinkt daher die Zahl der L. B. Der Stahlhelm verstärkt die Energiezerteilung, daher die höhere Zahl der L. B. bei Stahlhelmträgern und höhere Zahlen von F. B. bei den Verletzten ohne Stahlhelm.

Bei den Durchschüssen ist die Zahl der L. B. bei Stahlhelmträgern 58%, bei Nichtstahlhelmträgern 50%. Die M. B. bei Stahlhelmträgern 25%, bei Nichtstahlhelmträgern 12%. Die K. B. bei Stahlhelmträgern 17%, bei Nichtstahlhelmträgern 12%. Bei den Durchschüssen scheinen überhaupt keine Verletzten auf, die den Stahlhelm trugen und keine Bewußtlosigkeit hatten, hingegen zeigten 12% der Nichtstahlhelmträger eine F. B. Die Energie der D. wird in hohem Maß aufgesplittert in Seitenwirkung und auch in Reflexwirkungen, die in über der Hälfte der Fälle eine L. B. verursachen. Die Energie des Geschosses ist dabei so groß, daß die modifizierende Wirkung des Stahlhelms fast wegfällt. Klar geht aus dieser Übersicht hervor, daß bei den Durchschüssen die Fernwirkung am ausgeprägtesten ist, denn die Zahl der L. B. ist weitaus am höchsten von allen Verletzungsformen. Bei vier Verletzten war die Rasanz so stark, daß sich die Energie in der Zerstörung des durchtrennten Gewebes erschöpfte, ohne daß Fernwirkungen auf den Hirnstamm aufgetreten waren. Zusammenfassend läßt sich sagen, daß die Zahl der L. B. bei den I. M. D., I. P. und St. G. und D. am größten ist, während bei den C., I. O. D. und St. gl. die Zahlen der K. B. und der Verletzten mit F. B. überwiegen. Die Geschoßart stellt bei dieser Gesetzmäßigkeit keine variable Bedingung dar. Bei den I. M. D., I. P., St. G. und D. wird die Geschoßenergie durch den Aufprall in mehrere Komponenten zerlegt und durch die Seiten- und reflektierten Energiewirkungen im erhöhten Prozentsatz Fernwirkungen erzielt, was man aus der erhöhten Zahl der L. B. sieht. Die Bewußtlosigkeit stellt zwar nur das Symptom einer Fernwirkung dar, die den Hirnstamm trifft, doch ist es sicher berechtigt, aus der Dauer der Bewußtlosigkeit auf das Ausmaß der Fernwirkungen zu schließen. Bei den C., I. O. D. und St. gl. ist die Geschoßenergie in axialer Richtung geringer und daher bewirkt die Zerteilung der Energie nur in geringeren Prozentsätzen eine L. B. Ist die Geschoßenergie in axialer Richtung geringer, dann ist auch die Seiten- und reflektierte Wirkung geringer, womit die Zahl der K. B. und F. B. höher ist als bei den obigen Verletzungsformen. Der Stahlhelm bewirkt mit der steigenden Energie des Geschosses eine gesteigerte Zerteilung der Geschoßenergie. Das Resultat dieser gesteigerten Energiezerteilung ist die zunehmende Zahl der L. B. von den C. über I. O.D., St. gl., I. M. D., I. P., St. G. Fehlt diese Zerteilungswirkung des Stahlhelms, dann erschöpft sich die Geschoßenergie bei zunehmender Rasanz mehr örtlich. Die Folge ist, daß bei den Verletzten, die keinen Stahlhelm trugen, die Prozentzahlen der kurzen Bewußtlosigkeit und der F. B. über den Zahlen der Stahlhelmträger liegen. Steigt die Rasanz weiter und führt zu den Durchschüssen, dann hört die modifizierende Wirkung des Stahlhelms weitgehend auf, denn die Zeit, die das Geschoß auf den Stahlhelm einwirkt, ist zu kurz, um eine Energiezerteilung zu ermöglichen. Die Zerteilung der Energie durch den Stahlhelm steigt nur bis zu einem gewissen Grad, erreicht beim St. G. seine höchste Entfaltung und fällt dann, trotz steigender Energie, bei den D. wieder zurück.

Betrachten wir die Zusammenstellung über die Defektgröße und die verschiedenen Geschoßformen. Bei den A. G. ist der Prozentsatz an G. D. etwas größer als an K. D. Das gleiche gilt für die I. G. und die anderen Geschoßarten. Wir sehen 56% große Defekte und 44% K. D. Bei den I. G. liegen die Zahlen 58,5% G. D. zu 41,5% K. D. Die I. G. machen demnach in höherem Prozentsatz G. D. als die anderen Geschoßformen. Der Stahlhelm trägt bei allen Geschoßarten zur Vergrößerung des Knochendefektes bei. Bei allen Geschoßformen sind die Zahlen der G. D. bei Stahlhelmträgern wesentlich höher als die Zahlen der Nichtstahlhelmträger. Man kann daraus den Schluß ziehen, daß der Stahlhelm durch eine Zerteilung der Geschoßenergien in radiäre und reflektierte Komponenten eine Vergrößerung des Knochendefektes bewirkt.

Man sieht ferner, daß bei den I. O. D. die K. D. zahlenmäßig häufiger sind als die G. D., sowohl bei Stahlhelmträgern wie bei Nichtstahlhelmträgern. Die

Geschoßenergie, die zum Durchschlagen des Knochens führt, die Dura jedoch nicht mehr zerreißt, entwickelt demnach eine geringere radiäre und Reflexwirkung, was aus der höheren Prozentzahl der K. D. zu ersehen ist. Bei dem I. M. D. und I. G. ist das Verhältnis umgekehrt. Bei den I. M. D. sind 64,5% G. D. und 35,5% K. D. Bei den I. P. sind 80% G. D. und 20% K. D. Bei diesen Verletzungsformen ist die Geschoßenergie so gewaltig, daß sie zu mächtigen Seiten-, radiären und Reflexwirkungen zerteilt wird und damit in hohen Prozentsätzen große Defekte macht. Man kann die Annahme von TÖNNIS, daß zur Entwicklung von Prolapsen große Knochendefekte notwendig sind, durch dieses Ergebnis sehr schön belegen, da 80% aller I. P. große Defekte aufweisen. Der Stahlhelm bewirkt insbesondere bei den I. P. eine besondere Erhöhung der G. D. Die Geschoßenergie wird durch den Stahlhelm bei den I. P. noch wirksamer zerteilt und dadurch der Knochendefekt prozentual größer. Bei den St. G. ist das Verhältnis von G. D. zu K. D. durch das Zahlenverhältnis 44,5% zu 54,5% gegeben. Es überwiegen demnach die K. D. Der Stahlhelm beeinflußt dieses Verhältnis nicht. Man kann daraus schließen, daß die Geschoßenergie eines St. G. so beschaffen ist, daß eine geringere radiäre und Seitenwirkung entwickelt wird und daher die Knochendefekte im höheren Prozentsatz klein sind. Bei den Steckschüssen der gleichen Seite ist das Verhältnis G. D. zu K. D. durch die Zahlen 43,5% zu 56,5% gegeben. Die Zahlen der K. D. liegen noch etwas höher als bei den St. G. Die Energie des Geschosses erschöpft sich darin, den Schädel zu durchschlagen und noch zirka 5 cm tief einzudringen. Dieses Energiemaß reicht nicht aus, um eine wirksame Seitenkomponente zu entwickeln. Daher sind die K. D. wesentlich häufiger als die G. D. Auffallend ist hier, daß bei den Verletzten, die keinen Stahlhelm trugen, die K. D. um 9% häufiger auftraten als die G. D., während bei den Stahlhelmträgern nur 4% Differenz besteht. Das könnte so gedeutet werden, daß bei dieser Verletzungsform der Stahlhelm eine Verteilung der Geschoßenergie begünstigt und dadurch in höherem Prozentsatz große Defekte verursacht. Bei den D. haben 94% einen großen Defekt und nur 6% einen K. D., das heißt die Geschoßenergie ist so gewaltig, daß sie durch Zerteilung in verschiedene Komponenten nicht nur, wie oben dargestellt wurde, eine lange Dauer der Bewußtlosigkeit, sondern auch in überaus hohem Prozentsatz G. D. macht. Die hydrodynamische Sprengwirkung spielt dabei sicher auch eine große Rolle. Der Stahlhelm wurde bei zwei Drittel aller Verletzten nicht getragen, woraus angenommen werden kann, daß das Nichttragen des Stahlhelms einen Durchschuß fördert.

Eine Gegenüberstellung der Knochendefekte zeigt, daß I. G., die mit geringer Energie auftreffen, 65,5% K. D. und 34,5% G. D. verursachen. Ist die Energie so stark, daß I. M. D. oder I. P. resultieren, dann verschieben sich die Zahlen wie folgt: G. D. 67%, K. D. 23%.

Von den Verletzten mit G. D., die keinen Stahlhelm getragen hatten, hatten 30% eine L. B., 13% eine M. B., 29,5% eine K. B. und 27,5% hatten eine F. B. Bei den Verletzten mit K. D. hatten 21,5% eine L. B., 19% eine M. B., 31,5% eine K. B. und 28% hatten eine F. B. Bei den Verletzten mit G. D., die den Stahlhelm trugen, hatten 36% eine L. B., 17% eine M. B., 30% eine K. B. und 17% eine F. B. Von den Verletzten mit K. D. hatten 29% einen L. B., 16,5% eine M. B., 33% eine K. B. und 21,5% hatten F. B. Man sieht daraus, daß die Verletzten mit G. D. in überwiegender Zahl eine L. B. hatten, woraus man schließen kann, daß die Größe des Knochendefektes parallel geht mit der Dauer der Bewußtlosigkeit. Mit anderen Worten, ein großer Knochendefekt ist auch ein Maß für die Schwere und Ausgedehntheit der Gehirnverletzung. Bei den K. D. ist die Zahl der K. B. etwas höher als bei Verletzten mit G. D.

Auch die Zahl der Verletzten mit F. B. ist bei den K. D. höher als bei den G. D. Führt die Geschoßenergie zu einer kleinen Knochenlücke, dann führt sie auch in hohem Prozentsatz zu keiner oder nur zu einer kurzen Bewußtlosigkeit. Bei den Verletzten, die den Stahlhelm trugen und große Defekte hatten, ist die Zahl der L. B. weitaus am höchsten. Kommt es demnach trotz des Stahlhelms zu einem G. D., dann bewirkt die Geschoßenergie eine ausgedehnte Fernwirkung auf das Gehirn mit L. B. Kommt es trotz Stahlhelm nur zu einem K. D., dann wird die Geschoßenergie so gehemmt, daß sie in großem Prozentsatz zu keiner Bewußtlosigkeit oder nur zu einer kurzen Bewußtlosigkeit führt. Bei den Verletzten, die keinen Stahlhelm trugen, ist die Zahl der L. B. bei den G. D. wohl größer als bei den K. D., das heißt, die Geschoßenergie, die eine große Knochenlücke verursacht, macht auch ausgedehnte Fernwirkungen mit L. B. Führt die Geschoßenergie nur zu kleinen Knochenlücken, dann sind die Zahlen der L. B. geringer. Die Zahl der Verletzten, die keine oder eine K. B. haben, sind jedoch nur unwesentlich höher als bei den Verletzten mit G. D. Daraus sieht man, daß der Stahlhelm bei großer Geschoßenergie durch Zerteilung dieser Energie noch ausgedehntere Zerstörungen verursacht, als wenn das Geschoß nur an der Schädelkapsel auftrifft. Ist die Geschoßenergie hingegen gering, dann bremst der Stahlhelm die Energie weiterhin so ab, daß es in einem höheren Prozentsatz zu keiner oder einer K. B. kommt, als wenn das Geschoß direkt auf die Schädelkapsel trifft. Die Wirkung des Stahlhelms ist demnach bestimmt durch die Geschoßenergie, die ihn trifft. Ist diese groß, dann verstärkt der Stahlhelm die Geschoßwirkungen, ist sie hingegen gering, dann bremst der Stahlhelm die Wirkung wesentlich ab. Betrachtet man die einzelnen Verletzungsformen in ihrer Beziehung zur Dauer der Bewußtlosigkeit, dann sieht man, daß die höchsten Prozentzahlen an L. B. die Durchschüsse haben, die auch zu G. D. führten. Bei Stahlhelmträgern bestehen 50% L. B., bei Nichtstahlhelmträgern 46%. Beide Werte liegen hoch über dem Durchschnittswert. Auf die Durchschüsse bezieht sich das oben Gesagte besonders. Die Geschoßenergie ist bei dieser Verletzungsform so enorm, daß sie nicht nur in axialer Richtung zum Durchschlagen des ganzen Schädels führt, sondern durch die Zerlegung der Energie in Komponenten kommt es zu ausgedehnten Fernwirkungen, die in hohem Prozentsatz zur L. B. und großem Knochendefekt führen. Im übrigen sehen wir wieder die alte Gruppierung. Die I. M. D. und I. P., die zu G. D. führten, hatten hohe Prozentzahlen an L. B. Die I. M. D. ohne Stahlhelm 16%, I. P. 24%, I. M. D. mit Stahlhelm 27%, I. P. 32%. Man sieht klar, daß bei diesen Verletzungsformen die Zahlen der L. B. über den üblichen Verletzungsformen der I. O. D. und St. gl. liegen. Die Geschoßenergie, die zur größeren Knochenlücke führt, verursacht auch stärkere Fernwirkungen auf den Hirnstamm. Aus den hohen Prozenten L. B. bei den Stahlhelmträgern kann man schließen, daß die Energie des Geschosses durch den Stahlhelm in besonders starkem Maß zerlegt werden und daraus die hohen Prozentzahlen der L. B. resultieren. Die geringsten Prozentsätze an L. B. zeigen die I. O. D., und zwar sowohl bei den Verletzungen, die einen G. D. verursachen, als bei den K. D. Sie liegen mit 10 bis 12% weit unter dem Durchschnitt. Bei dieser Verletzungsform erschöpft sich die Energie im Durchschlagen des Knochens und in der örtlichen Quetschung des Hirngewebes. Ausgedehnte Fernwirkungen kommen dabei sehr selten vor (10%). Auffallend ist hier, daß zwischen großen und kleinen Defekten, Stahlhelmträgern und Nichtstahlhelmträgern fast kein Unterschied besteht. Hingegen sieht man, daß bei den Verletzten mit K. D. die Prozentzahlen für K. B. und F. B. höher liegen. 17,5% I. O. D. mit K. D., die keinen Stahlhelm trugen, hatten keine Bewußtlosigkeit. Von den Stahlhelmträgern 13,5%. Die Energie, die bloß zur kleinen Knochenlücke führt, hat demnach häufig gar keine Fernwirkung auf den Hirnstamm mehr oder nur eine geringe. Bei den Stahlhelmträgern ist die Prozentzahl der K. B. 22,5% und liegt wesentlich höher als bei den G. D., wo nur 14% K. B. vorkommen. Führt die Geschoßenergie nur zu einem K. D., dann bremst der Stahlhelm die Energie weiterhin und führt in höherem Prozentsatz bloß zu einer K. B. Weiterhin ist auffallend, welche geringen Prozentsätze von L. B. die I. M. D. und I. P. aufweisen, wenn die Knochenlücke klein ist. Die Prozentzahlen der L. B. mit kleinen Knochendefekten betrugen bei I. M. D. ohne Stahlhelm 8,3%, bei I. P. 9,3%. Bei I. M. D. mit Stahlhelm 8,5%, bei I. P. 9,5%. Führt die Geschoßenergie bei I. M. D. und I. P. bloß zu einer kleinen Knochenlücke, dann ist, unabhängig vom Stahlhelm, die Fernwirkung gering. Das Resultat ist eine geringe Zahl von L. B. Auffallend ist weiterhin, daß I. M. D. und I. P., die zu G. D. führen, bei Nichtstahlhelmträgern einen größeren Prozentsatz an K. B. und F. B. aufweisen als die Stahlhelmträger. Die I. M. D. mit G. D. haben in 19,5% keine Bewußtlosigkeit, wenn der Stahlhelm nicht getragen wurde. Hingegen nur 7,5% F. B., wenn der Stahlhelm getragen wurde. Die I. P. mit G. D. zeigen bei Nichtstahlhelmträgern 27% K. B., bei Stahlhelmträgern 20,5% K. B. Auch aus diesen Werten ist also der Einfluß des Stahlhelms auf die Energiezerteilung zu sehen. Der Stahlhelm bewirkt bei I. M. D. und I. P. eine starke Zerteilung der Energie in Komponenten, daher geringere Prozentzahlen an K. B. und F. B. Auch bei den St. G. und St. gl. fällt auf, daß bei den Verletzten, die keinen Stahlhelm trugen, bei K. D. die Zahlen für die K. B. und F. B. höher liegen als bei den Stahlhelmträgern. Die Steckschüsse der Gegenseite mit K. D. ohne Stahlhelm hatten 16% K. B. und 16% F. B. Mit Stahlhelm 14% K. B. und 8,5% F. B. Die Steckschüsse der gleichen Seite mit K. D., die keinen Stahlhelm trugen, hatten 20,6% K. B. und 19,6% F. B., während die Stahlhelmträger nur 14% K. B. und 12% F. B. aufwiesen. Aus dieser Gegenüberstellung sieht man erstens, daß bei den Verletzungsformen der St. G. und St. gl., die nur K. D. hatten, die Prozentzahlen der K. B. und der F. B. höher liegen als bei den Verletzten, die einen G. D. hatten, das heißt, die Energie des Stecksplitters erschöpft sich in der Durchtrennung des Knochens und Gehirns und führt bei kleiner Knochenlücke im geringen Prozentsatz zu Fernwirkungen, daher hohe Zahlen von K. B. und F. B. Zweitens: Der Stahlhelm führt gerade bei dieser Verletzungsform zu einer Komponentenaufsplitterung der Geschoßenergie, die ersichtlich ist aus der Tatsache, daß bei K. D., wenn der Stahlhelm getragen wurde, höhere Prozentzahlen an L. B. und wesentlich niedrigere an K. B. und F. B. auftreten.

Die Gegenüberstellung der Defektgröße mit der Dauer der Bewußtlosigkeit ergibt keine neuen Gesichtspunkte.

Zusammenfassend läßt sich sagen, daß die Größe des Knochendefektes abhängig ist von der Geschoßenergie an sich. Wir sehen bei Verletzungsformen mit großer Geschoßenergie, wie den I. M. D., I. P. und D., hohe Prozentzahlen an großen Knochenlücken. Bei Verletzungsformen mit geringerer Energie, wie I. O. D. und St. G., häufig kleine Knochenlücken. Der Stahlhelm bewirkt bei geringerer Geschoßenergie eine Abbremsung und Hemmung dieser Energie, die ersichtlich ist an der großen Zahl der K. D. und der Großzahl von Verletzten, die nur eine kurze oder überhaupt keine Bewußtlosigkeit hatten. Die Größe des Knochendefektes zeigt eine Koppelung an die Dauer der Bewußtlosigkeit insofern, als die Verletzung mit G. D. in überwiegender Zahl auf eine L. B. zeigen. Beide Erscheinungen, G. D. und L. B., sind Ausdruck einer Zerteilung der Geschoßenergie in axiale, Seiten-, radiäre und reflektierte Energiekomponenten. Diese Aufsplitterung der Energie in verschiedene Komponenten bewirkt ausgedehnte Fernwirkungen, deren Symptome der G. D. und die L. B. sind. Entscheidend für diese Aufsplitterung der Geschoßenergie ist die Wucht, mit der das Geschoß auftrifft. Ist diese Wucht größer als bei den I. M. D., I. P. und D., dann kommt es zu starker Aufsplitterung in Energiekomponenten. Das Resultat sind hohe Zahlen von G. D. und L. B. Der Stahlhelm bewirkt bei geringer Geschoßenergie eine Dämpfung der Energie und damit eine Verringerung der Fernwirkung. Bei großer Geschoßenergie eine verstärkte Aufsplitterung mit verstärkter Fernwirkung.

Nun die neurologischen Ausfallserscheinungen: 79,5% der A. G. zeigen neurologische Ausfallserscheinungen, 20,5% weisen keine neurologischen Ausfallserscheinungen auf. Bei den I. G. zeigen 82% aller Verletzten N. A. (neurologische Ausfallserscheinungen), 18% nicht. Bei den Bombensplittern haben 66,5% N. A., 33,5% nicht. Bei den Unfällen 73,3% N. A., 26,7% nicht. Aus dieser Zusammenstellung sieht man, daß das wichtigste Kriterium zur Erkennung einer Hirnverletzung der neurologische Befund ist. Von den A. G.-Verletzten, die keinen Stahlhelm trugen, hatten 38% N. A., 8,5% keine. Von den Stahlhelmträgern 41,5% N. A. und 12% keine N. A. Von den I. G. hatten Verletzte, die keinen Stahlhelm trugen, 31,5% N. A., 5% waren ohne N. A. Von den Stahlhelmträgern hatten 51,5% N. A., 12% hatten keine N. A. Betrachtet man die verschiedenen Verletzungsformen und legt dieser Betrachtung annähernd dieses Verhältnis 80 : 20 von N. A. zu O. N. A. zugrunde, dann sieht man, daß von diesem Zahlenverhältnis nur die I. O. D. abweichen, die keinen Stahlhelm trugen. Bei ihnen waren 73% N. A. und 27% O. N. A. Es stellt diese Verletzungsform, wie wir ja schon aus obigen Zusammenstellungen wissen, eine sehr günstige Form dar. Ganz im Gegensatz hierzu stehen die I. P., die den Stahlhelm getragen haben. Bei ihnen hatten 89% N. A. und 11% O. N. A. Diese Verletzungsform ist durch eine große Geschoßenergie hervorgerufen, daher der hohe Prozentsatz an neurologischen Ausfallserscheinungen. Der geringe Prozentsatz an N. A. bei den St. gl., die den Stahlhelm trugen, fällt ebenfalls auf. Sie hatten nur 64% N. A., während 36% ohne N. A. waren. Daraus sieht man, daß der Stahlhelm bei dieser Verletzungsform die Geschoßenergie hemmt und in relativ hohem Prozentsatz N. A. verhindert. Verletzte mit neurologischen Ausfallserscheinungen hatten in höheren Prozentsätzen L. B. und M. B., während Verletzte O. N. A. in höherem Prozentsatz K. B. und F. B. zeigten. Ein Viertel der Verletzten ohne N. A. zeigten auch keine Bewußtlosigkeit. Das Vorhandensein von N. A. geht insofern mit der Schwere der Verletzung parallel, als Verletzte mit N. A. in viel höherem Prozentsatz L. B. und M. B. aufweisen als Verletzte O. N. A., bei denen die K. B. und F. B. überwiegen. Es ist dies wohl selbstverständlich; es gelingt jedoch im allgemeinen selten, selbstverständliche Tatsachen durch ein statistisches Material zu belegen. Der Stahlhelm dämpft bei den C. die Energie, wie wir das ebenfalls bereits oben gesehen haben, und führt in erhöhtem Prozentsatz zur K. B. und F. B. Daß bei den I. O. D. die L. B. selten sind, wissen wir auch schon. Hier interessiert nur, ob bei den Verletzten mit N. A. häufiger oder seltener L. B. auftritt. Dazu läßt sich sagen, daß nur bei den Verletzten O. N. A. der Prozentsatz der F. B. größer ist, unabhängig vom Stahlhelm. Bei den I. M. D. sehen wir außer den bekannten Verhaltensregeln dieser Verletzungsform zur Dauer der Bewußtlosigkeit, daß Verletzte O. N. A. und ohne Stahlhelm einen hohen Prozentsatz an K. B. hatten. 48% gegen 29% K. B. der Verletzten mit N. A. Bei den Stahlhelmträgern gleichen sich diese Werte mehr an, das heißt, beim Stahlhelmträger wird die Energie so verteilt, daß es unabhängig davon, ob N. A. vorlagen oder nicht, zu Fernwirkungen kam, während es bei den Verletzten, die keinen Stahlhelm trugen und O. N. A. waren, ein wesentlich höherer Prozentsatz von K. B. auftrat als bei den Patienten mit N. A. Kommt es demnach bei einer bestimmten Geschoßenergie zum Durchschlagen des Schädels und zum Zerreißen der Dura mit N. A. durch direkte Gewebsschädigung, dann treten auch im hohen Prozentsatz Fernwirkungen auf, als deren Zeichen wir einen hohen Prozentsatz L. B. sehen. Wird diese Geschoßenergie durch den Stahlhelm zerteilt, dann kommt es unabhängig davon, ob durch die direkte Verletzung N. A. auftraten oder nicht, zu einer starken Fernwirkung mit einer hohen Zahl an L. B. Der Stahlhelm bewirkt demnach unabhängig von der örtlichen Schädigung eine Fernwirkung.

Bei den I. P. sehen wir ein analoges Verhalten. Die Verletzten, die keinen Stahlhelm aufhatten und N. A. boten, zeigten in höherem Prozentsatz eine L. B. als die Verletzten O. N. A. Man kann auch bei dieser Verletzungsform den Zusammenhang zwischen N. A. und Dauer der Bewußtlosigkeit sehen; denn die Verletzten mit N. A. zeigen einen weit höheren Prozentsatz an L. B. als die Verletzten O. N. A. Der Stahlhelm verwischt die Unterschiede zwischen Verletzten mit und ohne N. A. Bei Stahlhelmträgern tritt sowohl bei Verletzten mit als auch ohne N. A. eine erhöhte Zahl von L. B. auf.

Die Steckschüsse der Gegenseite zeigen bei den Verletzten O. N. A. höhere Zahlen an K. B., und zwar sowohl Stahlhelmträger als auch solche, die keinen getragen haben. Es zeigt sich hier wieder eine Parallelität zwischen N. A. und Fernwirkung mit L. B., die durch den Stahlhelm nicht modifiziert wird. Die Geschoßenergie läßt den Fremdkörper in das Gehirn eindringen und verursacht durch diesen langen Weg bis zur Gegenseite N. A. und Fernwirkung mit L. B. Fehlen die N. A., dann fehlen häufig auch die Fernwirkungen. Bei den St. gl. überwiegen bei den Verletzten mit N. A. die L. B. mit 28% über die Zahl der Verletzten O. N. A., die nur 17% L. B. aufweisen. Keine Bewußtlosigkeit kommt bei Verletzten mit N. A. in 25,5% vor, bei Verletzten O. N. A. in 50%. Verursacht die Geschoßenergie N. A., dann entstehen auch Fernwirkungen mit höheren Prozentzahlen an L. B. Dies gilt für die Verletzten ohne Stahlhelm. Bei den Stahlhelmträgern sehen wir bei Verletzten mit und ohne N. A. hohe Zahlen an L. B. Verletzte mit N. A. 42%, Verletzte O. N. A. 34%. Es besteht wohl eine Differenz, jedoch keine so hochgradige wie bei den Verletzten ohne Stahlhelm. Der Stahlhelm bewirkt bei den St. gl., auch dort, wo die Geschoßwirkung keine N. A. verursacht, durch Zerteilung der Energie eine Fernwirkung mit L. B. Bei den D. ist vor allem auffallend, daß vier Verletzte mit Durchschüssen keine N. A. und auch keine Bewußtlosigkeit hatten. Es gibt demnach eine bestimmte Geschoßenergie, die den Knochen durchschlägt, das Hirngewebe durchtrennt, keine N. A. und keine Bewußtlosigkeit verursacht. Die Energie des Geschosses muß hier rein axial wirken und keine Zerteilung in Seitenkomponenten erfahren. Neben der Geschwindigkeit spielen sicher der Auffallswinkel und die Geschoßform bei solchen Seltenheiten eine Rolle.

Von den Verletzten mit N. A. hatten 57% einen G. D., 43% einen K. D. Von den Verletzten O. N. A. hatten 48,5% einen G. D., 51,5% einen K. D. Es besteht demnach auch eine Koppelung von N. A. und Defektgröße in dem Sinn, daß Verletzte mit N. A. viel häufiger G. D. haben als Verletzte O. N. A. Der Stahlhelm beeinflußt diese Zahlen nicht.

Die einzelnen Verletzungsformen zeigen folgendes: Bei den I. O. D. haben von den Verletzten mit N. A. 46% einen G. D. und 53,5% einen K. D. Bei den Verletzten O. N. A. sind die Zahlen 44 : 56%. Unabhängig von den N. A. überwiegen hier die K. D. Die Geschoßenergie verursacht demnach, unabhängig davon, ob sie zur örtlichen Quetschung des Gehirns führt oder nicht, in überwiegender Zahl K. D. Bei den I. M. D. haben die Verletzten mit N. A. 63% große Defekte und 37% K. D. Die Verletzten O. N. A. haben 60,5% G. D. und 39,5% K. D. Die G. D. überwiegen demnach bei den Verletzten mit N. A. etwas über den Zahlen der Verletzten O. N. A. Auffallend sind hier die Zahlen der Verletzten, die keine N. A. hatten und den Stahlhelm trugen. Sie haben in 35,7% G. D., gegen 27,5% Durchschnittswert, und 12,5% K. D., gegen 29,5% Durchschnittswert. Bei dieser Verletzungsform besteht kein Zusammenhang zwischen N. A. und Knochendefekten, sondern man sieht aus diesen Zahlen wieder, daß bei den I. M. D. die Geschoßenergie durch den Stahlhelm derart verteilt wird, daß in einem hohen Prozentsatz G. D. entstehen, die weit über dem Durchschnittswert liegen. Bei den I. P. sehen wir wieder auffallend geringe Zahlen an K. D. Ein Zusammenhang zwischen N. A. und Defektgröße ist auch bei diesen Verletzungsformen nicht gegeben, da wir schon gesehen haben, daß unabhängig von den N. A. die G. D. über die K. D. überwiegen. Die Geschoßenergie, die zu dieser Verletzungsform führt, ist so groß, daß die Zerteilung in Energiekomponenten auf jeden Fall ausgedehnte Substanzschädigungen und große Knochenzertrümmerungen macht. Bei den St. G. sehen wir, daß bei den Verletzten O. N. A die K. D. häufiger sind als die großen. 79% K. D. und 21% G. D. Bei den Verletzten mit N. A. sind 50% G. D. und 50% K. D. Daraus ersieht man, daß Verletzten ohne N. A häufiger K. D. aufweisen. Die Wucht des Geschosses bewirkt, daß der Knochen zerschlagen wird und das Geschoß weit in das Gehirn eindringt. Der Zusammenhang, daß bei den Verletzten mit K. D. wesentlich seltener N. A. auftreten, läßt daran denken, daß die N. A. vielleicht weniger durch die Gewebsdurchtrennung als durch Fernwirkung entstehen, etwa durch Nekrose des Gewebes, das den Schußkanal unmittelbar umgibt. Die Zone dieser Nekrose ist von der radiären Wirkung des Geschosses abhängig. Ist die Geschoßenergie so gering, daß sie nur einen K. D. verursacht, dann ist auch diese nekrotische Zone kleiner und es fehlen daher N. A. Bei den St. gl. liegen die Verhältnisse im wesentlichen gleich. Besonders auffallend ist hier, daß die Verletzten, die den Stahlhelm trugen und keine N. A. hatten, eine besonders hohe Prozentzahl an K. D. hatten, nämlich 44%, gegenüber 29% Durchschnittswert. Es ist naheliegend, dafür die geringe Geschoßenergie verantwortlich zu machen, die den Splitter nur mehr eine geringe Distanz ins Gehirn eindringen läßt und die durch den Stahlhelm so gebremst wird, daß sie nur mehr K. D. und keine N. A. macht.

War die Geschoßenergie so verteilt, daß sie eine L. B. verursachte, dann bestanden bei 69% G. D. War die Geschoßenergie so beschaffen, daß eine Bewußtlosigkeit überhaupt fehlte, dann waren nur 33% G. D. In beiden Zahlenergebnissen muß angenommen werden, daß die Energie mehr verteilt war und nicht örtlich eingewirkt hat, denn sonst wären wohl neurologische Ausfallserscheinungen aufgetreten. Wir sehen also, daß eine diffuse Energie, wenn sie groß ist, trotz Stahlhelm große Defekte und L. B. verursacht. Ist sie jedoch gering, dann bewirkt der Stahlhelm, daß die Bewußtlosigkeit fehlt und der Knochendefekt klein ist. Darüber hinaus sieht man, daß Verletzungen, die zu N. A. geführt haben, auch wenn nur K. B. bestanden hatte oder eine solche sogar gefehlt hatte, die G. D. häufiger sind als bei den Verletzten O. N. A. Die Aufschlüsselung nach den einzelnen Verletzungsformen zeigt wieder, daß die I. M. D., die I. P. und die D. eine besondere Häufigkeit von G. D. mit L. B. aufweisen, während bei den I. O. D., St. G., St. gl. auch bei L. B. keine erhöhten Prozentzahlen von G. D. auftreten.

Besprechung.

Der entscheidende Faktor jeder Geschoßwirkung ist die Wucht. Diese Wucht läßt sich physikalisch als kinetische Energie definieren und ist durch die Formel $E = \frac{M V^2}{2}$ gegeben. Wir sehen daraus, daß die Geschwindigkeit eine große Bedeutung hat und daß das Gewicht des Geschosses erst in zweiter Linie eine Rolle spielt. Alle anderen Faktoren, wie Oberflächenbeschaffenheit, Achsenrichtung, Umdrehungsgeschwindigkeit, Einfallswinkel, der elastische Widerstand und die Zusammendrückbarkeit des getroffenen Körpers, haben nur eine modifizierende Wirkung. Wenn BORST und GENNEWEIN fanden, daß Verletzungen im Stirn- und Scheitelhöcker besonders große Defekte machen, und dies mit der besonderen Dicke des Knochens oder mit der stärkeren Flächenkrümmung erklärten, ist dies doch nur eine modifizierende Wirkung der Gewalteinwirkung, denn es gibt fraglos Stirn- und Scheitelhöckerverletzungen ohne ausgedehnte Knochendefekte, und zwar dann, wenn die Geschoßenergie nur gering ist. Durch diese kinetische Energie wird primär die Art und Form der Verletzung verursacht. Sie ist die einzige konstante Beziehung, die wir bei allen Betrachtungen antreffen. Das Wort konstant bezieht sich in dem Zusammenhang auf die kausale Beziehung zwischen Geschoßenergie und Verletzungsform, nicht auf die Größe dieser Energie, die natürlich variabel ist. Die Wucht des Geschosses zeigt einen ständigen Anstieg von den gedeckten Hirnverletzungen (SPATZ), also von den Contusionen, Impressionsfrakturen ohne Duraverletzung über die Impressionsfrakturen mit Duraverletzung und Steckschüssen zu den Durchschüssen. Mit dieser Wucht steigen auch die sekundären Geschoßwirkungen. Als solche betrachten wir die Größe des Knochendefektes und die Dauer der Bewußtlosigkeit. Die Folgeerscheinung der Energieeinwirkung am Schädel sind sowohl eine örtliche Substanzschädigung, als auch eine Fernwirkung durch Zerteilung der Energie. An einem einfachen Beispiel wird dies vollkommen klar: Wirft man einen Stein ins Wasser, dann durchdringt der Stein die Oberfläche und sinkt zu Boden. Das wäre vergleichbar der direkten Gewebsschädigung. Anderseits sieht man vom Ort des Eintauchens kreisförmige Wellen nach allen Richtungen laufen. Das wäre der Fernwirkung vergleichbar. Die Wellen werden immer kleiner und verlieren sich ganz. Nur wenn ein fester Widerstand das Weiterdringen der Wellen verhindert, prallen sie auf, und es kommt zur Kraftentladung. Sind die Wellen besonders groß, dann werden sie beim Aufprall sogar reflektiert. Das gleiche sehen wir im Gehirn. Neben der axialen Energie der Gewalteinwirkung haben wir die nach allen Richtungen ausstrahlende Seitenwirkung, die sich bei geringer Energie erschöpft und bei größerer Energie erst durch den Widerstand der Knochenschale zum Stillstand gebracht wird. Die Fortpflanzung dieser Seitenenergie ist nicht nur flächenhaft zu denken, wie im Beispiel der Wasserwellen, sondern muß räumlich vorgestellt werden. Das Wort Seitenwirkung oder Seitenstoß umfaßt daher nicht voll die Bedeutung dieser Energieform und wäre zweckmäßig und umfassender durch das Wort *„räumliche Strahlungsenergie“* zu ersetzen. Diese räumliche Strahlungsenergie ist die vom Kern des Geschosses nach allen Richtungen des Raumes auseinanderstrebende Energie, die sich mit zunehmender Entfernung vom Geschoßkern infolge der Trägheit des erfaßten Hirngewebes erschöpft. Nach CRANZ und KOCH ist diese räumliche Strahlungsenergie (von den beiden Autoren als Seitenstoßwirkung bezeichnet) abhängig von der Kohäsionskraft des durchströmten Gewebes, also von der inneren Reibung. Im Wasser ist sie demnach größer, im Sand kleiner. Übertragen auf das Gehirn heißt das, daß die räumliche Strahlungsenergie im Knochen gering, im Hirngewebe größer ist. Da jedoch das Hirngewebe keine vollkommen homogene Substanz ist, wird diese Energie nicht reibungslos weitergeleitet, sondern einzelne Gewebsteile, die der Energieausstrahlung einen stärkeren Widerstand entgegensetzen, werden dadurch die potentielle Energie wieder in kinetische Energie umwandeln und eine Gewebsschädigung erfahren. Ich denke hier in erster Linie an die Blutgefäße. Besonders die Intima ist ein straffes Gewebe und wird daher der räumlichen Strahlungsenergie einen größeren Widerstand entgegensetzen, der je nach der Größe der Energie zum Zerreißen der Intimawand mit einer Rhexisblutung oder nur zu einer funktionellen Schädigung mit einer Diapedesinblutung führt. Auch die Verschiedenheit des Widerstandes zwischen Hirngewebe und der Flüssigkeitsansammlung im Schädel, also den inneren und äußeren Liquorräumen, bewirkt ein Freiwerden von Energie die an den Grenzschichten der verschiedenen Substanzen zur Auswirkung kommt. Schließlich spielt bei der Fortleitung der Strahlungsenergie die differente Beschaffenheit des Hirngewebes selbst eine Rolle. Ganglienhaufen haben zweifellos eine andere Kohäsionskraft als das Marklager, so daß man annehmen muß, daß an den Grenzschichten dieser Gewebsstrukturen Kraftentladungen auftreten, wenngleich sie die Anatomen bisher noch nicht eindeutig gefunden haben. Da die Anatomen aber nur grobe Strukturveränderungen sehen, mit ihrer Darstellungsmethode jedoch keineswegs funktionelle Verhältnisse enthüllen können, ist es zu verstehen, daß die Folgen der durch die Strukturverschiedenheit des Hirngewebes bedingten Kraftentladungen noch nicht dargestellt wurden. Diese fehlende Homogenität des Gewebes ist die Ursache, daß die räumliche Strahlungsenergie auf ihrem Weg infolge des verschiedenen Widerstandes zu Kraftentladungen führt, die örtliche Substanzschädigungen verursachen. Durch diese räumliche Strahlungsenergie entstehen alle übrigen Substanzschäden, die nicht durch die direkte Geschoßwirkung verursacht sind. Solche Folgen sind: Die Größe der Knochenlücke, die radiären und zirkulären Knochensprünge (KRANZFELDER und SCHWINNING), die Berstungsbrüche des Schädels (GUERVAIN), die Zone der direkten traumatischen Nekrose und die Zone der molekularen Erschütterung. Diese räumliche Strahlungsenergie breitet sich natürlich nicht nach allen Richtungen des Raumes gleichmäßig aus; so sind auch bei einem schrägen Steinwurf ins Wasser die Wellen in der Richtung des Wurfes größer als die der entgegengesetzten. Im Gehirn ist die räumliche Strahlungsenergie in der Richtung der axialen Energie am stärksten. Daher auch die Gegenstoßherde und der größere Knochendefekt am Ausschuß. Grundsätzlich jedoch breitet sich die Strahlungsenergie nach allen Richtungen des Raumes aus. Diese Annahme ist bestätigt durch anatomische Befunde von SPATZ und H. CHIARI. Bei offenen und geschlossenen Hirnverletzungen wurden in der Umgebung der direkten Hirnwunde, aber auch entfernt von ihr, Rindenprellungs- und Blutungsherde gefunden. Auch in der schönen tierexperimentellen Arbeit von PETERS sieht man Blutungsherde nicht nur in der Richtung der Gewalteinwirkung, sondern an den verschiedensten Stellen des Gehirns. Einen klaren Beweis für die nach allen Richtungen des Raumes ausstrahlende Energie brachte KOCHER. Er konnte zeigen, daß bei Schüssen auf ein mit Kugeln gefülltes Blechgefäß diese Kugeln die Wandung nach allen Seiten ausbuchten. Auch TILLMAN zeigte, daß Hirnsubstanz senkrecht zum Schußkanal aus dem Schädel spritzte. Damit ist fraglos bewiesen, daß die räumliche Strahlungsenergie sich nach allen Richtungen des Raumes fortpflanzt, bis sie sich infolge der Trägheit des Gewebes erschöpft oder bis ein unnachgiebiger Widerstand (Schädelknochen, Falx und Tentorium) dem Fortschreiten Halt gebietet und zur Entladung der Energie führt. Ist die Strahlungsenergie besonders groß, dann kann sie auch reflektiert werden, ähnlich wie der innere Prellschuß durch die Knocheninnenwand reflektiert wird, kann auch die räumliche Strahlungsenergie von einem starren Widerstand zurückgeworfen werden. Die Wirkung dieser räumlichen Strahlungsenergie wird noch dadurch kompliziert, daß sich das Gehirn in einer geschlossenen Kapsel befindet. Der Physiker WIENER zeigte, daß bei einer Volumszunahme von 2 ccm — was ungefähr einem Infanteriegeschoß entspricht in einem starren Hohlraum — ein Überdruck von 26 Atmosphären entsteht. Der Schädel ist nun zwar kein starrer Hohlraum, die Öffnungen aber, die zum Auspressen von Liquor und Blut vorhanden sind, sind so klein, daß bei einem plötzlichen Überdruck hierdurch kaum ein Druckausgleich geschaffen werden kann. Durch diesen Überdruck (hydrodynamische Druckwirkung, COLER und SCHJERNING) kommt es zur Sprengwirkung im Schädel. Die sogenannten Krönleinschüsse sind durch diesen Mechanismus hervorgerufen. Wir sehen aus diesen Ausführungen, daß das Gehirn mehr durch diese indirekten Kraftentladungen als durch die direkte Geschoßwirkung Substanzschäden erleidet. Die Fernwirkung der räumlichen Strahlungsenergie verursacht nicht nur Blutungen, sondern auch Gewebsschädigungen im engeren Sinn, die GENEWEIN an der Zellstruktur darstellen konnte. Die Zone dieser Gewebsschädigung ist abhängig von der Größe der Energie. Die räumliche Strahlungsenergie entsteht durch Zerteilung der unmittelbaren Geschoßenergie. Bei der Betrachtung der Folgeerscheinungen nach Hirnverletzungen sind vor allem die Bedingungen zu betrachten, die das Entstehen der räumlichen Strahlungsenergie modifizieren. Die in unseren Untersuchungen zusammengestellten Faktoren beeinflussen einerseits die Zerteilung der gesamten Energie in axiale und räumliche Strahlungsenergie, anderseits lassen einzelne Symptome in ihrer besonderen Ausprägung Rückschlüsse auf diese Zerteilung zu. So modifizieren Artillerie- und Infanteriegeschosse und der Stahlhelm die Energiezerteilung, während man aus den Symptomen der Größe des Knochendefektes, der Dauer der Bewußtlosigkeit und dem Vorhandensein neurologischer Ausfallserscheinungen Rückschlüsse auf die Größe der räumlichen Strahlungsenergie ziehen kann.

Die Artilleriegeschosse sind von den Infanteriegeschossen dadurch verschieden, daß sie meist eine geringere Energie und eine breitere Aufprallfläche haben. Die geringere Geschoßenergie bewirkt, daß bei Artilleriegeschossen wesentlich weniger Durchschüsse auftreten. Die breite Aufprallfläche bewirkt eine größere Verteilung der primären Geschoßenergie und eine verstärkte Ausbildung der räumlichen Strahlungsenergie. Bei geringer Geschoßenergie wird die Wirkung durch den Stahlhelm bei Artilleriegeschossen mehr gebremst als bei den Infanteriegeschossen. Ist die Geschoßenergie gering, dann verursachen die Artilleriegeschosse häufiger gutartige Verletzungsformen, wie Contusionen, Impressionsfrakturen ohne Duraverletzung und Steckschüsse der gleichen Seite, gleichzeitig sind die Symptome der räumlichen Strahlungsenergie, wie die Dauer der Bewußtlosigkeit und die Größe des Knochendefektes, geringer ausgebildet. Ist die Geschoßenergie bei Artilleriegeschossen groß, dann verursachen sie häufiger Impressionsfrakturen mit Duraverletzung, I. P. und St. G., mit langdauernder Bewußtlosigkeit und großen Knochendefekten. Außerdem bewirken sie häufiger das Auftreten neurologischer Ausfallserscheinungen. Das Maß der primären Geschoßenergie ist demnach ausschlaggebend bei der speziellen Wirkung der Artilleriegeschosse.

Bei den Infanteriegeschossen ist die Energie meist wuchtiger, die Aufprallfläche ist hingegen kleiner als bei den A. G. Daraus ergeben sich die Eigenheiten des I. G. Durch die geringere Aufprallfläche ist die Beeinflussung durch den Stahlhelm geringer als bei den A. G. Ist die Geschoßenergie gering, dann verursachen I. G. genau so wie A. G. Contusionen, I. O. D. und St. G. Ist sie hingegen größer, dann entstehen I. M. D., I. P., St. G. und D. Die I. G. verursachen bei I. M. D., I. P., St. G. einen höheren Prozentsatz an großen Knochendefekten und langer Bewußtlosigkeit als die A. G. Auch die Zahl der neurologischen Ausfallserscheinungen ist bei den I. G. mit 82% höher als bei den A. G. Auch hierbei ist die Geschoßenergie ausschlaggebend. Bei den I. O. D. verursachen die I. G. nur 73% neurologische Ausfallserscheinungen, während es bei I. P. 89% N. A. sind. Die Besonderheit der Wirkung liegt weniger in der Form des I. G. als in seiner großen Energie. Es gibt aber auch I. G., die nur kleine Knochendefekte machen, nämlich dann, wenn sie nur mit geringer Energie auftreffen. Anderseits gibt es I. G.-Durchschüsse, die keine Ausfallserscheinungen, kleine Defekte und keine Bewußtlosigkeit bewirken. Es sind dies jene seltenen Fälle von I. G.-Durchschüssen, von denen FRANZ schon festgestellt hat, daß bei ihnen innerhalb gewisser Nahzonen Fernwirkungen völlig fehlen. Die verschiedene Wirkung von I. G. und A. G. liegt demnach weniger in ihrer Formbeschaffenheit als in der verschiedenen Energie, mit der sie aufprallen.

Der Stahlhelm hat eine stark modifizierende Wirkung auf die Energiezerteilung. Es ist nicht so einfach, wie ich in einer früheren Arbeit gemeint hatte, daß der Stahlhelm sowohl die axiale als auch die räumliche Strahlungsenergie hemmt, sondern die Wirkung des Stahlhelms ist abhängig von der Energie und von der Fläche, mit der das Geschoß aufprallt. Bei den Artilleriegeschossen vergrößert der Stahlhelm bei starker Aufprallenergie die räumliche Strahlungsenergie. Bei geringer Aufprallenergie vermindert er sie. Bei den I. G. ist die Beeinflussung durch die geringere Aufprallfläche weniger ausgeprägt. Bei gesteigerter Geschoßenergie bewirkt der Stahlhelm auch bei I. G. eine stärkere Zerteilung der Energie und damit eine erhöhte räumliche Strahlungsenergie. Ist die Energie so gering, daß sie nur zur C. oder I. O. D. führt, dann bewirkt der Stahlhelm besonders bei den A. G. eine Verkürzung der Bewußtlosigkeit und eine Verkleinerung des Knochendefektes, in vielen Fällen verhindert er sogar eine Bewußtlosigkeit völlig. Ist die Energie größer und führt zu I. M. D., I. P. und St. G., dann bewirkt der Stahlhelm eine wesentliche Vergrößerung des Knochendefektes und eine Verlängerung der Bewußtlosigkeit. Wurde bei I. M. D., bei I. P. und St. G. der Stahlhelm nicht getragen, dann trat ein viel höherer Prozentsatz an kurzer Bewußtlosigkeit oder fehlender Bewußtlosigkeit auf. Während nach PAYR, KÜTTNER, BORCHHARDT und UTHY der Stahlhelm in hohem Prozentsatz eine Hirnverletzung verhindern soll (UTHY spricht sogar von 80%), sehen wir, daß dies nur für die geringen Geschoßenergien zutrifft, während bei großer Geschoßenergie die Zerteilung der Axialenergie in die räumliche Strahlungsenergie durch den Stahlhelm verstärkt wird und dadurch ausgedehnte Fernwirkungen mit langer Bewußtlosigkeit und großem Knochendefekt entstehen.

Die Bewußtlosigkeit kommt durch eine Irritation des Hirnstammes zustande (BRESLAUER, REICHHARDT, GAMPER und STIER, KÖBCKE). Wird der Hirnstamm direkt oder durch Strahlungsenergie getroffen, dann resultiert daraus eine Bewußtlosigkeit. Nach den Untersuchungen SCHWARZACHERS muß man annehmen, daß die „Stoßwellen“ den ganzen Schädel treffen. Es bleibt dabei unbeantwortet, ob die Schädigung funktionell oder strukturell ist. Im allgemeinen kann man jedoch aus der Dauer der Bewußtlosigkeit einen Schluß auf die Schwere der Hirnstammverletzung ziehen. Nach BAY ist jede Bewußtlosigkeit, die länger als 24 Stunden dauert, als Zeichen einer strukturellen Störung anzusehen, also als Contusio zu bezeichnen. In unserer Übersicht sehen wir, daß bei den C., I. O. D. und St. Gl. die Dauer der Bewußtlosigkeit gering ist oder sogar fehlt. Bei den I. M. D., I. P., St. G. und besonders bei den D. sind die Zahlen der langen Bewußtlosigkeit besonders hoch. Die Dauer der Bewußtlosigkeit läßt einen Schluß zu auf das Ausmaß der räumlichen Strahlungsenergie. Bei größerer Geschoßenergie tritt auch eine längere Bewußtlosigkeit auf, als Symptom einer vergrößerten Strahlungsenergie. Bei den C. finden wir geringe Zahlen von langer Bewußtlosigkeit und größere Werte mit kurzer oder fehlender Bewußtlosigkeit. Die geringe Geschoßenergie, die nicht einmal zum Durchschlagen des Schädelknochens ausreicht, verursacht auch eine geringe räumliche Strahlungsenergie. Bei den C. zeigen 21% der Stahlhelmträger und 14% der Verletzten, die keinen Stahlhelm getragen haben, überhaupt keine Bewußtlosigkeit. Eine stumpfe Gehirnverletzung muß demnach nicht, wie PAYR und LEMBKE meinen, von einer Commotio begleitet sein. Wenn die Geschoßenergie so gering ist, daß nach der Teilung der Energie der Hirnstamm von der Strahlungsenergie nicht getroffen wird, dann fehlt die Bewußtlosigkeit. Bei den Durchschüssen, wo die Geschoßenergie besonders groß ist, fehlt die Bewußtlosigkeit nur ganz selten. Nur vier Verletzte von 36 Durchschüssen zeigten fehlende Bewußtlosigkeit, das heißt, die starke Geschoßenergie der Durchschüsse verursacht fast stets eine starke räumliche Strahlungsenergie mit langer Bewußtlosigkeit. Bei den vier Fällen von Durchschüssen, wo die Bewußtlosigkeit völlig fehlt, handelt es sich um jene Formen von Nahschüssen, deren Energie infolge ihrer enormen Geschwindigkeit bei der Trägheit der Gehirnmasse in keine räumliche Strahlungsenergie zerteilt wird.

Die Knochendefekte zeigen analoge Verhältnisse. Bei den I. O. D., St. G. und St. gl. sind die Knochendefekte klein. Bei den I. M. D., I. P. und D. sind sie groß. Bei den D. haben sogar 94% große Knochendefekte. Die Größe des Knochendefektes gibt ebenfalls einen Anhaltspunkt für die Größe der Geschoßenergie und damit für die Schwere der Substanzschädigung. Dies scheint mir um so gültiger zu sein, als die Verletzten mit großen Defekten auch in überwiegender Mehrzahl langdauernde Bewußtlosigkeit aufweisen, während bei kleinen Knochendefekten die Bewußtlosigkeit kurz ist oder fehlt.

Die neurologischen Ausfallserscheinungen sind die unmittelbare Folge der Substanzschädigung, daher sind sie bei 80% aller Hirnverletzten nachweisbar. GENEWEIN nimmt an, daß alle Gewebsanteile zwischen der direkten Zerstörungsstelle und der Anprallstelle des Gehirns am Knochen verletzt sind. Die räumliche Strahlungsenergie durchströmt, ausgehend vom zentralen Geschoßkern, das Gehirn nach allen Richtungen. Die Energie ist dabei eine potentielle und wird erst wieder zur kinetischen umgewandelt, wenn sich ein Widerstand diesen Energieausstrahlungen entgegenstellt. Wäre das Hirngewebe völlig homogen, dann würde diese Kraftentfaltung erst beim Aufprall auf die Knochenwand entstehen. Da jedoch die Blutgefäße die verschiedenen Kohäsionskräfte des Hirngewebes selbst (Ganglienzellen und Marklager) und die Flüssigkeitsansammlungen im Schädel dem Fortschreiten der Strahlungsenergie an verschiedenen Stellen einen Widerstand entgegensetzen, kommt es an einzelnen Stellen zur Kraftentladung mit funktionellen oder sogar strukturellen Gewebszerstörungen. Die Summe dieser Gewebsschäden ziehen die neurologischen Ausfallserscheinungen nach sich. Wir sehen daher das Auftreten neurologischer Ausfallserscheinungen in unserer Übersicht an die anderen Symptome der Fernschädigung, wie die Dauer der Bewußtlosigkeit und die Größe des Knochendefektes weithin gekoppelt, das heißt, Verletzungen mit neurologischen Ausfallserscheinungen haben häufig lange Bewußtlosigkeit und große Knochendefekte.

Zusammenfassend läßt sich sagen, daß die Dauer der Bewußtlosigkeit, die Größe des Knochendefektes und die neurologischen Ausfallserscheinungen Symptome sind, die sowohl durch die axiale Energie als auch durch die fortgeleitete *räumliche Strahlungsenergie* zustande kommen und daher einen Rückschluß auf die Größe dieser Energieform zulassen. Die Dauer der Bewußtlosigkeit, die Größe des Knochendefektes und die Massivität der neurologischen Ausfallserscheinungen sind ein Maß für die Schwere der Hirnverletzung. Die fortgeleitete räumliche Strahlungsenergie kommt durch Zerteilung der primären Geschoßenergie zustande und steht mit dieser primären Geschoßenergie in einem direkten proportionalen Verhältnis. Ist die primäre Geschoßenergie größer, dann ist auch die räumliche Strahlungsenergie größer und bewirkt ausgedehnte Fernwirkung mit langer Bewußtlosigkeit und großen Knochendefekten und im besonderen Verletzungsformen, wie I. M. D., I. P., St. G. und D. Ist die primäre Geschoßenergie kleiner, dann ist auch die sekundäre Strahlungsenergie geringer und führt nur zu geringer Dauer der Bewußtlosigkeit, zu kleinen Knochendefekten und zu Verletzungsformen, wie C., I. O. D. und St. gl. Der Stahlhelm modifiziert die Zerteilung der primären Geschoßenergie derart, daß er bei geringer primärer Energie diese dämpft und zu einer noch geringeren sekundären Strahlungsenergie führt mit kurzdauernder Bewußtlosigkeit, kleinen Knochendefekten und Verletzungsformen, wie C., I. O. D., St. gl. Ist jedoch die primäre Geschoßenergie groß, dann bewirkt der Stahlhelm eine ausgiebigere Zerteilung der Energie und eine Verstärkung der räumlichen Strahlungsenergie mit langdauernder Bewußtlosigkeit, großen Knochendefekten und Verletzungsformen, wie I. M. D., I. und St. G.

Literatur.

AXHAUSEN: Zit. nach PAYR, Hdb. der ärztlichen Erfahrungen im Weltkrieg, Bd. 1.
BAY: Die Praxis der Erkenntnis von Hirnverletzungen. Berlin: Springer-Verlag, 1941.
BIRKMAYER-HUBER: ZIMMER, Wehrmedizin, Bd. 1, S. 320. Wien: F. Deuticke, 1944.
BORCHARD: Neue Deutsche Chirurgie, Bd. 18. Leipzig: Ferd. Enke, 1920.
BORST, M.: Handbuch der ärztlichen Erfahrungen im Weltkrieg. Bd. 8, S. 206.
BRESLAUER-SCHÜCK: Bruns' Beitr. **121** (1921).
CHIARI, H.: ZIMMER, Wehrmedizin, Bd. 1, S. 352. Wien: F. Deuticke, 1944.
COLER SCHJERNING: Bearb. v. d. Med. Abt. d. kgl. preuß. Kriegsmin. 1894.
DEGE: Neue deutsche Chir. Bd. 18. Leipzig: Ferd. Enke, 1920.
FRANZ: Lehrbuch der Kriegschirurgie. Berlin: Springer-Verlag, 1942.
FRAZIER-INGHAM: Arch. Neur. (Am.) **3** (1920).
GAMPER: Med. Klin. **1**, 10 (1936).
GENEWEIN: Bruns' Beitr. **128** (1923).
KÖBCKE: Das Schädel-Hirn-Trauma. Leipzig: O. Thieme, 1944.
KOCHER: Zur Lehre von den Schußwunden der Kleinkalibergeschosse. Kassel, 1895.
KRANZFELDER-SCHWINNING: Med. Abt. d. kgl. preuß. Kriegsmin., Berlin, 1903.
KÜTTNER: Münch. Med. Wschr., **1917**, 33.
LEMBKE: Verh. dtsch. chir. Ges., Berlin, 1940.
MESSERER: Unters. über die Elastizität und Festigkeit der Knochen. Stuttgart, 1880.
PAYR: Hdb. der ärztlichen Erfahrungen im Weltkrieg. Bd. 1.
PETERS, G.: Zbl. Neurochir. **1943**, H. 1—5.
SPATZ: Gehirnpathologie im Kriege. Zbl. Neurochir. **1942**, H. 3—6.
STIER: Arch. Psychiatr. (D.) **106** (1937).
TILLMANN: Beitr. klin. Chir. **96** (1915).
TÖNNIS: Zbl. Neurochir. **1942**, H. 3—6.
UTHY: Richtlinien f. d. Beh. usw. München: J. F. Lehmann. 1942; Wien. med. Wschr. **1917**, Nr. 13—14.
WIENER: Zit. nach PAYR, Hdb. der ärztlichen Erfahrungen im Weltkriege.

Zweites Kapitel.

Die Spätkomplikationen nach Hirnverletzungen.

Es werden die nach der chirurgischen Behandlung auftretenden Spätkomplikationen besprochen, die den Gesundheitszustand beeinträchtigen oder gefährden. Es kommen zur Sprache Kopfschmerzen, Meningitis, Enzephalitis, Spätabszeß und traumatische Epilepsie. Der Kopfschmerz ist so häufig, daß es fast unrichtig ist, ihn zu den Komplikationen zu rechnen, da er fast die Regel darstellt. Die Beschwerden stehen jedoch derart im Mittelpunkt des Lebens des Hirnverletzten, daß es eine vordringliche ärztliche Aufgabe ist, sich damit auseinanderzusetzen. Bevor wir den Versuch einer Einteilung machen, lassen wir die Schilderungen der Patienten an uns vorüberziehen. Sie lauten ungefähr: Der Schmerz geht von einer Stelle aus und zieht über die ganze Schädelhälfte und bleibt hinter den Augen stecken. Er ist nicht gleichbleibend, sondern schwillt an und ab. Leiseste Berührungen am Kopf lösen ihn aus. Der leichte Druck einer Kopfbedeckung ruft ihn hervor. Eine leichte Zugluft oder ein kalter Windhauch, der über den Kopf streicht, löst den Schmerz aus. Wenn im Haus eine Türe zugeschlagen wird, spürt er es schon im Kopf. Drückt er fest auf die Stelle, dann verschwindet manchmal der Schmerz. Er kann sich nicht kämmen, denn wenn er über die Stelle streicht, setzt der Schmerz ein. Wenn die Straßenbahn anfährt oder stark bremst, spürt er es sofort im Kopf. Als Ursprungsstelle wird sehr oft die Hautnarbe der Verletzungsstelle angegeben. Der Schmerz verstärkt sich so, daß man ganz benommen wird. Ein schwerer Druck lastet auf dem Kopf. Man kann gar nicht denken. Der Kopf ist wie zum Zerplatzen. Man hat das Gefühl, als wenn der Kopf gesprengt würde. Es ist eine Leere im Kopf. Es besteht das Gefühl, daß das Gehirn herausfällt. Wenn der Kopf bewegt wird, ist es so, als wenn im Kopf alles eitrig wäre, mit jedem Pulsschlag verstärkt sich der Schmerz. Schon das Licht tut weh. Es besteht das Gefühl, daß im Kopf alles herumschaukelt. Ein fester Helm drückt dauernd auf den Kopf. Ein eiserner Ring schnürt die Stirne ein. Der Kopf ist so schwer wie bei starker Betrunkenheit. Man kann keinen klaren Gedanken fassen. Wenn ein Raum mit vielen Menschen betreten wird, Kaffeehaus oder Kino, setzen sofort Kopfschmerzen ein. Witterungsumschläge werden vorausgefühlt. Beim Bücken sind die Schmerzen besonders stark, es versinkt alles. Oft besteht gleichzeitig Brechreiz. Können wir in diesem Mosaik an Beschwerden eine Ordnung finden?

Die Sinnesphysiologie lehrt, daß Schmerz entsteht, wenn die nach von Frey frei endigenden Nervenfasern als Schmerzrezeptoren erregt werden. Solche Rezeptoren am Kopf sind nach Foerster die Fasern in der Dura, in den übrigen Hirnhäuten und in den Hirngefäßen. Foerster unterscheidet weiter den autochthonen Kopfschmerz, der durch Irritation der Schmerzrezeptoren des Gehirns und seiner Häute entsteht, und den Kopfschmerz, der durch irritative Noxen an der Kopfhaut, im Gesicht, in den Augen, am Ohr, in der Nase, in der Mundhöhle und im Rachen auftritt. Die Bahnen aller dieser Rezeptoren versammeln sich in der absteigenden Trigeminuswurzel, im mesenzephalen Teil des Trigeminus und im Nucleus solitarius und bilden eine einheitliche Kernsäule. Diese Säule stellt das anatomische Zentrum aller Schmerzbahnen dar und ist als Herd des viszeralen, als auch des übertragenen Kopfschmerzes anzusprechen. Das gesamte Rezeptionsfeld beliefert als Reizempfänger dieses medulläre Schmerzzentrum. Damit ist anatomisch ein Substrat gegeben für die klinisch innigen Wechselbeziehungen zwischen viszeralem und oberflächlichem Rezeptionsfeld. Diese anatomische Tatsache erklärt aber noch nicht, wieso es bei Erregung eines Rezeptors zu dem allgemeinen Unlustgfühl des Kopfschmerzes kommt. Zum Zustandekommen des Kopfschmerzes ist die Verschiebung der Reizschwelle Voraussetzung. Beim posttraumatischen Kopfschmerz und beim Nervenschußschmerz ist als gemeinsame Ursache dieser Schwellenverschiebung das mechanische Trauma anzusehen, das durch molekulare Erschütterung eine Veränderung der Erregungsverhältnisse bedingt. Schon unter physiologischen Bedingungen ist die Annahme der Schmerzleitung auf spezifischen Fasern unwahrscheinlich (ACHELIS, ADRIAN). Die pathologischen Verhältnisse bestätigen dies insofern, als schlechthin jeder Reiz zum Unlustgefühl des Schmerzes führt. Ich habe schon früher die Ansicht vertreten, daß die Schmerzerregung durch eine bestimmte Frequenzform charakterisiert ist. Nach traumatischen Einwirkungen kommt es zum Versagen des Frequenzsiebes. Die Folge davon ist, daß die Frequenzen der verschiedenen Reizqualitäten nicht getrennt empfunden werden. Die Unfähigkeit, verschiedene Reizfrequenzen isoliert zu leiten, führt klinisch zur Erscheinung der Irradiation, die bei traumatischen Kopfschmerzen regelmäßig auftritt. Die Ansicht von AUERSPERG, der vom „Schmerzton" spricht, der in entsprechender Konstellation Schmerz verursacht, scheint mir damit übereinzustimmen. Fassen wir als die Ursache der posttraumatischen Kopfschmerzen ein Versagen des frequenzsiebenden Apparates mit einer damit einhergehenden Schwellerniedrigung auf, dann bleibt nur noch zu erörtern, von welchen Reizantennen (Rezeptionsflächen) die Auslösung des Schmerzes zustande kommt. Rufen wir uns wieder die Klagen der Patienten ins Gedächtnis zurück, dann fällt eine Gruppierung der schmerzauslösenden Stellen nicht schwer. Die eine Gruppe klagt, daß von der Narbenstelle der Haut ein ziehender Schmerz ausgeht, der über die ganze Seite und dann auch in die Tiefe des ganzen Kopfes ausstrahlt. Die besondere Reizempfindlichkeit der Narbe ist in der Klinik eine bekannte Tatsache. Die Sinnesfläche der Narbe ist durch die besondere Trophik für Reize aller Frequenzen eine gute Antenne. Die Voraussetzung zur Irradiation und zum Ausstrahlen in die Tiefe ist das mechanische Trauma, welches das Frequenzsieb zur Isolierung und Unterdrückung von Reizen unfähig macht. Rein anatomisch können wir diese frequenzsiebende Tätigkeit in die medulläre Kernsäule FOERSTERS verlegen. Bei dieser Form des Kopfschmerzes sehen wir eine Umkehr der Schmerzübertragung. Der unmittelbar auslösende Faktor liegt in der Haut, die Übertragung erfolgt durch das Versagen des Frequenzsiebes in die Tiefe, also umgekehrt wie beim Gallensteinanfall, wo eine Übertragung vom viszeralen System auf die Haut erfolgt.

Die zweite charakteristische Schilderung der Patienten läßt an den schwankenden Innendruck des Schädels als auslösenden Faktor denken. Die Klagen, daß der Schädel wie zum Zerplatzen ist, daß das Gefühl besteht, wie wenn das Gehirn den Schädel zersprengen würde, brauchen nur wortgemäß ausgelegt zu werden. Die Ursache liegt ebenfalls in der Schwellenerniedrigung und im Frequenzchaos. Der auslösende Faktor ist die Überempfindlichkeit der Rezeptoren, die den Schädelinnendruck registrieren. Auch Röntgenbestrahlung, lange Insolation, Liquorrhoe auf entzündlicher Grundlage und Tumor verursachen Kopfschmerzen, die vom Patienten ähnlich geschildert werden. Charakteristisch am posttraumatischen Kopfschmerz ist jedoch der minimale Reiz, der genügt, um das Unlustgefühl zu erzeugen. Es genügen bekanntlich Druckschwankungen, wie sie beim Aufsetzen im Bett, beim Bücken oder bei leichter Arbeit auftreten, um den Mechanismus des Kopfschmerzes in Gang zu setzen. Es ist wichtig zu betonen, daß nicht nur eine Erhöhung, sondern auch eine Erniedrigung des intrakraniellen Druckes zu Schmerzen führt (WOLF). Die Gleichgewichtslage ist nach Schädeltraumen sehr labil, und die Rezeptoren reagieren sowohl auf geringe Erhöhung als auch auf Erniedrigung des Druckes. Diese Annahme wird bestätigt durch das Verhalten der Patienten, die bei derartigen Zuständen jede unnötige Bewegung vermeiden und am liebsten ruhig im Bett liegen. In späteren Stadien des Heilungsverlaufes führen verschiedene anatomische Veränderungen zu Druckschwankungen. Solche sind: Arachnoidale Verwachsungen, die zur Zystenbildung führen (Hydrocephalus hypersecretorius oder occlusus, GAGEL).

Die Schilderung der dritten Gruppe, die den Kopf mit einem Ring eingeschnürt spüren — was meist mit Schwindel, Flimmern oder Schwarzwerden vor den Augen einhergeht —, läßt wegen der Ähnlichkeit der Beschwerden mit der Migräne daran denken, daß die auslösenden Faktoren im Gefäßsystem liegen. Die Rezeptoren der Gefäße werden durch minimale Reize verschiedenster Art erregt und erzeugen reflektorisch einen Krampf oder eine Paralyse. Der Spasmus verursacht einen Unterdruck und Ernährungsstörungen, die die unmittelbar auslösenden Faktoren darstellen. Die Paralyse verursacht durch Volumszunahme des Blutes eine Druckerhöhung und durch Stasen Ernährungsstörungen. Es bestehen vielfache Koppelungen zwischen der Schmerzauslösung durch intrakraniellen Druck und durch die Gefäßmotorik. Der intrakranielle Druck bewirkt eine Irritation der Gefäßrezeptoren. Die Folge davon ist ein Spasmus oder eine Paralyse, dadurch eine neuerliche Druckverschiebung. Es ist ein Circulus vitiosus, wobei als Modellgedanke nicht ein Kreis, sondern eine Spirale (FENZ) vorzustellen ist. Auch die Beziehung zur ersten Gruppe der schmerzauslösenden Faktoren ist eine innig verflochtene, so daß im voll entwickelten Zustand des Kopfschmerzes eine Analyse der primären auslösenden Faktoren schwierig ist und nur genaue Angaben über den Beginn einen Anhaltspunkt für die primäre Auslösung geben. Der Sonnenstrahl oder die Zugluft, die die Narbe treffen, lösen lokal eine Schmerzempfindung aus. Durch Versagen des Frequenzsiebes kommt es zur Irradiation in die Tiefe. Der viszerale Schmerz verursacht reflektorisch eine Erniedrigung der Schwelle für alle Rezeptoren. Nun ernähren alle sensiblen und sensorischen Reize dauernd den in Gang gesetzten Mechanismus und die Folge ist ein ständiger Kreis von afferenten und efferenten Erregungen, deren klinisches Symptom als Kopfschmerz imponiert. Dieser Mechanismus wird z. B. auch durch eine plötzliche Blutdrucksteigerung in Gang gesetzt, wobei es ebenfalls zur Übertragung des viszeralen Schmerzes nach außen kommt und in weiterer Folge das bloße Berühren der Haare oder das Kämmen einen neuen unterhaltenden Reizfaktor darstellt. Die Korrelationen sind hier so verflochten, daß das voll ausgebildete Symptomenbild nicht mehr analysierbar erscheint. WAIZSÄCKER zeigte die extremste Auswirkung dieser Verschränkung mit der Tatsache, daß eine nicht vollbrachte Leistung den Kopfschmerz steigert, während eine gelungene Leistung den Kopfschmerz zum Verschwinden bringt. Er bezeichnet den Kopfschmerz als vegetatives Äquivalent der Leistung.

So richtig und zweckmäßig es ist, den Verletzten durch gesteigerte Arbeitsleistung einen Weg zur organischen Ordnung seiner vegetativen Regulationen zu zeigen, wird es doch immer ärztliches Bestreben bleiben, den Patienten, wenn er von Kopfschmerzen befallen ist, nicht eine Arbeit aufzutragen, sondern durch andere Mitteln oder Anordnungen zu helfen. Zusammenfassend wollen wir festhalten, daß wir als Ursache der Kopfschmerzen eine Strukturveränderung im Frequenzsieb (anatomisch medulläre Kernsäule FOERSTERS) angenommen haben, das durch das mechanische Trauma eine ähnliche protoplasmatische Veränderung erfahren hat, wie es z. B. durch Ultraschallwellen demonstrierbar ist. Eine kausale Therapie scheint noch nicht gangbar. Die Therapie hat sich daher damit zu beschäftigen, die unmittelbar auslösenden Faktoren nach Möglichkeit auszuschalten.

Stellte die Hautnarbe den Angriffspunkt dar, dann verwendeten wir die Infiltrationsmethode der Nervenaustrittsstellen mit Novocain. Diese Methode ist in der gesamten Medizin sehr geläufig und wurde bei Kopfschmerzen von AUERSPERG besonders empfohlen. Wir setzen im Hautast, in dessen Ausstrahlungsgebiet die Narbe liegt, ein Depot von 2 ccm 1%iger Novocainlösung.

Überraschend ist, daß nach der Blockade der Reizzufuhr nicht nur die Schmerzen in der Narbe sistieren, sondern auch der viszerale Kopfschmerz verschwindet. Wird die Spirale an einer Stelle durchschnitten, dann resultiert eine Ordnung der Reflexkorrelationen. Die Dauer der Schmerzfreiheit überdauert die Zeit der gesetzten Anästhesie und schwankt von mehreren Stunden bis zu Tagen. In wenigen Fällen kommen sie überhaupt nicht mehr. Ein Patient mit handtellergroßem Defekt an der Stirne nach einer Abszeßoperation kann sich gar nicht bücken, ohne stärkste Schmerzen in der Stirne zu fühlen. Nach Infiltration beider Nervi frontales schwindet der Schmerz für immer. Der Patient kann turnen und leichte Arbeiten verrichten. Ein anderer Patient hat eine so druckempfindliche Narbe an der Stirn-Scheitel-Grenze, daß er gar nicht hinzugreifen wagt, weil dadurch starke Kopfschmerzen ausgelöst werden. Der entsprechende N. frontalis wird mit 2 ccm Novocain infiltriert, der Schmerz sistiert sofort, und nach einigen Wochen kommt der Patient wieder mit fröhlichem Gesicht, Hut auf dem Kopf und meldet, daß die Schmerzen nicht wiedergekommen sind. Von diesen Erfolgen ausgehend, haben wir uns bemüht, die Narbe mit Jodionthophorese zu behandeln, um die besondere Reizempfänglichkeit der Narbe der Norm anzugleichen. Die Jodionthophorese wurde schon im ersten Weltkrieg von BOURGUIGNON mit Erfolg zur Behandlung von Narbenkontrakturen angewendet. Später wurden die Erfolge von EHRENWALD und STROTZKA bestätigt. Wenn es mit dieser Methode gelingt, die Narbe wieder elastisch zu machen, dann muß ein funktioneller Umbau stattgefunden haben, der die Narbe der normalen Haut angleicht. Unter diesem Gesichtswinkel verwendeten wir die Jodionthophorese gegen solche Kopfschmerzen, die der Schilderung der Patienten nach von der Narbe ihren Ausgang nahmen. Die Beschwerden lauteten etwa: Es lastet ein ständiger Druck auf der Narbe, die Narbe spannt und macht bei geringstem Druck Schmerzen. Zur Technik: Es werden vier bis sechs Schichten Filtrierpapier in 2%iges KJ getaucht, auf die Narbe gelegt und die Metallplatte der Kathode darauf fixiert. Die indifferente Elektrode mit der Anode wird ebenfalls am Kopf angelgt, dann läßt man einen Gleichstrom von 5 bis 15 MA 20 Minuten lang durchströmen. Im ganzen werden ungefähr 30 Behandlungen verabreicht. Nach dieser Behandlung lauten dann die Angaben der Patienten zuweilen: Die Narbe spannt nicht mehr so, der ständige Druck ist fort, ich kann freier denken, ich vertrage jetzt eine Kopfbedeckung auf der Narbe. Objektiv fühlt man, daß die Narbe gegen ihre Unterlage verschieblicher und weicher wird. Im Jahre 1943 wurden 800 Patienten mit dieser Methode behandelt. 578 gaben wesentliche Besserung an, bei 222 war subjektiv und objektiv keine Veränderung eingetreten. Von diesen Erfolgen ausgehend sagten wir uns, daß die Narbe einen unmittelbar schmerzauslösenden Faktor darstellt. Wir schlugen daher dem Chirurgen die Entfernung der Hautnarbe zur Schmerzbekämpfung vor. SCHÖNBAUER trat unabhängig von dieser Auffassung für die Entfernung der Hautnarbe ein, da die Narbe stets infiziert ist und bei später notwendigen Eingriffen neue Infektionen aufflackern, anderseits die Narbe dem postoperativ gesteigerten

Liquordruck nicht standhält, nekrotisch wird und eine Liquorfistel entsteht. Es wurden bisher (1944) an der I. Chirurgischen Universitätsklinik (Direktor Prof. Dr. L. SCHÖNBAUER) 200 Hautnarben operativ entfernt. Zirka 60% gaben eindeutige Besserungen ihrer Beschwerden an. Objektiv merkten wir eine gesteigerte Arbeitsleistung beim Arbeitseinsatz im Lazarett und psychisch ein aufgelockerteres Verhalten. Es ist ja verständlich, daß Verletzte mit dauerndem Druck im Kopf auf die Dauer moros und mürrisch werden. Bei fünf Patienten, die vorher an epileptischen Anfällen gelitten hatten, blieben die Anfälle in der Folgezeit aus. Zweimal trat im Anschluß an die Hautnarbenentfernung eine akute Meningoenzephalitis auf. Die histologischen Befunde (Prof. Dr. H. CHIARI) zeigten stets das Bild von chronisch entzündlichen perivaskulären Infiltraten mit Fremdkörperriesenzellen und Fremdkörpergranulomen. Der bakteriologische Befund war stets negativ. Mit der chirurgischen Entfernung der Hautnarbe wurde in ganz hohem Prozentsatz ein schmerzauslösender Faktor beseitigt.

Bei den Kopfschmerzen, deren auslösender Faktor in einer Steigerung des intrakraniellen Druckes besteht, ist die intravenöse Verabreichung von hypertonischen Traubenzuckerlösungen die Methode der Wahl. Je nach der Schwere der allgemeinen Situation geben wir 20 bis 60 ccm Osmon. Zusatz von 1% Novocain 5 bis 10 ccm bewährt sich fallweise ebenfalls. Wesentlich ist jedoch auch, daß man die Patienten ins Bett legt und sie in Ruhe läßt. Auch das bewirkt eine Zäsur in der Spirale der Schmerzgenese. Auf lange Sicht hat sich eine kochsalzfreie bzw. -arme Diät nach SCHÖNBAUER sehr bewährt und die gesteigerte Empfindlichkeit gegenüber Druckschwankungen wesentlich herabgesetzt. Ungefähr alle vier Wochen haben wir auch eine Entwässerung mit Gelamon und Salyrgan vorgenommen. Beim Unterdruckkopfschmerz, den wir übrigens verhältnismäßig selten beobachten, hat meist eine lumbale Füllung der Ventrikeln mit physiologischer Kochsalzlösung die Beschwerden schlagartig gebessert. Ein Patient, der nach einer Hirn-Dura-Narbenexzision 0,01 Morphium bekam, damit die starke Liquorrhoe gedämpft würde, bekam starke Schmerzen, die Hautnarbe war eingesunken, Atem und Puls wurden unregelmäßig und schlecht. Auf lumbale Auffüllung und eine Ampulle Lobelin ging der Zustand schlagartig zurück.

Trotzdem bleibt eine große Gruppe von Hirnverletzten über, bei denen die erwähnten Behandlungen erfolglos sind. Da wir uns in der dauernden Verabreichung der üblichen antineuralgischen Tabletten äußerste Zurückhaltung auferlegen, mußten auch hier neue Wege gesucht werden. Schematisch läßt sich hier nichts angeben, sondern es muß in jedem Fall versucht werden, mit einer Methode zum Erfolg zu kommen. Bei einigen Fällen haben wir nach einem Aderlaß von 100 bis 200 ccm Blut ausgezeichnete Erfolge gesehen. Auch durch das Anlegen von Blutegeln haben wir überzeugende Besserungen beobachtet. Dem Patienten werden hinter beiden Processus mastoidei oder an beiden Schläfen oder bei halbseitigen Beschwerden temporal und hinter dem Ohr Blutegel angesetzt. Ein Patient war hier besonders instruktiv. Er hatte, wenn er über Kopfschmerzen klagte, einen hochroten Kopf. Nach Ansetzen der Blutegel verschwanden die Beschwerden vollkommen. Bei anderen Verletzten pinselten wir die Haut an der Stelle, wo die Schmerzen angegeben wurden, mit Oleum crotonis. Es entstand eine Rötung und Schwellung der Haut mit Blasenbildung. Die Beschwerden und Kopfschmerzen verschwanden zur gleichen Zeit. Ein Patient mit einem okzipitalen Durchschuß, der über dauernden Druck und Schmerz im Kopf und beim Lesen über dauerndes Flimmern und Scheinbewegungen klagte, gab an, daß er sich nach dieser Pinselung völlig frei fühlte und „ein anderer Mensch“ sei. Auch bei intrakutanen Quaddeln mit Ursika, bei denen im Moment der Injektion ein heftiger Schmerz auftritt, besserte sich das Druckgefühl und der tiefsitzende Schmerz. In wenigen Fällen sahen wir auch nach lokalen Azethylcholininjektionen überraschende Erfolge. Bei Depressionszuständen mit starken Kopfschmerzen haben wir einige Tage, längstens zwei Wochen täglich 1 bis 2 Tabletten 0,003 g Isophen (Pervitin) verabreicht und eine Aufhellung des psychischen Bildes mit wesentlicher Erleichterung der Beschwerden gesehen. Wie gesagt, schematisch kann nichts geraten und angegeben werden. Beim Versuch verschiedener Mittel findet man doch stets eines, daß für lange Zeit eine Befreiung von diesem Unlustgefühl, daß die Arbeitskraft und -freudigkeit wesentlich beeinträchtigt, bringt. Die klimatischen Beeinflussungen, die bei allen Patienten eine große Rolle spielen, werden im Zusammenhang mit der traumatischen Epilepsie ausführlich besprochen.

Enzephalitis, Meningitis, Spätabszeß.

Darüber, daß jede offene Hirnverletzung als infiziert anzusehen ist, besteht heute keine Meinungsverschiedenheit mehr. Da aus sanitätstaktischen Gründen die primäre Versorgung der Hirnwunde oft nicht so radikal ausgeführt werden kann, bleiben bei einem großen Teil der Hirnverletzten eine infizierte Narbe, Stecksplitter oder Schußkanäle zurück, die im weiteren Verlauf zu Komplikationen führen. H. CHIARI fand bei der bakteriologischen Untersuchung des Wiener Krankengutes 60% Streptokokken, meist hämolysierende, und 35% Staphylococcus pyogenes aureus. Es sind also in überwiegender Mehrzahl diese beiden Bakterienarten, die im Lauf des späteren Lebens Komplikationen herbeiführen. Jeder Neurologe, der Gelegenheit hat, eine größere Zahl Hirnverletzter in ihrem konservativen Heilungsverlauf zu beobachten, wird bestätigen, daß je nach der Widerstandskraft des Körpers dauernd aufflackernde Schübe von Krankheitserscheinungen auftreten. Diese Schübe variieren in der Intensität von einem leichten Unwohlsein mit Leistungsabfall bis zum stürmischen Verlauf einer Meningoenzephalitis mit Ventrikeldurchbruch und Exitus. Minimale Infekte, wie die im Sommer häufigen Enteritiden oder die im Winter üblichen Verkühlungen oder Anginen, sind imstande, ein Aufflackern des Infektionsherdes im Gehirn auszulösen. Dieses Damoklesschwert schwebt dauernd über dem Haupt eines Hirnverletzten. Auch eine allgemeine Schwächung des Organismus durch Arbeitsüberlastung oder Alkoholabusus bewirken ein Aufflackern. Die histologischen Befunde der exzidierten Hirn-Dura-Narben (H. CHIARI) zeigen stets lymphozitäre Infiltrate, Mikroabszesse im umgebenden Gehirn perivaskuläre Infiltrate, Riesenzellen und Fettkörnchenzellen. Das Wiederaufflackern der Infektion, die von solchen Narben ausgeht, verursacht zunächst eine phlegmonöse Markenzephalitis (H. SPATZ). Das weitere Schicksal dieser Enzephalitis wird von der Widerstandskraft des Organismus bestimmt. Ist diese gering, dann kommt es zum raschen Fortschreiten mit Ventrikeleinbruch, basaler Meningitis und Exitus; ist sie größer, dann gelingt es, die vordringenden Keime abzuriegeln, mit einem örtlichen Leukozytenwall zu umgeben und eine abdichtende Membran zu bilden. Enzephalitis und Abszeß sind nur verschiedene Stadien des gleichen Prozesses. Die klinischen Erscheinungen setzen sich aus zwei Komponenten zusammen. Erstens die toxische Wirkung der Infektion, zweitens die Raumbeengung in der geschlossenen Schädelkapsel. Die Toxine bewirken einerseits eine Schädigung der nervösen Substanz, anderseits ein entzündliches Ödem, das sekundär durch die Raumbeengung substanz- und funktionsschädigend wirkt. Die klinische Symptomatik läßt sich in zwei Gruppen teilen. Die allgemeinen Zeichen der Entzündung bewirken einen Temperaturanstieg, eine Leukozytose, und Zell- und Eiweißvermehrung im Liquor. Das Ödem bewirkt eine Zunahme des intrakraniellen Druckes und hat Kopfschmerzen, Benommenheit, Bewußtseinstrübung, Erbrechen, Übelkeit, in ausgeprägten Fällen auch Druckpuls und Stauungspapille, zur Folge. Neurologische Ausfallserscheinungen, JACKSON, oder generalisierte epileptische Anfälle, resultieren aus beiden Komponenten. Tritt die intrakranielle Drucksteigerung nicht rasch, sondern schleichend auf, dann können wir sie psychiatrisch besser erfassen. ECONOMO und FUCHS haben bei Hirnabszessen Veränderungen der Gemütslage und des Charakters beschrieben. Wir sehen jetzt vor allem leistungspathologische Ausfälle, das heißt die Verletzten werden in der Übungs- und Arbeitstherapie irgendwie auffällig. Bei geistiger oder körperlicher Arbeit ermüden sie rascher, sie sind arbeitsunlustig, zeigen einen allgemeinen Mangel an Initiative und Unternehmungsgeist, werden abgestumpfter, der Appetit läßt nach, „sie fühlen sich nicht so richtig", liegen meist herum, gehen nicht aus usw. Es ist eine alte Tatsache, daß die als typisch beschriebenen Krankheitsbilder in Wirklichkeit wesentlich seltener auftreten als die atypischen. Wenn demnach nach einer offenen Hirnverletzung ein plötzlicher Temperaturanstieg auf 40° auftritt, zunehmende Halbseitenlähmung und epileptische Anfälle und nebenbei eine Stauungspapille bestehen, wird auch der Ungeübte nicht zweifeln, daß es sich um eine intrakranielle Komplikation handelt. Wie gesagt, sind Fälle mit einer derartigen Verlaufsform sehr selten. Viel häufiger beginnen die Erscheinungen viel unscheinbarer. Haben wir Gelegenheit, den Verletzten längere Zeit zu beobachten, dann fällt vor allem die oben beschriebene Wesensveränderung auf. Solche psychischen Veränderungen sind ein feiner Indikator des Funktionswandels des erkrankten Gehirns. Es gelingt wohl hiermit, die Tatsache der intrakraniellen Komplikation festzustellen, es kann jedoch keineswegs gesagt werden, ob dieser Prozeß eine Enzephalitis oder ein Abszeß ist.

Die Meningitis läßt sich klinisch am leichtesten differenzieren. Krankheitserscheinungen sind das Resultat einer Auseinandersetzung zwischen Antigen und Abwehrkraft. Da die Abwehrkraft der Meningen eine beträchtliche ist, sind die Krankheitserscheinungen im allgemeinen stürmisch und wegen ihrer Massivität leicht zu beobachten. Der Beginn ist plötzlich. Fieber bis 40°, Erbrechen, Kopfschmerzen, Nackensteifigkeit. Die Hirnnervenaustrittsstellen sind stets sehr druckempfindlich, der Liquor steht unter hohem Druck und enthält massenhaft Leukozyten. Hinter diesem leicht zu diagnostizierenden Bild der Meningitis kann sich jedoch eine Enzephalitis oder ein Abszeß verstecken. Die Differentialdiagnose zwischen Enzephalitis und Abszeß ist nach der übereinstimmenden Meinung der Experten (PEIPER, SCHÖNBAUER, TÖNNIS) sehr schwierig. Die allgemeinen klinischen Symptome, Fieber, Leukozytose und neurologische Ausfallserscheinungen, sind bei beiden vorhanden. Die Verdrängung der Ventrikel im Enzephalogramm ist ebenfalls sowohl bei Enzephalitis wie beim Abszeß anzutreffen. Für die therapeutischen Maßnahmen ist diese Differentialdiagnose jedoch sehr wichtig. Der Abszeß kann durch den chirurgischen Eingriff gerettet werden, die Enzephalitis reagiert auf chirurgische Eingriffe stets ungünstig (SCHÖNBAUER, KÖBCKE). Wir waren daher bemüht, die Möglichkeiten dieser Differentialdiagnose vorwärtszutreiben und hatten gedacht, in der Methode der Koagulationsbandbestimmung nach WELTMANN ein Mittel gefunden zu haben. Die Methode besteht bekanntlich darin, Serum mit einer Verdünnungsreihe von $CaCl_2$ zu kochen und die Grenze der groben Ausflockung zu bestimmen. Ausflockungen bei hoher Konzentration werden als Linksverschiebung oder verkürztes Koagulationsband (K. B.) bezeichnet. Ausflockungen in niedrigen Konzentrationen als Rechtsverschiebung oder verlängertes K. B. Wir konnten nach Untersuchung von über 400 Fällen zeigen, daß nekrotische oder exsudativ entzündliche Vorgänge im Gehirn stets mit Verkürzung des K. B. einhergehen, während proliferativ fibröse Narbenbildungen verlängerte K. B. zeigen. HARRER konnte diese Erfahrungen bestätigen. Eine Differentialdiagnose zwischen Abszeß und Enzephalitis ergab sich auch mit dieser Methode nicht. Auch die Versuche von BRONISCH, mit Hilfe des Liquorsyndroms zu einer Differentialdiagnose zu gelangen, bedürfen erst der Bestätigung an Spätformen. Ausgehend von der Tatsache, daß der Abszeß ein Stadium der Enzephalitis ist, in dem die Widerstandskraft des Organismus über die bakterielle Infektion gesiegt hat, glaubten wir, daß sich dieser Zustand der erhöhten Widerstandskraft mit einer intrakutanen Hautprobe würde austesten lassen. Wir wählten zunächst eine Verdünnungsreihe von Staphylo- und Streptokokkenvakzinen und machten nach der Art der MANTOUXschen Hautprobe intrakutane Quaddeln. Die Ergebnisse waren widersprechend. Später stellten wir aus entfernten Abszeßmembranen einen Preßsaft her und versuchten mit einer analogen Verdünnungsreihe intrakutane Quaddeln zu setzen. Es kam weder zu lokalen Reaktionen auf der Haut, noch zu allgemeinen, wie Fieber und Erhöhung der Blutsenkungsgeschwindigkeit, das heißt es gibt keine allgemeine Körperimmunität oder Allergie gegen Strepto- und Staphylokokken. Es ist ähnlich wie beim Schnupfen, gegen den es praktisch auch keine Immunität gibt. In letzter Zeit konnte HARRER mit der ABDERHALDENschen Abwehrfermentreaktion zeigen, daß bei entzündlichen Reaktionen der Gehirnhäute, Hirneiweiß zersetzende Fermente in großer Menge vorhanden waren, während sie bei Enzephalitiden und Abszessen nicht nachgewiesen werden konnten. Eine Differentialdiagnose zwischen Enzephalitis und Abszeß hat sich jedoch nicht ergeben. Vorläufig haben diese Versuchswege zu keinem Ergebnis geführt.

Betrachten wir zunächst einmal die Spätabszesse unseres Krankengutes. Bei einem Gesamtdurchgang von ungefähr 2000 Patienten sahen wir 97 Spätabszesse. 50% davon waren frontal (31,3%), 22% parietal (43,8%), 6% temporal (13,5%), 22% okzipital (12,4%). Die Zahlen in den Klammern sind die Prozentzahlen der Verletzungsregionen im Wiener Material nach SCHÖNBAUER. Wir sehen daraus, daß die frontalen und okzipitalen Abszesse über dem Prozentsatz liegen, der für diese Verletzungsregion in Erscheinung trat. Diese Besonderheit läßt sich daraus erklären, daß die Prognose der Frontal- und Okzipitalabszesse scheinbar besser ist, da bei ihnen die Gefahr eines Ventrikeldurchbruches geringer ist. Da ja im neurologischen Lazarett nur die mit Erfolg operierten Abszesse zur Beobachtung kommen und die Todesfälle hier nicht aufscheinen, scheint mir die obige Erklärung gültig zu sein. Zum Zeitpunkt des Auftretens: 24% traten im 2. Monat nach der Verletzung auf, 24% im 3. Monat, 28% im 4. Monat, 10% im 5. Monat, je 2% im 6. bis 10. Monat. In späterer Zeit kamen vier Abszesse im 12. Monat und zwei im 16. Monat nach der Verletzung zur Beobachtung. Wir sehen daraus, daß bis zum fünften Monat nach der Verwundung das häufigste Vorkommen der Abszesse liegt. Wir werden daher gerade in dieser Zeit nach der Verwundung besonders sorgfältig auf alle Anzeichen zu achten haben und sofort an einen Abszeß denken müssen. Freilich kommen auch in späterer Zeit immer wieder Abszesse vor. OPPENHEIM betont ja schon, daß noch nach Jahrzehnten Spätabszesse auftreten. Sie sind jedoch im Verhältnis zur Zahl der Hirnverletzten überaus gering. Berücksichtigen wir die Geschoßart, dann sehen wir, daß 67% der Abszesse durch Artilleriegeschoßverletzungen, 22,5% durch Infanteriegeschoßverletzungen, 8% durch Bombensplitterverletzungen und 2% nach Unfällen aufgetreten sind. Die scharfkantigen Sprengstücke der Artilleriegeschosse und Bombensplitter stehen somit weit im Vordergrund. Ziehen wir die Verletzungsform in Betracht, dann ergibt sich folgendes: 50% der Abszesse kamen bei Steckschüssen vor, 27,2% bei Impressionsschüssen mit Duraverletzung, 9,8% bei Impressionsschüssen ohne Duraverletzung und 3% bei Durchschüssen. Wir sehen daraus, daß Steckschußverletzungen des Gehirns am meisten disponiert für das Auftreten von Abszessen sind. Beachtenswert ist immerhin, daß 10% der operierten Abszesse nach Hirnverletzungen ohne Duraverletzung aufgetreten sind. Die intakte Dura verhindert demnach Spätkomplikationen nicht, wenngleich sie natürlich wesentlich seltener sind als bei den offenen Hirnverletzungen. Spatz betont, daß Hirnverletzungen, die neben der direkten Substanzdurchtrennung noch Quetschungsherde aufweisen, für auftretende Infektionen besonders empfindlich sind, da das gequetschte Gewebe leichter einer Infektion erliegt. Wir haben daher die Abszesse daraufhin untersucht, ob ein Zusammenhang zwischen Abszeßhäufigkeit und Dauer der Bewußtlosigkeit besteht. 31% der Abszesse hatten unmittelbar nach der Verwundung eine länger als 24 Stunden dauernde Bewußtlosigkeit. 13,5% hatten eine Bewußtlosigkeit von 1 bis 24 Stunden Dauer, 29,5% hatten eine kurze Bewußtlosigkeit in der Dauer weniger Minuten bis zu einer Stunde, und bei 26% fehlte die Bewußtlosigkeit nach der Verwundung vollkommen. Ein Zusammenhang zwischen Auftreten eines Abszesses und Dauer der Bewußtlosigkeit läßt sich daraus nicht ersehen. 64% der Abszesse hatten einen Knochendefekt, der kleiner war als 3 cm im Durchmesser. 36% hatten einen größeren Knochendefekt. Auch der Stahlhelm spielt keine Rolle, 57% der Abszesse trugen zur Zeit der Verwundung keinen Stahlhelm und 43% trugen einen Stahlhelm. Wir sehen aus dieser Zusammenstellung, daß für das Entstehen eines Spätabszesses vorwiegend Steckschußverletzungen durch Sprengstücke in Frage kommen. 4% der Spätabszesse waren in den ersten Wochen nach der Verletzung an einem Frühabszeß operiert worden.

Zur Diagnose des Abszesses: 68% der Abszesse boten Erscheinungen, die den Neurologen mit aller Vorsicht den Verdacht auf einen vorhandenen Abszeß äußern ließen. 32% wurden nur durch das Enzephalogramm entdeckt. Die Tatsache, daß fast ein Drittel aller Abszesse nur durch die Enzephalographie diagnostiziert wurde, stellt den Wert dieser Untersuchungsmethode klar vor Augen. Bei den übrigen 68% war es nun keineswegs so, daß der Neurologe sicher das Vorhandensein eines Abszesses behaupten konnte, sondern es wurde nur der Verdacht geäußert, der durch das Enzephalogramm bestätigt wurde. Die Verdachtsmomente, die den Neurologen bestimmt haben, wurden schon oben erwähnt. Es gelingt, wie gesagt, leicher, solche Verdachtsmomente zu finden, wenn man den Verletzten längere Zeit in Beobachtung hat. Bei 8% traten epileptische Anfälle auf. Bei ungefähr der gleichen Anzahl traten Verschlechterungen im klinisch-neurologischen Befund auf. Bei den übrigen waren es meist unscheinbare Anzeichen, wie schlechtes Wohlbefinden, Appetitlosigkeit, geistige Abgestumpftheit, Mangel an Initiative, geringe Kontaktfreudigkeit, kurz ein Nachlassen des geistigen und psychischen Tonus. Kopfschmerzen sind stets vorhanden, häufig lokalisiert, sie sind jedoch nie so intensiv wie bei akuter Meningitis oder Enzephalitis. Die Hautnarbe ist häufig sehr druckempfindlich und, wie Tönnis schon betont hat, vorgewölbt und von bläulichen Venen durchzogen. Vorhandene Fisteln verstärken den Verdacht. Zur Differentialdiagnose Enzephalitis und Abszeß kann man klinisch mehr gefühlsmäßige Anhaltspunkte geben. Wenn der Prozeß schlagartig einsetzt mit hohem Fieber, starken Kopfschmerzen und schlechtem Allgemeinzustand, wird man eher an Meningoenzephalitis denken. Bei einem mehr schleichenden Verlauf, bei dem der körperliche Zustand relativ gut ist, denken wir eher an Abszeß. Bei einem stürmischen Verlauf obiger Skizzierung kann manchmal auch ein Abszeß bestehen, aber in der Umgebung des Abszesses bestehen noch enzephalitische Herde. H. CHIARI hat besonders auf die enzephalitischen Herde oder Mikroabszesse in der Umgebung der Abszeßmembran hingewiesen. Es besagt dies nichts anderes, als daß auch ein abgeschlossener Balgabszeß keine Gewähr dafür bietet, daß es nicht trotzdem zu einer fortschreitenden phlegmonösen Enzephalitis mit Einbruch in den Ventrikel kommen kann. DANDY hat auf die Spontanheilung der Abszesse hingewiesen, die dann eintritt, wenn der Abszeß keine lebensbedrohende Raumbeengung verursacht und fest abgekapselt wird. Die Infektionskeime sind jedoch stets vorhanden und können, ähnlich wie bei der Tuberkulose, zu jeder Zeit aufflackern und lebensbedrohende Komplikationen verursachen. Erwähnenswert ist noch, daß 8% der Abszesse auch durch die Enzephalographie nicht gesehen und zufällig bei einer Narbenexzision gefunden wurden. Relativ sicher kann man einen Abszeß annehmen, wenn bei einer Punktion Eiter abgesaugt wird und Luft oder ein anderes Kontrastmittel eingefüllt wird, das im Röntgenbild einen konturierten Hohlraum erkennen läßt (TÖNNIS und PEIPER). Nach all dem Gesagten sieht man, daß dem Kliniker bei der Differentialdiagnose zwischen Enzephalitis und Abszeß noch große Aufgaben gestellt sind. Die physikalische Methode der Enzephalographie scheint nicht weiter vervollkommbar. Die Befunde der Klinik sind zu subjektiv. Meiner Ansicht nach liegt der Weg der genaueren Differenzierung in der serologischen Richtung. Vielleicht kommen wir mit der ABDERHALDENschen Fermentreaktion weiter. Wichtig ist diese Differentialdiagnose, da die rechtzeitige Operation eines Abszesses große Aussichten auf Heilung hat. Von den Verletzten unseres Lazarettes, die im vergangenen Jahr entlassen wurden, sind siebzehn in ihrer Heimat gestorben, zwölf davon an Abszessen. Abschließend scheint es mir wichtig zu bemerken, daß bei dem geringsten Verdacht der Verletzte in die Hand eines erfahrenen Neurochirurgen gehört. Es darf keine Zeit zur Klärung des Bildes abgewartet werden. Wesentlich für den Patienten ist nicht, daß der Neurologe den Abszeß diagnostiziert, sondern daß er bei dem geringsten Verdacht in die Hand des Chirurgen kommt. Je früher dies geschieht, um so geringer ist die Gefahr eines Ventrikeleinbruches und um so größer die Chance des Erfolges.

Übergehend zur Behandlung läßt sich vom neurologischen Standpunkt nicht entscheiden, welche Methode der Abszeßoperation zu wählen ist. Die Punktion, von DANDY bevorzugt, die offene Drainage (KRÜGER) oder die Exstirpation nach VINCENT. Der Neurologe kann nur aus den Ergebnissen der Nachbehandlung sehen, welche Methode die besten Dauererfolge erzielt. Von den 97 operierten Abszessen sind vier, 12 bis 22 Monate nach der Operation gestorben. Alle vier hatten noch weitere Stecksplitter. Vierzehn leiden an einzelnen epileptischen Anfällen, sechs wurden a. v. u. entlassen, 87 stehen schon im Arbeitsprozeß. Die Mortalität gab SCHÖNBAUER in seiner Statistik der operierten Fälle mit 28% an. Bei Betrachtung dieser Ergebnisse scheint es uns nicht zweifelhaft, daß die Methode der totalen Exstirpation — die SCHÖNBAUER fast stets angewendet hat — sehr gute soziale Erfolge schafft. Eines steht jedenfalls fest, daß nach der totalen Exstirpation die Wahrscheinlichkeit eines Wiederaufflackerns und dauernder Rezidive weitgehend gebannt ist. Die guten Erfolge der Abszeßoperation lassen es wünschenswert erscheinen, die Widerstandskraft bei einer Enzephalitis so zu stärken, daß sie als Abszeß zum Stillstand gebracht wird. Der theoretische Weg hierzu zeigt folgende Möglichkeiten:

1. Bekämpfung der Bakterien und Toxine mit Sulfonamiden und Penicillin.
2. Erhöhung der Widerstandskraft des Organismus.
3. Die symptomatische Bekämpfung des Hirndruckes als komplizierenden Faktor.

Die Bekämpfung der Enzephalitis und Meningitis mit Sulfonamiden und Penicillin ist so erfolgreich, daß man sie als Methode der Wahl bezeichnen kann. Nach unseren Erfahrungen ist die Art des Sulfonamides und die Form der Verabreichung von untergeordneter Bedeutung. Wichtig ist nur, ein entsprechend hohes Niveau zu schaffen. Wenn rasche Wirkung erwünscht ist, dann wählen wir auch die lumbale oder subokzipitale Injektion, jedoch nur mit Mitteln, die nicht alkalisch gelöst sind, z. B. Tibatin (UNTERBERGER). Bei stürmischem Verlauf ist die Sulfonamidtherapie häufig nicht ausreichend.

Penicillin stand uns während des Krieges nicht zur Verfügung. Zwei Austauschgefangene aus Amerika, die Hirnverletzungen hatten und, wie aus den mitgesandten Krankenblättern ersichtlich war, an interkurrenten Enzephalitiden gelitten hatten, waren auf Penicillin nach zwei Tagen fieber- und beschwerdefrei geworden. Zweifellos ist das Penicillin bei gewissen eitrigen Entzündungen den Sulfonamiden überlegen. Ob wir die Sulfonamide dauernd entbehren können, wird erst eine längere Beobachtung zeigen.

Der zweite Weg: Ankurbelung der Widerstandskraft. Das Gehirngewebe selbst hat so gut wie keine Abwehrkraft. Wir müssen daher bestrebt sein, das mesenchymale Gewebe, Meningen, Plexus und Gefäßsystem anzuregen. Sowohl bei Meningitis als auch bei Enzephalitis bewährt sich die von TÖNNIS angegebene Methode der Lumbalpunktion mit nachfolgender Lufteinblasung. Die Liquorablassung schafft eine Druckentlastung und entfernt Toxine. Die nachfolgende Luft reizt als Fremdkörper die Meningen und den Plexus. Die stärkere Liquorproduktion geht mit einer stärkeren Antikörperbildung einher, wodurch die Abwehrkräfte gestärkt werden. Man könnte sich vorstellen, daß durch ein noch aktiveres Gas, als es die Luft ist, ein noch stärkerer Fremdkörperreiz gesetzt werden könnte und die Antikörperwirkung stärker aktiviert würde. Es muß jedoch hier erst eine optimale Gasform experimentell gefunden werden. Auf der gleichen Linie der Aktivierung der Widerstandskraft steht eine milde Reizkörpertherapie. HARRER konnte bei frischen Hirnverletzungen zeigen, daß nach Omnadininjektionen sowohl Verbesserung als auch Verschlechterungen entstehen können. Da bei den Spätkomplikationen der ganze Körper nicht mehr in einem durch den Schock geschwächten Zustand ist, kann eine Reizkörpertherapie bedenkenloser angewendet werden. Eine optimale Wirkung hat eine Bluttransfusion. Zur Unterstützung geben wir Kreislaufmittel, wie Strychnin, Cardiazol und Koffein.

Intravenöse Gaben von Osmon mit Euphilin entwässern einerseits und schaffen durch Herabsetzung des intrakraniellen Druckes bessere Kreislaufverhältnisse, anderseits ist der Traubenzucker für die Zellfunktion an sich ein wichtiges Aktivierungsmittel. Diese Mittel werden auch in der Nachbehandlung nach Abszeßoperationen angewendet. Das Ziel ist: Abriegelung des infektiösen Einbruches durch Sulfonamide, konzentrische Einkesselung durch die aktivierten Widerstandskräfte des mesenchymalen Apparates und Druckentlastung zur Verhinderung lebensbedrohender Zustände und zur Verbesserung der Zirkulation.

Die traumatische Epilepsie.

Das Auftreten von Krampfanfällen nach Schädeltraumen wird im allgemeinen als traumatische Epilepsie bezeichnet. POHLISCH wies darauf hin, daß die Epilepsie an sich eine nosologische Einheit ist und das Auftreten von Krampfanfällen allein nicht zur Klassifizierung Epilepsie berechtigt, er schlägt für die nach Hirnverletzungen auftretenden Krämpfe den Namen cerebrale Krampfanfälle (c. K. A.) vor. Wir haben diese Namensgebung vor allem aus sozialen Gründen begrüßt und angewandt, da in den letzten Jahren mit dem Namen Epilepsie in der Bevölkerung eine schreckbeladene Vorstellung verbunden war. Sehr oft legten uns Hirnverletzte die Frage vor, ob ihre Kinder ebenfalls solche Krampfanfälle bekommen würden. Über die medizinische Berechtigung, diese Krampfanfälle durch eine besondere Namensgebung aus dem Rahmen der Epilepsie herauszuheben, müssen berufenere Stellen entscheiden, aus sozialen Gründen ist sie unserer Erfahrung nach erstrebenswert.

Die Gedanken über die Ursache dieser c. K. A. bewegen sich in zwei Richtungen: 1. Die Anlage zu Krampfanfällen bestand schon vor der Verletzung und das Trauma hat den Mechanismus nur ausgelöst (BINSWANGER, WILSON, PATZIG), 2. das Trauma an sich bewirkt je nach seiner Schwere bei jedem Gehirn das Auftreten von c. K. A.

Der Versuch, bei Anfallskranken durch anamnestische Erhebungen oder durch Feststellung charakteristischer Körperbautypen eine anlagebedingte Anfallsdisposition aufzuzeigen, blieb ergebnislos, ähnlich den Erfahrungen A. WANDELS und RÜSKENS. Nach den Forschungsergebnissen POLISCH' scheint diese Frage geklärt zu sein. Er ließ 50 Epileptikersippen und 50 Sippen von Patienten mit c. K. A. erbbiologisch und klinisch untersuchen. Nach einer mündlichen Mitteilung ergaben sich für die Patienten mit c. K. A. keine Momente, die auf eine latente Krampfbereitschaft schließen ließen. Damit verschiebt sich der Schwerpunkt der Ursachenforschung auf den exogenen Faktor der Verletzung.

Über die Häufigkeit von c. K. A. nach Hirnverletzungen folgende Zusammenstellung:

WEILER	3511 Verletzte	16,6% c. K. A.
BEHAGUE	3522 „	12,1% „
H. BAUMM	1040 „	24 % „
CREDNER	1234 „	49,5% „
RÜSKEN	1050 „	11,5% „
Eigenes Krankengut	2335 „	11,8% „

Die beträchtlichen Differenzen der Zahlen ergeben sich aus dem verschieden langen zeitlichen Abstand zwischen Trauma und statistischer Erhebung. Unsere Zusammenstellung stammt aus den Jahren 1942 bis Anfang 1945. Zweifellos haben die Schwierigkeiten der Lebenshaltung in der Nachkriegszeit eine Steigerung der Anfallshäufigkeit ergeben.

Den Einfluß der Lokalisation auf die Anfallshäufigkeit zeigt folgende Zusammenstellung:

	Frontal	Parietal	Temporal	Okzipital
Hirnverletzte mit c. K. A.	23 %	56 %	12 %	9 %
Hirnverletzte ohne c. K. A.	31,3%	43,8%	13,5%	12,4%

Der höchste Prozentsatz c. K. A. tritt demnach nach parietalen Verletzungen auf, womit die Ergebnisse CREDNERS, BAUMMS und RÜSKENS eine Bestätigung erfahren. Eine Seitenbevorzugung konnten wir so wenig wie RÜSKEN finden. Von 277 Hirnverletzten mit c. K. A. waren 153 Verletzungen auf der linken Seite und 178 auf der rechten Seite. Den Einfluß der Verletzungsform sehen wir aus der folgenden Zusammenstellung:

160 stumpfe Gehirnverletzungen	21	c. K. A.	(13 %)
270 Impressionsschüsse ohne Duraverletzung	23	„	(8,5%)
286 Impressionsschüsse mit Duraverletzung	61	„	(21 %)
90 Impressionsschüsse mit D. plus Prolaps	42	„	(47 %)
119 Steckschüsse der Gegenseite	27	„	(23 %)
130 Steckschüsse der gleichen Seite	20	„	(15 %)
36 Durchschüsse	5	„	(14 %)

Wie ersichtlich, liegt der Prozentsatz der Anfallskranken bei Impressionsschüssen mit Duraverletzung und mit Prolaps, sowie bei Steckschüssen, die bis zur Gegenseite des Einschusses vorgedrungen sind, weit über den Prozentzahlen der übrigen Verletzungsformen. Da gerade jene Verletzungsformen als schwer anzusehen sind, können wir die von JOLLY, CREDNER, WAGSTAFFE, DIAZ GOMEZ u. a. schon erwähnten Feststellungen, daß die schweren, mit Duraverletzung einhergehenden Hirnverletzungen zu Krampfanfällen führen, bestätigen. Als Ursache können wir annehmen, daß einerseits das Volumen der rein morphologischen Strukturschädigung besonders ausgedehnt ist und damit ein großer Zellkomplex schwerste funktionelle Beeinträchtigung erfährt; anderseits ist durch das große Ausmaß der Gewebsschädigung auch ein großes Hirnareal als primär infiziert anzusehen. Die Ausgedehntheit der Substanzschädigung und der als infiziert anzunehmenden Hirnareale sind demnach fallweise als ursächliche Faktoren für das Auftreten von Krampfanfällen verantwortlich zu machen.

Darüber hinaus fiel uns bei diesen Verletzungsformen auf, daß sie häufig mit langer Bewußtlosigkeit einhergingen. Wir stellten daher die Länge der Bewußtlosigkeit, die unmittelbar nach der Verletzung bestanden hatte, bei allen Anfallskranken fest:

	L. B.	M. B.	K. B.	F. B.
Hirnverletzte mit c. K. A.	43%	24,5%	17,5%	15%
Hirnverletzte ohne c. K. A.	28%	16 %	33 %	23%

Auch RÜSKEN fand in seiner Zusammenstellung unter den Anfallskranken 35% mit langer Bewußtlosigkeit, 31% mit mittlerer, 6% mit kurzer und 15% mit fehlender Bewußtlosigkeit. Daraus ist wohl eindeutig zu ersehen, daß für das Auftreten von Krampfanfällen die Dauer der Bewußtlosigkeit als entscheidender Faktor anzusehen ist.

Bei 181 Patienten (65%) trat der erste Anfall innerhalb der ersten sechs Monate nach der Verwundung auf, was mit den Angaben REDLICHS übereinstimmt. Später als ein Jahr nach der Verwundung kam es nur in geringer Zahl zum erstmaligen Auftreten eines Krampfanfalles. Die Literaturangaben über jahrelange Latenzzeit zwischen Trauma und erstem Anfall sind immer nur an einzelnen Fällen aufzeigbar (MARBURG, WEYGANDT, BRAUN).

Der Zeitpunkt des ersten Auftretens c. K. A. nach dem Trauma wurde von verschiedener Seite als Einteilungsprinzip in eine Gruppe der Früh- bzw. Spätepilepsie gewählt (BRANDES, FOERSTER, F. FRISCH, KRABBEL, RÜSKEN). Die Frühepilepsie soll innerhalb der ersten sechs Monate auftreten und durch irritative Noxen (FOERSTER), wie auftretende Entzündungen, nekrotische Einschmelzungsvorgänge, Anomalien des Schädelinnendruckes sowie sämtliche Komplikationen des Heilungsverlaufes, bedingt sein. Die nach dem sechsten Monat auftretenden Krampfanfälle sind durch Reparationsvorgänge, wie Narbenschrumpfungen u. ä., ausgelöst. An Hand ausgedehnter Untersuchungen mit dem Hitze-Koagulations-Band nach WELTMANN konnten wir zeigen, daß im allgemeinen in den ersten Monaten das Koagulationsband verkürzt ist, als Ausdruck einer entzündlich nekrotischen Phase, und später verlängert ist, als Ausdruck einer bindegewebigen Reparation (BIRKMAYER-HUBER). Insofern ist die Einteilung in eine Früh- bzw. Spätepilepsie berechtigt, als der unmittelbar auslösende Faktor eines Krampfanfalles durch differente Funktionsstörungen dieser beiden Heilphasen verursacht wird. Wenn jedoch RÜSKEN in seiner Zusammenstellung angibt, daß nur sieben Fälle ihre Anfälle behielten, während bei den übrigen durch aktive Therapie die Anfälle wieder verschwanden, können wir dies nach unseren Ergebnissen nicht bestätigen. Von 130 Fällen, die ihre ersten Anfälle innerhalb der ersten sechs Monate hatten, konnte nur bei 36 (26%) ein Sistieren der Anfälle beobachtet werden, während die Anfälle bei 104 Patienten dauernd bestehen blieben. Von 78 Fällen, bei denen die ersten Anfälle nach dem sechsten Monat auftraten, konnte bei 18 Fällen (24%) die Anfälle zum Verschwinden gebracht werden, während sie bei 60 Fällen (76%) persistierten. Der Prozentsatz der Hirnverletzten, bei denen die Anfälle wieder abklingen, ist sonach in beiden Phasen gleich hoch, woraus zu schließen ist, daß der Zeitpunkt des Auftretens von c. K. A. keinen prognostischen Schluß erlaubt. Es ist richtig, daß man ein entzündliches Aufflackern mit intrakranieller Drucksteigerung therapeutisch leichter beheben kann als Funktionsstörungen, die durch Narben oder Gefäßanomalien bedingt sind. Die auf die unmittelbare Krankheitsursache gezielte Therapie hat aber auf das weitere Krampfgeschehen nur dann Einfluß, wenn die Krampfschwelle der erkrankten Ganglienzellen nicht durch Noxen im weitesten Sinn dauernd herabgesetzt bleibt. Ist letzteres der Fall, dann treten Krampfanfälle später auch auf, ohne gleichzeitig bestehende Enzephalitis, Abszeß oder ähnliche Komplikationen. Die Tatsache, daß der Prozentsatz der Hirnverletzten, bei denen die aufgetretenen Krampfanfälle wieder zum Verschwinden gebracht werden können, in jeder Phase gleich groß ist, läßt wohl den Schluß zu, daß die unmittelbaren irritativen Noxen nicht die einzigen kausalen Faktoren zur Auslösung von Krampfanfällen darstellen. Als Ursachen der in der späteren Heilphase auftretenden Krampfanfälle machen FOERSTER, PENFIELD, GULECKE und TÖNNIS Narbenschrumpfungen verantwortlich. Es wird von einer „Fesselung“ des Gehirns gesprochen. Diese Narbenschrumpfungen sind im Enzephalogramm als Ausziehung zu sehen. Bei der Durchsicht unseres Krankengutes sahen wir bei Patienten mit c. K. A. in 34% Ausziehungen, in 24% Ausziehungen plus Ausweitungen, in 15% reine Ausweitungen und bei 27% ein normales Enzephalogramm. 42% aller Anfallskranken ließen demnach keine Anzeichen einer fesselnden Hirnduranarbe erkennen. Wenn man noch in Betracht zieht, daß ein hoher Prozentsatz von Hirnverletzten Ausziehungen im Enzephalogramm hat, ohne von Krampfanfällen befallen zu sein, so drängt sich die Meinung auf, daß Narbenschrumpfungen nur bei jenen Hirnverletzten zu Krampfanfällen führen, bei denen aus anderen Gründen die Krampfschwelle der lädierten Ganglienzellen herabgesetzt ist. Zusammenfassend wäre zu sagen, daß im gesamten Heilverlauf durch mechanische Momente (Narbenzug, intrakranielle Drucksteigerung), chemisch-toxische Momente (entzündliche oder Einschmelzungsvorgänge), vaskuläre Momente (gestörte Versorgung der an die Narbe angrenzenden Hirnpartie (FISCHER) vorübergehende oder dauernde Faktoren geschaffen werden, die das Auslösen eines Krampfanfalles unter zusätzlichen Komponenten begünstigen können.

Über das Auftreten verschiedener Anfallsformen teilt RÜSKEN mit, daß bei Frühepilepsie 43% reine JACKSON-Anfälle, 24% gemischte und 27% generalisierte Anfälle aufgetreten sind. Dieses Verhältnis scheint sich später zu verschieben. Wir konnten nur 13% reine JACKSON-Anfälle, 35% gemischte und 54% generalisierte Anfälle feststellen. Die Beobachtung, daß kurz nach der Verletzung JACKSON-Anfälle auftreten, die beim Persistieren alsbald in generalisierte Anfälle übergehen, entspricht auch den Erfahrungen der älteren Literatur (MARBURG). Status epilepticus konnten wir bei 15 Patienten beobachten, epileptische Ausnahmezustände zweimal. Patienten, die nur an Absenzen litten, sahen wir nie. Zwei Fälle, deren Verletzung in der parieto-okzipitalen Übergangsregion war, litten an rein vestibulären Drehschwindelanfällen, ohne motorische Erscheinungen, jedoch mit dem gesamten vegetativen Anfallsablauf. Der Anfall selbst war eine Kombination eines Menière plus den vegetativen Symptomen des normalen epileptischen Anfalles. Durch Vereisung der Hautnarbe konnten wir solche Anfälle auslösen, womit ihr Charakter eindeutig als Herdsymptom klassifiziert werden konnte. SOLMS konnte einen Krampfanfall beobachten, bei dem er durch Überdehnung der initial krampfenden Muskelgruppen die motorischen Krämpfe hintanhalten konnte. während das vegetative Geschehen des Anfalls (Blässe, Zyanose, Atemstillstand, Bewußtlosigkeit) normal ablief.

Zur Häufigkeit der Anfälle: 53% aller Anfallskranken zeigten ein bis sechs Anfälle im Jahr. 29% sieben bis zwölf Krampfanfälle und nur 18% hatten mehr als zwölf Krampfanfälle. Wenn auch die spätere berufliche Belastung oder die traurige soziale Lage der Nachkriegszeit die Anfallshäufigkeit vergrößert hat, ist daraus doch zu sehen, daß bei einem hohen Prozentsatz der Hirnverletzten die Zahl der Anfälle in einem erträglichen Ausmaß gehalten und dadurch eine soziale Einordnung ermöglicht werden kann.

Einer Anregung PÖTZLs folgend, versuchten wir festzustellen, ob eine gewisse Anfallsrhythmik aufzeigbar wäre. Bei 40% der Anfallskranken war tatsächlich ein teils vierwöchiger, teils dreiwöchiger Anfallsrhythmus aufzeigbar. Die biologische Rhythmik bewirkt scheinbar eine Veränderung der vegetativen Reizlage, in der die Toleranzbreite der Krampfschwelle leichter überschritten wird.

Es interessierte uns ferner die Frage, unter welchen milieubedingten Verhältnissen c. K. A. auftreten. Es fiel uns auf, daß eine große Zahl von Patienten die Anfälle im Kino, Theater, in überfüllten Kaffeehäusern oder in schlecht gelüfteten Luftschutzräumen bekamen. Die naheliegendste Erklärung hierfür, die Sauerstoffarmut anzuschuldigen, konnte schon GREMMLER widerlegen, der Epileptiker ein 7%iges Sauerstoffgemisch einatmen ließ, ohne daß Anfälle auftraten. Man wird sonach das vegetative Unlustgefühl als kausalen Faktor ansehen müssen, das auch den Gesunden befällt, wenn er sich in überfüllten Räumen aufhält, die schlecht gelüftet sind und wo die menschliche Ausdünstung und sonstige Gerüche jenes bestimmte vegetative Unbehagen herbeiführen, das auch bei sonst Gesunden zu Ohnmachtsanfällen oder zu Übelkeiten führt. Desgleichen traten Anfälle in Straßenbahnen, Autobussen, Eisenbahnen gehäuft auf, wo zu den erwähnten Bedingungen noch die feinen Erschütterungen kommen, die erfahrungsgemäß bei Hirnverletzten Unlustempfindungen, wie Schwindel und Unwohlsein, auslösen (HEGEL). Weiters treten Anfälle fast experimentell auslösbar nach Genuß stark gesalzener Speisen (Heringsalat), Alkoholgenuß, übermäßigem Rauchen und nach Trinken großer Flüssigkeitsmengen auf. Auch bei interkurrenten Erkrankungen (Malaria, Darminfektionen, Anginen, Erkältungskrankheiten) traten Krampfanfälle auf, die nach Abklingen wieder verschwanden. Bei Patienten, die in Berufsumschulung standen und neue geistige Stoffe zu bewältigen hatten, traten insbesondere nach Überanstrengung gehäufte Anfälle auf. Schließlich stellen Ermüdungs- und Erschöpfungszustände, wie erlittene seelische Traumen, anfallsauslösende Situationen dar.

Allen diesen Situationen ist gemeinsam, daß sie das vegetative System affizieren, das beim Hirnverletzten an sich und beim Anfallskranken im besonderen eine insuffiziente Kompensationsfähigkeit aufweist. Bestätigt wird diese Auffassung, wenn wir unsere Erfahrungen über den Einfluß klimatischer Bewegungen auf die Anfallshäufigkeit anschließen. Die erste Anregung hierzu kam von einer klinischen Beobachtung. Im Januar 1944 folgte auf eine frühlingshafte Zeit innerhalb eines Tages ein Wettersturz mit starken Schneefällen und Temperaturabfall. An diesem Tag traten nicht nur besonders viele

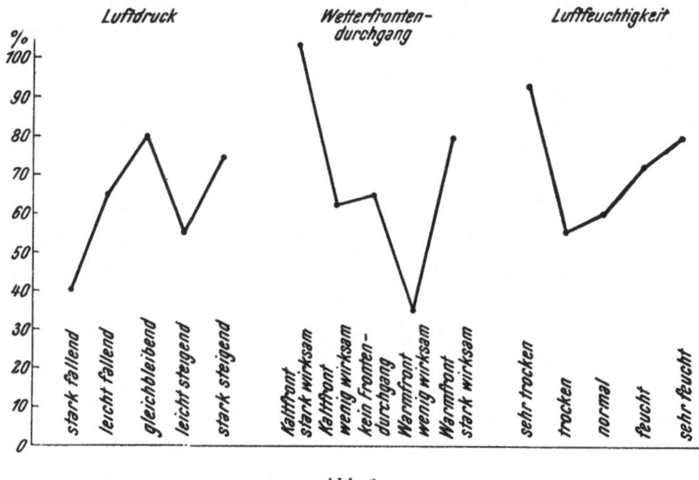

Abb. 1.

Krampfanfälle auf, sondern kein einziger Patient der Krampfabteilung (120 Fälle) war beschwerdefrei. Kopfschmerzen, Müdigkeit, Unwohlsein, Reizbarkeit waren die hauptsächlichst vorgebrachten Beschwerden. Eine kurze Zusammenstellung der Anfälle aus dem Monat Mai, der sehr feucht war, zeigte 99 Anfälle, in einem trockenen August bei gleicher Patientenzahl hingegen 36. Durch diese Beobachtungen wurden wir veranlaßt, den Einfluß klimatischer Faktoren ein besonderes Augenmerk zu widmen. Wir registrierten sechs Monate hindurch tägliche Wettermeldungen. Die meteorologische Station stellte uns täglich die vormittägigen, die nachmittägigen und die nächtlichen Berichte der Luftdruckbewegung, Luftfeuchtigkeit und der Wetterfrontendurchgänge zur Verfügung. Meldungen über die Ionisation der Luft, die wir ebenfalls einbeziehen wollten, mußten aus äußeren Gründen unterbleiben. Die Luftdruckbewegung wurde registriert als gleichbleibend, leicht fallend, stark fallend, leicht steigend, stark steigend. Die Luftfeuchtigkeit 40% = sehr trocken, 40 bis 50% = trocken, 50 bis 80% = normal, 80 bis 90% = feucht, 90 bis 100% = sehr feucht. Der Durchgang der Wetterfronten: Kaltfront, stark wetterwirksam, Kaltfront, wenig wirksam, kein Frontendurchgang, Warmfront, wenig wetterwirksam, Warmfront, stark wetterwirksam. Die Gegenüberstellung der klimatischen Situation zur Anfallshäufigkeit wurde folgendermaßen vollzogen: Es wurden während der Beobachtungszeit die gleichen Wettersituationen addiert und zur Summe die Summe der dabei aufgetretenen Anfälle in Beziehung gesetzt. Zum Beispiel während der Beobachtungszeit kam es hundertmal zu stark fallendem Luftdruck. Zur gleichen Zeit traten 80 Anfälle auf. Die 80 Anfälle wurden nun prozentual auf die 100 Luftdruckzeiten bezogen, was im angeführten Beispiel 80% ausmachen würde. Aus Abb. 1 ist die kurvenmäßige Darstellung dieser Gegenüberstellung für alle klimatischen Faktoren ersichtlich. Eine Abhängigkeit der Anfallshäufigkeit von der Luftdruckbewegung ist daraus nicht zu ersehen, worauf schon REICH, MARIE und DANHAUSER hingewiesen haben. Bei der Gegenüberstellung der Wetterfrontendurchgänge und der Luftfeuchtigkeit ist allerdings ein eindeutiger Einfluß auf die Anfallshäufigkeit aufzeigbar. Die biologische Wirkung von Bewegungen großer Luftkörper, deren Ausdruck der Durchgang von Wetterfronten ist, wurde an anderen Krankheitsprozessen von DE RUDDER

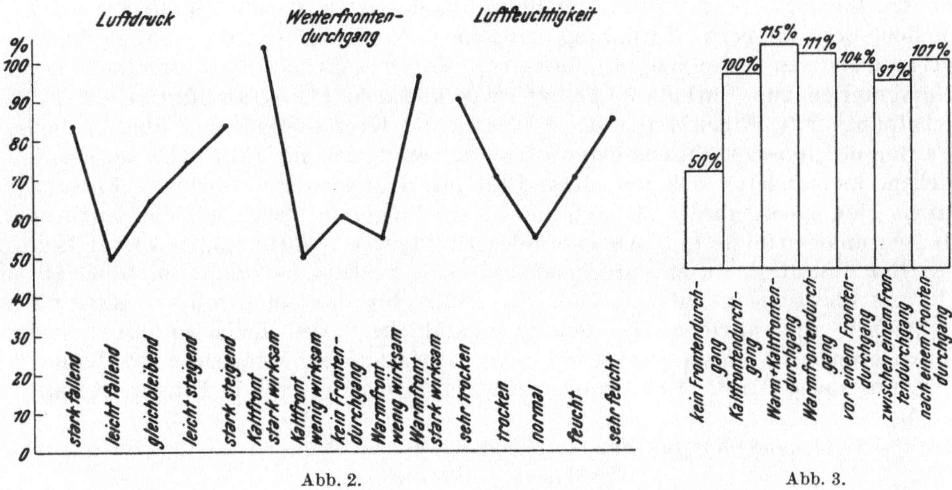

Abb. 2. Abb. 3.

und DÜLL schon aufgezeigt. Es ist eine bekannte Erfahrung, daß Patienten mit Hypertonie, mit Narben oder Arthritiden oder sogenannte Vasoneurotiker gelegentlich Wetterveränderungen vorausspüren. Dies legt den Gedanken nahe, daß solche sensibilisierte Organismen feinere Registrierapparate für klimatische Bewegungen haben als die Meteorologie. Davon ausgehend, stellten wir die Anfallshäufigkeit der klimatischen Situation gegenüber, die zeitlich auf den Anfall folgte. Trat der Anfall am Vormittag auf, wurde registriert, welche Wetterbedingungen nachmittags aufschienen. Kurvenmäßig sind die Ergebnisse in Abb. 2 festgehalten. Eindeutig sieht man daraus, daß vor starken Luftdruckbewegungen, vor stark wirksamen Wetterfronten und vor starken Verschiebungen der Luftfeuchtigkeit c. K. A. besonders gehäuft auftreten. Abb. 3 zeigt, daß die Anfallshäufigkeit an Tagen ohne Frontendurchgang weniger als die Hälfte betrug als an Tagen mit Frontendurchgang. Damit scheint die schon HIPPOKRATES bekannte Erfahrung der Beeinflußbarkeit epileptischer Anfälle durch Witterungseinflüsse, die von TOULOUSE und PIÉRON später wieder aufgegriffen wurde, bestätigt.

Brüske Verschiebungen klimatischer Situationen schaffen demnach Bedingungen, unter denen c. K. A. gehäuft auftreten. Solche starke Wetterbewegungen setzen beim gesunden Menschen vegetative Regulationsapparate zur Kompensation in Gang (HOLZER). Nach schweren Schädeltraumen, besonders solchen, die das Zwischenhirnsystem schädigen, können klimatische Einflüsse nicht oder nur unvollkommen kompensiert werden. Genau so insuffizient ist aber auch die dienzephale Kompensation gegen alle oben angeführten vegetativen Belastungen. *Aus allen Situationen, in denen vegetative Belastungen des Organismus nicht kompensiert werden können, resultiert eine Reizlage, die für das Auftreten von Krampfanfällen besonders disponiert ist.* Von diesem Gesichtspunkt gewinnen verschiedene Befunde, die für das Auftreten von Krampfanfällen verantwortlich gemacht wurden, wie das gestörte Säure-Basen-Gleichgewicht (GEORGI), Verschiebungen der Albumin-Globulin-Fraktion (DE CRINIS, F. FRISCH) oder die Störung des hormonalen Gleichgewichtes (CAHANE, RUNGE) eine neue Bedeutung. Sie stellen nach unserer Konzeption nicht einen unmittelbar auslösenden Faktor dar, sondern sind Symptome einer gestörten vegetativen Harmonie, die ihrerseits eine Verschiebung der Reizlage, das heißt der Krampfschwelle, bewirkt. In dieser situationsbedingten erhöhten Reizlage (MAUZ) bewirken Reize aus der Umwelt oder aus dem inneren Milieu des Körpers Entladung einzelner Nervenzellen, die dann durch Irradiation der Erregung analog einer Kettenreaktion die Gesamtheit der Nervenzellen zur Entladung bringt, was klinisch als Krampfanfall in Erscheinung tritt. Einen Fall, der eindeutig die Krampfauslösung durch einen Faktor des inneren Milieus demonstrierte, konnte ich im Jahr 1939 veröffentlichen. Es handelte sich um einen Fall mit Karotisdrüsentumor rechts und einem Meningeom an der Mantelkante. Nach längerem Druck auf den Karotisdrüsentumor erfolgte eine Absinken des Blutdruckes, worauf nach kurzer Zeit ein Krampfanfall, im entsprechenden Bein beginnend und dann in Generalisierung übergehend, auftrat. Damit gewinnt für das unmittelbare Krampfphänomen die harmonische Regulationsfähigkeit des Zwischenhirns eine integrierende Bedeutung, was mit den Auffassungen BERGERS und KORNMÜLLERS sowie mit den Erfahrungen KLEISTS und STAUDERS in Einklang steht.

Zusammenfassung der für das Auftreten von c. K. A. nach Hirnverletzungen faßbaren Faktoren.

1. Verletzung der zentro-parietalen Region (höchster Prozentsatz von Anfallskranken bei parietalen Verletzungen).

2. Ausmaß und Schwere der morphologischen Gewebsschädigung (Hirnverletzungen mit Duraverletzung und Prolapsbildung, sowie Steckschüsse, die bis zur Gegenseite dringen, führen in besonders hohem Prozentsatz zu c. K. A.).

3. Die Schwere der Hirnstammläsion, die eine insuffiziente Kompensation der Zwischenhirnregulation zur Folge hat.

a) Patienten mit cerebralen Krampfanfällen zeigen in hohem Prozentsatz nach ihrer Verwundung lange Bewußtlosigkeit als Zeichen der Hirnstammschädigung.

b) Sämtliche vegetativen Belastungen führen zu einer situationsbedingten Erhöhung der Krampfbereitschaft.

Bei Berücksichtigung dieser Faktoren drängt sich folgende Modellvorstellung des Krampfanfalles nach Hirnverletzungen auf. Die traumatische Läsion des Zwischenhirns, aus der Dauer der Bewußtlosigkeit erschlossen, führt zu einer gestörten Regulationsfähigkeit der vegetativen Funktionen. Belastungen des vegetativen Systems, etwa der Aufenthalt in überfüllten, überhitzten, schlecht gelüfteten Räumen, womöglich noch mit Erschütterungen (Straßenbahn), der Genuß vegetativer Gifte (Alkohol, Nikotin, Kaffee), die Anschoppung mit Wasser und Kochsalz, stürmische klimatische Bewegungen, interkurrente Krankheiten, latente Infektherde (Zahngranulome, Tonsillen), Intoxikationen durch Schwermetalle oder durch Obstipationen, Ermüdungs-

und Erschöpfungsphasen nach geistiger und körperlicher Überanstrengung, Zustände nach seelischen Traumen oder nach Lufteinblasungen, überschreiten die Toleranzbreite der vegetativen Kompensationsfähigkeit. Die Folge dieser insuffizienten Kompensation führt zu einer Veränderung der vegetativen Reizlage mit Verschiebung der Krampfschwelle. So konnte PILCZ das Auftreten von Krampfanfällen nach reiner Commotio cerebri beobachten.

Ein zweiter Sektor betrifft die lädierten Ganglienzellen direkt. Hierher gehören alle irritativen Noxen, wie Entzündung des infizierten Verletzungsweges, Einschmelzung von nekrotischem Gewebe, aber auch mechanische Momente, wie der Narbenzug oder die fehlerhafte Zirkulation in der Umgebung der Narbe, ferner intrakranielle Drucksteigerung. Diese Faktoren modifizieren die Krampfschwelle der geschädigten Ganglienzellen direkt. Durch das Zusammentreffen dieser zwei Faktoren, der veränderten vegetativen Reizlage und der lokalen Irritation, wird eine Situation geschaffen, in der die Funktion der Zelle verändert ist. Das Resultat ist eine Senkung der Krampfschwelle. Jeder Reiz aus der Umwelt oder aus dem inneren Milieu des Körpers führt dann zur Entladung, wobei durch Irradiation nach Art einer Kettenreaktion ein generalisierter Anfall erfolgt. So konnten wir bei einem Anfallskranken in einer solchen Situation durch den bloßen Lichtreiz beim Augenspiegeln einen Anfall auslösen, ähnlich den von AMANTEA nach Strychninisierung umschriebener Hirnareale durch periphere Reize ausgelösten Krampfanfällen. Ist die vegetative Situation des Gehirns stabil, dann wird eine irritative Noxe plus Reiz nur im befallenen Gebiet einen lokalen Anfall (JACKSON-Anfall) auslösen. Bei Läsion in der zentroparietalen Region kommt selbstredend bei bestehender Reizlage eine motorische Entladung leichter in Gang.

Therapie.

Einerseits die Insuffizienz der vegetativen Kompensationsfähigkeit und damit die mangelhafte Aufrechterhaltung eines konstanten humoral-nervösen Milieus, anderseits die erniedrigte Krampfschwelle der mechanisch oder chemisch-toxisch lädierten Ganglienzellen bzw. deren schlechte vaskuläre Versorgung stellen die beiden Faktoren dar, deren Ineinandergreifen zu einer Situation führt, in der jeder endogene oder exogene Reiz einen Krampfanfall auslöst. Die Therapie wurde darauf planmäßig ausgerichtet.

Die Möglichkeiten, den lokalen Faktor der leicht irritierbaren Ganglienzellen auszuschalten, sind nach der Ursache verschieden. In dieses Kapitel gehört die Entfernung oberflächlich liegender Splitter (BRANDES), die Entfernung eines Spätabszesses möglichst mit Kapsel, die Behandlung von Enzephalitiden mit Sulfonamid- oder Penicillinstoß, die Behandlung der Meningitis mit Lumbalpunktionen und Lufteinblasung (TÖNNIS) und noch mehr. In der Reparationsphase sind es dann vor allem die Beeinträchtigungen der Hirn-Dura-Narbe (H. D. N.) mit ihren abnormen vaskulären Beziehungen zum umgebenden Hirngewebe (FISCHER), die einen auslösenden Faktor darstellen. PENFIELD betrachtet diese Region als Krampfzentrum und schlägt ihre Entfernung vor. Da man durch diese therapeutischen Maßnahmen nur *einen* integrierenden Faktor der Krampfauslösung behebt, ist es nicht zu verwundern, daß die Erfolge sich nicht bei allen Fällen einstellen. Die statistischen Angaben der verschiedenen Autoren (FOERSTER, PENFIELD, GUSEO, TÖNNIS) zeigen stark schwankende Heilerfolge (10 bis 90%). Von unseren Patienten wurden 49 operiert, 22 bekamen wieder Krampfanfälle. Elf Patienten waren ein Jahr lang anfallsfrei und 16 blieben bis zu einer Beobachtungszeit von über zwei Jahren anfallsfrei. 75% der Patienten, die nach der Verwundung keine oder nur eine kurze Bewußtlosigkeit (geringe Zwischenhirnschädigung) aufwiesen, blieben nach der Operation anfallsfrei. 72% der Patienten, die Rezidivanfälle bekamen, hatten nach der Verwundung tage- oder zumindest stundenlange Bewußtlosigkeit. Wir sehen darin einen neuerlichen Beweis unserer obigen Konzeption. Mit der Beseitigung des Herdfaktors wird nur eine Komponente entfernt. Bei schlechter dienzephaler Steuerung stellen sich wieder Krampfanfälle ein. Man muß sich bei der Indikation zur H. D. N.-Entfernung zum Prinzip machen, das Kriterium der Dauer der Bewußtlosigkeit wie die gesamte vegetative Regulationsfähigkeit zu beachten. Wesentlich ist ferner auch die Phase, in der operiert wird. Nach interkurrenten Krankheiten, enzephalitischen Schüben oder nach Anfallsserien soll unseren Erfahrungen nach nicht operiert werden, da sich dann stets Komplikationen einstellen. Um die Reaktionsfähigkeit zu überblicken, haben wir eine Röntgenreizbestrahlung durchführen lassen und vorher und nachher Frieber, Leukozytenzahl und WELTMANNsches Koagulationsband kontrolliert. Nur bei solchen Fällen, wo keine Reaktionen aufgetreten sind, wurde eine Operation vorgenommen. Zur Operation selbst wäre vom neurologischen Standpunkt folgendes zu sagen: Die H. D. N. wird umschnitten, mit der Pinzette gefaßt und dann stumpf mit dem Stieltupfer das umgebende Hirngewebe abgeschoben. Der Vorteil dieser Methode ist, durch größte Schonung Ausfallserscheinungen hintanzuhalten. Das umgebende Hirngewebe, das vorwiegend durch dieses Narbengewebe ernährt wird und das als Störungsherd anzusprechen ist, bleibt drinnen. Die Operation beseitigt demnach wohl den mechanischen Faktor der Fesselung, befreit aber nicht von den defekten Hirnteilen, die als Krampfherde anzusprechen sind. Von den nach der Operation auftretenden Komplikationen ist am unangenehmsten die starke Hirndrucksteigerung. Die Haut über dem Defekt ist meist prall gespannt und wie eine Beule nach außen gewölbt. Schlechte Hautnarben können auf die Dauer diesem Druck nicht widerstehen. Es kommt zur Nekrose und Liquorfistel, manchmal auch zu meningitischen Infektionen. Wie schon erwähnt, haben wir angeregt, zunächst die Hautnarbe zu entfernen.

Da die H. D. N. als latenter Infektionsherd anzusehen ist, von dem dauernd Spätkomplikationen ausgehen können, wäre seine Entfernung auf jeden Fall indiziert. Eine Befreiung von Anfällen darf man nur dort erhoffen, wo das Schwergewicht der kausalen Faktorenverschränkung auf der lokal irritierbaren Reizfläche liegt. Eine Entfernung der H. D. N. soll auch nur vorgenommen werden, wenn eine einzige Narbe vorhanden ist, nicht, wie bei Durchschüssen, wo praktisch vier Narben vorhanden sind. Von drei Anfallspatienten mit Durchschüssen bekamen alle drei nach der Entfernung wieder Krampfanfälle. Im übrigen haben wir den Eindruck, daß auch bei Patienten, die nach der Operation wieder Anfälle bekamen, nach der Narbenentfernung eine Erleichterung der allgemeinen Beschwerden und eine merkbare Steigerung der allgemeinen Leistungsfähigkeit eintritt. Die Narbe ist kein indifferenter Fremdkörper, sondern ein die spezifische Tätigkeit des Gehirns irritierender Faktor. Bei sechs Patienten, die keine Anfälle hatten, wurde gleichsam prophylaktisch die H.D.N. entfernt. Fünf davon bekamen nie Anfälle, während einer, der im übrigen nach der Verwundung mehrere Tage bewußtlos war, Anfälle bekam. Während des Krieges war die Mortalität dieser Operation auch im Heimatgebiet ziemlich hoch (10%), was auch den Erfahrungen TÖNNIS' entspricht, weshalb man nur mit einer gewissen Zurückhaltung eine Indikation stellen wird.

Zusammenfassend: Durch Bekämpfung des lokalen Reizfaktors kann nur eine Komponente des Krampfphänomens erfaßt werden. Die Behandlung der zweiten Komponente, der mangelhaften vegetativen Steuerungsfähigkeit, bildet unserer Meinung nach den Schwerpunkt der Epilepsiebehandlung. Im wesentlichen wurde diese Behandlung in zwei Phasen durchgeführt: 1. *im vegetativen Schongang,* 2. *im vegetativen Training.* In der ersten Phase wurde dem Organismus keinerlei Belastung zugemutet. Nach Möglichkeit körperliche und geistige Schonung, Fernhalten störender seelischer Belastungen (Sorge in finanzieller Hinsicht und um Familienangehörige), Sorge für regelmäßige Darmentleerung, Steigerung des vegetativen Wohlbefindens durch Reinlichkeit, nette, freundliche Wohnräume usw. In der zweiten Phase wurde versucht, die vegetative Belastungsfähigkeit durch einschleichende Leistungssteigerungen zu trainieren. Wir begannen mit steigender sportlich-gymnastischer Belastung, Werkstättenarbeit, geistiger Schulung, Kaltwassermethoden, klimatischen Veränderungen usw. Wie bei jedem Training ist es auch hier wichtig, die Leistungsfähigkeit nicht zu überlasten. Rückfälle sind dann unvermeidlich. Es ist klar, daß diese beiden Phasen praktisch nicht streng abgegrenzt sind, sondern fließend ineinander übergehen.

Vegetative Grundforderungen für alle Phasen des Heilverlaufes.

1. Enthaltung von vegetativen Giften (Nikotin, Alkohol, Kaffee).
2. Flüssigkeitseinschränkung und kochsalzarme Ernährung (SCHÖNBAUER, BUMKE), Rohkosttage.
3. Kurze Arbeitszeiten mit eingeschalteten Erholungspausen (Mittagsschlaf).
4. Ein ruhiges Milieu ohne starke Licht-, akustische oder seelische Reizeinwirkung, in dem mit zwangsneurotischer Pünktlichkeit alle Lebensabläufe abrollen.
5. Eine straffe, jedoch möglichst objektive Führung der Patienten (im Gegensatz zum ersten Weltkrieg traten bei uns keinerlei disziplinäre Schwierigkeiten auf).

Zur medikamentösen Therapie.

Barbitursäurederivate schädigen bei längerer Medikation die cerebrale Leistungsfähigkeit in beträchtlichem Ausmaß. Wir machten bei 33 Anfallskranken einen Arbeitsversuch mit der KRÄPPELIN-PAULIschen Arbeitsprobe. Ein Teil der Patienten bekam täglich die allerdings hohe Dosis von 0,4 Luminal, ein zweiter 0,4 Prominal und ein dritter zur Kontrolle drei Tabletten Cebion in der Dauer von zwei Wochen. Vor der Medikation wurden zwei Arbeitsversuche gemacht, um den Übungsfaktor auszuschalten, und nach 14 Tagen der dritte. Bei der Gruppe der Cebionpatienten stieg die Arbeitsleistung infolge des Übungsfaktors noch an, und zwar um 152 Additionen in der Stunde, bei der Luminalgruppe sank die Arbeitsleistung beim dritten Versuch um 120 Additionen, bei der Prominalgruppe war die Leistung ebenfalls schlechter als beim zweiten Versuch, obwohl das Absinken der Leistung nicht so stark war wie bei der Luminalgruppe. Daraus ist zu sehen, daß auch eine kurze Medikation von Barbitursäurepräparaten eine Verminderung der cerebralen Leistung nach sich zieht. Es ist daher sehr wahrscheinlich, daß ein Großteil der epileptischen Leistungsverminderung und Charakterveränderung auf chronische Intoxikation mit solchen Präparaten zurückzuführen ist (A. KNAPP).

Mit den von PUTNAM und MERRIT entwickelten Hydantoinpräparaten (Zentropil, Hydantal) haben wir zu wenig Erfahrung, um Abschließendes sagen zu können. Bei Patienten mit häufigen Anfällen waren die Erfolge gut, bei Patienten, die nur ein- oder zweimal im Monat Anfälle hatten, haben sie sich nicht so bewährt, da bei längerer Verabreichung doch toxische Nebenwirkungen auftraten. Folgendes Schema hat sich uns am besten bewährt: Dämpfung des Hirnstammes mit täglich 0,05 Luminal, Entwässerung mit Borsäure, Entgiftung des Darmes mit Magnesium und Beruhigung des jeweils tonisierten vegetativen Schenkels mit Mutterkornpräparaten bzw. mit Belladonna. Die Anfälle konnten dabei wesentlich reduziert werden, die Patienten fühlten sich frischer und leistungsfähiger und die trotzdem aufgetretenen Anfälle waren leichter und verursachten nur geringe Beschwerden.

Bei Patienten mit rhythmisch auftretenden Anfällen gaben wir eine Woche vor dem zu erwartenden Anfall drei Tage hindurch je 6 g Gelamon, am vierten Tage 0,5 Salyrgan i. v. oder zweimal 0,48 Euphyllin und dann vier Tage hindurch 0,2 Prominal. Mit diesem Therapiestoß gelang es, die Patienten monatelang anfallsfrei zu halten.

Zusammenfassend unsere Behandlungsgrundsätze:

1. Stabilisierung der vegetativen Regulationen durch eine Lebensweise, die wir als vegetativen Schongang bzw. vegetatives Training bezeichnen.

2. Pharmakologische Untermauerung der vegetativen Regulationen mit Präparaten, die den jeweils überregten Arbeitsgang dämpfen (Mutterkorn oder Belladonna).

3. Entwässerung und Entquellung des Zentralnervensystems durch Flüssigkeitsbeschränkung, Entwässerung mit Borsäurepräparaten, Salyrgan oder Euphyllin und kochsalzarme Diät.

4. Leichte Hirnstammdämpfung mit Barbitursäurepräparaten (tägliche Maximaldosis 0,1).

Literatur.

Kopfschmerz.

AUERSPERG: Dtsch. Z. Nervenhk. **1943**.
BIRKMAYER: Wien. med. Wschr. **1943**, Nr. 24/25.
— ZIMMER, Wehrmedizin. Wien: F. Deuticke, 1944.
BIRKMAYER-HUBER: ZIMMER, Wehrmedizin, Bd. 1. Wien: F. Deuticke, 1944.
BOURGUIGNON: Verh. dtsch. Nervenärzte 4. München 1935.
EHRENWALD: Fschr. Neur. 8 (1936).
FENZ, E.: Die Behandlung rheum. Erkrankungen. Dresden: Th. Steinkopff, 1943.
FOERSTER, O.: Die Leitungsbahnen des Schmerzgefühls usw. Wien: Urban & Schwarzenberg, 1927.
GAGEL: Wien. klin. Wschr. **1941**, Nr. 10.
STROTZKA, H.: Münch. med. Wschr. **1942**, 45.
v. WAIZSÄCKER: Referat der Ischler Tagung der Hirnverletztenlazarette, 1944.
WOLF, H.: Die Bedeutung des verminderten Liquordruckes. Leipzig: G. Thieme, 1942.

Enzephalitis-Abszeß.

BIRKMAYER-HUBER: ZIMMER, Wehrmedizin, Bd. 1, S. 329. Wien: F. Deuticke, 1944.
BIRKMAYER: Nervenarzt **1949**, H. 1/2.
BRONISCH: Klin. Wschr. **1947**, H. 1.
CHIARI, H.: ZIMMER, Wehrmedizin, Bd. 1. Wien: F. Deuticke, 1944.
DANDY, W.: Hirnchirurgie. Leipzig: J. A. Barth, 1938.
ECONOMO-FUCHS: Wien. med. Wschr. **1919**, 39.
HARRER-LOIBL: Klin. Wschr. **1947**, H. 55/56.

Harrer-Rotter: Z. Neur. **178—190** (1945).
Köbcke, H.: Das Schädel-Hirn-Trauma. Leipzig: G. Thieme, 1944.
Krüger, D.: Wien. med. Wschr. **1948.**
Oppenheim: Lehrbuch der Neurologie.
Peiper, H.: Kriegschir. Borchard-Schmieden, 1937.
Schönbauer, L.: Zimmer, Wehrmedizin, Bd. 1. Wien: Fr. Deuticke, 1944.
Spatz, H.: Zbl. Neurochir. **1941,** Nr. 3—6.
Tönnis, W.: Zbl. Neurochir. **1941,** Nr. 3—6.
— Richtlinien für die Behandlung usw. München: J. F. Lehmann, 1942.
— Kirschner-Nordmann, Hdb. der Chirurgie, Bd. 3, Wien, 1948.
Vincent, C.: Dtsch. med. Wschr. **1937,** 40.

Traumatische Epilepsie.

Baumm, H.: Z. Neur. **127,** 30.
Baumer: Nervenarzt **13,** 481 (1940).
Behague: C. r. Congr. Luxemburg, 1921.
Birkmayer, W.: Wien. Arch. inn. Med. **33** (1939).
— Zimmer, Wehrmedizin. Wien: F. Deuticke, 1944.
— Schweiz. Arch. Psych. **1949,** H. 1/2.
Braun, W.: Neue deutsche Chirurgie, Bd. 3.
Brandes: Klin. Chir. **116,** 19.
Cahane: Z. Neur. **98,** 507.
Credner, L.: Z. Neur. **126,** 721 (1930).
Danhauser: Z. Neur. **96** (1925).
de Crinis: Z. Neur. **119** (1927).
de Rudder: Grundriß einer Meteorobiologie des Menschen. Berlin: Springer-Verlag, 1938.
Fischer: Zbl. Neurochir. **1941,** Nr. 3—6.
Foerster, O.: Z. Neur. **94** (1924).
Foerster-Penfield: Z. Neur. **125,** 30.
— — Brain **1930.**
Frisch, F.: Die Epilepsie. Waidmann, 1937.
Georgi: Dtsch. Z. Nervenhk. **83** (1924).
Gremmler, J.: Nervenarzt **15,** 467 (1942).
Gulecke: Hdb. der klinischen Chirurgie, 114/2.
Holzer, W.: Physikalische Medizin. Wien: W. Maudrich, 1944.
Jolly: Münch. med. Wschr. **1914,** H. 14.
Kleist, K.: Gehirnpathologie. Leipzig: J. A. Barth, 1934.
Knapp, A.: Arch. Psychol. (D.) **113** (1941).
Kornmüller, A. E.: Arch. Psychol. (D.) **114,** 25 (1941).
Krabbel: Brun's Kriegschir. S. 465.
Marie, P.: Presse méd. **28** (1920).
Marburg, O.: Hdb. der Neurologie, Bd. 11, S. 91.
Mauz: Die Veranlagung zu Krampfanfällen. 1937.
Muskens: Die Epilepsie, 1928.
Oppenheim: Z. Neur. **42** (1918).
Penfield-Keith: Amer. J. Dis. Childr. **59** (1940).
Pohlisch: Referat der Ischler Tagung der Hirnverletzten-Lazarette, 1944.
Putnam-Merrit: Arch. Neur. 45 (1941).
Redlich: Z. Neur. **48** (1919).
Runge: Zbl. Psychol. **2,** 373 (1939).
Rüsken, W.: Zbl. Neurochir. **1943,** Nr. 1—5.
Schönbauer, L.: Zimmer, Mehrmedizin. Wien: F. Deuticke, 1944.
Spielmeyer: Z. Neur. **119** (1927).
Stauder: Fschr. Neur. **1943,** S. 216.
Tönnis, W.: Zbl. Neurochir. **1939,** Nr. 4; **1941,** Nr. 3—6.
Tolouse-Pieron: Zit. nach Wilson, Hdb. der Neurologie, Bd. 17.
Wandel, A.: Psychiatr.-neur. Wschr. **1942,** 233.

WAGSTAFFE: Lancet **1928** II, 861.
v. WAIZSÄCKER: Referat der Ischler Tagung der Hirnverletzten-Lazarette, 1944.
WEYGANDT: Die Geisteskrankheiten im Kriege. München: J. F. Bergmann, 1915.
WEILER: Dtsch. med. Wschr. **1924**, 50.
WILSON: Hdb. der Neurologie, Bd. 17.

Drittes Kapitel.

Die Klinik der motorischen Ausfallserscheinungen.

Jeder, der über motorische Störungen nach Hirnverletzungen schreibt, wird in Ehrfurcht der großen Arbeit O. FOERSTERS gedenken, die er im wesentlichen in seinem Handbuchartikel über die motorischen Rindenfelder niedergelegt hat. Die Fülle der klinischen Verlaufsformen, die einem bei einem großen Krankengut entgegentreten, wird man im wesentlichen in FOERSTERS Zusammenstellung erwähnt finden. Der Vorzug der FOERSTERschen Forschungsmethode lag vor allem darin, daß er nicht nur die klinischen Formen beobachten konnte, sondern daß er auch als Chirurg Gelegenheit hatte, die Lokalisation der verschiedenen Störungen festzustellen. Mit diesen beiden Methoden kam FOERSTER zu seinen unerreichten Forschungsergebnissen. Bei einem Krankengut von Hirnverletzten ist einem nur die Möglichkeit gegeben, das klinische Bild der motorischen Störung zu beobachten und nach dem Knochendefekt einen wahrscheinlichen Schluß auf die verletzte Hirnregion zu ziehen; denn die Fernwirkungen sind so ausgiebig, daß es nicht angängig ist, Ausfallserscheinungen nach Hirnverletzungen nur auf die Region zu beziehen, die unter dem Knochendefekt liegt.

Rein statistisch konnten wir aus unserem Krankengut (3000 Fälle) sehen, daß rund die Hälfte (49%) aller Hirnverletzten zu irgend einer Zeit gelähmt waren. Ein zahlenmäßiger Unterschied zwischen linksseitiger und rechtsseitiger Lähmung konnten wir nicht feststellen. Die Knochendefekte dieser gelähmten Fälle waren bei 45,3% im Os parietale, bei 12% im Os frontale, bei 78,7% in den übrigen Knochen und 14% bestand kein Knochendefekt. Der hohe Prozentsatz von Lähmungen nach Verletzungen des Scheitelbeines ist nicht verwunderlich, da ja dadurch die Zentralregion unmittelbar betroffen wird. Viel staunenswerter ist die Tatsache, daß bei rund einem Drittel der Hirnverletzten mit Lähmungen der Knochendefekt im Os occipitale oder temporale war. Damit ist die oben erwähnte Bedeutung der Fernläsion nachdrücklichst belegt.

Nun zum klinischen Bild. Eine vollständige Lähmung sieht man bekanntlich nur in der ersten Zeit nach der Verletzung. Solche Zustandsbilder völliger Lähmung mit Atonie und Areflexie konnten wir im neurochirurgischen Lazarett oder bei den durch Luftangriffe frisch Verletzten beobachten. Dieses Stadium der völligen Bewegungsunfähigkeit dauerte einige Tage bis zwei Wochen. Sodann setzten die reflektorische Erregbarkeit, Tonussteigerung und später extrapyramidale Bewegungssynergien ein. Die Gesamtheit der motorischen Rindenfelder (A_4, A 6 a α, β, 3, 1, 2, 5 a + b, 22) bilden nach FOERSTER eine Arbeitsgemeinschaft. Nach Ausfall eines dieser Felder kommt es zunächst zu einer vollständigen Lähmung. Später setzt eine Reorganisation ein. FOERSTER nimmt an, daß dieser Wiederaufbau der Bewegungsfähigkeit durch die extrapyramidalen Rindenfelder und durch die homolaterale Pyramidenbahn zustande kommt. KLEIST lehnt diese Erklärung ab und behauptet, daß eine Funktion nach Ausfall der versorgenden Hirnregion durch eine andere Region nicht wiederhergestellt werden kann. Er nimmt an, daß die Rückbildung von Lähmungen nach Hirnverletzungen dadurch zustande kommt, daß Blutungen aufgesaugt werden, oder durch die Rückbildung von Ödemen, Enzephalitiden und Prolapsen die geschädigten Hirnpartien ihre Funktionstüchtigkeit wieder erlangen. In unserem Krankengut bildeten sich 13% aller Lähmungen innerhalb der ersten vier Wochen vollständig zurück. Für diese stimmt die Annahme von KLEIST. Bei den übrigen 87% dauert die Rückbildung viel länger; wie wir später sehen werden, acht bis zwölf Monate und noch länger. Für die Regeneration dieser Fälle können wir das Abklingen der Wundkomplikationen als Ursache der wiedererlangten Funktion nicht verantwortlich machen. Der Zeitpunkt der Aufnahme und des Aufenthaltes im Sonderlazarett für Hirnverletzte fiel durchschnittlich in die Zeit vom 3. bis 24. Monat nach der Behandlung, so daß wir in der Lage waren, diese Rückbildungsvorgänge gründlich zu beobachten.

Während dieser Beobachtungszeit konnten wir fast nie mehr Funktionsausfälle an den Hirnnerven feststellen. Als letzten Rest einer Blickschwäche beobachteten wir, daß die Patienten mit präzentralen und parietookzipitalen Herden die Augen nicht längere Zeit in der kontralateralen Endstellung halten konnten. An zwei Fällen sahen wir eine einseitige Kaumuskelparese mit gleichzeitiger Empfindungsstörung im Mundwinkel. Ein Fall zeigte eine Lähmung eines Kopfwenders, als deren Folge durch Kontraktur des nicht gelähmten Kopfwenders eine Kopfhaltung wie beim Torticollis spasticus resultierte.

Am Rumpf konnten wir ebenfalls Asymmetrien weder an Brust und Bauch noch an Rückenmuskeln beobachten. Die rasche Rückbildungsfähigkeit halbseitiger Lähmungen in diesen Regionen ist seit langem bekannt und beschrieben (FOERSTER, KLEIST, HEILIG u. a.). Wohl sahen wir von Fall zu Fall leichte Skoliosen der Brust- und Lendenwirbelsäule. Diese waren aber nicht auf eine Halbseitenschwäche der Rückenmuskeln zurückzuführen, sondern auf die durch schwere Extremitätenlähmungen bedingte veränderte Architektonik des Körpers. Blasenlähmungen kamen bei Verletzungen auf der Scheitelhöhe öfter vor, stets gemeinsam mit Paraplegien oder Paraparesen der Beine, was die Lokalisation des von FOERSTER und KLEIST gefundenen Blasenzentrums im Gyrus paracentralis bestätigt. Die Störung bestand zunächst in einer Inkontinenz (wie bei den KLEISTschen Fällen), später in einer Harnverhaltung. Innerhalb eines Jahres bildeten sich fast immer die Störungen zurück. Nur ein Fall zeigte eine längerdauernde Blasenlähmung. Mastdarmlähmungen sahen wir insgesamt bei drei Fällen, ebenfalls bei ausgedehnten Knochendefekten auf der Scheitelhöhe mit Paraplegie der Beine gekoppelt. In zwei Fällen bildeten sich die Mastdarmlähmungen in einigen Monaten zurück, nur in einem Fall bestand sie über ein Jahr. Es war dies der gleiche Fall, bei dem auch die Blasenstörung so lange anhielt. Der Knochendefekt war auf der Scheitelhöhe und hatte einen Durchmesser von 7 cm. Er hatte neben der völligen Blasen- und Mastdarmlähmung eine Paraplegie und Hypästhesie beider Beine. Daraus ist zu schließen, daß bei ihm neben der vollständigen Zerstörung beider Gyri paracentrales auch die vordere und hintere Zentralwindung weitgehend betroffen war. In den Beinen stellten sich allmählich wieder Beuge- und Strecksynergien ein.

An den Extremitäten sahen wir bei 70% der gelähmten Patienten Hemiplegien bzw. Hemiparesen, bei 28% Monoplegien. Tri- und Tetraplegien kamen in sehr geringem Prozentsatz zur Beobachtung. Halbseitenlähmungen, die dauernd völlig gelähmt waren, sahen wir nie. Auch in den schwersten Fällen waren zumindest einzelne Komponenten von extrapyramidalen Synergien vorhanden. Die Muskelgruppen, die die Bewegungssynergien produzieren, sind stets die gleichen. L. MANN untersuchte als erster diese Gesetzmäßigkeit. Er fand, daß in der Rückbildung im Schultergelenk stets die Adduktoren früher und besser funktionierten, im Ellbogengelenk die Beuger, im Radio-Ulnar-Gelenk die Pronatoren, im Handgelenk die Beuger und in den Fingergelenken ebenfalls die Beuger. An den unteren Extremitäten sind im Hüftgelenk die Strecker besser rückbildungsfähig, ferner die Adduktoren, die Kniestrecker, die Plantarflexoren und die Supinatoren. Die Antagonisten dieser aufgezählten Muskeln sind bei zentralen Lähmungen immer schwerer betroffen. L. MANN prägte auch das Gesetz, daß Lähmung und Kontraktur sich verkehrt proportional verhalten, das heißt die Kontraktur entwickelt sich stets in den weniger gelähmten Muskeln, was zu den bekannten WERNICKE-MANNschen Prädilektionstypus führt. Wir konnten bei allen Fällen diesen Typ mit graduellen Unterschieden beobachten, und zwar unabhängig davon, ob die Lähmung durch kortikale, Kapsel- oder spinale Läsionen entstanden waren. Wir hatten im gesamten Krankengut elf Fälle von Karotisverschluß durch Halsschußverletzungen. Sämtliche hatten schwere Hemiplegien vom Kapseltyp, zeigten geringe Rückbildungstendenz und boten alle das Bild der WERNICKE-MANNschen Prädilektion. Wir sehen daraus, daß sich unabhängig vom Sitz der zentralen Läsion der Prädilektionstyp einstellt. Dieser ungleiche Funktionsausfall wurde auf verschiedene Weise zu erklären versucht. BABINSKI versucht, den Prädilektionstyp mechanisch durch den passiven Dehnungswiderstand der Antagonisten zu erklären.

DÉJÉRINE und P. MARIE geben der normalen Kraftverteilung der Muskeln die Schuld. Wenn wir die Ergebnisse der Arbeitskraftuntersuchungen der einzelnen Muskeln von R. FICK überblicken, sehen wir, daß die im Prädilektionstyp kräftigeren Muskeln auch beim Gesunden über eine mehr als doppelt starke Arbeitskraft verfügen. Die Arbeitskraft der Dorsalflexoren des Fußes beträgt z. B. nach R. FICK 4,27 kgm, die Plantarflexoren 18,66 kgm. Dieses Verhältnis trifft bei allen Antagonisten zu, so daß die beim Prädilektionstyp weniger gelähmten Muskeln auch im normalen Zustand die kräftigeren sind. Wenn wir die biologischen Aufgaben der einzelnen Muskeln berücksichtigen, kommen wir zu dem Ergebnis, daß gerade die Muskeln, die nach R. FICK über mehr Arbeitskraft verfügen und die bei zentralen Lähmungen weniger schwer betroffen sind, im praktischen Leben die wichtigsten Funktionen verrichten. Es ist eine Bestätigung des Gesetzes der funktionellen Anpassung von W. ROUX, daß diese Muskeln, die die biologisch wichtigsten Funktionen verrichten, kräftiger und leistungsfähiger sind. Sie verfügen nicht nur über ein größeres Muskelvolumen, sondern haben auch eine ausgedehntere Vertretung an Nervenzellen im Rückenmark und zahlreichere Pyramidenfasern, die sie versorgen. Im Stadium der Reorganisation lassen sich gerade in diesen Muskeln zuerst Sehnenreflexe und Muskeldehnungsreflexe auslösen. Die Muskeln, die im normalen Leben schon die kräftigeren sind, werden nach Läsion der Pyramidenbahn rascher funktionstüchtig. Für die Annahme von KLEIST, daß die weniger gelähmten Muskeln eine breitere kortikale Vertretung haben, fehlt die experimentelle, reizphysiologische Bestätigung. Es ist mir zumindest nicht bekannt, daß bei elektrischer Reizung eine Innervation des M. biceps von einem größeren Rindenareal zu erzielen ist als beim M. triceps. FOERSTER, der auch die normale Kraftverteilung als eine Ursache des Prädilektionstypus ansieht, hat ferner nachgewiesen, daß Vorderhornzellen, deren zugehörige Muskeln in einem Verkürzungszustand sind, durch niedrigere Reize erregbar sind als die der gedehnten Muskeln. Dadurch bewirkt der geringste afferente Reiz eine Verstärkung der Kontraktion der schon kontrahierten Muskeln. Der neuerlich erhöhte Spannungszustand der Muskeln erniedrigt seinerseits wieder die Reizschwelle der Vorderhornzelle. Es ist dies ein analoger Spiralengang, wie er beim Schmerz von FENZ gezeigt wurde, wo der Schmerz Gefäßspasmen verursacht, die ihrerseits wieder den Schmerz steigern. Zu erklären bleibt nur, wieso der normale Muskel nach UEXKÜLL im gedehnten Zustand durch geringere Reize erregt wird, während der gelähmte gerade umgekehrt reagiert. Wir haben bei Untersuchungen der motorischen Erscheinungen im Cardiazolkrampf zeigen können, daß die initialen Zuckungen stets im gedehnten Muskel auftraten (BIRKMAYER). Nach Pyramidenausfall bewirkt die Dehnung des Muskels keine Schwellenerniedrigung, sondern sogar eine Schwellenerhöhung. Beobachtungen von cerebralen Krampfanfällen beweisen dies. Wenn ein Patient am Beginn eines Krampfanfalles ein Zusammenziehen in einem Muskel verspürt, und man diesen Muskel stark dehnt, kann der Anfall hintangehalten werden, das heißt daß die Krampfreize nun für den maximal gedehnten Muskel unterschwellig geworden sind. Nach Ausfall der Pyramidenbahn fällt demnach die UEXKÜLLsche Schaltung für den Muskel weg und die FOERSTERsche Regel, die besagt, daß der verkürzte Muskel durch niedrigere Reizschwellen erregbar ist, tritt in Erscheinung. Von besonderer Bedeutung scheint dabei zu sein, daß nur eine akute Dehnung die Erregbarkeit der spinalen Mechanismen im Sinne UEXKÜLLs steigert.

Zusammenfassend wollen wir festhalten: Die Muskeln, die im normalen Leben die biologisch wichtigsten Funktionen verrichten, gewinnen nach Ausfall der Pyramidenbahn bald ihre Überwertigkeit wieder. Die FOERSTERsche Regel von der Übererregbarkeit des verkürzten Muskels bewirkt eine weitere Steigerung der Erregung und damit eine Verstärkung des Prädilektionstypus. Diese beiden Tatsachen sind für das ungleiche Betroffensein der Muskeln nach Pyramidenbahnschädigung verantwortlich zu machen. Der schwächere Grad der Lähmung befähigt die Prädilektionsmuskeln jedoch keineswegs, isolierte Bewegungen auszuführen, sondern es können zunächst nur gekoppelte Bewegungen ausgeführt werden, die FOERSTER als extrapyramidale Synergien beschrieben hat. Diese Synergien werden von den extrapyramidalen Rindenfeldern (6 a, $\alpha + \beta$, 3, 1, 2, 5 a + b, 22) in Gang gesetzt und bestehen jeweils in einer Beuge- und einer Strecksynergie. Die Beugesynergie am Arm besteht aus einer Hebung der Schulter, Abduktion des Oberarmes, Beugung und Pronation des Unterarmes, Beugung der Hand und Finger. Die Finger können dabei auch gestreckt werden. Die Strecksynergie besteht aus einer Senkung der Schulter, Adduktion des Oberarmes, Streckung und Pronation des Unterarmes, Hand und Finger bleiben dabei meist gebeugt oder die Hand bleibt gebeugt und die Finger strecken sich. Am Bein besteht die Beugesynergie in Beugung und Abduktion des Oberschenkels, Beugung des Unterschenkels, Dorsalflexion und Supination des Fußes und Dorsalflexion der Zehen. Die Strecksynergie besteht aus einer Streckung und Adduktion des Oberschenkels, Streckung des Unterschenkels und Plantarflexion des Fußes und der Zehen. Wir sehen, daß die Pronation am Arm und die Supination am Fuß in beiden Synergien vertreten ist. Diese extrapyramidalen Synergien stehen mit dem Prädilektionstyp insofern in Korrelation, als an der oberen Extremität, dem geringeren Funktionsausfall entsprechend, die Beugesynergie und an der unteren Extremität die Strecksynergie früher und leichter ausgeführt werden kann. Zeitlich tritt die Strecksynergie in der unteren Extremität im allgemeinen als erste Bewegung nach der völligen Lähmung wieder auf. In den extrapyramidalen Rindenfeldern sind die Extremitäten mit Beuge- und Strecksynergie gleichzeitig vertreten. Beim entsprechenden Impuls kommt dann, je nach dem Erregungszustand der Vorderhornzellen, eine Synergie in Gang. Diese Bewegungssynergien stellen sich auch ein beim Versuch einer isolierten Bewegung (z. B. die gesamte Beugesynergie beim Versuch, den Fuß allein dorsal zu flektieren) oder als Mitbewegung, wenn eine gesunde Extremität gegen Widerstand innerviert wird. Später können die Patienten willkürlich diese Synergien produzieren. Erteilt man einem Patienten den Auftrag, zu zeigen, was er mit dem Arm kann, produziert er meist die gesamte Beugesynergie, die wir wegen der Ähnlichkeit als *Flügelschlagkoordination* bezeichnet haben, ein Ausdruck, den schon WALSHE gebraucht hat. Die Entwicklung dieser Synergien geht, wie schon FOERSTER beobachtet hat, folgendermaßen vor sich: Zuerst tritt sie als Mitbewegung bei Innervation der gesunden Extremität auf. Dann kann sie wohl an der gelähmten Extremität innerviert werden, aber die gesunde Extremität bewegt sich noch mit und schließlich kann sie ohne Mitbewegung der gesunden Extremität auf Befehl ausgeführt werden. Anfangs verhindert ein zu großer Dehnungswiderstand der antagonistischen Muskeln das Ingangkommen solcher Bewegungssynergien. So setzt sich z. B. am Bein die Beugesynergie nur schwer gegen den erhöhten Dehnungswiderstand der Streckmuskeln durch. Allmählich wird aber die Bewegung freier und flüssiger. Damit können wir aus unserem Erfahrungsgut die Annahme FOERSTERS bestätigen, daß sich der Wiederaufbau der Bewegung über die extrapyramidalen Rindenfelder vollzieht. Diese extrapyramidalen Synergien sind der Hintergrund der meisten Bewegungen. Bei den Verrichtungen des täglichen Lebens, bei Tätigkeiten und Handlungen, wie Greifen, Ziehen, Drücken, Werfen, Fangen, Gehen, Laufen usw., kommen noch zusätzliche Impulse hinzu, die diese extrapyramidalen Synergien aufgabegerecht modifizieren. Nach Pyramidenbahnschädigung fällt diese Steuerung weg und es baut sich zunächst nur die extrapyramidale Synergie auf, die wohl die wichtigsten Faktoren der Bewegung enthält, aber infolge einzelner störender Komponenten keine aufgabegerechte Funktion ermöglicht. So stört z. B. bei der Beugesynergie des Armes, die den wesentlichsten Hintergrund für das Heranbringen eines Gegenstandes an den Mund beinhaltet, die starke Pronation des Unterarmes eine aufgabegerechte Ausführung. Ein Trinkglas, mit der Beugesynergie an den Mund gebracht, wird durch die Pronation ausgeschüttet. Die Übungsbehandlung hat nun die Aufgabe, Elemente zu aktivieren, die diese störenden Komponenten ausschalten. Nach JACKSON und FOERSTER besteht die theoretische Möglichkeit hierzu darin, daß die Area pyramidalis nicht nur gekreuzte, sondern auch ungekreuzte Bahnen enthält, die durch Übung zu aktivieren sind. FOERSTER bringt als Beweis dieser Annahme den anatomischen Befund einer kindlichen, halbseitigen Porenzephalie, bei der die gegenseitige Pyramidenbahn eine deutliche Hypertrophie zeigte. Diese hypertrophische Pyramidenbahn hat auch einen Teil der gleichseitigen Innervation übernommen, womit der morphologische Nachweis der homolateralen Innervation erbracht erscheint. Der Grad dieser Aktivierung der homolateralen Pyramidenbahn ist allerdings bei den einzelnen Muskeln verschieden, je weiter wir uns vom Rumpf entfernen, um so schlechter wird die bilaterale Innervation. Am schlechtesten ist sie an den Fingern und Zehen. Diese Annahme wird durch die klinische Beobachtung stets bestätigt, denn fast immer sehen wir in der Rückbildung, daß die Finger und Zehen eine Beweglichkeit überhaupt nicht oder ganz zuletzt wieder erlangen. Es ist dies eine bekannte Tatsache, die BONHÖFFER und MONAKOW veranlaßte, einen eigenen Lähmungstyp, bei dem vorwiegend die distalen Glieder betroffen sind, als distalen Typ herauszustellen.

An den Fingern ist die homolaterale Vertretung noch geringer als an den Füßen. Zu ergänzen ist noch, daß das Ingangkommen der Bewegung wie bei der extrapyramidalen Synergie so auch bei der homolateralen Innervation durch einen starken Dehnungswiderstand der Antagonisten erschwert oder unmöglich gemacht wird. Die Beobachtungen an unserem Krankengut ergeben demnach eine Bestätigung der FOERSTERschen Befunde, nach denen sich der Wiederaufbau der Bewegungen durch die extrapyramidalen Rindenfelder und durch die homolaterale Pyramidenbahn vollzieht. Zunächst treten extrapyramidale Beuge- und Strecksynergien auf und allmählich kommt es durch die homolaterale Modifizierung zu isolierten Muskelfunktionen, wobei die distalen Muskeln, besonders die der Finger sehr selten, ihre volle Bewegungsfreiheit erlangen.

Bei einer Gruppe von gelähmten Patienten war die volle Beweglichkeit der distalen Glieder erhalten. Unmöglich war es diesen Verletzten hingegen, gegen einen starken Widerstand zu innervieren. Die Kraft des Faustschlusses, gemessen am Dynamometer, betrug höchstens 200 mm Quecksilberdruck. Auch der Arm konnte wohl schwunghaft zur Seite gehoben werden, aber nicht gegen einen mäßigen Widerstand abduziert werden. Es gibt demnach einen Lähmungstyp, bei dem die isolierte Beweglichkeit erhalten ist, aber gleichzeitig eine Unfähigkeit besteht, gegen einen starken Widerstand zu bewegen. Nach den FOERSTERschen Ergebnissen lassen sich für diese Fälle Herde annehmen, die besonders die extrapyramidalen Felder trafen, aber die Region der isolierten Muskelbewegung das Feld A_4 freiließen. Diese Annahme ist um so wahrscheinlicher, als die A_4 hauptsächlich in den hinteren Teil der vorderen Zentralwindung liegt, die sich gegen den Sulcus centralis einbuchtet. Da das Trauma bei Hirnverletzungen zunächst die Konvexität trifft, bleibt diese Region in manchen Fällen verschont. Das Resultat ist eine isolierte Muskelbewegung ohne große Kraftentfaltung, zu der eine Mitarbeit der extrapyramidalen Felder notwendig ist. Diesen Fällen stehen solche gegenüber, die einen starken, kräftigen Widerstand entfalten können, z. B. beim Faustschluß einen normalen Dynamometerwert von 600 mm Hg Druck, die aber dabei unfähig sind, eine isolierte Muskelbewegung auszuführen. Bei diesen Fällen können keine Impulse für Einzelinnervationen abgegeben werden. Das Ingangsetzen einer extrapyramidalen Innervation ist hingegen möglich. Nach FOERSTER ist anzunehmen, daß bei diesen Fällen A_4 verletzt ist, und als Folge davon eine Restitution der isolierten Muskeltätigkeit ausbleibt. In manchen Fällen sahen wir, daß isolierte Muskelinnervationen nur in bestimmten Stellungen möglich waren. Hing der Arm z. B. herunter, so konnten die einzelnen Finger nicht bewegt werden. Wurde der Arm hingegen hochgehoben, dann konnten die betreffenden Patienten ihre Finger isoliert bewegen. Dieser Vorgang stellt ein Gegenstück zu der „ausgezeichneten Haltung“ GOLDSTEINS dar.

Bei bestimmten Haltungen können in gelähmten Extremitäten Einzelinnervationen vollzogen werden. Normalerweise vollzieht die Pyramidenbahn nicht nur diese Einzelinnervation, sondern sie sperrt gleichzeitig die Vorderhornzellen für extrapyramidale Impulse. Bei bestimmten Haltungen werden scheinbar die Vorderhornzellen für extrapyramidale Erregungen gesperrt und die Einzelimpulse von der homolateralen Pyramidenbahn können sich durchsetzen.

Bei einer großen Zahl von Gelähmten fiel uns ferner folgendes auf: Bei der Aufforderung, den Arm oder das Bein fest zu strecken, fiel diese Innervation so kräftig aus, daß der Untersucher den Ellbogen oder das Knie nicht beugen konnte. Eine tonische Innervation konnte demnach an der gelähmten Extremität mit guter Kraft aufrechterhalten werden. Verlangte man hingegen, der

Verletzte solle den Arm oder das Bein gegen einen Widerstand strecken, dann konnte dies auch gegen einen mäßigen Widerstand nicht ausgeführt werden. Die Lähmung trat also bei einer dynamischen Innervation deutlich in Erscheinung, während sie bei einer tonischen nicht mehr zur Beobachtung kam. Es erinnert das an das Verhalten des Sperrmuskels beim Seeigel (UEXKÜLL). Bei wirbellosen Tieren fand er für die statische und dynamische Innervation zwei verschiedene Muskeln. Beim Menschen stehen für diese beiden Innervationsformen keine verschiedenen Muskeln zur Verfügung. Wir sehen hingegen beim Wiederaufbau der Bewegung nach zentralen Lähmungen, daß sich die statische Innervation früher einstellt und vollkommener rückbildungsfähig ist als die dynamische. Die FOERSTERsche Regel, nach der durch Ausschaltung der Pyramidenbahn die Vorderhornzellen der verkürzten Muskeln leichter erregbar sind, kann auch zur Erklärung dieser Befunde herangezogen werden. Bei der tonischen Streckung des Armes sind die Insertionspunkte des M. triceps einander stark genähert. In diesem Zustand fließen ihm alle Erregungen zu, und die Kraftentfaltung ist so stark, daß sie vom Untersucher nicht überwunden werden kann. Soll hingegen der gebeugte Arm gegen Widerstand gestreckt werden, dann ist der M. triceps stark gedehnt. Seine Vorderhornzellen sind dann in einem Zustand, wo sie zur Erregung eine höhere Reizschwelle benötigen, daher ist die Kraftentfaltung in dieser Stellung eine wesentlich geringere. Diese Beobachtung der rascheren Regenerationsfähigkeit der statisch-tonischen Innervation nach zentralen Lähmungen wird dem JACKSONschen Gesetz von der Dissolution gerecht. Dieses Gesetz besagt, daß die automatischen Bewegungen bei Zerstörung am wenigsten leiden und rascher wiederherstellungsfähig sind. Die statische Innervation ist biologisch automatisierter als die dynamische und bildet sich daher nach Lähmungen früher zurück.

Das Verhalten der Sehnenreflexe fanden wir stets der allgemeinen klinischen Erfahrung entsprechend. Im akuten Stadium der Verletzung fehlten die Sehnenreflexe. Erst allmählich ließen sie sich in der üblichen Form auslösen und traten dann gesteigert auf. Der P. S. R. kehrt in der Regel als erster zurück. Allmählich zeigten auch die übrigen Sehnenreflexe eine gesteigerte Auslösbarkeit. Diese Steigerung der Sehnenreflexe blieb in der Rückbildung auch bei jenen Fällen noch bestehen, die keine Lähmung mehr aufwiesen. Eine leichte Steigerung der Sehnenreflexe ist nach unseren Erfahrungen die empfindlichste Probe für eine Läsion der Pyramidenbahn.

Nicht nur die Sehnenreflexe erfahren eine Steigerung, sondern auch der Dehnungsreflex. Es ist der Widerstand, den der Muskel reflektorisch seiner Dehnung entgegensetzt. Der Muskel hat ein Bestreben, in seiner Ruhelage zu bleiben. Wird er gedehnt, so setzt er dieser Dehnung einen Widerstand entgegen. Die Pyramidenbahn sperrt normalerweise die Vorderhornzellen für die afferenten Reize dieses Dehnungsreflexes. Wir sehen daher bei Dehnung eines gesunden Muskeln, abgesehen von einem anfänglichen Widerstand, der „initialen Bremsung“ RIEGERS, daß er dem Dehnungsreiz nachgibt und sich mit steigernder Belastung weiter dehnen läßt. Nach Wegfall der Pyramidenbahn hört diese Dehnungsfähigkeit des Muskels auf und er setzt jedem Dehnungsreiz einen reflektorischen Widerstand entgegen. Beim Dehnungsreflex reagiert der Muskel auf eine Dehnung nicht mit einer Zuckung, sondern mit einer Dauerreaktion. Das Resultat dieser dauernden Innervation imponiert uns bei passiven Bewegungen als Tonussteigerung. Unter Tonus wird einerseits der physikalische Härtegrad des Muskels verstanden, anderseits der Widerstand, den der Muskel einer Dehnung entgegensetzt. Der Härtegrad und der Dehnungswiderstand des Muskels verlaufen nicht parallel, wie F. KAUFMANN und

R. PLAUT gezeigt haben. Auch bei unseren gelähmten Patienten war es fast die Regel, daß die gelähmten Muskeln sich in Ruhelage genau so weich anfühlten wie die der gesunden Seite. Wenn man von Tonussteigerung bei zentralen Lähmungen spricht, meint man darunter stets den erhöhten Dehnungswiderstand. Es empfiehlt sich daher, den FOERSTERschen Namen Dehnungsreflex oder reflektorischer Dehnungswiderstand zu verwenden. Über das Verhalten dieses reflektorischen Dehnungswiderstandes am normalen Muskel sind wir durch die Untersuchungen von MOSSO, LANGELAAN, REJS, RIEGER und SPIEGEL hinreichend unterrichtet. Wird ein Muskel durch steigende Belastung gedehnt, dann gibt er dieser Dehnung in definierter Weise nach (Abb. 4). Die Kurve zeigt zuerst einen flachen Anstieg, das heißt, daß anfangs jeder Muskel der Dehnung einen Widerstand entgegensetzt (initiale Bremsung RIEGERS). Erst bei steigernder Belastung dehnt sich der Muskel proportional dem belastenden Gewicht. HECK hat mit einer ähnlichen Versuchsanordnung wie SPIEGEL an den gelähmten Patienten unseres Lazaretts diesen Dehnungswiderstand untersucht. Die Patienten saßen dabei auf einem Stuhl, der Arm hing herunter. Vom Ellbogen des herabhängenden Armes lief eine Schnur über eine Rolle, an deren Ende Gewichte angehängt werden konnten. Es wurde damit registriert, um wieviele Zentimeter der Ellbogen durch steigende Belastung nach der Seite gehoben wurde. Es wurde somit der Dehnungswiderstand der gelähmten Adduktoren des Oberarmes bestimmt (Abb. 5). Es zeigte sich, daß die Kurven von der Normalen der obigen Autoren dadurch abwichen, daß sie einen flachen Anstieg zeigten, das heißt der gelähmte Muskel reagiert nach der anfänglichen Bremsung nicht mit einer Dehnung, sondern er hat das Bestreben, in jeder Stellung zu verharren. Das Resultat ist der flache Kurvenanstieg bei steigernder Belastung. Diese Rechtsverschiebung der Belastungskurve nach zentralen Lähmungen wurde schon von SPIEGEL gefunden. Die Patienten gaben immer wieder an, daß an bestimmten Tagen bei feuchtem, kühlem Wetter die Spannung in den gelähmten Muskeln stärker sei. Wir konnten diese Angaben über den veränderten Dehnungswiderstand klinisch bestätigen. Im Rahmen unserer Übungsbehandlung spielte die Warmwassergymnastik, die Kurzwellenbestrahlung, Massage und Heilgymnastik eine wesentliche Rolle. Wir konnten bei den Patienten, die nach diesen Behandlungen eine Lockerung ihrer gespannten Extremität verspürten, diese Entspannung klinisch bestätigen. Auch die nach obiger Versuchsanordnung zusammengestellten Befunde zeigen eine gesteigerte Dehnungsfähigkeit nach Warmwasser-, Kurzwellen- und Massagebehandlung. Abb. 6 zeigt, daß die Dehnungsfähigkeit der Adduktoren eine Stunde nach einem Warmwasserbad um 23 cm zugenommen hat. Die Kurve zeigt damit annähernd einen Verlauf wie bei einem normalen Muskel. Die Abb. 7 zeigt einen ähnlichen Kurvenverlauf nach einer Kurzwellenbestrahlung der Schulter in der Dauer von 20 Minuten. Die Dehnung durch das gleiche Gewicht beträgt eine Stunde nach der Bestrahlung noch 26 cm mehr als vorher. Ein analoges Verhalten sahen wir nach Massage. Der erhöhte Dehnungswiderstand konnte nach diesen physikalischen Reizen wesentlich verringert werden. Der Verlauf der Belastungskurve zeigt eine An-

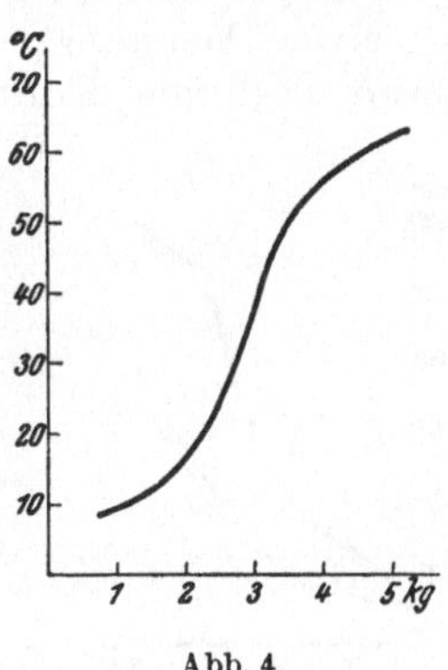

Abb. 4.

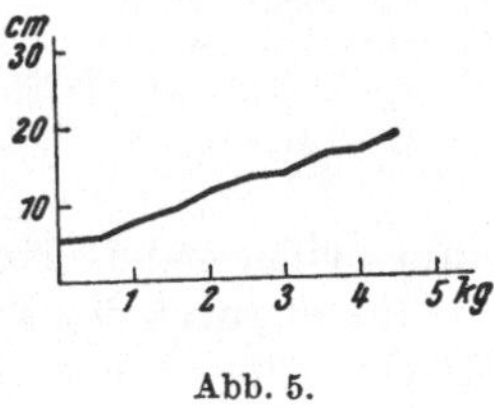

Abb. 5.

gleichung an die Norm, mit initialer Bremsung und dann einem Nachlassen der Muskelspannung auf den Dehnungsreiz hin. Die durch die Pyramidenbahnverletzung entstandene Bereitschaft der Muskeln, auf Dehnungsreize mit erhöhter Spannung zu reagieren, ist demnach durch physikalische Reize modifizierbar.

Die Verteilung des erhöhten Dehnungswiderstandes folgt, wie die Sehnenreflexe, ganz dem Prädilektionstyp, das heißt in den weniger gelähmten Muskeln ist der reflektorische Widerstand besonders erhöht. Dies führt dazu, daß die Glieder in Stellungen tonisch fixiert werden, in denen die Insertionspunkte dieser Muskeln einander maximal genähert sind. Werden diese Haltungen lange beibehalten, dann setzen die Muskeln — auch der vorsichtigsten passiven Dehnung — einen starken Widerstand entgegen. Man spricht dann auch von Kontraktur, da die Glieder durch den erhöhten Dehnungswiderstand so versteift sind, daß weder passive noch aktive Bewegungen möglich sind. Entsprechend der Muskelmasse und der normalen Kraftverteilung ist dieser erhöhte Dehnungswiderstand in den Beinen früher und stärker entwickelt. Da bei Zerstörung der extrapyramidalen Felder und der Area pyramidalis der Dehnungswiderstand noch größer ist, nimmt FOERSTER an, daß die extrapyramidalen Felder normalerweise auch einen hemmenden Einfluß haben.

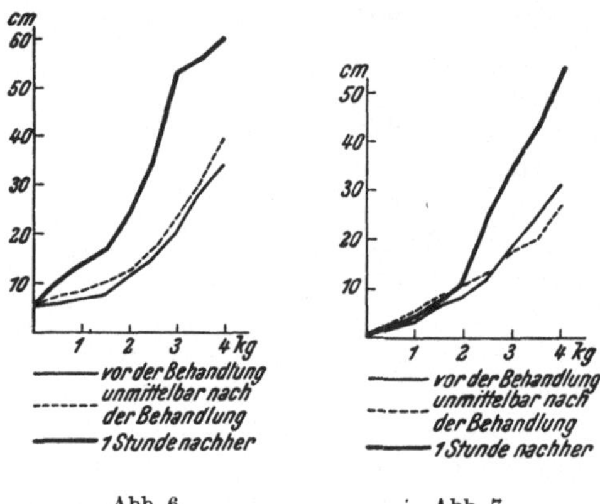

Abb. 6. Abb. 7.

Welche Mechanismen geben die efferenten Erregungen für diesen Dehnungswiderstand? Normalerweise werden die Vorderhornzellen für Erregungen, die ihnen durch den spinalen Reflexbogen zufließen, durch die Pyramidenbahn gesperrt. Die enthemmten afferenten spinalen Erregungen stellen demnach die wichtigsten Quellen des erhöhten Dehnungswiderstandes dar. Den Beweis dafür erbrachte ebenfalls FOERSTER, da er zeigen konnte, daß nach Durchschneidung der hinteren Wurzeln der Dehnungswiderstand herabgesetzt wurde. SHERRINGTON zeigte anderseits, daß die erhöhte tonische Innervation der Muskeln in der Enthirnungsstarre durch Durchschneidung der hinteren Wurzeln nicht hintangehalten wurde. Es müssen daher noch andere Erregungen auf die Vorderhornzellen einströmen, die eine tonische Verkürzung der Muskeln bewirken. Nach SPIEGEL kommen für diese tonische Innervation neben den spinalen propriozeptiven Erregungen aus den Muskeln und aus der Körperoberfläche im wesentlichen noch solche von den Halsmuskeln und aus dem Labyrinth in Betracht. Alle diese Erregungen finden den Weg zum Muskel über die durch die verletzte Pyramidenbahn enthemmten Vorderhornzellen. Nicht alle gelähmten Patienten zeigen jedoch einen erhöhten Dehnungswiderstand. In unserem Krankengut hatten 44% aller Gelähmten einen erhöhten Dehnungswiderstand, bei 56% konnten wir ihn klinisch nicht nachweisen. Zunächst glaubten wir, daß bei jenen Fällen, die neben der Lähmung auch Gefühlsstörungen zeigten, der Dehnungswiderstand nicht erhöht war. Eine statistische Zusammenstellung zeigte, daß bei 31% der gelähmten Fälle neben der Lähmung eine Hypästhesie für sämtliche Qualitäten bestand, ohne erhöhten Dehnungswiderstand. Bei 34,5% bestand neben der Hypästhesie auch ein erhöhter Dehnungswiderstand. Bei 8,5% bestand neben der Lähmung ein erhöhter Dehnungswiderstand ohne Sensibilitätsstörung. Bei 25% bestand neben der Lähmung weder ein erhöhter Dehnungswiderstand noch eine Sensibilitätsstörung. Die Verhältnisse liegen demnach nicht so einfach. Es gab Fälle, die gleichsam einer kortikalen Tabes glichen mit gestörter Tiefensensibilität und Ataxie, jedoch mit erhaltenen Reflexen. Bei ihnen fanden wir stets neben der Lähmung eine Hypotonie. Nach FOERSTER ist die Hypotonie ein Symptom der hinteren Zentralwindung, wobei eine Hypästhesie klinisch nicht immer feststellbar ist. Die entsprechenden sensiblen Bahnen ziehen nach FOERSTER nicht ganz bis zum sensiblen Rindenfeld, sondern biegen knapp vorher U-förmig zum motorischen Feld ab. Wenn diese Bahnen verletzt sind, kommt es nach FOERSTER zu einer Herabsetzung des Dehnungsreflexes. Damit wäre eine Erklärung für die gelähmten Fälle wahrscheinlich gemacht, bei denen eine Störung der Tiefensensibilität oder auch eine fehlende Sensibilitätsstörung dem fehlenden Dehnungswiderstand parallel verlaufen. Ein interessanter Fall gehört hierher. Es handelt sich um einen Patienten mit einem 5 cm großen Knochendefekt auf der Scheitelhöhe. Er hatte eine Paraplegie beider Beine. Während nun die Muskeln der Hüfte und des Knies einen deutlich erhöhten Dehnungswiderstand zeigten, fehlte dieser in Fuß- und Zehengelenken vollkommen. Wenn man den Unterschenkel schüttelte, baumelten die Füße ganz locker herum. In den Fuß- und Zehengelenken bestand eine vollständige Anästhesie für Bewegungs- und Lageempfindung. Vom Unterschenkel abwärts bestand an beiden Beinen eine zunehmende Hypästhesie für sämtliche Qualitäten. Es handelt sich um einen Fall, bei dem spastische und schlaffe Lähmung an einer Extremität vorkamen. FOERSTER hat einen ähnlichen Fall beschrieben. Man muß annehmen, daß für die Füße und Zehen die motorischen und sensiblen Rindenfelder zerstört waren, während bei den Unter- und Oberschenkeln nur die motorischen Rindenfelder betroffen waren. Eine solche Lokalisation kann diesen eigenartigen Befund erklären.

Nun zurück zu unseren Befunden über den Dehnungswiderstand nach physikalischen Reizen, wie Warmwasser, Kurzwellen und Massage. Sie regen zur Betrachtung der vegetativen Beeinflussung des Tonus an. Es wurde wiederholt versucht, das vegetative System mit tonischer Innervation in Verbindung zu bringen. DE BOER und LANGELAAN zeigten, daß nach Sympathektomie der Tonus eine Herabsetzung erfuhr. Diese Befunde blieben allerdings nicht unwidersprochen, unter anderen von DUSSER DE BARENNE. Von anderer Seite wurde gezeigt, daß der Spasmus einer Hemiplegie sich nach Sympathektomie verringerte (HUNTER und ROPLE). E. FRANK nahm seinerseits eine parasympathische Innervation des Muskeltonus an und versuchte dies durch Befunde zu stützen, wo nach Novocainblockade die kontraktionserregende Wirkung des Physostigmin ausblieb. Er nahm an, daß in den Hinterwurzeln parasympathische Fasern für den Muskeltonus laufen, die durch die Novocainblockade leitungsunfähig geworden sind. Hierher gehören auch die Befunde von HAIDENHEIN, der nach Degeneration eines motorischen Nervens auf Nikotin eine Muskelkontraktion fand. E. FRANK zeigte das gleiche mit Azetylcholin und Kalium. SPIEGEL lehnt allerdings alle diese Befunde als Beweise einer vegetativen Tonusinnervation ab. Wir untersuchten an 25 gelähmten Patienten unseres Lazarettes das Verhalten des Dehnungswiderstandes auf physikalische Reize, wie warmes Wasser, Kurzwellenbestrahlung und Massage, außerdem auf vegetative Pharmaka, wie Adrenalin, Prostigmin, Azetylcholin, Gynergen, Yohimbin und Atropin. Der Dehnungswiderstand war bei allen Patienten auf der gelähmten Seite erhöht. Der Dehnungswiderstand wurde mit der oben geschilderten Methode geprüft. Die Patienten wurden vor dem Bad, Bestrahlung usw. gemessen, 30 Minuten und 1 Stunde nachher ebenfalls. Ebenso vor der Injektion von 1 mg Adrenalin, 1 g Prostigmin, 1 mg Gynergen, 20 mg Yohimbin, 2 mg Atropin. Eine deutliche Herabsetzung des Dehnungswiderstandes trat nach Warmwasserbehandlung bei neun Patienten auf. Nach Kurzwellen ebenfalls bei neun Patienten. Nach Massage bei neun, nach Adrenalin bei sieben, nach Prostigmin bei sechs, nach Azetylcholin bei drei, nach Gynergen bei zehn Patienten, nach Yohimbin bei sieben und nach Atropin bei zwei Patienten. Die Versuche wurden bei positivem Ergebnis wiederholt und mit geringen Verschiebungen bestätigt gefunden.

Wie aus dieser Zusammenstellung hervorgeht, hat Warmwasserbehandlung, Kurzwellenbestrahlung, Massage und das Gynergen besonders häufig eine Herabsetzung des Dehnungswiderstandes zur Folge. Ein und derselbe Patient reagierte jedoch nicht auf alle Reizdarbietungen gleichmäßig mit der Herabsetzung des Dehnungswiderstandes, meist sind es bei jedem Patienten nur zwei oder drei Maßnahmen, die den beschriebenen Effekt zeigen. Die objektiven Befunde stimmen mit den subjektiven Angaben der Patienten fast stets überein. Die Patienten entscheiden sich bald für ihre Behandlung.

Zusamenfassend können wir aus diesen Befunden schließen, daß der reflektorische Dehnungswiderstand durch vegetative Faktoren beeinflußt wird. Ein allgemeiner Schluß ist nur über die Tonusverschiebung durch Wärme und Kälte erlaubt, das heißt die Wärme wirkt tonusherabsetzend, die Kälte tonussteigernd. Bezüglich der vegetativen Pharmaka ist der Einfluß bei den einzelnen Patienten sichergestellt, die Ergebnisse können aber wegen der geringen Zahl nicht zu einem allgemeingültigen Urteil über die Wirkung des einzelnen Pharmakons herangezogen werden. Bei ein und demselben Patienten brachte das gleiche Mittel stets die gleiche Reaktion hervor. Damit ist die Beziehung des vegetativen Systems zum Tonus gesichert. Vermutlich wird durch das vegetative System eine veränderte Reizsituation geschaffen, auf Grund deren sich die reflektorischen Vorgänge modifizierend verhalten. Das vegetative System schafft den substantiellen Hintergrund der reflektorischen Regulationen oder, wie SPIEGEL meint, es beeinflußt den chemischen Tonus (ZUNTZ) des ruhenden Muskels.

Zusammenfassend wollen wir festhalten, daß der erhöhte Dehnungswiderstand, die Sehnenreflexe und die extrapyramidalen Synergien vorwiegend in den Prädilektionsmuskeln gesteigert sind. Nach Ausschaltung der Pyramidenbahn gelangen alle Impulse, ob extrapyramidal oder spinalreflektorisch, vorwiegend in die weniger gelähmten Muskeln. Je nach dem Reiz kommt es dann in diesen Muskeln zu einer spezifischen Reaktion. Auf einen einfachen afferenten Dehnungsreiz des Muskels erfolgt eine gesteigerte Zuckung als Sehnenreflex. Auf extrapyramidale Impulse kommt eine entsprechende Synergie in Gang und auf den dauernden afferenten Erregungsstrom reagieren vorwiegend die Prädilektionsmuskeln mit einem erhöhten Dehnungswiderstand. Der gesteigerte Dehnungsreflex bewirkt in der Regel, daß die Prädilektionsmuskeln dauernd in der charakteristischen Haltung des Prädilektionstypus verharren. Das antagonistische Muskelgleichgewicht ist insofern erhalten, als aus der Tonusdifferenz keine Bewegung resultiert. Sind hingegen die Impulse kräftig, dann kommt es zu einer deutlichen Verschiebung des Muskelgleichgewichtes, und als deren Resultat strebt die betreffende Extremität langsam einer neuen Gleichgewichtslage zu. Diese Bewegungen zur Erlangung eines neuen Muskelgleichgewichtes werden als reflektorische Mitbewegungen bezeichnet.

Es sind tonische Bewegungen, die gleichmäßig, langsam ablaufen. Am ehesten sind sie mit dem Schließen einer Schließmuschel zu vergleichen, und erinnern damit an die gleitende Sperrung von UEXKÜLL. Dieses gleitende, langsame Zustreben eines Gliedteiles in eine neue Gleichgewichtsstellung kommt nur dann zustande, wenn die Vorderhornzellen den inhibitorischen Einflüssen der Pyramidenbahn entzogen sind. Sie werden als Mitbewegungen bezeichnet, weil sie meist nach Bewegungen oder Innervationen der gesunden Extremität auftreten. Nach GOLDSTEIN und RIESE kommt es nach Bewegungen des Kopfes und der Extremitäten zu Tonusverschiebungen im ganzen Körper. Dieser „induzierte Tonus“ setzt sich nur durch, wenn die Pyramidenbahn lädiert ist. Normalerweise werden diese reflektorischen Tonusinduktionen von der Pyramidenbahn unterdrückt. GOLDSTEIN und RIESE demonstrierten diese durch Tonusinduktion hervorgerufenen Bewegungen an Patienten, bei denen in einem bestimmten Bewußtseinszustand die pyramidale Hemmung weggefallen war. Aus diesem Grund wurde anfänglich das Auftreten dieser induzierten Bewegungen heftig kritisiert, aber die Befunde WEILANDS, der solche Mitbewegungen in komatösen Zuständen zeigte, sowie die Arbeiten ZINGERLES und auch eigene Befunde im Insulinschock (BIRKMAYER-PALISA) zeigten, daß in Zuständen von Bewußtseinseinengung oder von Bewußtlosigkeit Mitbewegungen durch induzierte Tonusveränderungen auslösbar sind. In diesen Rahmen der nach pyramidaler Enthemmung auslösbaren tonischen Reflexbewegungen gehören natürlich die gesamten Haltungs- und Stellreflexe von MAGNUS und DE KLEJN und die tonischen Reflexe, die LANDAU und SCHALTENBRAND an Säuglingen und Kleinkindern beschrieben haben. Für alle diese Bewegungen trifft zu, daß sie nach Ausschaltung der Pyramidenbahn durch Veränderung der Kopfhaltung, der Körperlage und der Extremitätenstellung auszulösen sind. Die fehlende Hemmung durch die Pyramidenbahn kann entweder vorübergehend sein, wie in den komatösen Zuständen (Commotio, postepileptischer Dämmerzustand, Insulinschock), oder dauernd bestehen, wie nach Hirnverletzungen. Für das Auftreten reflektorisch-tonischer Bewegungen ist das Fehlen der pyramidalen Hemmung unbedingte Voraussetzung. Normalerweise sperren die hemmenden Impulse der Pyramidenbahn die Vorderhornzellen für tonische Reflexe. MAGNUS und seine Schule haben die Bedingungen, unter denen diese tonischen Reflexe in Gang kommen, genau untersucht und gefunden, daß durch Labyrinthreize, durch afferente Reize von den Halsmuskeln und von den Extremitäten Zentren erregt werden, die diese tonischen Bewegungen auslösen. SIMONS und WALSHE konnten nach Hirnverletzungen bei ungefähr 25% der Patienten solche tonische Reflexe beobachten. Wir haben unser Krankengut daraufhin ebenfalls untersucht und ungefähr im gleichen Prozentsatz wie die beiden Autoren solche tonische Reflexe beobachten können.

Zunächst die tonischen Reflexe durch Veränderung der Kopfhaltung. Durch Veränderung der Kopfhaltung konnten wir bei diesen Patienten stets eine Tonusverschiebung auslösen. Nicht immer war diese induzierte Verschiebung so stark, daß daraus eine Bewegung resultierte. Bei einigen Fällen bestand z. B. in den Streckmuskeln der unteren Extremität eine deutliche Tonussteigerung. Durch eine intensive Kopfbeugung nach vor konnte zwar keine Beugesynergie im Bein ausgelöst werden, sondern man konnte nur ein deutliches Nachlassen des Strecktonus beobachten. Der Beugetonus erlangte kein derartiges Übergewicht, daß daraus eine Bewegung resultierte. Die typischen Reaktionen sind ja bekannt. So kommt es bei Beugung des Kopfes nach vorn zu einem induzierten Beugetonus in den Extremitäten, der zu einer langsamen tonischen Beugesynergie aller Extremitäten führen kann. Das Umgekehrte tritt bei Kopfbeugung nach rückwärts auf. Es kommt fast stets zu einer graduell verschiedenen Verstärkung des Strecktonus. Das Resultat ist entweder eine Zunahme des Tonus in den Streckern oder sogar eine langsame, tonische Strecksynergie, bis das gestörte Muskelgleichgewicht wieder hergestellt ist. Ähnlich lassen sich die bekannten tonischen Reflexbewegungen nach Kopfdrehung auslösen. Nach Kopfdrehung tritt in den Extremitäten der Kieferseite eine Strecksynergie, in denen der Hinterhauptseite eine Beugesynergie auf. Auch dabei kommt es nicht immer zu einer tonischen Bewegung, sondern die Verschiebung des tonischen Gleichgewichtes zwischen Beugern und Streckern kann manchmal nur klinisch durch passive Bewegungen nachgewiesen werden, ohne daß diese induzierte Tonusdifferenz so kräftig wäre, daß daraus eine Bewegung resultiert. Besteht beim Patienten ein überwiegender Beugetonus im Arm, dann verringert sich dieser Tonus deutlich, wenn man den Kopf zu diesem Arm hindreht. Nicht immer ist aber die Tonusverschiebung so stark, daß es zu einer Streckbewegung kommt. Tritt nach Kopfdrehung eine tonische Bewegung auf, so betrifft diese nicht immer die gesamte Beuge- oder Strecksynergie, sondern oft nur einzelne Komponenten derselben. So kommt es z. B. nach Kopfdrehung auf der Kieferseite manchmal nur zu einer Streckung der Zehen oder auf der Hinterhauptseite zu einer Beugung des Unterarmes. Die tonischen Reflexe treten oft in Arm und Bein nicht gleichzeitig auf. So sahen wir wiederholt, daß im Bein sich eine Strecksynergie sofort nach der Kopfdrehung einstellte, während es im Arm erst nach einiger Latenz zu seiner analogen Reaktion kam. Nie jedoch trat im Arm die Strecksynergie früher als im Bein auf. Hier war entsprechend dem vorherrschenden Tonus eine Beugesynergie leichter zu aktivieren. Schon SIMONS beschrieb, daß die Kopfdrehung in vielen Fällen nicht genügt, um einen tonischen Reflex auszulösen. Stets gelingt dies jedoch, wenn auf der gesunden Seite zusätzliche Innervationen geleistet werden. Am einfachsten ist es, gleichzeitig mit der Kopfdrehung die Faust der gesunden Hand kräftig schließen zu lassen. Zu einem kräftigen Faustschluß ist eine kräftige extrapyramidale Mitarbeit notwendig. Da die Vorderhornzellen der gelähmten Seite durch die kontralaterale Pyramidenbahn überhaupt nicht und durch die homolaterale nur ungenügend gesperrt werden, setzt sich der kräftige extrapyramidale Impuls durch und bewirkt je nach der Kopfdrehung eine entsprechende Bewegungssynergie. Die durch die Kopfdrehung ausgelösten afferenten Erregungen machen die entsprechenden Vorderhornzellen für Impulse empfänglich. Das Resultat ist dann ein typischer tonischer Reflex, der durch die Kopfdrehung allein nicht zur Auslösung kam. Je kräftiger die Kraftanstrengung der gesunden Seite, um so deutlicher und ausgeprägter tritt der tonische Reflex auf der gelähmten Seite als Mitbewegung in Erscheinung. Wir haben oft zusätzlich zum Faustschluß auch eine kräftige Beugung im gesunden Arm gegen Widerstand durchführen lassen und dadurch das Ausmaß der tonischen Mitbewegungen deutlicher in Erscheinung gebracht. Manchmal sahen wir dabei, daß nur beim ersten Versuch zur Auslösung eines tonischen Reflexes ein Faustschluß notwendig war und nachher die Kopfdrehung allein genügte. Der Mechanismus der tonischen Reflexe ist demnach bahnungsfähig. Das Ausmaß dieser tonischen Mitbewegungen ist, wie schon SIMONS betont hat, oft beträchtlich größer als die Exkursion der willkürlich innervierten Bewegung, was für die Übungsbehandlung große Bedeutung hat. Nicht stets sind aber die tonischen Mitbewegungen in bezug auf die Kopfdrehung typisch. So sahen wir wiederholt bei Kopfdrehung das Auftreten einer Beugesynergie im Arm und einer Strecksynergie im Bein. In den extrapyramidalen Feldern sind beide Synergien vertreten. Bei kräftiger Innervation gehen beide Impulse hinaus. Der reale Bewegungseffekt kommt aber durch den besonderen Erregungszustand der entsprechenden Vorderhornzellen zustande, daher in den Beinen eine Streck- und in den Armen eine Beugesynergie. Die tonischen Mitbewegungen treten in Arm und Bein nicht immer gemeinsam auf, manchmal nur im Bein und manchmal nur im Arm. Oder es kam im Kieferarm nach Kopfdrehung zunächst zu einer verstärkten Beugung (also einer völlig atypischen Reaktion), und erst bei zusätzlichem Faustschluß in der gesunden Hand stellte sich die zu erwartende Strecksynergie ein. In den unteren Extremitäten sahen wir häufig, daß sich bei Faustschluß in der gesunden Hand eine Strecksynergie einstellte, die sich unabhängig von der zusätzlichen Kopfdrehung durchsetzte und bestehen blieb. Manchmal beobachteten wir auch, daß die tonischen Mitbewegungen nach Kopfdrehung nicht auftraten, wenn die Gelenke in Mittelstellung waren, jedoch sofort in Gang kamen, wenn die Gelenke in Endstellung gebracht wurden. Oft setzte sich die typische Reaktion erst nach einiger Zeit durch. So konnten wir beobachten, daß nach Kopfdrehungen im Kieferarm zunächst eine Verstärkung der Beugung eintrat und erst nach einer Latenz von einigen Minuten eine langsame, typische Strecksynergie in Gang kam. Von Fall zu Fall sahen wir, daß als tonische Mitbewegung nicht eine einfache extrapyramidale Synergie in Erscheinung trat, sondern zwei Komponenten von verschiedenen Synergien. Es trat z. B. im Kieferarm eine Streckung mit einer Abduktion in Erscheinung, wovon die Abduktion im Schultergelenk einen Teil der Beuge-, die Streckung im Ellbogengelenk eine Komponente der Strecksynergie darstellte. Diese Form stellt einen Übergang zu den symmetrischen Mitbewegungen dar, wo es, z. B. nach Faustschluß auf der gesunden Seite zu einem Faustschluß auf der gelähmten kommt. Der Faustschluß an der gelähmten Hand ist dabei stets kräftiger als bei willkürlicher Innervation. Es können demnach durch Tonusinduktion auch differenzierte Bewegungen aktiviert werden. Solche symmetrischen Mitbewegungen sind in der Literatur wiederholt beschrieben (Crasset, Foerster, Hoover, König, P. Marie, Souques, Walshe u. a.). Sie kommen besonders zustande, wenn in der gesunden Seite gegen einen Widerstand innerviert wird. Zur Überwindung dieses Widerstandes kommt es auf der gesunden Seite zu einer Kooperation von pyramidalen und extrapyramidalen Mechanismen. Normalerweise verhindern die pyramidalen und extrapyramidalen inhibitorischen Impulse durch Sperrung der Vorderhornzellen symmetrische Mitbewegungen. Nach Wegfall der Hemmungen gelangen die Vorderhorzellen der gelähmten Extremität in einen Zustand, wo sie bei kräftiger Innervation der gesunden Seite Erregung aufnehmen und dadurch symmetrische Mitbewegungen zustandebringen. Wir haben jedoch die Erfahrung gemacht, daß symmetrische Mitbewegungen nur dann auftreten, wenn auch durch willkürliche Innervation eine ähnliche Bewegung vollziehbar ist. Kann z. B. der gelähmte Arm schon etwas gehoben werden, dann tritt diese Bewegung als symmetrische Mitbewegung im größeren Ausmaß in Erscheinung, wenn der gesunde Arm gegen einen Widerstand gehoben wird. Auch die Körperstellung ist für das Auslösen von tonischen Mitbewegungen von Bedeutung. So sahen wir oft, daß im Stehen nach Kopfdrehungen und Faustschluß keine tonischen Reflexe auftraten, während sie sich im Liegen prompt einstellten. Simons und Walshe berichten, daß Labyrinthreflexe nach Hirnverletzungen selten in Erscheinung treten. Tonische Mitbewegungen nach Veränderungen der Kopf- bzw. Körperlage treten tatsächlich selten auf. Gar nicht selten kommt es hingegen in verschiedenen Körperlagen zu Tonusverschiebungen, die allerdings ohne Bewegungen einhergehen. Die Tonusinduktion durch die Kopflage führt wohl zu einer Verschiebung der vorherrschenden Tonusverhältnisse, die klinisch nachgewiesen werden kann, die jedoch nicht so ausgiebig ist, daß daraus eine tonische Bewegung resultiert. Tatsächlich konnten wir durch Veränderung der Körperlage sehr häufig eine Verschiebung des tonischen Gleichgewichtes erzielen, die jedoch von Fall zu Fall verschieden war. Am konstantesten kam es in Bauchlage zu einer Zunahme des Beugetonus und in Rückenlage zu einer Zunahme des Strecktonus. Das stellt eine Bestätigung der Befunde von MAGNUS im Katzenversuch und von FOERSTER am Menschen dar. Die Tonusverschiebung in der Bauchlage wirkte sich so aus, daß es nicht nur bei der klinischen Prüfung zu einer Verringerung des Dehnungswiderstandes in den Streckmuskeln und einer Zunahme in den Beugemuskeln kam, sondern bei Faustschluß stellten sich in den gelähmten Extremitäten vorwiegend Beugesynergien ein, und zwar unabhängig von der Kopfdrehung. In Rückenlage trat das Umgekehrte auf. Hier waren im gelähmten Bein als tonische Mitbewegungen fast immer Strecksynergien zu erzielen. Bei Seitenlage auf der gelähmten Seite kam es meist zu einer Verstärkung des bestehenden Tonus. Bei Lagerung auf der gesunden Seite zu einer Herabsetzung. Da beim Menschen eine experimentelle Labyrinthausschaltung, wie sie im Tierexperiment gebräuchlich ist, nicht zur Anwendung kommen kann, konnten wir nicht differenzieren, ob diese Veränderung der Tonusverhältnisse in Seitenlage ein Labyrinthreflex oder ein Körperstellreflex ist. Es ist jedoch eher anzunehmen, daß es sich um einen Körperstellreflex handelt, denn wir beobachteten bei mechanischen Druckreizen auf der gelähmten Seite, z. B. bei kräftiger Massage, stets eine Tonuszunahme. Liegt der Patient nun auf der gelähmten Seite, so wirkt das Körpergewicht als Bodendruck gegen die gelähmte Extremität. Da kommt es dann wahrscheinlich in Form eines Körperstellreflexes von der gelähmten Extremität reflektorisch zur Tonussteigerung. Wie gesagt, sind die induzierten Tonusveränderungen durch die Körperlage graduell nicht so ausgeprägt wie die durch Kopfbewegung ausgelösten. Es lassen sich aber bei passiven Bewegungen stets typische Verschiebungen nachweisen. Ergänzend sind hier noch die tonischen Mitbewegungen zu erwähnen, die nach einer Innervation im gelähmten Bein im Arm auftreten oder umgekehrt. Das charakteristische Beispiel kennt jeder aus der Gangform des Hemiplegikers. In der Phase, wo das gelähmte Bein abduziert und gebeugt nach vor gesetzt wird, kommt es im gelähmten Arm oft zu einer Mitbewegung in Form einer Abduktion und Beugung des Armes. Aber auch bei Beugung des gelähmten Armes gegen Widerstand kommt es, besonders im Liegen, zu einer Mitbewegung im Bein in Form einer Beugesynergie. Entscheidend für das Auftreten der tonisch-reflektorischen Mitbewegungen ist stets die Erregungslage der Vorderhornzellen. Durch die fehlende Sperrung dieser Zellen sind sie in einem enthemmten Zustand, in dem sie auf alle Erregungen reagieren. Besonders leicht erregbar sind die Vorderhornzellen der Prädilektionsmuskeln, daher kommt es bei kräftiger extrapyramidaler Innervation der gesunden oder auch der gelähmten Extremität zur Erregung dieser Zellen, was zu tonisch-reflektorischen Mitbewegungen führt. Durch die Kopfhaltung oder Körperlage kommt es zu einer Verschiebung der Erregungsverhältnisse. Dadurch werden unter bestimmten Voraussetzungen die Zellen der stärker gelähmten, also weniger reaktionsbereiten Muskeln in einen Erregungszustand versetzt, in dem sie durch spinal-reflektorische oder extrapyramidale Impulse erregt werden und eine Verschiebung des bestehenden Tonusgleichgewichtes oder sogar eine tonische Mitbewegung herbeiführen. In den Rahmen dieser tonisch-reflektorischen Mitbewegung gehören auch die sogenannten Pyramidenzeichen (der

BABINSKI-, OPPENHEIM- und ROSSOLIMO-Reflex). Während beim Babinski und Oppenheim die isolierte Dorsalflexion der großen Zehe einen Teil der Beugesynergie darstellt, ist die Plantarflexion der Zehen beim Rossolimo eine Teilkomponente der Strecksynergie. Bekanntlich treten diese Reflexe bei Läsion der Pyramidenbahn auf. Um so verwunderlicher ist es, daß man sie bei Lähmungen nach Hirnverletzungen so selten sieht. Man kann freilich, wie WALSHE gezeigt hat, durch eine Kopfwendung zur gesunden Seite den BABINSKI-Reflex häufig noch hervorlocken. Daneben bleibt aber eine große Zahl gelähmter Hirnverletzter bestehen, wo keine Pyramidenzeichen auslösbar sind.

KLEIST glaubt, daß die Tatsache, daß der BABINSKI-Reflex bei kortikalen Läsionen so häufig fehlt, dadurch zu erklären ist, daß die Rinde zur Auslösung dieses Reflexes notwendig ist. Mit der Einreihung des Babinski in die extrapyramidale Synergie ist ausgesprochen, daß er eine Teilkomponente der gesamten Beugesynergie darstellt. Die reflektorischen Mitbewegungen kommen nach KLEIST dadurch zustande, daß kortikal hemmende Bahnen auf das Mittelhirn (die kortiko-mesenzephalen Bahnen) unterbrochen sind. Durch den Wegfall dieser Hemmung auf das Mittelhirn lassen sich reflektorische Mitbewegungen auslösen. Man muß danach annehmen, daß bei den Fällen, wo der BABINSKI-Reflex nicht auslösbar ist, diese Mittelhirnzentren wieder gehemmt sind, und zwar entweder durch aktivierte extrapyramidale Bahnen oder durch die homolaterale Pyramidenbahn.

Sowohl eine Innervation als auch eine Hemmung durch die homolaterale Pyramidenbahn treten dann leicht in Erscheinung, wenn der Impuls quantitiv gering ist. Nun ist der durch den afferenten Reiz ausgelöste Impuls zur Dorsalflexion der großen Zehe tatsächlich so gering, daß seine Hemmung durch die homolaterale Pyramidenbahn leicht vorstellbar ist.

Zu den fokalen Lähmungen: KLEIST hält fast alle Lähmungen nach Hirnverletzungen für fokale Lähmungen. Nach FOERSTER sind die einzelnen Muskeln nur in A_4 vertreten, daher kommt es nur durch Läsion in dieser Region zum Verlust isolierter Muskelbewegungen. Wenn man sich den Mechanismus der Hirnverletzung vor Augen hält, kann man sich kaum vorstellen, daß nur ein engumschriebenes Feld verletzt wird und alle Nachbarregionen von der Gewalteinwirkung verschont bleiben. Nach HEILIG kann man bei Hirnverletzungen einen Kulminationspunkt der Verletzung feststellen. Von diesem Zentrum der Totalzerstörung aus nimmt der Funktionsausfall mit zunehmender Entfernung ab. Die pathologische Funktion gibt ein Abbild des anatomischen Befundes. Im Kulminationspunkt selbst ist die Zerstörung total. Dort fehlt, sofern eine motorische Region getroffen ist, die Funktion völlig. Je weiter wir uns von diesem Kernpunkt der mechanischen Zerstörung entfernen, um so rascher und vollkommener ist die ausgefallene oder veränderte Funktion rückbildungsfähig. Von fokalen Lähmungen soll man unserer Auffassung nach nur sprechen, wenn der Kulminationspunkt der Zerstörung in der Gegend einer isolierten Muskelfunktion liegt. Da diese Voraussetzungen an sich selten zutreffen, wird man nicht verwundert sein, rein fokale Lähmungen nach Hirnverletzungen nicht häufig zu beobachten. Wir sprechen bei motorischen Funktionsausfällen nur dann von fokalen Lähmungen, wenn ein klinisch deutlich wahrnehmbares Mißverhältnis in der Kraft benachbarter Muskelgebiete nachzuweisen ist. Ist die Beugekraft in Handgelenk und Fingern gut, eine Streckung in Handgelenk und Fingern unmöglich, dann sind erst die Voraussetzungen gegeben, von einer fokalen Lähmung der Hand- und Fingerstrecker zu sprechen. FOERSTER hat solche Fälle beschrieben und dadurch erklärt, daß die Zentren für die Strecker weiter vorne liegen und daher leicht isoliert geschädigt sein können. Wir haben vereinzelt ebenfalls solche Fälle beobachten können, sie entsprechen dem, was OPPENHEIM als zentrale Radialislähmung beschrieben hat. Ein sehr anschaulicher Fall einer fokalen Deltoideuslähmung befand sich auch in unserem Krankengut. Rein manuelle Arbeiten mit den Händen und Fingern konnte er normal ausführen. Auch die Kraft des Faustschlusses und die differenzierten Fingerbewegungen waren normal. Er konnte hingegen die rechte Schulter nur um wenige Grade seitlich abduzieren. Im Rahmen der gesamten Beugesynergie gelang dies wohl besser, aber ebenfalls kraftlos und wenig ausgiebig. Das wären Beispiele für wirklich fokale Lähmungen. Nicht angängig ist es, Restzustände von Lähmungen der Hände und Füße als fokale Lähmungen zu bezeichnen. Da die Rückbildung in Hand und Fuß wegen der minimalen homolateralen Versorgung (FOERSTER) sehr schlecht ist, stellt dieser Typ der Hand- bzw. Fußlähmung einen nicht rückbildungsfähigen Restzustand einer diffusen Lähmung dar. Viel eher wird man von fokalen Lähmungen sprechen können, wenn die distalen Glieder motorisch intakt sind und Hüfte, Knie- oder Ellbogen- und Schultergelenkmuskeln deutlich geschwächt sind. Von FOERSTER, REICH, SOEDERBERGH, BERGMARK, HIGIER, HEILIG, PFEIFFER, KLEIST u. a. sind alle Formen fokaler Lähmungstypen beschrieben, die eine Bestätigung der experimentellen Reizversuche an der motorischen Hirnrinde ergaben.

Zwei Fälle, die den seltenen Funktionsausfall einer dauernden Kau- und Mahlschwäche und Sensibilitätsausfall an der Wange hatten, wurden schon eingangs erwähnt. Die Läsion muß etwas ausgedehnter gedacht werden als bei dem Fall von KLEIST, der einen isolierten Ausfall des M. pterygoideus aufwies. Fälle von isolierten Fingerlähmungen kommen ebenfalls selten vor. KLEIST erwähnt aus seinem umfangreichen Krankengut insgesamt 20 Fälle. Wir sahen ebenso wie KLEIST und MONAKOW Lähmungen am Daumen, II. und III. Finger sowie Fälle von isolierter Lähmung des IV. und V. Fingers. Fälle, bei denen die Beweglichkeit im IV. und V. Finger schlechter als in den ersten drei ist, sieht man relativ häufig. Für eine fokale Lähmung spricht aber nur, wenn die Betreffenden mit den ersten zwei Fingern schon arbeiten können und die anderen drei Finger dabei unbeteiligt im Weg stehen. Sehr deutlich kann man solche isolierten Lähmungen feststellen, wenn man Tastversuche unternehmen läßt. Man sieht dann, daß die Tastbewegungen, die den Gegenstand erschließen (BIRKMAYER), nur mit Daumen und Zeigefinger oder mit dem IV. und V. Finger gemacht werden, während die anderen Finger am Tastakt völlig unbeteiligt bleiben. An Häufigkeit sind bei uns, wie bei HIGIER, die Lähmungen der ulnaren Finger etwas zahlreicher. Wir konnten jedoch nicht nur isolierte Fingerlähmungen beobachten, sondern auch isolierte Muskelausfälle an den Fingern. Am häufigsten sieht man eine Lähmung der Fingerstrecker, während die Beuger relativ intakt sind. Die FOERSTERsche Erklärung, daß die Handstrecker in A_4 vorne liegen und leichter verletzbar sind, wird den Tatsachen mehr gerecht, als die KLEISTsche Annahme von der breiteren kortikalen Vertretung der Beugemuskeln.

Zwei Fälle sahen wir, die eine deutliche Krallenhand mit Atrophie der M. interossei zeigten, ähnlich einem mitgeteilten Fall LAUBENTHALS. Sie stellen kortikale Interosseuslähmungen dar. FOERSTER tritt für die Vertretung jedes Muskels in A_4 ein, während KLEIST annimmt, daß kortikal nur Bewegungen vertreten sind. Es sind daher nach KLEIST nie alle Funktionen der M. interossei ausgefallen, da eine Kontraktion dieser Muskeln von verschiedenen Stellen ausgelöst werden kann. Die isolierte Atrophie dieser Muskeln unserer beiden Fälle sowie eine Lähmung, die fast völlig einer Ulnarislähmung gleichkam, scheint der FOERSTERschen Auffassung mehr Rechnung zu tragen.

Nun zu einigen besonderen Störungen der Motilität, die bisher noch keine Erwähnung gefunden haben. Es war für uns sehr erstaunlich, daß wir aus der Klinik bekannte pathologische Symptome so selten beobachten konnten. So sahen wir keinen einzigen Fall mit einer Stützreaktion, Zwangsgreifen, Greifreflex oder Magnetreaktion. Das tonische Festhalten (KLEIST, WALSHE) fanden wir sehr häufig. Es besteht darin, daß der Patient nach einem kräftigen Faustschluß die Faust infolge der Unfähigkeit der Antagonisteninnervation und Agonistenerschlaffung nicht öffnen konnte. Diese Nachdauer der Kontraktion (KLEIST) oder die postkinetische Fixationsspannung (FOERSTER) stellt unserer Erfahrung nach eines der konstantesten Phänomene in der Rückbildung kortikaler Lähmungen dar. Wir glauben, daß die Nachdauer der Kontraktion ein Schaltungsphänomen darstellt, das mit dem Prädilektionstyp in inniger Korrelation steht. Wir sahen nämlich niemals eine Nachdauer der Kontraktion in den Streckmuskeln der Hand oder in den Beugemuskeln des Beines, sondern sie trat nur in Erscheinung bei kräftiger Innervation der Prädilektionsmuskeln. Da bei kräftiger Innervation eine Kooperation der extrapyramidalen mit der pyramidalen Erregung auftritt, bedeutet diese Nachdauer nichts anderes, als daß die Vorderhornzellen der Prädilektionsmuskeln für alle Impulse besonders erregbar sind, während die Vorderhornzellen der stärker gelähmten Muskeln für alle Erregungen gesperrt sind. Die Erregungen, die die Antagonisten kontrahieren und die Agonisten erschlaffen sollen, bleiben unterschwellig. Die Vorderhornzellen dieser Muskeln benötigen nach FOERSTER, da sich ihre Muskeln in gedehntem Zustand befinden, höhere Reizdosen. Durch diesen Dehnungszustand erweisen sich die Impulse zur Kontraktion der Antagonisten als unterschwellig. Wir konnten häufig beobachten, daß die Nachdauer der Kontraktion beim Faustschluß dadurch zu brechen war, daß man einen Finger löste und passiv streckte. Daraufhin konnten die anderen Finger selbsttätig gestreckt werden. Meist vollzog sich dieser Akt in der Form, daß bei der passiven Streckung des II. Fingers sich anschließend der III. IV. und V. und der Daumen aktiv streckten. Die gleiche Form des Faustöffnens konnten die Patienten selbst vollziehen, wenn sie imstande waren, einen Finger aktiv zu strecken. Die anderen folgten der Reihe nach dieser ersten, isolierten Fingerstreckung. Durch das passive oder aktive Strecken eines Fingers wurde die Erregungsbereitschaft der Vorderhornzellen derart modifiziert, daß sie auf den Streckimpuls ansprachen.

Danach wäre die Nachdauer der Kontraktion ein Phänomen, das dadurch zustande kommt, daß bei kräftiger Innervation der Prädilektionsmuskeln alle weiteren Erregungen stets in dieselben Vorderhornzellen strömen, gewissermaßen von ihnen aufgesaugt werden, während die Zellen der Antagonisten gesperrt sind. Durch Veränderung des Kontraktionszustandes der Antagonisten bzw. durch Aufhebung ihres Dehnungszustandes kommt es zu einer Schaltung, die die Erregung auf die Vorderhornzellen der Antagonisten strömen läßt und damit gleichzeitig zu einer Erschlaffung der Agonisten führt. Der rasche Wechsel von antagonistischen Bewegungen, wie wir sie als Diadochokinese klinisch prüfen, ist nach Läsion der Pyramidenbahn verlorengegangen. Die Vorderhornzellen der beteiligten Muskeln können für inadäquate Erregungen nicht gesperrt werden. Erst durch zusätzliche Schaltungsreflexe, wie es das Aufheben des Dehnungszustandes der Antagonisten darstellt, erfahren die Vorderhornzellen der Antagonisten eine Bahnung für Erregungen.

Dauernde cerebellare Ausfallserscheinungen gehörten in unserem Krankengut ebenfalls zu den großen Seltenheiten. Nur bei zwei Fällen sahen wir zwei Jahre hindurch gleichbleibende cerebellare Symptome.

Cerebellare Läsionen sind demnach im allgemeinen nach Hirnverletzungen in hohem Ausmaß kompensationsfähig. Nur bei sehr ausgedehnten Verletzungen bleiben dauernde Ausfallserscheinungen sichtbar. Daß solche Fälle so selten zur Beobachtung kommen, liegt sicher daran, daß bei der Nähe der lebenswichtigen Zentren der Medulla solche Verletzungen meist tödlich verlaufen. Fast ebenso selten wie cerebellare Ausfallserscheinungen sahen wir extrapyramidale Spontanbewegungen. In unserem Krankengut befinden sich nur ein Fall von Hemitremor, ein Fall von choreatischer Bewegungsunruhe und ein Fall mit Athetose. Der erste Fall hatte einen zehnpfennigstückgroßen Eindellungsbruch links temporal und einen erbsengroßen Metallsplitter, der vom Röntgenologen in die mittlere Schädelgrube, drei Querfinger median ober der Basis lokalisiert wurde. Klinisch hatte der Patient eine komplette Okulomotoriuslähmung links und eine Hemiparese rechts und eine Hyperkinese im Sinne eines Hemitremors der rechten Hand, also ein BENEDIKTsches Syndrom. Der zweite Fall hatte links an der Lambdanaht einen bohnengroßen Knochendefekt. Paramedian rechts, vier Querfinger vor dem Defekt, liegt intrazerebral ein erbsengroßer Geschoßsplitter. Klinisch hatte der Patient eine Abduzens- und Trochlearislähmung links und eine Abduzens- und Heberparese rechts. Neben leicht amnestischen Störungen zeigte der Patient an beiden Händen eine typische, choreatische Bewegungsunruhe. Sie trat besonders in Erscheinung, wenn er die Hände ruhig vorstrecken sollte. Ebenso kam es beim Sprechen und anderen Willkürbewegungen zu Verlegenheitsbewegungen der Hände. Diese choreatische Bewegungsunruhe trat jedoch nicht nur in den Händen auf, sondern war auch beim Sprechen als grimmassierende Mitbewegung oder als Schlucken und tiefes Inspirium zu beobachten. Damit einhergehend bestand eine affektive Labilität mit Weinausbrüchen bei geringsten Gelegenheiten. Der Zustand bildete sich innerhalb von sechs Monaten weitgehend zurück. Bestehen blieb nur eine leichte Bewegungsunruhe bei Aufregungen und eine Unfähigkeit, längere Zeit ruhig eine Arbeit zu verrichten.

Zu den Fällen mit homolateraler Lähmung. KLEIST lehnt die Möglichkeit einer homolateralen Innervation ab und erklärt alle homolateralen Lähmungen mit Fernwirkungen durch Gegenstoßherde an der Konvexität oder basal am Hirnstamm. Im allgemeinen stimmt diese Erklärung zweifellos, bei einem Patienten allerdings muß eine andere Erklärung herangezogen werden. Der Patient hatte links frontal einen markstückgroßen Knochendefekt. Klinisch hatte er linksseitig eine Hemiparese mit Reflex- und Tonussteigerung. Im Lauf der Heilbehandlung bildete sich die Lähmung fast völlig zurück. Die Kraft des Faustschlusses betrug rechts 650 mm Hg, links 500 mm Hg. Es traten einzelne cerebrale Krampfanfälle auf. Im Enzephalogramm bestand eine deutliche Ausziehung zum Defekt. Es wurde daraufhin eine Exzision der Hirn-Dura-Narbe vorgenommen. Die Anfälle blieben darauf zwar aus, es stellte sich aber nach der Operation eine beträchtliche und hartnäckige Lähmung der linken Körperseite auf. Da das Trauma der Operation keineswegs so gewaltig war, daß ein Gegenstoß entstanden sein konnte, muß bei diesem Fall angenommen werden, daß die homolaterale Lähmung tatsächlich durch die gleichseitige Stirnhirnläsion bewirkt wurde. Die frontalen Bahnen verlaufen allgemein gekreuzt und ungekreuzt. Bei unserem Fall muß man wohl annehmen, daß die frontalen Bahnen vorwiegend ungekreuzt liefen und die gleichseitige Lähmung durch ihren Ausfall verursacht wurde. Möglicherweise lag bei einer Reihe der

Fälle von I. H. SCHULZ, die nach Frontalverletzungen Reflexsteigerungen an der homolateralen Seite boten, ähnliche Verhältnisse vor.

Ein Fall, der an anderer Stelle ausführlich veröffentlicht wurde, soll kurz erwähnt werden. Der Patient hatte links parietal einen 2 cm großen Knochendefekt, der sich über die vordere und hintere Zentralwindung erstreckte. Er hatte eine völlige Lähmung und Anästhesie der rechten Hand, während er den rechten Arm in vollem Umfang mit reduzierter Kraft bewegen konnte. Wurde die rechte Hand des Patienten in heißes Wasser getaucht, gab er nach einigen Minuten an, daß er warm spüre, er konnte dann auch die Finger und die Hand isoliert bewegen. Wegen JACKSON-Anfällen wurde dann eine Narbenexzision vorgenommen, bei der die Chirurgen an der vorderen und hinteren Zentralwindung, nicht bis in den Ventrikel reichend, eine Narbe fanden und entfernten. Zwei Monate nach der Operation konnte der Patient die Hand aktiv schließen, Stich- und Berührungsreize empfinden, nur die Tiefensensibilität blieb erloschen. Die nicht völlig zerstörte Hirnregion verhinderte zunächst als *Störsender* den Wiederaufbau der Funktion durch die kontralaterale Seite. Ähnliche Fälle, die ebenfalls keinerlei Rückbildungstendenz zeigten, wurden nach Narbenentfernungen besser und ließen eine Funktionswiederkehr erkennen.

Nun zu den Besonderheiten des Ganges. Beim normalen Gang wird der Körperschwerpunkt in einer sinusförmigen Kurve bewegt, wie wir aus den Untersuchungen von BRAUNE und FISCHER wissen und auch aus eigenen Beobachtungen bei der Entwicklung des kindlichen Gehens zeigen konnten (BIRKMAYER-GOLL). Das sinusförmige, schwunghafte Vorwärtsbewegen ist bei Lähmungen und Gefühlsstörungen nicht vollziehbar. Die wesentlichen Bewegungsvorgänge des Ganges stellen die Beuge- bzw. Strecksynergie dar. Beim normalen Gang werden diese Synergien durch pyramidale Impulse aufgabegerecht modifiziert. Nach Ausfall der Pyramidenbahn fallen diese motorischen Feinheiten weg. Der Fuß setzt nicht mehr mit der Ferse auf und rollt in der Stützphase von der Ferse bis zur Spitze ab. Der Unterschenkel des Standbeines neigt sich in der Standphase nicht allmählich über den Fuß. In der Streckphase wird das Knie überstreckt infolge ungenügenden Dehnungswiderstandes der Beugemuskeln. Der Rumpf neigt sich in der Schwungphase nicht zum Schwungbein, sondern bleibt über dem Standbein. Die Streckmuskeln des gelähmten Beines sind meist tonisch so stark innerviert, daß die Last des Körpers kurze Zeit getragen werden kann. Während der Stützphase des gelähmten Beines wird das gesunde Bein rasch vorgesetzt. In der Schwungphase setzt sich die Beugesynergie im gelähmten Bein nur unvollkommen durch. Die Vorderhornzellen der Strecker saugen infolge ihres Verkürzungszustandes alle Impulse an sich, und die Impulse zur Einleitung der Beugesynergie treffen auf nicht aufnahmebereite Vorderhornzellen. Die Folge davon ist, daß das gelähmte Bein steif bleibt. Nur Abduktoren und Beuger des Hüftgelenkes sprechen an und führen das Bein in der bekannten Zirkumduktion nach vor. In einem weiteren Stadium der Rückbildung sprechen schon mehr Muskeln der Beugesynergie an. Das Bein wird dann in der Hüfte abduziert und im Knie gebeugt nach vor geführt. Der Fuß selbst bleibt jedoch in Streckstellung, oder wenn die Tibialmuskeln schon ansprechen, wird er in stark supinierter Stellung dorsalflektiert. Dieses Bild des hängenden lateralen Fußrandes während der Beugephase erinnert an eine Peronäuslähmung. Erst in den fortgeschrittensten Stadien der Rückbildung wird der Fuß während der Beugephase dorsalflektiert. Die Dosierung der Bewegung mittels extrapyramidaler Impulse ist jedoch nicht so fein differenziert, weshalb wir auch in diesem Stadium noch sehen, daß das Bein z. B. viel zu hoch gehoben wird und dann stampfend mit dem ganzen Fuß aufgesetzt wird. Am Ende der Beugephase beginnt sich der Unterschenkel zu strecken und der Fuß dorsal zu flektieren, damit er richtig mit der Ferse aufgesetzt werden kann. Diese beiden Komponenten sind in der Beugesynergie nicht enthalten und müssen gewissermaßen innervatorisch hineinmodelliert werden. Das Strecken des Unterschenkels als Teil der Strecksynergie und die Dorsalflektion des Fußes als Teil der Beugesynergie bereiten dabei innervatorische Schwierigkeiten. Soll der Unterschenkel am Ende der Beugephase gestreckt werden, kommt es meist zu einer generalisierten Streckung in allen Gelenken und das Bein schlägt gestreckt mit der Fußspitze zuerst auf den Boden. Durch das Verlagern des Gewichtes auf das gelähmte Bein drückt sich dann auch die Ferse durch. Durch diese generalisierte Streckung wird der Fuß anfänglich stets mit der Fußspitze aufgesetzt. Selbst in den Stadien der Rückbildung, in denen eine Streckung des Unterschenkels am Ende der Beugephase schon möglich ist, bleibt die Dorsalflexion des Fußes aus und der Fuß wird mit der Spitze aufgesetzt. Erst sehr spät, manchmal jedoch überhaupt nicht, kann an die Streckung des Unterschenkels eine Dorsalflexion des Fußes angeschlossen werden, die das Aufsetzen auf der Ferse ermöglicht. Selbst dann kommt es jedoch nicht zu einem flüssigen Abrollen des Fußes von der Ferse bis zur Spitze, sondern der Vorfuß klatscht förmlich nach dem Aufsetzen der Ferse auf. Während der Standphase herrscht die Strecksynergie vor. Normalerweise wird durch die Vorlagerung des Körperschwerpunktes ein Vorschieben des Unterschenkels über die Unterstützungsfläche und damit eine Dorsalflexion im Fußgelenk notwendig. Da das eine Komponente der Beugesynergie darstellt, fällt sie in der Streckphase besonders schwer und ist anfangs nicht vollziehbar. Die Folge davon ist, daß der Rumpf zurückbleibt und nicht über die Unterstützungsfläche vorgeschoben werden kann. Am Ende der Standphase, und zwar dann, wenn das Hüftgelenk maximal gestreckt ist, soll der Unterschenkel und die Hüfte gebeugt werden, damit das Bein vorschwingen kann. Gerade in der Phase, wo die Hüftstrecker am stärksten kontrahiert sind, setzt sich der Beugeimpuls nicht durch, weshalb das Loslösen des Fußes und Unterschenkels stets besondere Schwierigkeiten bereitet. Das Vorbringen des gelähmten Beines geschieht dann auf die schon erwähnte Art der Zirkumduktion. Der Impuls der Beugesynergie setzt sich im Hüftgelenk in den Beugern und Abduktoren durch, weil im Hüftgelenk keine ausgesprochene Prädilektion für eine Muskelgruppe besteht. Beuger und Strecker sind biologisch und kraftmäßig (R. Fick) ungefähr gleichwertig. Ferner wird in der Phase, in der normalerweise das Vorschieben des Unterschenkels über die Unterstützungsfläche zustande kommt, durch das Ausbleiben der dabei notwendigen Dorsalflexion im Fuß, der Rumpf nach vor gebeugt, damit der Schwerpunkt nicht rückwärts bleibt. Diese Rumpfbeugung nach vor setzt durch die Verkürzung der Hüftbeuger deren Vorderhornzellen in erhöhte Aufnahmefähigkeit. Aus diesen Gründen setzt sich die Beugesynergie zunächst nur in diesen Muskeln durch und ermöglicht dadurch die besondere Art des Vorsetzens des Beines. Die eben beschriebene Gangform kann mit einzelnen Modifizierungen bei allen zentralen Lähmungen beobachtet werden. Die Unfähigkeit, pyramidale Impulse in die extrapyramidalen Synergien hineinzumodellieren, führt eine gewandelte Funktion der Lokomotion herbei, die sich auf der jeweils möglichen Leistungsebene vollzieht. Wir sehen, daß der Gang einen steten Wechsel von statischer und dynamischer Arbeit benötigt und damit dauernd Innervations- und Hemmungsimpulse für die entsprechenden Muskeln erfordert. Da es sich dabei um einen höchst komplizierten Innervationsvorgang handelt, hat die Schulung des Ganges in der Übungsbehandlung ganz am Schluß zu stehen und nicht, wie man es so oft sieht, am Beginn.

Nun zu den Rückbildungszeiten. Die Rückbildung von zentralen Lähmungen vollzieht sich am einzelnen Fall nicht derart, daß eine allmählich ansteigende Besserung der Funktion zu beobachten ist, wir sehen im Gegenteil, daß die Funktion lange auf einer pathologischen Leistungsebene steht, und plötzlich, über Nacht, wie durch eine Revolution, wird die Funktion auf eine höhere, leistungsfähigere Ebene gehoben, auf der sie dann wieder lange Zeit

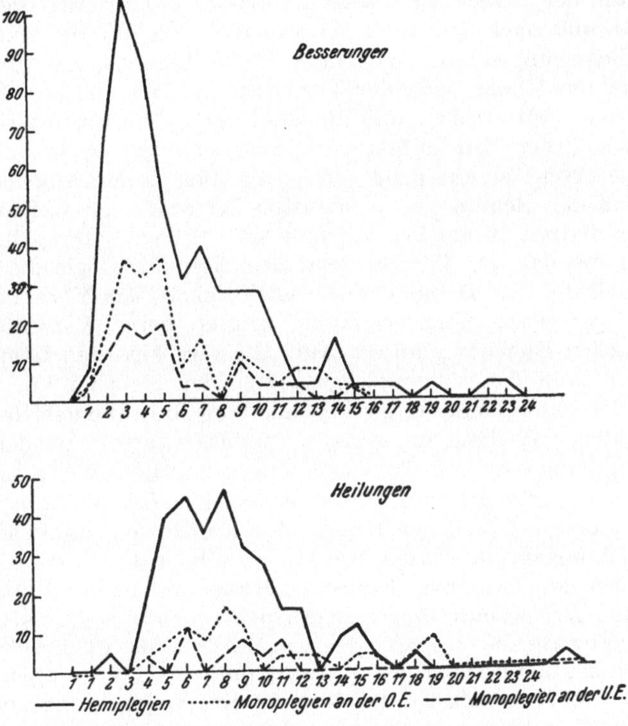

Abb. 8. Rückbildungszeit der zentralen Lähmungen. Die horizontale Achse gibt die Zahl der Monate nach der Verwundung an, die vertikale die Zahl der Fälle. ——— = Hemiplegien, ·········· = Monoplegien an den O. E. – – – – = Monoplegien an den U. E.

in leichten Schwingungskurven verharrt. Diese sprunghafte, kataraktartige Vorwärtsentwicklung beim Wiederaufbau der Funktion scheint mir ein biologisches Gesetz zu sein, das für das Einzelindividuum wie für die ganze Menschheit Gültigkeit hat. Dieser revolutionäre Funktionsaufbau ist jedoch nicht bloß ein Merkmal der motorischen Rückbildung, sondern wir sehen das gleiche Verhalten bei den Störungen der Wahrnehmung und bei den allgemeinen gedanklichen Leistungen des Hirnverletzten. GATTRINGER untersuchte statistisch am Krankengut unseres Lazarettes die Zeiten, in denen sich die Rückbildungen vollziehen. Es wurde an 300 Fällen von Lähmungen festgestellt, wann eine Besserung ihrer Lähmung einsetzte und wann und ob überhaupt eine vollkommene Heilung erfolgte. Als Kriterium der Besserung wurde bei vollkommenen Lähmungen die Fähigkeit eines Faustschlusses mit der Kraft von 250 mm Hg angenommen. Oder eine wesentliche Zunahme des Bewegungsumfanges und der Fähigkeit, gegen einen Widerstand zu intendieren. Als Heilung wurde ein Faustschluß von 600 mm Hg angenommen, wobei nebenbei noch der volle Bewegungsumfang und auch eine normale Brauchbarkeit für die täglichen Arbeiten der betreffenden Extremität vorhanden sein mußte. Geprüft wurden diese Tätigkeiten an Knopflochauf- und -zumachen, Ballwerfen und -fangen und ähnlichen Handlungen. Wir sahen dabei, daß der Eintritt der Besserung und der Heilung einen deutlich ausgeprägten kurvenmäßigen Höhepunkt zeigt. In Abb. 8 sehen wir die kurvenmäßige Darstellung für das Eintreten der Besserung. Die horizontale Achse ist unterteilt durch die Monate, die nach der Verwundung verstrichen sind, auf der Senkrechten die Zahl der Fälle, die in der entsprechenden Zeit eine Besserung bzw. eine Heilung zeigten. Die größte Zahl der Besserungen setzt im dritten Monat ein. Die Kurve sinkt dann stark ab und nach dem sechsten Monat setzen nur bei einer relativ geringen Zahl Besserungen ein. Die Kurve der Heilung zeigt den Höhepunkt im fünften bis achten Monat nach der Verwundung. Der steile Anstieg und der Abfall der Kurve läßt ersehen, daß die Zahl der vollkommenen Heilungen, die vor bzw. nach dieser Zeit aufgetreten sind, sehr gering ist. Die Zahl der erfaßten Fälle erscheint uns groß genug, um daraus den allgemeinen Schluß abzuleiten, daß der Beginn der Restitution bei zentralen Lähmungen durchschnittlich im dritten Monat beginnt und bei völliger Heilung im fünften bis achten Monat beendet ist. Verschiedene Gesichtspunkte, wie die Lokalisation des Knochendefektes, die Dauer der Bewußtlosigkeit, das Vorhandensein einer offenen oder gedeckten Hirnverletzung, zeigten keine Verschiebung dieses charakteristischen Kurvenverlaufes. Auch die verschiedenen Lähmungsformen (z. B. mit oder ohne Tonussteigerung) zeigten den gleichen Verlauf. Bei den Lähmungen, die ohne Tonussteigerung und Sensibilitätsausfälle waren, war der Höhepunkt der Heilung im sechsten Monat, während bei den Fällen, die mit Tonussteigerung oder mit Tonussteigerung und Sensibilitätsausfällen einhergingen, erst im achten bzw. neunten Monat der Höhepunkt erreicht wurde. Wir sehen daraus, daß sich der Beginn der Restitution, unabhängig von den Ausfallserscheinungen, im dritten Monat einstellt, während die Heilungen der Fälle, wo neben der Lähmung Tonussteigerung und Sensibilitätsausfälle bestehen, zwei bis drei Monate länger in Anspruch nehmen. Das stimmt mit den Erfahrungen FOERSTERS überein, der angab, daß die Rückbildungsfähigkeit von der Größe der Zerstörung der extrapyramidalen Felder abhängig ist. Da bei unseren Fällen, wo neben der Lähmung eine starke Tonussteigerung und Sensibilitätsausfälle bestehen, eine ausgedehntere Läsion angenommen werden muß, benötigen sie zur Heilung längere Zeit. Auch die Prozentzahlen der Fälle, die geheilt werden und derer, die nur gebessert bleiben, beweisen dies.

		Heilung	Besserung
Lähmungen, die ohne Tonussteigerung und Sensibilitätsausfälle waren	(136 Fälle)	53 %	47 %
Lähmungen mit Tonussteigerung	(39 Fälle)	46,2%	53,8%
Lähmungen mit Sensibilitätsstörung	(166 Fälle)	41,6%	58,4%
Lähmungen mit Tonussteigerung und Sensibilitätsstörung	(196 Fälle)	36,3%	63,7%

Daraus ist ersichtlich, daß die Fälle zentraler Lähmungen, die von keinen zusätzlichen Symptomen begleitet sind, einen wesentlich höheren Prozentsatz an Heilungen zeigen als Lähmungen, die mit Tonussteigerungen und Sensibilitätsstörungen einhergehen. Durchschnittlich heilten 44,3% aller Lähmungen aus, während 55,7% nur gebessert wurden. In diesen Zahlen sind die Lähmungen, die sich innerhalb der ersten vier Wochen zurückbildeten, nicht enthalten. Wie schon eingangs erwähnt wurde, bilden sich 13% aller Lähmungen innerhalb dieser kurzen Zeit zurück. Weiterhin interessierte uns die Frage, ob die Restitution bei Hemiplegien an Arm und Bein gleichzeitig und im gleichen Ausmaß einsetzt. Bei 73% der Halbseitenlähmung vollzog sich die Rückbildung an Arm und Bein gleichzeitig und im gleichen Ausmaß. Bei den restlichen 27% trat die Restitution zeitlich und graduell an Arm und Bein verschieden auf. Bei der Hälfte dieser Fälle bildete sich die Armlähmung vollständig zurück und es blieb nur eine Beinlähmung bestehen, bei der anderen Hälfte war es umgekehrt. Bei den Fällen, die von Anfang an eine Monoplegie hatten (65% Monoplegien des Armes, 35% Monoplegien des Beines), bildete sich an den Armen in 31,5% die Lähmung zurück, an den Beinen bloß in 13%. Das würde heißen, daß die Monoplegien der Arme eine bessere Rückbildungstendenz zeigen als die der Beine. Nun wissen wir schon seit ROTHMANN, daß im allgemeinen Lähmungen an den unteren Extremitäten besser rückbildungsfähig sind, da sie die weniger differenzierten Bewegungen auszuführen haben. Wir können unser Ergebnis nur erklären, wenn wir einen Fehler annehmen, der durch die geringe Zahl von 76 Fällen bedingt ist.

Literatur.

BABINSKI: Rev. neur. (Fr.) **1898**, 151.
BERGMARK: Brain **32**, 342 (1910).
BIRKMAYER: Nervenarzt **1949**, H. 3.
— Wien. med. Wschr. **1944**, Nr. 1/2.
BIRKMAYER-GOLL, H.: Dtsch. Z. Nervenhk. **151**, H. 5 (1940).
BIRKMAYER-PALISA: Arch. Psychol. (D.) **109**, H. 1 (1938).
BONHÖFFER: Dtsch. Z. Nervenhk. **1904**, 26.
BRAUNE-FISCHER: Der Gang des Menschen. Veröff. d. sächs. Ges. 1895—1904.
DE BOER: Z. Biol. **65**, 239 (1915).
DÉJÉRINE: Rev. neur. (Fr.) **1916**.
BARENNE, DUSSER DE: Pflügers Arch. **166** (1916).
FENZ, E.: Die Behandlung rheumat. Erkrankungen. Dresden: Th. Steinkopff, **1943**.
FICK, R.: Z. orthop. Chir. **51**, 320.
FOERSTER, O.: Hdb. der Neurologie, Bd. 6.
FRANK, E.: Berl. klin. Wschr. **1919**, 1057; **1920**, 725.
GOLDSTEIN-RIESE: Klin. Wschr. **1925**, 294, 1201, 1250.
HEILIG: Z. Neur. **33** (1916).
HIGIER: Z. Neur. **33** (1916).
HUNTER, ROYLE: Brit. med. J. **1925**, Nr. 3344, S. 45, 46).
KLEIST, K.: Gehirnpathologie. Leipzig, 1934.
KÖNIG: Dtsch. Z. Nervenhk. **9** (1897).
LANDAU: Berl. Ges. f. Psychiatr. u. Neur. 1924.
LANGELAAN: Brain **45**, 434 (1922).
MAGNUS DE KLEJN: Haltungs- und Stellungsreflexe. Berlin, 1925.
MANN, L.: Wesen und Entstehung der hemiplegischen Kontraktur. Berlin: S. Karger, 1908.
MARIE, P.: Rev. neur. (Fr.) **1916**.
MONAKOW: Gehirnpathologie. Wien: A. Hölder, 1905.
MOSSO: Pflügers Arch. **41**, 280.
PFEIFFER: Dtsch. Z. Nierenhk. **58** (1918).
REICH: Dtsch. Z. Nervenhk. **46** (1913).
RIEGER: Z. Psychol. usw. **31**, 1 (1903).
— Untersuchungen über Muskelzustände. Jena, 1905.
ROTHMANN: Mschr. Psychiat. **36** (1914).
SCHALTENBRAND: Dtsch. Z. Nervenhk. **87**.
SCHULTZ: Mschr. Psychiatr. **42** (1917).
SHERRINGTON: Integrative Action of the nervous system, 1923.
SIMONS: Z. Neurol. **80**/I, 499.
SOEDERBERGH: Zit. nach FOERSTER, Hdb. der Neurologie, Bd. 6.

SPIEGEL: Tonus der Skelettmuskulatur. Berlin: Springer-Verlag, 1927.
UEXKÜLL: Theoretische Biologie. Berlin, 1928.
WAIZSÄCKER: Dtsch. med. Wschr. **1923**, 1483.
WALSHE: Brain **42** (1923).
ZINGERLE: J. Psychol. u. Neur. **31**.

Viertes Kapitel.

Die motorische Leistungsfähigkeit der Hirnverletzten.

Wurden im vorigen Abschnitt die Defektsymptome aufgezeigt, so wollen wir nun versuchen, etwas über die motorische Leistungspathologie des Hirnverletzten zu berichten. Wir waren uns dabei vom Anfang an im klaren, daß der normale klinische Befund, wie er im neurologischen Status festgehalten ist, zur Beurteilung der motorischen Leistungsfähigkeit nicht ausreichend ist. Wir waren daher zunächst bestrebt, eine Methode der motorischen Untersuchung zu finden, die geeignet war, einen Einblick über die verbliebene Leistung zu gewähren. Methoden zu motorischen Untersuchungen sind in großer Fülle entwickelt worden (OSSERETZKI, MEISTRING, CLARAPARÈDE, ENKE u. v. a.). Eine große Reihe motorischer Tests hat sich an psychologischen Untersuchungsstätten bei Arbeitsämtern und ähnlichen Instituten eingebürgert. Der Nachteil des gebräuchlichen Testverfahrens ist, daß man dabei nicht den Ablauf der Bewegung, sondern nur den Effekt beurteilt. Ein guter Test kann daher nur für eine enggestellte Fragestellung benützt werden. Er läuft damit Gefahr, aus einem biologischen Rahmen künstlich herausgeschnitten zu werden. Wir haben uns daher bemüht, eine Untersuchungsreihe aufzustellen, bei der möglichst biologische Aufgaben gefordert wurden, deren Ablauf beobachtet und beschrieben wurde.

Da wir schon früher als wesentliche funktionelle Elemente der Bewegung die *geführte*, die *geschwungene* und die *gestoßene Bewegung* als definierte Formen herausstellen konnten (BIRKMAYER), haben wir diese Bewegungen an den Beginn unserer Untersuchungsreihe gesetzt. Als einfache Führungsbewegung wurde gefordert, eine an der Wand vorgezeichnete gerade Linie mit der Hand in der Luft gleichmäßig nachzufahren. Beobachtet wurde dabei, ob diese Bewegung gleichmäßig erfolgte und ob sie von der Vorlage abwich. Der Zusammenstellung liegen Protokolle von 180 Hirnverletzten zugrunde. Um die Befunde vergleichen zu können, mußten wir den registrierten Bewegungsablauf nach bestimmten Gesichtspunkten werten. Bei der Führungsbewegung wurde eine gleichmäßig geführte Bewegung mit 1 bewertet. Eine leicht sakkadierte mit 2. Eine stärkere Unregelmäßigkeit, wo die einzelnen Bewegungsteile zeitlich unterbrochen waren, mit 3. Wenn die geführte Bewegung überhaupt keinen einheitlichen Fluß mehr zeigte, sondern aus völlig abgehackten aneinandergereihten Bewegungen bestand, wurde dies mit 4 bewertet. Es wurden Fälle aller klinischen Syndrome untersucht. Dies sollte die Frage entscheiden, ob ein umschriebener Defekt auch eine spezifische Leistungspathologie nach sich zieht oder ob etwa kategorial im Sinne GOLDSTEINS bei allen Hirnverletzten eine Verschiebung des Leistungsniveaus auftritt.

Gruppe I.

In Tab. 16 sehen wir die Übersicht über die Führungsbewegung von 180 Hirnverletzten. In der 1. Spalte sind die Ergebnisse von 23 Hemiplegien. Zwei Fälle zeigten an der gelähmten Hand eine sehr gute Gleichmäßigkeit der

Bewegung, drei eine gute, drei eine genügende und 15 eine ungenügende. Damit ist gezeigt, daß es für die überwiegende Mehrzahl der schweren Lähmungen unmöglich ist, mit dem Arm eine gerade Linie gleichmäßig zu verfolgen. Da die Führungsbewegung an sich eine hochorganisierte Form ist, verwundert dieses Ergebnis bei der Desorganisation nach zentralen Lähmungen nicht. Viel überraschender ist die Tatsache, daß drei Patienten die Wertung gut und zwei sogar sehr gut zeigten. Im Vergleich zu normalen Versuchspersonen sei

Tabelle 16. Geführte Bewegung.

Note		Gleichmäßigkeit				Abweichen			
		1	2	3	4	1	2	3	4
H. P.	G.	14	5	4		11	8	3	1
	K.	2	3	3	15	1	1	8	13
H. Pa.	G.	58	21	1		61	11	7	1
	K.	21	29	19	11	46	11	16	7
T. A.	G.	11	1			9	3		
	K.	1	6	3	2	6	3	1	2
O. A.	G.	1	2	1			3		1
	K.		2	1	1		1	2	1
Opt.	G.	17	4	1		15	4	3	
	K.	9	8	4	1	11	4	6	1
Or.	G.	4	1			3	1	1	
	K.	1	2	2		1	3	1	
Aph.	G.	11	3			13		1	
	K.	6	6	2		10	2	2	
Allg.	G.	3		1		1	3		
	K.	2	1	1		1	1	2	
H. V.	G.	15				13	1	1	
	K.	7	8			9	5	1	

H. P. = Hemiplegiker
H. Pa. = Hemiparetiker
T. A. = Taktile Agnostiker
O. A. = optische Agnostiker
Opt. = optische Störungen (Hemianopsie, zentr. Sehschwäche)
Or. = Orientierungsstörungen
Aph. = Aphatiker
Allg. = Hirnverletzte mit schwerer allgemeiner Leistungseinbuße
H. V. = Hirnverletzte ohne Ausfallserscheinungen
G. = gesunde Extremität
K. = kranke (bzw. herdkontralaterale) Extremität

gesagt, daß der Normale die einfache Aufgabe, eine gerade Linie mit der Hand zu verfolgen, immer sehr gut löst. Die Hemiplegiker, die eine sehr gute und eine gute Gleichmäßigkeit zeigten, konnten dies nicht im vollen Bewegungsumfang, sondern nur über verschieden kurze Wegstrecken, die sich um die Mittelstellung des Schultergelenks bewegten. Wir sehen daraus, daß die normale Leistung der Bewegung sich zuerst in der Mittelstellung der Gelenke aufbaut und dort eine hohe Organisationsstufe erreicht. Es ist nicht etwa so, daß in der Mittelstellung der Gelenke eine sehr gute Bewegungsausführung möglich wäre und mit zunehmender Exkursion die Ausführung schlechter würde, sondern in dieser kleinen Exkursionsbreite ist die Bewegung gut und an der Grenze hört die Beweglichkeit überhaupt auf. Es besteht innerhalb einer gewissen Breite eine hochorganisierte Bewegungsform, die an der Grenze nicht in eine weniger organisierte übergeht, sondern überhaupt aufhört. Die individuelle

Verschiedenheit dieser Breite zeigt, daß sich diese Zone der guten Bewegungsform wie die anderen Rückbildungssymptome durch revolutionäre Sprünge erweitert. An der gesunden Extremität sahen wir bei 14 Patienten eine sehr gute Ausführung, bei fünf eine gute und bei vier eine genügende Leistung. Es ist dies eine Verteilung, die weit schlechter ist als bei normalen Versuchspersonen. Wir sehen daraus, daß bei neun von 23 Hemiplegikern auch auf der gesunden Extremität die Fähigkeit, gleichmäßige Führungsbewegungen zu vollziehen, schwer beeinträchtigt ist. Im Bezug auf die Führungsbewegungen muß man daher annehmen, daß durch einen schweren Defekt einer Hirnhemisphäre auch die motorische Leistung der gleichseitigen Extremität geschädigt ist. Noch deutlicher kommt dies bei der Bewertung von der Abweichung der vorgezeigten Linie zum Ausdruck. Hier sehen wir an der gesunden Extremität einen Fall mit Leistung 4, drei mit Leistung 3, acht mit Leistung 2 und elf mit Leistung 1. Die Fähigkeit, eine gerade Linie zu verfolgen, ist danach auch auf der nichtgelähmten Seite im hohen Prozentsatz gestört. Wir sehen daraus, daß eine so hochentwickelte Funktion wie die Führungsbewegung eine hochdifferenzierte Zusammenarbeit der motorischen Zentren erfordert und daher bei Ausfall einer Zentralstelle eine gestörte Funktion auch an der nicht unmittelbar betroffenen Extremität auftritt. In der nächsten Spalte sind die Ergebnisse von 80 Hemiparesen zu sehen. An der kranken Extremität haben 21 Fälle die Ausführung sehr gut, 29 gut, 19 genügend und elf ungenügend. Die elf Fälle mit ungenügend entsprechen nicht ganz 14%, während bei den Hemiplegien über 60% eine unzureichende Leistung zeigten. Die leichtere Lähmungsform, die klinisch als Parese bezeichnet wird, ist demnach nicht nur durch die weniger reduzierte Kraftleistung gekennzeichnet, sondern die Fähigkeit, geführte Bewegungen auszuführen, ist ebenfalls weniger gestört. Auch hier war die gleichmäßige Führungsbewegung nicht im normalen Bewegungsumfang möglich, sondern in einer individuell schwankenden Breite. An der gesunden Extremität sehen wir nun einen Fall mit einer genügenden Ausführung, der geringere Defekt der geschwächten Extremität hat also wesentlich seltener eine krankhafte Führungsbewegung auf der gesunden Seite zur Folge als bei den Hemiplegien. Analog verhalten sich die Werte bezüglich des Kriteriums des Abweichens von der geraden Linie. Sieben Fälle scheinen mit einer Bewertung 3 und einer mit der Bewertung 4 auf. Man darf daraus vielleicht schließen, daß das Einhalten des geforderten Weges eine höher differenzierte Leistung ist als die Gleichmäßigkeit der Bewegungsausführung, denn selbst bei den Hemiparesen sind selbst auf der gesunden Extremität pathologische Ausführungen relativ häufig. In der nächsten Spalte sind zwölf Fälle von Tastlähmungen registriert. An der gestörten Extremität sieht man bei fünf eine schlechte Gleichmäßigkeit, während auf der gesunden Extremität bei fast allen Fällen eine sehr gute Ausführung vorhanden ist. Der hohe Prozentsatz an schlechter Führungsbewegung an der kranken Extremität ist zu erwarten. Die Motorik ist bei gestörter Tastwahrnehmung regelmäßig mitbetroffen (BIRKMAYER), die gegenseitige Verschränkung der sensiblen und motorischen Faktoren und die Steuerung der Bewegung ist nicht nur im Wahrnehmungsakt des Tastens, sondern auch bei der abstrakten Führungsbewegung gestört. Als Resultat sehen wir in hohem Prozentsatz eine gänzlich unzulängliche Gleichmäßigkeit der Führungsbewegung. Das Abweichen von der geraden Linie ist hingegen seltener krankhaft verändert. Zwei Fälle zeigen die Note 4, einer 3 und sechs 1. Man kann sich vorstellen, daß das Nachfahren einer Linie optisch proleptisch entworfen wird und daher bei der einzelnen Ausführung die Leistung durch die Empfindungsstörung wenig verändert ist. Die Funktion der Gleichmäßigkeit der geführten Bewegung ist scheinbar mehr an den afferenten Schenkel gebunden, weshalb diese Funktion bei den Tastlähmungen schwere Leistungsverschlechterung erleidet. Die gesunde Extremität zeigt normale oder fast normale Leistungen. Bei den Tastlähmungen ist demnach die gesunde Extremität in ihrer Fähigkeit, geführte Bewegungen auszuführen, nicht beeinträchtigt. In der nächsten Spalte sind vier optische Agnosien. In der kranken Extremität (kontralateral dem Sitz der Hirnläsion) sehen wir bei zwei Fällen eine ungenügende Gleichmäßigkeit, bei zwei eine gute, bei keinem Fall jedoch eine sehr gute. Alle vier Fälle haben neben objektagnostischen Störungen eine Gesichtsfeldeinschränkung, sie konnten daher die gerade Linie nicht übersehen, und zweitens fehlte ihnen auch der Impuls, die gerade Linie optisch zu übersehen. Es ist daher auch nicht verwunderlich, daß die Führungsbewegung abgesetzt vollzogen wurde. Der gleichmäßige Fluß war ähnlich sakkadiert, wie die Lesebewegung der Augen bei einer hemianopischen Lesestörung. Die Tatsache, daß die dem Herd homolaterale Extremität bessere Leistungen aufweist, ist auffällig. Klinisch nachweisbare Zeichen einer Parese oder Sensibilitätsstörung bestanden auf der kontralateralen Seite nicht. Einen möglichen Hinweis könnte die stets vorhandene kontralaterale Gesichtsfeldeinschränkung geben. Das würde zwar erklären, daß z. B. bei rechtsseitiger Hemianopsie die Führungsbewegung der rechten Hand nach rechts ungleichmäßig ausgeführt wird, aber nicht, daß die Führungsbewegung der linken Hand nach rechts besser ausgeführt wird als mit der rechten. Tatsächlich konnten wir beobachten, daß die geführte Bewegung nach der hemianopischen Seite von beiden Händen ungleichmäßiger ausgeführt wird. Für die Führungsbewegung der Augen ist dies bekannt, daß sie nach der Seite der Hemianopsie häufig sakkadiert verlaufen. Da wir aber auch sahen, daß die Führungsbewegung der homolateralen Hand nach beiden Seiten gleichmäßiger und flüssiger ausgeführt wird, muß man eine hemisphärische Zusammenarbeit der seh- und motorischen Sphäre annehmen, wodurch eine Läsion der optischen Sphäre eine Fehlleistung der geführten Bewegung der kontralateralen Extremität verursacht. Weniger ausgeprägt sehen wir diesen Befund beim Abweichen von der geraden Linie. Die sakkadierte Ausführung der geführten Bewegung bei diesen Fällen ist nicht an die Tatsachen der optischen Erkennungsstörung gebunden, sondern an die optomotorische Störung. Dies geht aus der nächsten Spalte hervor. Es wurden 22 Hirnverletzte mit okzipitalen Verletzungen untersucht, die alle hemianopisch waren, aber keine Erkennungsstörung aufwiesen. Auch bei ihnen sieht man, daß die Gleichmäßigkeit der Führungsbewegung an der kontralateralen Extremität stärker als auf der homolateralen leidet. Vier Fälle der homolateralen Extremität und acht Fälle der kontralateralen zeigen eine Wertung von 2, einer auf der homolateralen und vier auf der kontralateralen eine Bewertung 3 und einer auf der kontralateralen die Note 4. Damit ist hinlänglich herausgestellt, daß die bei Hinterhauptlappenverletzung auftretende optomotorische Störung die Gesamtmotorik beeinflußt. Zunächst ist dies nur ersichtlich an der besonderen Form der geführten Bewegung. An der kontralateralen Extremität sind die geführten Bewegungen in höherem Prozentsatz ungleichmäßig als an der homolateralen. Auch bei diesen optisch gestörten Fällen bestanden klinisch keine nachweisbaren Paresen. Man sieht daraus, daß die Motorik der Augen mit der Motorik des Körpers in inniger Korrelation steht und ein Defekt in einem System das gesamte motorische Leistungsniveau senkt. An der geführten Bewegung läßt sich dies an den Extremitäten exakt demonstrieren. In der nächsten Spalte scheinen fünf Patienten mit landschaftlicher Orientierungsstörung auf. Sie hatten die Verletzung rechts parietookzipital und zeigten eine Gesichtsfeldeinschränkung links. Die Gleichmäßigkeit der geführten Bewegung an der homolateralen Extremität war bei fast allen Fällen sehr gut, auf der kontralateralen Seite hatten zwei Fälle bloß eine genügende Ausführung. Die Erklärung für die schlechte Gleichmäßigkeit an der kontralateralen Extremität ist die gleiche wie bei den optisch gestörten Patienten, die Störung der Augenmotorik steht in inniger Korrelation mit den Extremitäten, daher gelingt auf der kontralateralen Extremität die Führungsbewegung nur unvollständig. Die gestörte Blickmotorik konnte bei diesen Fällen klinisch nicht mehr nachgewiesen werden. Wir konnten an anderer Stelle zeigen, daß bei 56 Fällen mit Orientierungsstörung nach vestibulärer Kaltspülung nur die langsame Komponente des Nystagmus in Erscheinung trat. Das Fehlen der raschen Komponente wurde von uns als fehlende Kompensation auf den vestibulären Reiz gedeutet. Diese gestörte Blickmotorik wurde als eine ursächliche Komponente der Orientierungsstörung angesehen. So wie sich dieser Defekt bei der Orientierung in der Landschaft motorisch auswirkt, sehen wir auch bei der geführten Bewegung der Extremitäten eine schlechte, unvollkommene Leistung. Der Zusammenhang zwischen Blickmotorik und Gesamtmotorik ist dadurch wieder belegt. Weniger deutlich ist dies beim Abweichen der geraden Linie zu sehen. Hier zeigen beide Extremitäten nur in einem Fall eine Bewertung 3, was wohl als Zufallsbefund anzusehen ist. In der nächsten Spalte sind 14 motorische Aphasien zusammengestellt, es waren dies Fälle, wo neben der Aphasie keine klinisch nachweisbare Lähmung bestand. Trotzdem hatten zwei Fälle davon an der kontralateralen Extremität eine Wertung der Gleichmäßigkeit von 3, sechs Fälle von 2 und sechs Fälle mit 1. Es überrascht zunächst, daß bei motorischen Sprachlähmungen die Leistung einer geführten Bewegung der Extremitäten sich in so hohem Prozentsatz normal zeigt, bezüglich des Abweichens von der Geraden waren die Ergebnisse noch besser und den normalen Versuchspersonen angeglichen. Wir sehen daraus, daß die gestörte Sprachmotorik eine geringe Beeinträchtigung der geführten Bewegung mit sich zieht. Es ist dies eine Tatsache, die mit unseren Erfahrungen auf dem Gebiet der Heilgymnastik und des Sportes im vollen Einklang steht. Patienten mit schwer gestörtem Sprachantrieb zeigten im Sportbetrieb sogar bei Kampfspielen keinerlei Ausfallserscheinungen, sie spielten wendig und fintenreich mit richtigem Spielverständnis. Auf der anderen Seite erfüllten sich die Hoffnungen, die wir an die Übungsbehandlung zur Belebung des Sprachantriebes knüpften, nicht, wir hatten jedenfalls nicht den Eindruck, daß durch die sportlichen Übungen die Sprachleistung gebessert wurde, ausgenommen davon sind Schreibübungen der linken Hand, die, wie schon Pötzl angeführt hat, stets einen fördernden Einfluß auf die Sprachfunktion hatten. Nach diesen Erfahrungen scheint uns die Sprachfunktion eine von der gesamten Motorik emanzipierte Funktion zu sein. Da die Sprachfunktion nach K. Bühler den letzten revolutionären Sprung vom Tier zum Menschen darstellt, müssen wir uns vorstellen, daß sie sich bei diesem Schritt auf eine besonders differenzierte Funktionshöhe entwickelt hat und dadurch die innige Korrelation mit der Gesamtmotorik verlorengegangen ist. Das Beispiel der Führungsbewegung würde dies wahrscheinlich machen. In der nächsten Spalte sind vier Fälle mit schwerer allgemeiner Leistungsschwäche (hochgradige Demenz und Ermüdbarkeit) festgehalten. Hier sehen wir zwischen homolateraler und kontralateraler Extremität keine wesentliche Differenz. Ein Fall zeigte an beiden Extremitäten nur eine genügende Gleichmäßigkeit. Es handelte sich bei ihm um einen allgemeinen hochgradigen Leistungsabbau, der auch auf dem motorischen Sektor bewirkte, daß die Führungsbewegung unzulänglich ausgeführt wurde. In der letzten Spalte wurden 15 Hirnverletzte registriert, die keine wesentlichen klinischen Ausfallserscheinungen boten. Die Gleichmäßigkeit der Führungsbewegung ist bei ihnen an der kontralateralen Extremität zirka 50% schlechter als auf der homolateralen Seite. Trotz fehlender klinischer Befunde sieht man daraus doch, daß die Funktion der lädierten Hirnstelle bei feinster Prüfung eine schlechtere Leistung bietet. Das gleiche gilt für das Abweichen von der Geraden. Außer dieser einfachen Form der Untersuchung der Führungsbewegung verwendeten wir auch einen ähnlichen Apparat wie THORNDIKE und RUPP. Es muß mit einem Metallstift eine bestimmte Linie nachgezogen werden. Wenn die Versuchspersonen von dieser Linie abweichen, kommt es zu einem Kontaktschluß und es ertönt ein Klingelzeichen. Da die Bewegungsstrecken dabei sehr klein sind, kann man die Gleichmäßigkeit schlechter beurteilen, bezüglich des Abweichens ergaben sich aus dieser Untersuchungsreihe keine neuen Befunde.

In Untersuchungen von geführten Bewegungen bei Normalen konnten wir früher zeigen, daß auch hier die Führungsbewegung nicht vollkommen gleichmäßig ausgeführt wird (BIRKMAYER). Da bei der Führungsbewegung Agonisten und Antagonisten in regellosem Einsatz gleichzeitig tätig sind (WACHOLDER), ergibt sich auch bei Normalen eine geringe Verschiebung der Bahngeschwindigkeit. Diese Sakkaden liegen aber unterhalb der Schwelle unserer Wahrnehmung. Sowohl der optischen Wahrnehmung des Untersuchers als der Eigenwahrnehmung der Versuchsperson. Die Führungsbewegung ist auch unabhängig von äußeren Kräften, wie Schwer- und Fliehkraft; dies setzt einen dauernden nervösen Kompensationsvorgang voraus. Es gibt Muskeln, die bei der Führungsbewegung dauernd der Schwerkraft und der Elastizität der Gewebe entgegenwirken. Dieser erhöhte neuromuskuläre Einsatz oder, wie es R, WAGNER ausdrückt, diese erhöhte Reflexbereitschaft zieht eine, wenn auch geringe, sakkadierte Bewegung nach sich. Diese Sakkaden der geführten Bewegung sind im krankhaften Fall nach cerebralen Verletzungen so stark, daß sie bei bloßer Beobachtung feststellbar sind. Bei den gelähmten Patienten sind diese Bewegungssakkaden besonders stark ausgeprägt, aber auch bei den anderen klinischen Syndromen traten sie deutlich in Erscheinung, zumindest in einem von Normalen stark abweichenden Prozentsatz. Wir sehen daraus, daß zum Zustandekommen einer geführten Bewegung die Zusammenarbeit aller nervösen Zentren notwendig ist. Die Führungsbewegung, als eine besonders differenzierte Bewegungsform, zeigt nach Hirnverletzungen, unabhängig von den klinischen Ausfallserscheinungen, eine kategorial veränderte Leistung. Man könnte dies als feinste Form einer motorisch-kategorialen Fehlleistung auffassen. Gleichzeitig sehen wir aber auch, daß massive Ausfallserscheinungen, wie motorische Aphasien, Orientierungsstörungen oder schwere allgemeine Leistungsschwäche, keine besondere Störung der Führungsbewegung erkennen lassen. Es gibt demnach cerebrale Verletzungen, die zu kategorialen Fehlleistungen führen, und solche, die eng umschriebene Syndrome verursachen. Zunächst kann dies nur an dem Beispiel der Führungsbewegung dargestellt werden. Bezüglich des Abweichens der Führungsbewegung von der Vorlage haben MONTPELLIER und MCNEILL aus der Schule MICHOTTES ausgedehnte Untersuchungen angestellt. Sie fanden, daß beim Nachfahren von Figuren zwei Tendenzen auftreten, die eine, die die Vorlage genau kopiert, die zweite Tendenz neigt dazu, die Bewegung mit dem geringsten Aufwand auszuführen. Das Resultat dieser zwei Komponenten ist, daß die Bewegung schwunghaft wird und sich der Hin- und Herbewegung WACHOLDERS nähert, dabei aber wesentlich von der Form abweicht. Sie konnten zeigen, daß wesentliche Abweichungen von der Vorlage bei Veränderung der Geschwindigkeit auftreten. Das An- und Abschwellen der Geschwindigkeit ist ein charakteristisches Merkmal der schwunghaften Bewegung. Es kommt durch die Untersuchungen zutage, daß der Übergang von der geführten zur schwunghaften Bewegungsausführung der Augenblick ist, wo die Bewegung von der vorgeschriebenen Bahn abweicht, also die Präzision leidet. Diese Entgleisung der geführten Bewegung in eine schwunghafte Ausführung kam bei den Versuchspersonen der beiden Autoren vor, da sie mit der Aufgabe, der Bewegung genau nachzufahren, die Aufgabe verbanden, sie möglichst rasch und ökonomisch auszuführen. Das Abweichen unserer Patienten von der Vorlage ist aber nicht durch einen Übergang von der geführten zur schwunghaften Bewegung zu erklären. Das Abweichen stellt bei unseren Versuchspersonen eine Unordnung der neuromuskulären Zusammenarbeit dar, die durch die zentrale Verletzung verursacht wurde. Das Tempo der Bewegung war bei den Hirnverletzten nicht wesentlich verschieden von den Normalen. Nur zwei Patienten hatten eine extrem langsame Führungsbewegung, die aber sehr gleichmäßig und ohne Abweichen erfolgte. Es waren dies Patienten, die ein an die Starre des Postenzephalitikers erinnerndes Syndrom hatten. Der allgemeinen Starre und Ausdruckslosigkeit paßte sich die starre, gleichmäßig vollzogene Führungsbewegung adäquat an. Zusammenfassend wollen wir festhalten, daß das Tempo der Führungsbewegung im allgemeinen nach Hirnverletzungen unverändert war, daß bei Lähmungen in besonders hohem Prozentsatz die Gleichmäßigkeit und die Präzision der Ausführung gelitten hatten, daß bei optischen Störungen, besonders auf der kontralateralen Extremität, die Gleichmäßigkeit und Präzision pathologisch verändert war, daß hingegen bei den übrigen klinischen Syndromen die einfache Form der Führungsbewegung mit einem fast an das Normale grenzenden Leistungsniveau ausgeführt werden konnte.

Gruppe II.

Als einfachste Form der schwunghaften Bewegung wählten wir den Pendelschwung eines Armes. Weiterhin wurden Pendelschwünge beider Arme, und zwar gleichsinnig und alternierend, geprüft. Beobachtet wurde, ob die Bewegung frei und ungehemmt ablief oder Sperrungen und Hemmungen auftraten. In Tab. 17 sehen wir die Zusammenstellung aller Fälle. 1 waren die fehlerlosen Ausführungen, 2 leichte Versteifung und Bremsung im Ablauf, die normalerweise nur bei stark verkrampften Menschen vorkamen, 3 eine ungleichmäßig zerhackte Ausführung, die durch einzelne Versteifungen unterbrochen waren, 4 eine völlige Unfähigkeit zu einfachen Pendelschwingungen. In der ersten Spalte sehen wir die Hemiplegiker; von 23 Fällen konnten zwei mit dem gelähmten Arm sehr gut schwingen, zehn gut, neun genügend, bloß zwei ungenügend. Mit den gesunden Armen waren 18 Ausführungen sehr gut, drei gut und zwei genügend. Es fällt zunächst auf, daß wesentlich weniger Hemiplegiker eine insuffiziente Ausführung der schwunghaften Bewegung als der geführten zeigen. Daraus sieht man, daß die schwunghafte Bewegung innervatorisch einfacher zu aktivieren ist bzw. daß sie an sich auf einem tieferen Leistungsniveau steht. Der schwergelähmte Arm kann daher noch öfter eine einfache schwunghafte als eine geführte Bewegung ausführen. Auch an der gesunden Extremität sind die Zahlen mit schlechter Ausführung wesentlich geringer. Bei der schwunghaften Bewegung ist auch die Leistung der gesunden Extremität weniger gestört als bei der geführten Bewegung. Am besten waren die Schwungbewegungen, wenn beide Hände gleichzeitig und gleichsinnig geschwungen wurden. Das stimmt mit der FOERSTERschen Angabe der homolateralen Innervation überein und demonstriert, daß bei geringen Impulsen sich die homolaterale Innervation besser durchsetzt. Die schwunghafte Bewegung benötigt nur geringe Impulse, wie wir aus den Untersuchungen von ATZLER, WACHOLDER und aus eigenen Befunden wissen. Der geringe Impuls der schwunghaften Bewegung ermöglicht daher besonders leicht eine Mitinnervation der gelähmten Extremität. Bei der Führungsbewegung, die identisch ist mit der Versteifungsinnervation WACHOLDERS, kommt es durch die Dauerinnervation der gesunden Extremität auf der gelähmten Seite zu einer verstärkten Versteifung. Alternierende Schwungbewegungen der Arme waren schon viel seltener gut ausführbar. Zehn Fälle waren dazu überhaupt nicht imstande, es ist dies auch ohne weiteres verständlich. Der alternierende Schwung verlangt ein hohes Maß von Bewegungsfreiheit der einzelnen Extremität. Im vorigen Abschnitt haben wir gesehen, daß bei den schweren Lähmungen die Fähigkeit, eine Extremität isoliert zu bewegen, verlorengegangen ist und beim Versuch dazu sofort pathologische Mitbewegungen auftreten. Beim alternierenden Schwingen werden die Arme antagonistisch innerviert. Wenn dies auch mit geringen Impulsen in Gang gebracht wird, so erfordert es doch, daß die Beuger der einen Extremität erschlaffen, wenn die der anderen sich kontrahieren. Es ist eine isolierte Innervierbarkeit der gelähmten Extremität erforderlich, die bei zentralen Lähmungen nicht geleistet werden kann.

Tabelle 17. Geschwungene Bewegung.

Note		1	2	3	4
H. P.	G.	18	3	2	
	K.	2	10	9	2
H. Pa.	G.	67	7	3	
	K.	18	18	19	6
T. A.	G.	12			
	K.	8	1	2	1
O. A.	G.	3			1
	K.	3			1
Opt.	G.	22			
	K.	18	3		1
Or.	G.	2	1	1	1
	K.	1	1	2	1
Aph.	G.	11	3		
	K.	8	5	1	
Allg.	G.	4			
	K.	4			
H. V.	G.	15			
	K.	14	1		

In der nächsten Spalte sind die Hemiparesen registriert. Auch bei ihnen sind an der geschwächten Extremität die schwunghaften Bewegungen in viel höherem Prozentsatz normal als die geführten Bewegungen. Der geringe Defekt der Hemiparesen zeigt die bessere Ausführung der schwunghaften Bewegung noch deutlicher als der schwere Defekt der Hemiplegie. Es gilt hier allerdings auch das schon bei den Führungsbewegungen Gesagte, nämlich, daß die schwunghafte Bewegung an den gelähmten Extremitäten nicht im vollen Bewegungsumfang vollziehbar ist, sondern nur in einer wechselnden Exkursionsbreite. Diese Zone der freien schwunghaften Beweglichkeit war gleichfalls in der Mittellage der Gelenke und wurde durch plötzliche Verkrampfungen oder Versteifungen der Muskulatur blockiert. In der nächsten Spalte der Tastlähmungen sehen wir, daß mit dem gesunden Arm durchwegs sehr gut geschwungen wird, und selbst auf der gestörten Extremität schwingen acht sehr gut, zwei genügend und einer ungenügend. Wir sehen daraus, daß die schwunghafte Bewegungsform ein Leistungsniveau erfordert, das bei den Tastlähmungen erreicht wird. Bei den optischen Agnosien war die Ausführung bis auf einen Fall fehlerfrei. Diesem einen Fall fehlte vollständig die Vorstellung für eine schwunghafte Bewegung, sie konnte weder durch Vorzeigen noch durch passives Mitschwingen mit der Hand eines Gesunden induziert werden. Es gehört zu den Kriterien einer schwunghaften Bewegung, daß sie über lange Strecken motorische Vollzüge ohne Möglichkeit der Kontrolle ausführt. Man kann sich bei diesem Fall nur vorstellen, daß er durch sein eingeschränktes Gesichtsfeld und durch sein fehlendes Objekterkennen in seinem Wirkfeld derart eingeengt und gehemmt war, daß es ihm unmöglich war, seine Glieder auch nur vorübergehend unkontrollierbar und ungehemmt durch den Raum fliegen zu lassen. Diese Unfähigkeit stellt bei diesem Fall eine biologische Sicherungsmaßnahme gegen die Gefahren der Umwelt dar. Die Beherrschung des Raumes gehört zu den Voraussetzungen der schwunghaften Bewegung, weil sie sonst infolge ihrer Unkontrollierbarkeit Gefahren für das Individuum mit sich bringt. Auch die optisch gestörten Fälle zeigen eine sehr gute Ausführung der schwunghaften Bewegung. Die Orientierungsstörungen hingegen weisen ungefähr zur Hälfte der Fälle eine unzulängliche Ausführung auf. Der Orientierungsgestörte findet sich in der Umwelt nur mit ständig kontrollierbaren Bewegungen halbwegs zurecht, es ist deshalb für ihn eine biologische Notwendigkeit, auf eine schwunghafte Bewegungsausführung, die über weite Strecken unkontrollierbar verläuft, zu verzichten. Die Fehlleistung dieser Patienten beruht auf keinem innervatorischen Defekt, sondern stellt eine psychische Notwendigkeit dar, um den kohärenten Zusammenhang mit der Umwelt nicht zu riskieren. Bei den übrigen Syndromen der Hirnverletzten sahen wir fast durchgehend normal ausgeführte schwunghafte Bewegungen.

An der normalen Schwungbewegung konnten wir als besonderes Charakteristikum das allmähliche Ansteigen der Geschwindigkeit zeigen, daraus resultiert ein wellenförmiger sinusoidaler Verlauf. Die schwunghafte Bewegung ist identisch mit der Hin- und Herbewegung Wacholders, der im Aktionsstrom zeigen konnte, daß große Strecken der Bewegung ein Fehlen des aktiven Krafteinsatzes erkennen lassen. Die schwunghafte Bewegung führt alle Bewegungen mit größtmöglicher Ökonomie durch (Atzler, Wacholder). Der allmähliche Krafteinsatz räumt den passiven Kräften der Trägheit und Elastizität der Gewebe eine breite Entfaltung ein. Die Ausnützung dieser passiven Kräfte ist eine wesentliche Voraussetzung der schwunghaften Bewegung. Der geringe Krafteinsatz und die einfache innervatorische Steuerung ermöglicht auch den schwersten Defektformen nach cerebralen Verletzungen einen adäquaten Vollzug. Aus den gleichen Gründen ist die schwunghafte Bewegung von der homolateralen Hemisphäre gut induzierbar. Nur die optische Agnosie und Orientierungsstörung zeigen fallweise eine Unfähigkeit der schwunghaften Bewegungsausführung.

Gruppe III.

Als nächste Form untersuchten wir die gestoßene Bewegung. Die Versuchspersonen hatten die Aufgabe, gegen einen Medizinball, den der Untersucher mit beiden Händen vor seiner Brust hielt, einen kräftigen, geraden Stoß auszuführen. Beobachtet wurde, ob der Stoß zielgerecht war und ob die Kraftentladung eine plötzliche war. In Tab. 18 sehen wir die entsprechende Übersicht. Die Zielsicherheit wurde folgendermaßen bewertet: Das richtige Treffen des Balles mit 1, das Treffen am Rand mit 2, wenn der Stoß daneben ging mit 3, wenn er die Richtung zum Ball überhaupt verfehlte mit 4. Bei der Kraftentfaltung wurde eine plötzliche, kräfte Entladung mit 1 gewertet, eine kräftige, aber nicht so plötzliche mit 2, wenn die Kraftentladung eine langsame war und der Stoß mehr einem Drücken entsprach, mit 3, und wenn überhaupt keine Kraftentfaltung beobachtet wurde, mit 4. In der ersten Spalte sehen wir bei den Hemiplegien auf der gelähmten Seite folgende Bewertung: zwei mit 1, sieben mit 2, fünf mit 3, neun mit 4; auf der gesunden Seite 19 mit 1, zwei mit 2, zwei mit 3. Die Ursache des Vorbeistoßens bei den Gelähmten lag daran, daß sie statt des geforderten geraden Stoßes eine Bewegung produzierten, die in der Boxersprache als Haken bezeichnet wird. Dieser sogenannte Haken stellt eine Kombination einer Streckbewegung im Ellbogengelenk mit einer Adduktion im Schultergelenk dar, der Arm wird nur bis in die halbgestreckte Stellung gebracht und die Faust durch Adduktion im Schulter-

Tabelle 18. Gestoßene Bewegung.

Note		Kraftentfaltung				Zielrichtung			
		1	2	3	4	1	2	3	4
H. P. . . .	G.	17	4		2	19	2		2
	K		7	7	9	2	7	5	9
H. Pa. . .	G.	77	3			80			
	K.	32	30	10	8	63	6	3	8
T. A. . . .	G.	11	1			12			
	K.	6	4		2	9		1	2
O. A. . .	G.	3		1		4			
	K.	3		1		4			
Opt.	G.	21	1			21	1		
	K.	17	4	1		21	1		
Or.	G.	4	1			5			
	K.	3	2			5			
Aph. . . .	G.	12	2			14			
	K.	10	4			14			
Allg. . . .	G.	2	2			4			
	K.	1	3			4			
H. V. . . .	G.	15				15			
	K.	12	2	1		15			

gelenk an das Ziel geführt. Bei unseren Patienten mit Lähmungen war diese Adduktion im Schultergelenk keine willkürlich innervierte, sondern stellte sich zwangsläufig beim Intendieren des Streckaktes ein. Die daraus resultierende Bewegung entspricht der extrapyramidalen Strecksynergie FOERSTERS, bei der bekanntlich neben der Streckung im Ellbogengelenk eine Adduktion im Schultergelenk auftritt. Bei den gelähmten Patienten konnte die Streckung des Ellbogengelenkes nur bis zur Hälfte durchgeführt werden und dann schoß unwillkürlich die Adduktion im Schultergelenk ein, die natürlich das Verfehlen des Zieles bewirkte. Bei zwei Fällen trat auch auf der gesunden Seite eine ungenügende Zielsicherheit auf. Die Ursache bestand darin, daß sie infolge ihrer schweren Halbseitenlähmung die intakte Körperhälfte zur Aufrechterhaltung des Gleichgewichtes voll beanspruchten. Jeder Stoß hätte dieses Gleichgewicht aufs schwerste erschüttert. Aus diesem Grund war bei diesen zwei Patienten auf der gesunden Seite der Stoß ganz kraftlos und unsicher. Bei der Beurteilung der Kraftentladung hatten neun Patienten auf der gelähmten Seite die Note 4, sieben 3 und sieben 2. Die insuffiziente Leistung beim Hemiplegiker nimmt nicht wunder. Schon aus der klinischen Prüfung des Dehnungswiderstandes der Muskulatur wissen wir, daß bei raschen Bewegungen der Dehnungswiderstand plötzlich einschießt und die Beweglichkeit behindert. Bei der Analyse der stoßenden Bewegung konnten wir seinerzeit als charakteristischen Befund herausstellen, daß es beim Stoß zu einer plötzlichen Zunahme der Geschwindigkeit und der Kraft kommt. Durch diese plötzliche Zunahme ist die Bewegung, wenn sie einmal intendiert ist, nicht mehr modifizierbar. Die Faust des Boxers ist gewissermaßen ein Objekt, das dem Gegner an den Kopf geschleudert wird, und für diese Zeit insofern aus dem Körperschema abstrahiert, als der Wille nicht mehr die Möglichkeit hat, diesen intendierten Impuls zu steuern. Die plötzliche Kraftentladung muß aber bis an die Gelenkgrenze wieder absorbiert sein, was nach RIEGER durch den Rückstoßreflex zustande kommt. Dieser Reflex ist bekanntlich bei zentralen Lähmungen so verstärkt, daß die plötzliche Kraftentfaltung des Stoßes sofort einen erhöhten Dehnungswiderstand mobilisiert, der die Bewegung entweder plötzlich bremst oder durch innere Reibung derart verlangsamt, daß keine Stoßbewegung zustande kommt, sondern ein Drücken. Die besondere Bewegungsform des Stoßes, die eine plötzliche Kraftentladung auf das mindestens Siebenfache des anfänglichen Wertes erfordert ((BIRKMAYER), ist bei zentralen Lähmungen nicht möglich, da der erforderliche Kraft- und Geschwindigkeitsanstieg durch den freigemachten Dehnungswiderstand absorbiert wird. Rein äußerlich schaut die Stoßbewegung dann häufig so aus, als wenn ein Gesunder gegen eine zähe Masse, etwa gegen dicken Schlamm, stößt. Die äußere Reibung ist dabei so stark, daß der zum Stoß notwendige Geschwindigkeitsanstieg nicht möglich ist. Es kann demnach durch Veränderung der äußeren Bedingungen, z. B. durch Erhöhung der äußeren Reibung, die plötzliche Kraftentladung ebenso unmöglich sein wie im pathologischen Fall durch Erhöhung des Dehnungswiderstandes. Es ist naheliegend, hier den Ausdruck innere Reibung zu verwenden.

Aus der Spalte der Hemiparesen sehen wir, daß der Prozentsatz der normalen Zielsicherheit sehr hoch ist. 63 hatten die Note 1, sechs 2, drei 3 und acht 4, während auf der gesunden Extremität alle sehr gute Leistungen boten. Die Innervationsfähigkeit der geschwächten Extremität ist schon so weit gebessert, daß bei einer Streckung nur mehr selten die gesamte Strecksynergie mit Adduktion im Schultergelenk aktiviert wird, während die Hemiparesen im hohen Ausmaß eine isolierte Innervierbarkeit der Ellbogenstrecker zeigen und damit die Zielsicherheit des Stoßes eine sehr gute wird, ist die Kraftentladung des Stoßes im wesentlich geringeren Prozentsatz der Norm angeglichen. 32 Patienten zeigen die Note sehr gut, 30 gut, zehn genügend und acht ungenügend. Die Leistungen erklären sich einerseits aus der noch immerhin herabgesetzten Kraftleistung an sich und aus dem reflektorischen Dehnungswiderstand, der von der verfügbaren Kraftleistung noch ein erhebliches Maß absorbiert. Das Bewertungsergebnis der Zielsicherheit und Kraftentladung bei den Hemiparesen zeigt, daß der Dehnungsreflex längere Zeit wirksam ist als die zwangsläufige Innervation der gesamten Strecksynergie. Bei den Hemiparesen tritt beim Versuch einer isolierten Streckbewegung im Ellbogengelenk die zwangsläufige Mitbewegung der Adduktion nicht mehr auf, wodurch die Zielsicherheit des Stoßes eine sehr gute wird. Die Plötzlichkeit der Kraftentladung mobilisiert an der paretischen Seite einen erhöhten Dehnungswiderstand, der von der verfügbaren Kraft so viel aufsaugt, daß das Resultat kein richtiger Stoß mehr ist. In der Spalte der Tastlähmung sehen wir an der gestörten Extremität zweimal die Note 4 und einmal die Note 3 bezüglich der Zielsicherheit. Die Kraftentladung wurde ebenfalls bei zwei Patienten mit 4 bewertet. Diese Fehlleistung resultiert nicht aus dem besonderen Innervationsverhältnis, sondern aus der Tatsache, daß die Hand, deren Tastvermögen gestört ist, gleichsam aus dem Aktionsschema ausgeschaltet ist. Die Tastwahrnehmung ist die normale Funktion der Hand, wenn diese Funktion fehlt, ist die Hand für den Patienten biologisch wertlos, mehr noch, sie stellt geradezu ein Hindernis im praktischen Leben dar. Sie wird daher mehr oder weniger aus dem Aktionsschema des Körpers abstrahiert und kann dann auch bei Verrichtungen, die sie noch leisten könnte, nicht plötzlich wieder ein bewußtes Werkzeug werden, sie kann daher auch nicht als ein Objekt auf ein Ziel geschleudert werden, wie es der Stoß erfordert. Es ist daher auch verständlich, wenn die Kraftentladung bei solchen Patienten nur eine geringe ist. Es trifft dies natürlich nur bei den schwersten Formen von Tastlähmungen zu. Von unseren zwölf Patienten mit Tastlähmungen haben nur zwei eine ungenügende Stoßleistung. Aus den übrigen Spalten sehen wir, daß bei den übrigen Syndromen die Zielsicherheit des Stoßes sehr gut ist, nur die Kraftentfaltung zeigt bei den meisten Syndromen fallweise an den kontralateralen Extremitäten schlechte Leistungen. Trotzdem keine nachweisbaren klinischen Zeichen einer Parese bestanden, konnten diese Patienten mit diesen Extremitäten nicht normal kräftig stoßen. Die plötzliche Kraftentladung des Stoßes erfordert das Freiwerden der gesamten Energie innerhalb einer kurzen Zeit und gleichzeitig eine Aufsaugung dieser freigewordenen Kraft durch reflektorische Mechanismen. Der Stoß stellt somit eine hochqualifizierte Leistung dar, die auch bei leichten Läsionen nicht mehr kohärent ausgeführt werden können.

Zusammenfassend ist über die Ergebnisse der geführten und gestoßenen Bewegung bei Hirnverletzten folgendes zu sagen. Die geführte Bewegung stellt die höchste Organisationsstufe dar und ist daher auch nach Hirnverletzungen am leichtesten störbar bzw. am schwersten betroffen. Besonders deutlich sieht man dies an den zentralen Lähmungen, die einen besonders hohen Prozentsatz an unzureichender Führungsbewegung aufweisen. Von den übrigen Syndromen zeigen insbesondere alle optisch gestörten Patienten eine schlechte Ausführung der Führungsbewegung. Die gestoßene Bewegung zeigt ebenfalls bei den zentralen Lähmungen einen hohen Prozentsatz an insuffizienter Leistung. Die Fehlleistung entsteht einerseits durch das Aktivieren der gesamten Strecksynergie am Arm, wodurch durch die Adduktion im Schultergelenk die Zielsicherheit leidet, anderseits durch den erhöhten reflektorischen Dehnungswiderstand, der durch die plötzliche Kraftentladung aktiviert wird und einen großen Teil der verfügbaren Kraft· aufsaugt. Die übrigen Syndrome zeigen geringere Störung. Die geschwungene Bewegung zeigt nach Hirnverletzungen die geringsten Fehlleistungen und ist auch von einem Teil der Gelähmten vollziehbar. Als Ursache dieser guten Leistung wurde der geringe Kraftaufwand angesehen, der zu einer schwunghaften Bewegung notwendig ist.

Die Gliederung der Bewegung nach der Form und nach dem Funktionsaufbau ergeben verschiedene Gesichtspunkte. Der Form nach ist die Führungsbewegung stets gleichbleibend, in jedem Augenblick modifizierbar und stellt ein Extrem einer möglichen Bewegungsausführung dar. Das andere Extrem oder am anderen Pol steht die stoßende Bewegung als eine Form, die durch explosive Entladung zustande kommt und, einmal intendiert, nicht mehr willkürlich gebremst oder modifiziert werden kann. Die schwunghafte Bewegung steht in der Mitte dieses abgegrenzten Feldes, sie ist gekennzeichnet durch einen rhythmisch an- und abschwellenden Krafteinsatz mit einem streckenweise kräftefreien Ablauf, sie untersteht nur an Bewegungsstrecken mit kleinem Krümmungsradius der willkürlichen Beeinflußbarkeit. Dies wäre eine Gliederung der Bewegung nach der Form. Nach den Ergebnissen der Untersuchungen an Hirnverletzten läßt sich auch eine Gliederung der Bewegung nach dem Funktionsaufbau bzw. -abbau treffen. Die schwunghafte Bewegung steht infolge ihres geringen Krafteinsatzes und ihres einfachen Innervationsmechanismus auf der tiefsten Funktionsebene. Sie ist daher bei den verschiedenen Läsionen am wenigsten beeinträchtigt. Die gestoßene Bewegung erfordert mit ihrer explosionsartigen Kraftentladung schon kompliziertere Innervationsvorgänge, sie ist daher bei den zentralen Lähmungen massiv gestört. Bei den übrigen Syndromen der Hirnverletzungen zeigt sich ein Mangel der plötzlichen Kraftentladung. Es stellt dies eine leichte Form einer fehlerhaft ausgeführten Stoßbewegung dar. Die Führungsbewegung stellt die oberste Funktion der biologischen Bewegungsform dar, sie ist daher beim Funktionsabbau am schwersten betroffen, und zwar nicht nur bei den zentralen Lähmungen, sondern auch nach Hirnverletzungen, die an sich keine groben motorischen Ausfallserscheinungen nach sich ziehen. Die Untersuchung der Führungsbewegung ist demnach der feinste Test für die motorische Leistungsfähigkeit. Die geführte Bewegung ist im motorischen Feld die höchstentwickelte Leistung des normal funktionierenden Gehirns. Ihre kohärente Funktion leidet schon bei geringen cerebralen Läsionen.

Gruppe IV.

Als nächste Gruppe wurde die Automatisationsfähigkeit einer an sich sinnlosen Bewegung untersucht. Auf einem Brett mit 64 10 cm großen Quadraten ließen wir eine bestimmte sternförmige Figur von der Hand ausführen (Abb. 9). Die fünf Quadrate mußten in bestimmter Reihenfolge mit den Fingern berührt werden, und zwar so rasch als möglich. Die dazu benötigte Zeit wurde gestoppt. Die Versuchsperson konnte die Bewegung so lange üben, bis sie annahm, daß sie am besten ging, dann wurde abermals die Zeit gestoppt. Nun wurden die Versuchspersonen aufgefordert, die gleiche Bewegung mit geschlossenen Augen auszuführen. Es wurde wieder die Zeit gestoppt und die Tippfehler registriert, die durch Danebenzeigen in ein falsches Feld entstanden waren. Nach zwei Stunden mußte die Versuchsperson die Bewegungsfigur wieder mit geschlossenen Augen nachfahren, wobei wieder Zeit und Tippfehler registriert wurden. In Tab. 19 sehen wir die entsprechende Übersicht. Die Wertung erfolgte folgendermaßen. Geschwindigkeit: eine Zeit bis 1,5 Sekunden mit 1, 1,5 bis 2 Sekunden mit 2, von 2 bis 3 Sekunden mit 3, über 3 Sekunden mit 4. Die normalen Versuchspersonen hatten durchweg die Note 1. In der Bewertung der Übungsfähigkeit wurde die gleiche Zeit zum Maßstab genommen. Wenn z. B. ein Patient zuerst die Zeit 2,5 Sekunden benötigte, bekam er in der Geschwindigkeitswertung 3, wenn er nach dem Üben nur mehr 1,2 Sekunden benötigte, wurde die Übungsfähigkeit mit 1 bewertet. Bei der blinden Ausführung wurde nach dem gleichen Gradmesser bewertet und zusätzlich noch die Treffsicherheit beurteilt. Kein Tippfehler wurde mit 1 bewertet, ein Tippfehler mit 2, zwei Tippfehler mit 3, mehr als drei mit 4. Bei der blinden Ausführung nach zwei Stunden, die als Merkfähigkeitsprobe angestellt wurde, erfolgte die Bewertung aus der zwischen der Zeit und Treffsicherheit resultierenden Marke. Hatte z. B. ein Patient nach zwei Stunden zwei Tippfehler gemacht, hatte er die Note 3, die Zeit betrug 1,2 Sekunden, daher die Note 1. Die Durchschnittsbewertung ergab daher die Wertung 2. Bevor wir auf die Besprechung

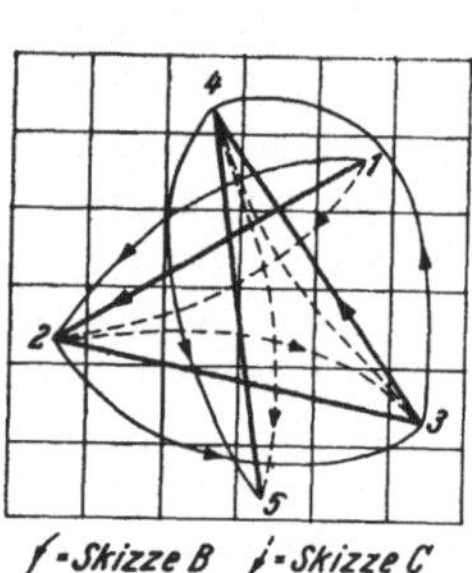

Abb. 9.

im einzelnen eingehen, einiges über die Bewegungsausführung. Gefordert wurde ein fünfeckiger Stern. Zuerst wurde dem Patienten die Figur vorgezeigt, bei der ersten Ausführung durch den Patienten war die Bewegung in einzelne Akte getrennt. Durch das Üben ergaben sich in der Folge zwei Ausführungsformen. Die einen versuchten die Formen abzurunden, um dadurch aus den einzelnen Teilen eine Komplexbewegung zu machen. Bei der anderen Gruppe waren die Verbindungslinien der Sternfigur ebenfalls Kurven, jedoch mit überspitztem Winkel. Die Bewegung war dabei an den Ecken abgesetzt, im ganzen jedoch eine einheitliche Gestalt. Diese beiden Typen bildeten sich heraus, je nachdem

Tabelle 19. Automatisationsfähigkeit einer Bewegung.

Note		Geschwindigkeit				Übungsfähigkeit				Blinde Gestaltung				Treffsicherheit				Merkfähigkeit			
		1	2	3	4	1	2	3	4	1	2	3	4	1	2	3	4	1	2	3	4
H. P. ...	G.	4	5	8	7	12	6	3	2	6	14	1	2	7	13	2	1	9	11	1	2
	K.	1	2	5	15	1	5	9	8	1	11	4	7	2	12	2	7	5	10	1	7
H. Pa. ..	G.	28	34	11	5	56	18	3	1	46	26	3	1	45	30	2	1	47	28	2	1
	K.	13	27	20	18	31	27	17	3	21	42	12	3	21	48	6	3	29	40	6	3
T. A. ...	G.	5	6	1	—	10	2	—	—	4	7	1	—	4	7	1	—	5	6	1	—
		2	6	3	1	7	4	1	—	1	7	4	—	1	8	3	—	3	7	2	—
O. A. ...	G.	—	2	—	2	2	1	—	1	—	3	—	1	—	3	—	1	1	2	—	1
	K.	—	1	2	1	2	1	—	1	—	3	—	1	—	3	—	1	—	3	—	1
Opt.	G.	5	9	5	3	16	4	1	1	9	11	—	2	9	10	1	2	10	9	1	2
	K.	4	8	4	6	11	8	2	1	5	13	1	3	4	13	2	3	6	10	3	3
Or.	G.	1	1	2	1	3	1	—	1	1	2	2	—	1	2	2	—	1	3	—	1
	K.	1	1	1	2	4	—	—	1	4	—	—	1	—	2	2	1	3	1	1	—
Aph. ...	G.	4	7	2	1	9	5	—	—	5	5	3	1	5	6	2	1	5	6	2	1
	K.	6	5	1	2	8	5	—	1	5	6	2	1	5	6	2	1	6	5	2	1
Allg. ...	G.	2	1	—	1	3	1	—	—	1	2	—	1	—	3	—	1	—	3	—	1
	K.	—	1	2	1	2	2	—	—	—	3	—	1	—	3	—	1	—	3	—	1
H. V. ...	G.	10	5	—	—	14	1	—	—	8	7	—	—	8	7	—	—	10	5	—	—
	K.	9	5	1	—	13	2	—	—	6	8	1	—	4	10	1	—	6	9	—	—

ob als Gesichtspunkt eine ungegliederte Gestaltauffassung oder eine gegliederte aufgetreten war. Eine Zuordnung zu bestimmten klinischen Syndromen ergab sich aus diesen Ausführungsformen nicht, es stellen diese beiden Ausführungsformen auch bei den normalen Versuchspersonen zwei mögliche Wege der figuralen Gestaltung dar (Werner). In der Spalte der Hemiplegien sehen wir an der gelähmten Hand bei 15 Patienten die Leistung 4, bei fünf 3, bei zwei 2 und bei einem 1. 20 boten danach eine unzureichende Leistung.

Bei den Hemiplegien ist die Geschwindigkeit der ersten Ausführung mit der gelähmten, aber auch mit der gesunden Extremität in hohem Prozentsatz abnormal schlecht. Wir sehen aber auch, daß die gesunde Hand des Hemiplegikers bei erhöhter motorischer Leistungsanforderung versagt. Da die geforderte Leistung nicht den gesamten Bewegungsapparat, sondern nur die obere Extremität gesondert in Anspruch nimmt, kann aus der abnormen Leistung der gesunden Hand geschlossen werden, daß die normalerweise vorhandene weitgehende Zusammenarbeit beider motorischen Rindensphären abhanden gekommen ist. Bei der vorigen Gruppe über den Stoß wurde erwähnt, daß bei schweren Hemiplegien die Aufrechterhaltung des Körpergleichgewichtes der gesunden Körperseite obliegt, die dadurch so in Anspruch genommen ist, daß sie zusätzlich keine das Gleichgewicht bedrohende Innervation intendieren kann. Bei der jetzigen Übung trifft dies jedoch nicht zu, denn das Nachfahren der Bewegungsfigur ist eine isolierte Aufgabe der gesunden oberen Extremität, durch deren Ausführung das Körpergleichgewicht nicht beeinträchtigt werden kann. Die Tatsache der schlechten Bewegungsausführung an der gesunden Extremität zeigt demnach, daß bei hoher Bewegungsanforderung ein Leistungsdefekt auch in der gesunden Extremität in Erscheinung tritt.

Nun zur Übungsfähigkeit. Die Zahl der Bewegungswiederholungen wurde nicht vorgeschrieben, die Patienten konnten so oft üben, bis sie selbst den Eindruck hatten, daß die Bewegung am besten ausführbar ist. MONTPELLIER untersuchte an Normalen die Automatisierbarkeit und ließ zehnmal wiederholen. MCNEILL sogar hundertmal. Die Zahl der Wiederholungen bei unseren Patienten ergab im allgemeinen zehn Wiederholungen. Die Geschwindigkeit der Bewegungsausführung verschob sich, wie in der Spalte der Übungsfähigkeit zu ersehen ist, sowohl auf der gelähmten als auch auf der gesunden Extremität. Während auf der gelähmten Extremität anfangs 15 Patienten die Note 4 hatten, waren es nach der Übung nur mehr acht. Die Wiederholung der Bewegung mit der gelähmten Extremität führt bei einem größeren Teil zur Verbesserung der Zeit, wobei jedoch auch die neue Zeit noch weit hinter der Norm zurückbleibt. Auf der gesunden Extremität haben nach der Wiederholung nur zwei die Note 4, drei die Note 3, sechs die Note 2 und zwölf die Note 1, das heißt, daß sich die Leistung an der nicht gelähmten Extremität viel stärker verbessert hat als auf der gelähmten. Durch die Wiederholung der Bewegung kommt es zu einer Bahnung, die die Leistung der nicht gelähmten Extremität bei zahlreichen Patienten der Norm angleicht. Beim ersten Versuch der Bewegungsausführung zeigen sowohl gelähmte als auch nicht gelähmte Extremität eine abnorme Leistung. Durch die Übung kommt es jedoch auf der nicht gelähmten Extremität zu einer Angleichung der Leistung an die Norm.

Nun führten die Patienten die Bewegung mit geschlossenen Augen aus. Die Zeit wurde, wie wir aus der Spalte *blinde Gestaltung* sehen, weiterhin verbessert, allerdings auf Kosten der Treffsicherheit. Die Bewegung, von der die Patienten behaupteten, daß sie ihrer Meinung nach schon sehr gut sitze, konnte noch nicht unabhängig von der optischen Kontrolle vollzogen werden. Die auftretenden Tippfehler beweisen dies. Die normalen Versuchspersonen zeigten bei der blinden Ausführung eine etwas schlechtere Zeit, aber fast nie Tippfehler. Das zehnmalige Wiederholen dieser einfachen Bewegung genügte bei den Hemiplegien nicht zur Automatisation. An der gesunden Extremität machten sieben Patienten keinen Tippfehler, dreizehn Patienten einen (eventuell noch normal), zwei machten zwei und einer drei Fehler. Drei von 23 Patienten machten pathologische Tippfehler. Man kann daher annehmen, daß an der gesunden Extremität durch das wiederholte Üben die Bewegung automatisiert wurde, denn sie lief auch ohne optische Kontrolle fast fehlerfrei ab. Die Geschwindigkeit wurde dabei etwas langsamer. Mit offenen Augen hatten zwölf die Note 1 und sechs die Note 2, mit geschlossenen Augen hatten sechs die Note 1 und vierzehn die Note 2. Die leichte Unsicherheit bewirkt eine Verzögerung der Ausführung. Auf der gelähmten Extremität hatten nur zwei Patienten keinen Tippfehler, zwölf zwei, zwei drei und sieben mehr als drei Fehler. Die Geschwindigkeit hatte sich dabei noch etwas gesteigert. Mit offenen Augen hatte ein Patient die Note 1, fünf die Note 2, neun die Note 3, acht die Note 4. Mit geschlossenen Augen hatte ein Patient die Note 1, elf 2, vier 3 und sieben 4, das heißt, daß bei der Ausführung mit geschlossenen Augen eine leichte Erhöhung der Geschwindigkeit auf Kosten der Treffsicherheit zustande kam. Die Bewegung konnte danach nicht automatisiert werden, sonst wäre die Bewegung auch ohne optische Kontrolle fehlerfrei ausgeführt worden. Eine Bewegung ist dann automatisiert, wenn sie ohne willkürliche Beeinflussung aufgabegerecht abläuft. Während bei normalen Versuchspersonen bei einem so einfachen Beispiel wie unsere Bewegungsaufgabe eine zehnmalige Wiederholung genügte, um die Bewegung annähernd zu automatisieren, war dies bei den hemiplegischen Patienten nicht der Fall. Trotzdem wir die Bewegung an den gelähmten Extremitäten noch öfter wiederholen ließen, verschob sich das Resultat nicht, das heißt, die gelähmten Extremitäten waren für unsere Bewegungsaufgabe nur unvollkommen zu automatisieren. An der gesunden Extremität gelang diese Automatisierung hinreichend. Es fällt auf, daß bei der erstmaligen Ausführung der Bewegung die Leistung an gesunder und gelähmter Extremität schlecht und von der Norm stark abweichend waren. Nach der Übung wird die Leistung der gesunden Extremität der Norm angeglichen, während die Leistung der gelähmten Hand nicht weitgehend gebessert und automatisiert werden kann. Bei der erstmaligen Ausführung der Bewegung ist für beide Hände eine kortikale Zusammenarbeit notwendig, weshalb infolge des massiven Defektes eines motorischen Feldes auch die Leistung des korrespondierenden Feldes betroffen ist. Durch die Übung wird der Ablauf der Bewegung der Verantwortlichkeit der Rindenfelder entzogen und anderen, vermutlich tieferen Zentren überantwortet. Durch diese Verschiebung der Bewegungssteuerung wird bei der gesunden Extremität die Leistung der Norm angeglichen. An der gelähmten Extremität gelingt diese Übertragung der Bewegungssteuerung von der Rinde auf tiefere Zentren nicht. Vermutlich infolge der von uns so benannten *Störsenderfunktion* der lädierten Rindenstelle. Auch durch noch so langes Üben gelingt es an der gelähmten Extremität nicht, die Bewegung zu automatisieren. VAN DER VELDT aus der Schule MICHOTTE konnte zeigen, daß beim Erlernen einer Bewegung zuerst ein visuelles Platzbewußtsein von den Punkten, wo die Bewegung hinzuführen hat, entsteht. Später treten kinästhetische Faktoren des Armes hinzu, aus diesen beiden entwickelt sich ein Führungsschema (Schema guide), das gleichsam vor der Versuchsperson liegt und von dieser kopiert wird. Später wird der kinästhetische Faktor vordringlicher und führt jetzt die Bewegung, schließlich kommt es zu einer „Globalisierung" und einer „Komplexbildung". Es kommt zu einer Reduktion der Bewußtseinsvorgänge und damit zur Ausschaltung der Zwischenglieder; der auslösende Reiz bewirkt ohne Zwischenglieder mehrere Impulse. Wenn wir diese an normalen Versuchspersonen gewonnenen Erfahrungen auf unsere gelähmten Hirnverletzten übertragen, sehen wir, daß der normale Lernprozeß an der gelähmten Extremität beträchtlich gestört ist. Die Komplexbildung und die Ausschaltung der Zwischenglieder gelingt an der gelähmten Extremität nur sehr mangelhaft. Wir können daher annehmen, daß zum Lernen bzw. Automatisieren der Bewegung die Rindenfelder primär notwendig sind.

Zunächst zur Intention der einzelnen Impulse. Bei der späteren Globalisierung wird der kortikale Einfluß abgeblendet. Beides scheint bei der motorischen Läsion der Rindenfelder nicht zu gelingen. Es gelingt primär weder die Intendierung der einzelnen Impulse, noch kommt es durch Übung zu einer Ausschaltung der kortikalen Intentionen, im Gegenteil, diese schieben sich als Störungsfaktoren der Globalisierung ein (Störsenderfunktion). An der gesunden Extremität ist die Lernfähigkeit nicht wesentlich gestört. Bei ihr läuft der Lernprozeß mit der Ausschaltung der Zwischenglieder und der allmählichen Globalisierung störungsfrei ab. Je globaler und komplexer die Bewegung wird, um so weniger ist sie an die kortikale Zusammenarbeit beider motorischen Felder gebunden.

Nun zur Merkfähigkeit. Nach Ablauf der ganzen motorischen Untersuchungen, die pro Patient ungefähr zwei Stunden in Anspruch nahmen, wurden die Versuchspersonen aufgefordert, abermals mit geschlossenen Augen die Bewegungsfigur auszuführen. Die Wertung ist, wie gesagt, eine Resultierende zwischen der Zeit und der Treffsicherheit. An der gelähmten Extremität hatten fünf Patienten die Wertung 1, zehn 2, einer 3 und sieben 4. An der gesunden Extremität hatten neun die Wertung 1, elf 2, einer 3 und zwei 4. An der gesunden Extremität war die Bewegung nach zwei Stunden mit dem gleichen Leistungsniveau wie nach dem anfänglichen Üben reproduzierbar. Auch in der gelähmten Extremität waren die Leistungen nach zwei Stunden, in der die Patienten ja dauernd motorische Leistungen zu vollbringen hatten, nicht schlechter als nach dem ersten Üben. Das Gedächtnis für eine geübte Bewegungsfigur hat danach bei zentralen Lähmungen nicht gelitten. Dies steht scheinbar im Widerspruch zu der bei Hirnverletzten so häufig geäußerten Vergeßlichkeit. An den motorischen Funktionen ist diese Merkfähigkeitsstörung nicht nachzuweisen. Man kann daher annehmen, daß die Merkfähigkeitsstörungen nach Hirnverletzungen keine kategoriale Fehlleistung ist, sondern sich auf einzelne intellektuelle Funktionen beschränkt.

In der nächsten Spalte sehen wir die Wertung bei den Hemiparesen. Beim erstmaligen Ausführen sind die Bewegungen noch sehr schlecht. An der paretischen Extremität zeigen 13 Patienten die Note sehr gut, 27 gut, 20 genügend und 18 ungenügend. An der gesunden Extremität 28 sehr gut, 34 gut, 11 genügend und 5 ungenügend. Auch die Hemiparetiker zeigen bei der ersten Ausführung an der gesunden und geschwächten Hand von der Norm abweichende Leistungen. Nach Übung der Bewegung zeigt sich nun im Gegensatz zu den Befunden bei den Hemiplegien auch an der paretischen Extremität eine wesentliche Besserung der Zeit. Nur mehr drei Patienten haben die Note 4, 17 die Note 3; an der gesunden Extremität hatte nur ein Patient die Note 4 und drei die Note 3. Ein Großteil der Patienten weist damit schon normale oder fast normale Werte auf. An den gelähmten Extremitäten zeigen 58 Patienten fast normale Werte, 20 pathologische. Bei den Hemiparesen ist die Bewegung durch wiederholtes Üben wesentlich zu verbessern. Die blinde Gestaltung zeigt an den gelähmten Extremitäten eine weitere Besserung der Geschwindigkeit bei leichter Zunahme der Tippfehler. An den gesunden Extremitäten bleibt die Zeit fast gleich, außer einer leichten Verschiebung von der Note 1 auf 2. Tippfehler nehmen nicht wesentlich zu, es ist dies ein analoges Verhalten wie bei den Hemiplegien. Die Bewegung ist an den gesunden Extremitäten durch Übung in einem Maß automatisierbar, das an die normale Leistung heranreicht. An der gelähmten Extremität gelingt auch bei den Hemiparesen die Automatisierbarkeit nur unvollständig, die Zeit wird besser, aber die Tippfehler nehmen zu. Diese Divergenz der Leistung der gesunden und gelähmten Extremität nach Übung der Bewegung ist zwar nicht mehr so kraß wie bei den Hemiplegien, tritt aber noch deutlich in Erscheinung. Die Erklärung ist analog der bei den Hemiplegien gegebenen. Die erste Ausführung dieser neuen Bewegung erfordert eine kortikale Zusammenarbeit der motorischen Felder, daher ist die Leistung auch an der gesunden Extremität schlechter. Der Lernprozeß mit allmählicher Automatisierung und Ausschaltung der kortikalen Intentionen gelingt auf der gesunden Extremität gut, an der paretischen hingegen unvollkommen, da sich die lädierte Hirnstelle als Störungsfaktor einschiebt. Die Merkfähigkeit der erlernten Bewegung ist auf der geschwächten und gesunden

Extremität sehr gut, was erneut beweist, daß das Gedächtnis für erlernte Bewegung bei zentralen motorischen Störungen nicht gelitten hat.

In der nächsten Spalte sind zwölf Tastlähmungen. An der gestörten Extremität zeigen drei Patienten die Wertung 3, einer die Wertung 4; an der gesunden zeigt nur ein Fall die Wertung 3. Daraus sieht man, daß bei Tastlähmungen an der Hand die gesunde Hand normale Leistungen unserer Bewegungsaufgabe erreicht, aber auch acht von zwölf Fällen zeigen an der gestörten Hand fast normale Leistungen. Das Leistungsniveau bei Tastlähmungen hat sich danach nicht wesentlich verschoben. Noch deutlicher sehen wir dies nach Übung. An der gesunden Hand zeigen zehn die Note sehr gut, zwei gut; an der gestörten sieben sehr gut, vier gut, einer genügend. Die Leistungen sind damit weitgehend der Norm angenähert. Bei der blinden Gestaltung wird die Leistung an beiden Händen etwas schlechter. An der gesunden Hand kommt es zu einer Verschiebung der Leistung von sehr gut auf gut. Ein Patient fällt sogar auf die Wertung genügend. An der gestörten Hand hat ein Patient die Note sehr gut, sieben gut und vier genügend. An der gesunden Extremität zeigt ein Patient eine erhöhte Zahl von Tippfehlern, an der gestörten Extremität vier. Dieses Absinken der Leistung mit geschlossenen Augen zeigt, daß der Bewegungsvollzug bei diesen Patienten mit kinästhetischer Insuffizienz normal optisch kompensiert wird. Bei Wegfall dieser optischen Kontrolle erweist sich die Bewegung sowohl an der gestörten als auch an der gesunden Extremität als nicht völlig automatisiert, denn sonst dürfte keine Verschlechterung der Zeit und der Treffsicherheit auftreten. Es ist daher naheliegend anzunehmen, daß die Ausbildung des kinästhetischen Bewegungsschemas bei den tastgelähmten Patienten nur mangelhaft aktiviert werden kann. Während die zentralen Lähmungen eine Störung der Automatisierbarkeit aufweisen, die auf der Unfähigkeit beruht, isolierte Bewegungen zu intendieren und die Bewegung späterhin durch andere als kortikale Zentren steuern zu lassen, sehen wir, daß bei den Tastlähmungen die Lernfähigkeit unter Zuhilfenahme optischer Mechanismen möglich ist, daß aber nach Wegfallen dieser optischen Kompensation das Leistungsniveau pathologisch absinkt. Die Merkfähigkeit für erlernte Bewegungen ist bei den Tastlähmungen im allgemeinen gut, da die Leistung nach zwei Stunden im wesentlichen unverändert bleibt. Zum Erlernen und Automatisieren einer Bewegung sind Empfindungsqualitäten kinästhetischer Natur notwendig. Sie gewährleisten den Bewegungsablauf ohne optische Kontrolle. Sind diese kinästhetischen Empfindungen nicht aktivierbar, können Bewegungen auch unter Zuhilfenahme optischer Mechanismen erlernt werden. Nach Wegfallen der optischen Steuerung reichen die Leistungen der pathologisch veränderten Bewegungswahrnehmung der tastgelähmten Patienten nicht aus, um die Leistung am gleichen Niveau zu halten.

In der Spalte der optischen Agnosie sehen wir bei der ersten Ausführung an beiden Extremitäten schlechte Zeiten, es hängt dies mit der erschwerten Gestalterfassung der vorgezeigten Figur zusammen. Nach zehnmaliger Wiederholung zeigt nur mehr ein Patient die Note 4. Bei den übrigen drei Patienten verschob sich die Leistung mit geschlossenen Augen von 1 auf 2. Diese Verschlechterung ist insofern auffällig, als man geneigt ist anzunehmen, daß bei diesen optischen Wahrnehmungsstörungen zum Erlernen von Bewegungen kompensierende Mechanismen aktiviert werden. Dem ist nun nicht so. Die Patienten mit optischen Ausfallserscheinungen zeigen im Gegenteil eine besondere Tendenz, sich in ihrem räumlichen Wirkfeld (UEXKÜLL) *optisch* zu orientieren. Die Blinden zeigen hier ein anderes Verhalten, sie schalten ihren Tast- und Gehörsinn zu ihrer Raumorientierung und -wahrnehmung ein. Der optisch gestörte Patient klammert sich mit einer besonderen Affinität an seine optischen Eindrücke und zeigt keinerlei Neigung, auf diese insuffizienten optischen Eindrücke zu verzichten. Die optisch gestörten Patienten sind mehr an ihren Defekt fixiert und zeigen ein vermindertes Vermögen, andere Sinnesorgane zur Orientierung und Wahrnehmung heranzuziehen. Trotzdem die optische Leistung bei unseren optischen Agnosien unzureichend ist, erfolgt das Lernen vorwiegend unter Zuhilfenahme optischer Mechanismen. Bei der Ausführung mit geschlossenen Augen wird die Treffsicherheit und die Zeit wesentlich schlechter. Ein Unterschied der Extremitäten besteht nicht. Die Untersuchung der Merkfähigkeit zeigte auch bei diesen Patienten, daß die einmal eingefahrene Bewegung gut im Gedächtnis blieb.

In der nächsten Spalte sind optisch gestörte Patienten registriert. Bei der ersten Ausführung der neuen Bewegung ist die Leistung an beiden Extremitäten bei fast 50% der Fälle schlecht. Durch Übung ist an beiden Extremitäten eine wesentliche Verbesserung zu erzielen. Nur zwei Patienten zeigen nach Übung an der homolateralen und drei an der kontralateralen Extremität eine schlechte Leistung. Bei der Ausführung mit geschlossenen Augen verschlechtert sich die Leistung an beiden Extremitäten beträchtlich, und zwar sowohl die Zeit als auch die Treffsicherheit. Es kommt nicht nur durchschnittlich zur Verschlechterung der Note von sehr gut auf gut, sondern bei fünf Patienten trat sogar sehr schlechte Leistung auf. Dies zeigt noch deutlicher als bei den optischen Agnosien, daß das Erlernen der Bewegung bei diesen Fällen trotz den optischen Ausfallserscheinungen mit Hilfe optischer Mechanismen zustande kommt. Nach Ausschaltung der optischen Steuerung fällt die Leistung stark ab. Der Abfall der Leistung bei der Bewegungsausführung mit geschlossenen Augen ist bei allen klinischen Syndromen festzustellen, prozentual ist er aber bei den optisch Gestörten am größten. Das würde heißen, daß die optisch gestörten Patienten beim Einlernen der Bewegung sich mehr auf die optische Steuerung stützen als die anderen Patienten. Anstatt daß sie, was zu erwarten wäre, eine besondere Neigung hätten, die kinästhetischen Faktoren im besonders starken Ausmaß zum Lernen heranzuziehen. Das Gedächtnis ist auch bei dieser Gruppe gut.

In der Spalte der Orientierungsstörung verteilen sich zunächst die fünf Fälle auf alle Wertungsklassen. Die Übungsfähigkeit ist gut, da die Zeiten sehr gut werden. Bei der blinden Gestaltung sehen wir an den kontralateralen Extremitäten die Geschwindigkeit gleichbleibend und die Tippfehler zunehmend. An der homolateralen Extremität verschlechtern sich Treffsicherheit und Geschwindigkeit im gleichen Ausmaß. Die Richtung des Vorbeizeigens bei den Tippfehlern war stets die gleiche. Diese Richtung war entweder nach der Seite der Hemianopsie oder nach der Gegenseite, stets jedoch war das Abweichen in der gleichen Richtung, nach der sie beim Gehen in der Landschaft abwichen, wodurch ihre Orientierungsstörung zustande kam. Der Zwangsimpuls, der bei Läsionen besonders der rechten parieto-okzipitalen Übergangsregion entsteht, betrifft nicht nur die Gesamtbewegung des Körpers bei der Lokomotion, sondern auch eine isolierte Bewegung. Der Impuls teilt sich dem einzelnen Aktionsglied ebenso mit wie beim Gehen dem ganzen Körper. Das Gedächtnis für die erlernte Bewegung ist auch bei diesen Patienten sehr gut. In der Spalte der Aphasien sehen wir bei der ersten Ausführung bei drei Fällen auf beiden Extremitäten schlechte Leistung. Nach Übung bessern sich die Zeiten weitgehend, nur bei einem Patienten bleiben auf der kontralateralen Seite die Leistungen schlecht. Bei der Ausführung mit geschlossenen Augen zeigten die gleichen Patienten, die bei der ersten Ausführung eine schlechte

Leistung boten, wieder eine Verschlechterung. Es verlängerte sich die Zeit und es traten auch Tippfehler auf. Man könnte daran denken, daß die Bewegung nicht oft genug wiederholt wurde und daher die optische Steuerung noch nicht entbehren konnte, aber auch wenn wir die Bewegung öfter als zehnmal wiederholen ließen, trat die Verschlechterung ein. Man muß daher annehmen, daß einzelne Hirnverletzte nicht imstande sind, eine Bewegung so lange zu üben, bis sie gänzlich ohne optische Kontrolle abläuft. Es gelingt bei diesen Patienten die Umschaltung vom visuellen Platzbewußtsein auf die kinästhetische Steuerung schlecht oder gar nicht. Da wir diese Erscheinung an den Hirnverletzten der verschiedenen Syndrome sehen, können wir sie als allgemeine Fehlleistung ansehen, die darin besteht, daß ein Wahrnehmungsvorgang nicht beliebig die steuernden Empfindungsqualitäten tauschen kann, sondern sich auf ein System oder ein Schema einspielt, das er nicht verlassen kann. Dieses mehr oder minder starre Gebundensein an eine Sinnesqualität ist vermutlich ein Teilsyndrom der bei Hirnverletzten so häufigen Monotonie. Diese monotone Starre hat nichts gemeinsam mit einer postenzephalitischen, sondern ist ein Verlust der Wendigkeit, der Modifizierbarkeit und des Wechsels der Einstellung auf verschiedene Wahrnehmungssysteme. Das Gedächtnis ist bei den Aphatikern ebenfalls gut.

Die Patienten mit allgemeiner schwerer Leistungsschwäche bieten über diese Betrachtung hinaus keine neuen Gesichtspunkte. Die Hirnverletzten ohne klinische Ausfallserscheinungen zeigen eine an die normale grenzende Leistung. Es besteht bei ihnen eine sehr gute Übbarkeit, die sich bei der Ausführung mit geschlossenen Augen nur unwesentlich verschlechtert.

Zur Art der Tippfehler wäre noch zu ergänzen, daß bei den meisten Versuchspersonen die Richtung des Abweichens oder Danebenzeigens konstant blieb, und zwar blieben die Fehler an den einzelnen Orientierungspunkten der Bewegung in der Richtung der gleichen Abweichung konstant, wie auch bei den verschiedenen Wiederholungen. Ein Patient, der bei einzelnen Wendepunkten vorbeizeigte, machte auch bei den verschiedenen Wiederholungen die gleichen Fehler. Nach Ausschaltung der optischen Kontrolle setzte sich eine Tendenz durch, die eine Ablenkung von der normalen Raumorientierung bewirkte.

Das Bewußtsein der Körpermitte ist an die Intaktheit und Gleichwertigkeit beider Hemisphären gebunden. Eine Läsion auf einer Seite bewirkt eine Zwangsablenkung, die sich bei allen motorischen Handlungen, die ohne optische Kontrolle ablaufen, auswirken. Für diese Annahme spricht die Konstanz der Richtung, in der die Abweichung erfolgte. Für cerebellare und parietale Verletzungen ist dies klinisch eine bekannte Tatsache. Aber auch Verletzungen anderer Regionen bewirken eine Verschiebung und eine Asymmetrie der räumlichen Orientierung. Nur sind bei diesen lokalen Läsionen die Störungen optisch leichter auszugleichen, weshalb sie klinisch seltener beobachtet werden. Abweichungen nach oben und unten kamen nur ganz vereinzelt zur Beobachtung. Bei einem Patienten fiel auf, daß er mit geschlossenen Augen die Bewegungsfigur vollkommen richtig nachzeichnete, jedoch im kleineren Maßstab. Die Figur war erhalten, nur die Größenverhältnisse stimmten nicht. Klinisch bot der Patient das Bild einer leichten Hemiparese und Hypästhesie bei postzentralen Herden. Zu vergleichen wäre dieser Zustand mit der Mikropsie. Es gibt demnach nicht nur in der optischen Wahrnehmung einen Vorgang, der die Dinge kleiner erscheinen läßt, sondern auch bei der motorischen Gestaltung einen Mechanismus, der die Gestalt an sich intakt läßt, sie jedoch verkleinert. Diese Verkleinerungstendenz war durch Übung nicht zu beeinflussen. Man kann sich vorstellen, daß das räumliche Bild der Bewegung und das Ausmaß der Bewegung durch zwei verschiedene Mechanismen veranschaulicht oder vergegenwärtigt werde. In unserem seltenen Fall war das räumliche Bild der Bewegung erhalten, nur die Konstanz der Größenverhältnisse verlorengegangen. Bei einzelnen Patienten sahen wir, daß der ungehemmte Fluß der Bewegung bei der blinden Gestaltung in einer Richtung stockte. Diese Bewegungsführung wurde unsicher, zittrig und tastend. Am besten zu vergleichen mit der tastenden Orientierung in einem finsteren, unbekannten Zimmer. Die Richtung dieser tastenden Bewegung fiel immer mit der Angriffsrichtung einer paretischen Muskelgruppe zusammen. Die Unsicherheit und Gehemmtheit in dieser Richtung war Ausdruck einer latenten Parese, die bei der optischen Steuerung gar nicht zum Vorschein kam. Mit geschlossenen Augen fehlten der motorischen Handlung die steuernden optischen Impulse, daher kam es zu einer Hemmung und Unsicherheit der Bewegungsführung. Da diese Patienten keine feststellbaren Empfindungsstörungen hatten, kann die Störung nicht auf Sensibilitätsausfälle bezogen werden. Ein Patient mit Entfremdung der linken Körperhälfte bei rechtsparietalem Herd konnte mit offenen Augen die Bewegung gut ausführen, mit geschlossenen Augen war dies gänzlich unmöglich. Es entspricht diese Unfähigkeit vollkommen der Erwartung. Nicht der Erwartung entspricht hingegen der hohe Grad der optischen Kompensationsfähigkeit, wodurch auch eine differenzierte Bewegung für eine aus dem Körperschema verdrängte Extremität vollziehbar wurde.

In motorischen Untersuchungen verschiedener Autoren wurde die Automatisierbarkeit einer Bewegung mit verschiedenen Aufgaben untersucht. Claraparède ließ Kinder das Alphabet auf einer Schreibmaschine tippen und gliederte die Ergebnisse in fünf verschiedene Lerntypen. Osseretzki läßt bei seinen Entwicklungstests Figuren nachzeichnen. Van der Veldt hatte eine kompliziertere Versuchsanordnung. Beim Aufleuchten einer bestimmten Silbe mußte an einer bestimmten Taste getippt werden, beim Aufleuchten mehrerer Silben hintereinander ergibt sich eine bestimmte Bewegungsfigur des Tippens. Für unsere Aufgabe wählten wir eine relativ einfache Bewegung, die durch wiederholtes Üben automatisiert werden sollte. Wenn wir zusammenfassend die Ergebnisse dieser Untersuchungen an Hirnverletzten festhalten wollen, müssen wir zunächst feststellen, daß bei dieser Bewegungsaufgabe die Leistungen aller Hirnverletzten von denen der normalen Versuchspersonen weit abwichen. Während bei den ersten drei Untersuchungsgruppen der geführten, schwunghaften und gestoßenen Bewegung bei einigen klinischen Syndromen keine Abweichungen von der normalen Leistung aufschienen, trat bei der Bewegungsaufgabe der vierten Gruppe bei allen Hirnverletzten eine wesentlich schlechtere Leistung als bei Normalen in Erscheinung. Bei einer erhöhten Anforderung an die Motorik weisen die Hirnverletzten, auch wenn sie nicht unmittelbare motorische Ausfälle haben, Fehlleistungen auf. Die Ausführung hochorganisierter Bewegung erfordert eine geordnete Zusammenarbeit des organischen Substrates. Weiterhin fällt auf, daß bei dieser Bewegungsaufgabe nicht nur die dem Herd kontralaterale, sondern auch die homolaterale Extremität eine insuffiziente Leistung bietet. Die besonders differenzierte Leistung erfordert nicht nur eine Zusammenarbeit einer Hemisphäre, sondern benötigt zum kohärenten Verlauf beide intakten Hirnhemisphären. Die Automatisierbarkeit ist allerdings an der gesunden Extremität gut, an der gelähmten schlecht. Die normale Lernfähigkeit einer Bewegung vollzieht sich nach Van der Veldt folgendermaßen: Über ein visuelles Platzbewußtsein entsteht mit Hilfe kinästhetischer Faktoren ein Führungsschema. Später kommt es zur Komplexbildung und Globalisierung mit einer Reduktion der Bewußtseinsvorgänge. Ein Reiz löst ohne bewußte Zwischenglieder mehrere Impulse aus. Dieser Lernvorgang ist bei den gelähmten Hirnverletzten gestört. Es können bei kortikalen Lähmungen weder einzelne Impulse ausgesandt werden, noch laufen später die Bewegungen mit Hilfe tieferer Zentren global ab, da die lädierte Rindenstelle stets als Störsender den anderen Impulsen dazwischenfunkt. Dies wurde als Erklärung der schlechten Automatisierbarkeit einer Bewegung an der gelähmten Extremität angesehen. Zumal die Automatisierbarkeit, das heißt die Überantwortung eines Bewegungsablaufes von kortikalen Regionen an tiefere Zentren an der nicht gelähmten Extremität reibungslos vor sich geht. Die Reduktion der Bewußtseinsvorgänge wurde bei der Bewegungsausführung der gelähmten Extremität durch die dauernden insuffizienten Impulse der lädierten Hirnstelle gestört. Die Störungen, die klinisch zu einer Tastlähmung führen, beeinträchtigen die Automatisierbarkeit einer Bewegung nicht. Bei den optisch gestörten Verletzten ist anfangs die Leistung an beiden Extremitäten schlecht, ist jedoch durch Übung wesentlich besserungsfähig. Die blinde Gestaltung bringt im besonderen Ausmaß eine Verschlechterung der Bewegungsausführung. Die Patienten mit optischen Wahrnehmungsstörungen geben nicht wie Blinde ihre optische Wahrnehmung auf und orientieren sich mit anderen Sinnesorganen, sondern sind an ihre optischen Fehlleistungen fixiert und kommen in ihrem biologischen Wirkfeld von diesen insuffizienten Wahrnehmungsleistungen nicht los. Es fehlt diesen optischen Patienten die Wendigkeit und der Wechsel der Einstellung auf andere Empfindungsqualitäten bei ihrer Orientierung im haptischen Raum. Das Gedächtnis für die erlernte Bewegung war bei allen Hirnverletzten gut, ja sogar sehr gut. Die sonst bei Hirnverletzten so häufig feststellbare Störung der Merkfähigkeit stellt demnach keine kategoriale Fehlleistung dar, sondern zeigt für motorische Handlungen eine Aussparung.

Gruppe V.

Untersuchung der Kraft und Ermüdung. Zu der Untersuchung der Kraft sind seit der Einführung des klassischen Ergographen von MOSSO viele Dynamometer entwickelt worden, die alle ihre besonderen Vorzüge und Nachteile haben. Wir wählten in unserem Fall eine Spiralfeder, die der Patient im Sitzen mit aufgestellten Ellbogen auszuziehen hatte. Der Widerstand der Feder war so groß, daß auch die normale Versuchsperson nur mit höchster Anstrengung den Unterarm vollständig gegen den Oberarm beugen konnte. Registriert wurde die Strecke, die die Spiralfeder ausgezogen wurde, und die Dauer und das Absinken dieser Leistung. Die Dehnungsstrecke der Spiralfeder wurde in kleine Abschnitte geteilt und festgehalten, wie lange der Patient die Feder in jeder Strecke halten konnte. Das Absinken der Kraftleistung ergab dann die Ermüdungskurve. Die Übersicht sehen wir in Tab. 20. Die Wertung erfolgte folgendermaßen: Die Dehnungsstrecke der Spiralfeder war in acht Strecken eingeteilt, die Ausziehung bis zur achten Strecke wurde mit 1, bis zur siebenten mit 2, bis zur sechsten mit 3, bis zur fünften mit 4 bewertet. Die Ermüdung wurde folgendermaßen bewertet: Konnte der Patient 1 Minute lang seine höchste Kraftleistung aufrecht erhalten, war dies 1; 50 Sekunden lang 2; 30 Sekunden lang 3 und weniger als 20 Sekunden 4. Ferner wurde die Gleichmäßigkeit des Absinkens noch beurteilt. Die Bewertung ergab sich aus der Zeit, die die Patienten die Feder in den einzelnen Teilstrecken halten konnten. Betrug die Differenz zwischen den Teilstrecken weniger als 10 Sekunden, war die Gleichmäßigkeit des Absinkens sehr gut (1), Differenzen bis zu 20 Sekunden wurden als gut, bis zu 30 Sekunden als genügend, mehr als 30 Sekunden als ungenügend bewertet.

Einige Patienten gaben bei der starken Kraftanstrengung heftige subjektive Beschwerden an, Kopfdruck, Schwindel, Schleier vor den Augen usw. Es ist dies weniger auf die Kraftanstrengung an sich, die die Patienten im Sitzen ausführten, sondern auf die durch die Atemanhaltung bedingte Zirkulationsstörung zurückzuführen. In der ersten Spalte sehen wir die Ergebnisse der Hemiplegien. Unsere Methode der Kraftmessung gibt nach dem oben Gesagten

Tabelle 20. Kraft und Ermüdung.

Note		Kraft 1	2	3	4	Ermüdung 1	2	3	4	Gleichmäßigkeit 1	2	3	4
H. P. . . .	G.	2	11	5	5	2	13	3	5	3	12	3	5
	K.	—	—	2	21	—	—	1	22	—	—	1	22
H. Pa. . .	G.	40	29	8	1	61	13	3	1	68	7	2	1
	K.	11	27	32	8	24	19	26	9	46	10	13	9
T. A. . . .	G.	5	6	1	—	8	4	—	—	12	—	—	—
	K.	2	4	3	3	3	4	2	3	7	2	—	3
O. A. . . .	G	2	1	—	1	3	—	—	1	3	—	—	1
	K.	1	2	—	1	2	1	—	1	3	—	—	1
Opt.	G.	15	5	1	1	14	7	—	1	20	1	—	1
	K.	8	9	2	3	9	6	4	3	18	1	—	3
Or.	G.	3	1	—	1	2	1	—	2	4	—	—	1
	K.	1	2	—	2	—	3	—	2	2	1	—	2
Aph. . . .	G	8	4	1	—	8	4	1	1	8	5	—	1
	K.	—	9	3	1	4	2	6	2	8	—	4	2
Allg. . . .	G.	1	1	2	—	2	—	2	—	2	1	1	—
	K.	—	1	1	2	—	1	1	2	1	1	—	2
H. V. . . .	G.	9	5	1	—	8	6	1	—	14	1	—	—
	K.	4	9	2	—	5	8	2	—	11	3	1	—

Aufschluß über die Kraft des M. biceps brachii. Im ersten Abschnitt haben wir gesehen, daß nach zentralen Lähmungen gerade dieser Muskel sehr früh seine aktive Beweglichkeit wieder erlangt. Aus der Tabelle hingegen sehen wir, daß die Kraftleistung im engeren Sinn völlig insuffizient ist. Alle 23 Patienten zeigen an der gelähmten Extremität minimale Kraftleistungen. Es trat bei der maximalen Beugung des Unterarmes oft eine Abduktion im Schultergelenk als Mitbewegung auf, manchmal kam es auch zu Mitbewegungen in den unteren Extremitäten im Sinne von tonischen Streckungen. Die Kraftleistung an der gesunden Extremität zeigte ebenfalls eine beträchtliche Reduktion. Zwei Patienten hatten die Note sehr gut, elf gut, fünf genügend, sechs ungenügend. Die Leistung gut kommt nur bei äußerst schwächlichen normalen Versuchspersonen vor. Man sieht daraus, daß bei schweren Lähmungen nach Hirnverletzungen auch an den gesunden Extremitäten die Leistung der Kraftentfaltung beträchtlich reduziert ist. Als Ursache nehmen wir an, daß zur maximalen Kraftleistung eine Kollaboration der gesamten motorischen Felder notwendig ist, wie sie schon FOERSTER angenommen hat. In der zweiten Spalte sehen wir die Leistungen der Hemiparesen. An der paretischen Extremität zeigt ungefähr die Hälfte der Fälle eine relativ gute, die andere eine unzureichende Kraftleistung. An der gesunden Extremität überwiegen die guten Leistungen weitgehend, nur acht Patienten zeigen die Note 3, einer die Note 4 (insgesamt 78 Fälle). Bei den Hemiparesen ist demnach die Kraftentfaltung der paretischen Extremität weit besser als bei den Hemiplegien und die Zusammenarbeit der motorischen Felder gewährleistet im hohen Prozentsatz eine normale Leistung an der gesunden Extremität. Aus der Zusammenstellung im vorigen Kapitel sahen wir, daß die Schwere der Lähmung von der Ausgedehntheit der zerstörten Region abhängt. Ist nur ein Teil der motorischen Felder lädiert, kommt es nur zu einer Parese, dadurch ist auch die Zusammenarbeit der übrigen Felder mit der Gegenseite weniger beeinträchtigt und als Resultat sehen wir eine gute Kraftleistung an den gesunden Extremitäten, die bei den Hemiplegien fehlt.

Bei den Tastlähmungen ist die Kraftleistung an der gesunden Extremität normal, an der gestörten bei der Hälfte der Fälle stark reduziert. Bei den optischen Agnosien ist bis auf einen Fall die Kraftleistung an beiden Extremitäten normal. Bei den optisch gestörten Patienten (fünfte Spalte) zeigt die gesunde Extremität eine gute Kraftentfaltung, während an der kontralateralen Extremität bei fünf von 22 Patienten eine unzureichende Kraftentfaltung aufscheint. Auch bei den Orientierungsstörungen zeigt die Kraftleistung nichts Auffallendes. Bei den Aphatikern zeigen die dem Herd kontralateralen Extremitäten eine schlechtere Leistung. Es ist daher anzunehmen, daß die der Sprachregion benachbarten motorischen Felder leicht mitlädiert sind und bei maximaler Kraftleistung reduzierte Leistungen aufweisen. Es ist dies eine durchgängige Erscheinung, daß Ausfallserscheinungen geringeren Grades erst bei Belastungen zutage treten. Bei den übrigen Syndromen zeigen die Kraftleistungen nichts Auffallendes. Zusammenfassend läßt sich über die Kraftleistung bei Hirnverletzten sagen: Bei den Hemiplegien und Hemiparesen ist sie selbstverständlich stark reduziert. Bei den übrigen Syndromen hingegen kommen nur vereinzelt pathologisch niedrige Werte vor. Bei den Hemiplegien weisen auch die gesunden Extremitäten eine deutliche Reduktion der Kraftentfaltung auf. Für eine einmalige, kurzdauernde, maximale Kraftanspannung zeigen demnach Hirnverletzte, mit Ausnahme der ausgesprochen Gelähmten, keine Reduktion des Leistungsniveaus, eine Tatsache, die uns aus der klinischen Beobachtung der Hirnverletzten bekannt ist.

Nun zur Ermüdung. Bei der Bewertung der Ermüdung spielt die erreichte Kraftleistung keine Rolle, sondern nur das Absinken der Leistung. In der Spalte der Hemiplegien sehen wir, daß neben der völligen Insuffizienz der Kraftleistung fast alle Patienten ihre an sich minimale Leistung weniger als 20 Sekunden aufrecht erhalten konnten. Das Absinken der Leistung ist dabei vollkommen abrupt. Die Kurve des Leistungsabfalles ist nicht wie beim Normalen flach mit einzelnen Wiedererhebungen, sondern sie zeigt einen ganz steilen Abfall, ähnlich den Leistungskurven der Muskelarbeit, wie wir sie an Myasthenikern herausstellen konnten (Birkmayer). Auch an den nicht gelähmten Extremitäten sehen wir bei acht von 23 Patienten eine abnorm rasch einsetzende Ermüdung. Das legt den Gedanken nahe, daß dieser Ermüdungsform eine zentrale Ursache zugrunde liegt und es sich nicht um eine Ermüdung handelt, die durch Stoffwechsel oder Zirkulationsvorgänge im Muskel selbst bedingt ist. Da die Läsion der Hemiplegie einseitig ist, die pathologische Ermüdung aber auch in den Muskeln eintritt, die von den nicht lädierten Feldern versorgt werden, sieht man auch im Ermüdungssyndrom die Zusammenarbeit der motorischen Felder bestätigt. Bei den Hemiparesen zeigen 43 von 78 Patienten an der paretischen Extremität eine normale Ermüdungszeit,

56 auch eine normale Ermüdungskurve, 35 zeigen an der geschwächten Seite eine rascher eintretende Ermüdung und 24 eine abnorm steil abfallende Ermüdungskurve. Kraftleistung und Ermüdung verhalten sich demnach parallel, was der allgemeinen Erwartung entspricht. An den nicht gelähmten Extremitäten trat nur bei vier Fällen eine vorzeitige Ermüdung mit Leistungssturz auf. Die zentrale Ermüdung nach Hirnverletzungen ist sonach ebenfalls abhängig von der Ausdehnung der lädierten Region.

In der Spalte der Tastlähmungen sind die Leistungen an der gesunden Extremität normal, an der gestörten sehen wir bei fünf Patienten eine abnorm rasche Ermüdung. Da bei den Tastlähmungen die gestörte Wahrnehmungsleistung auf einer inkohärenten Verschränkung zwischen sensiblen und motorischen Leistungen beruht (BIRKMAYER), darf man die rasch einsetzende Ermüdung dieser Patienten auch auf die gleiche Ursache beziehen. Das normale Wechselspiel zwischen motorischem Akt und sensibler Empfindung verzögert die zentrale Ermüdung.

Bei den optischen Agnosien zeigt nur ein Patient eine abnorme Ermüdung. Bei den optisch gestörten Fällen zeigen sieben von 22 Patienten auf der dem Herd gegenüberliegenden Extremität eine raschere Ermüdbarkeit. Man könnte zur Erklärung eine rein mechanische Ursache annehmen, indem man sich vorstellt, daß die in der Nachbarschaft der okzipitalen Region liegenden Felder mitgeschädigt sind und bei maximaler Beanspruchung eine raschere Ermüdbarkeit zeigen. Man kann sich aber auch vorstellen, daß eine intakte optische Leistung die zentrale Ermüdung hinausschiebt. Bei einem Defekt der optischen Wahrnehmung zeigt auch die rein motorische Leistung eine Reduktion, die in der Form einer rascheren Ermüdbarkeit in Erscheinung tritt. Das gleiche Verhalten zeigen die sprachgestörten Hirnverletzten. Auch bei ihnen tritt auf der kontralateralen Extremität in höherem Prozentsatz eine vorzeitige Ermüdung und ein steiler Leistungsabfall auf. Hier dürfte wohl eine Fernläsion der benachbarten motorischen Felder die Ursache sein. Bei den übrigen Syndromen sind Seitenunterschiede der Muskelermüdung wenig ausgeprägt und wegen der geringen Zahl der untersuchten Fälle nicht zu verwerten. Ein kleiner Prozentsatz aller Hirnverletzten zeigt eine abnorm rasch einsetzende Ermüdung mit steilem Leistungsabfall. Da es sich bei diesen Verletzten, mit Ausnahme der Gelähmten, um klinisch normal kräftige Extremitäten handelt, kann man annehmen, daß bei einzelnen Hirnverletzten auch bei einer reinen Muskeltätigkeit eine pathologisch vorzeitige Ermüdung auftritt. Es ist naheliegend, diese Ermüdung zentral aufzufassen und nicht auf periphere Muskelverhältnisse zu beziehen. Wie wir später im Kapitel der allgemeinen geistigen Leistung sehen werden, spielt die abnorme Ermüdbarkeit des Hirnverletzten bei geistigen Arbeiten eine große Rolle. Die Tatsache, daß Hirnverletzte ohne motorische Ausfallserscheinungen eine abnorm rasch einsetzende Ermüdung zeigen, wurde schon im letzten Weltkrieg von POPPELREUTER in seinem Eimerheb- und Ergographversuchen dargestellt. Auffallend ist, daß sowohl bei reiner Muskelarbeit als auch bei rein geistiger Tätigkeit an der KRÄPPELINschen Arbeitskurve eine Anzahl von Hirnverletzten Leistungen zeigen, die im normalen Bereich liegen. Es ist naheliegend, das Ausmaß der Ermüdbarkeit als Gradmesser für die Schwere der Hirnverletzung anzunehmen. Die starke Ermüdung nach Hirnverletzungen bei muskulärer und geistiger Arbeit ist nicht eine Ausfallserscheinung einer bestimmten Region, sondern ist eine kategoriale Insuffizienz der cerebralen Funktion (GOLDSTEIN). Normalerweise wird die Ermüdung durch die Kollaboration sämtlicher cerebralen Felder hinausgeschoben. Nach Ausfall zahlreicher nervöser Elemente setzt die zentrale Ermüdung rascher ein. Die Tatsache, daß bei schweren Lähmungen die gesunde Extremität auch eine pathologische Ermüdbarkeit zeigt und daß auch bei Defekten der optischen, taktilen und sprachlichen Sphäre eine abnorme Ermüdbarkeit auftritt, kann als Beweis herangezogen werden, daß bei einer Läsion einer größeren Zahl nervöser Elemente eine raschere Ermüdbarkeit sämtlicher cerebralen Leistungen eintritt.

Zusammenfassend wollen wir festhalten, daß die kurzdauernde Kraftleistung nach Hirnverletzungen mit Ausnahme der Lähmungen nicht herabgesetzt ist, daß aber ein höherer Prozentsatz von Hirnverletzten eine pathologische Ermüdung bei isolierter Muskelarbeit zeigt. Die pathologische Ermüdung nach Hirnverletzungen ist zentraler Genese und durch den Funktionsausfall nervöser Elemente bedingt. Die Zusammenarbeit der verschiedenen cerebralen Felder verzögert normalerweise die Ermüdung. Durch die Läsion einer Region fällt diese cerebrale Zusammenarbeit aus und als Folge tritt eine pathologisch rasche Ermüdung sämtlicher Leistungen in Erscheinung. Die Tatsache, daß bei einzelnen Hirnverletzten normale Ermüdung besteht, kann auf den geringen Grad der Verletzung und auf den geringen Ausfall nervöser Elemente bezogen werden. Darüber hinaus besteht zweifellos eine individuell verschiedene Kompensationsfähigkeit.

Gruppe VI.

Untersuchung des Zeit- und Kraftmaßes einer Bewegung. Geprüft wurde dies am einfachen Versuch eines gezielten Ballwurfes. Die Aufgabe bestand

Tabelle 21. Zielwurf mit Ball in einen Korb.

Note		2 m Entfernung				4 m Entfernung			
		1	2	3	4	1	2	3	4
H. P. . . .	G.	15	7	1	—	4	15	2	2
	K.	1	5	3	14	—	2	5	16
H. Pa. . .	G.	43	32	3	—	18	42	11	7
	K.	12	37	16	13	4	23	29	22
T. A. . . .	G.	4	6	2	—	1	5	6	—
	K.	2	7	2	1	—	1	5	6
O. A. . . .	G.	1	2	—	1	—	1	2	1
	K.	2	1	—	1	—	1	1	2
Opt.	G.	16	5	1	—	15	5	2	—
	K.	7	11	3	1	11	7	4	—
Or.	G.	3	2	—	—	1	3	1	—
	K.	2	1	1	1	—	2	1	2
Aph. . . .	G.	10	4	—	—	2	9	3	—
	K.	3	9	1	1	1	4	6	3
Allg. . . .	G.	1	2	1	—	—	1	3	—
	K.	2	2	—	—	1	1	1	1
H. V. . . .	G.	11	4	—	—	4	5	3	3
	K.	6	7	1	1	1	5	8	1

darin, drei Bälle aus 2 m Entfernung in einen 70 cm hohen und 30 cm im Durchmesser messenden Korb zu werfen. Registriert wurden die Treffer und nebenbei der Bewegungsablauf beobachtet. Bei einer zweiten Versuchsreihe wurde die Entfernung auf 4 m erhöht. Wenn alle drei Bälle in den Korb fielen, wurde die

Note 1 gegeben, bei zwei Bällen die Note 2, bei einem Ball die Note 3, wenn kein Ball in den Korb fiel, die Note 4. In Tab. 21 sehen wir die Übersicht. Die normalen Versuchspersonen trafen bei 2 m Entfernung regelmäßig alle Bälle in den Korb, bei 4 m Entfernung mindestens zwei. Die Bewegungsform dieser werfenden Bewegung ist an sich ein Pendelschwung des Armes, der nun durch die Aufgabe des Auslassens des Balles im richtigen Moment modifiziert wird. In der Spalte der Hemiplegien sehen wir an der gelähmten Extremität bei 14 Patienten eine ungenügende Leistung, drei hatten genügend, fünf gut und einer sehr gut. Bei der 4-m-Entfernung verschlechterte sich dieses Ergebnis noch mehr. 13 Patienten warfen den Ball zu kurz, bei diesen Patienten trat als störende Mitbewegung des Pendelschwunges im Arm ein Faustschluß ein. Dieser bewirkte, daß der Ball nicht losgelassen werden konnte. Versuchten die Patienten den Faustschluß zu verhindern, dadurch, daß sie mit geringerer Kraft warfen, blieb tatsächlich der Faustschluß aus, aber die Kraft war nicht ausreichend und die Flugbahn des Balles zu kurz. Mit der gesunden Hand zeigten bei 2-m-Entfernung die Mehrzahl sehr gute und gute Leistungen, nur ein Patient hatte die Note 3. Auch bei der 4-m-Entfernung zeigten bloß vier Patienten schlechte Leistungen, während die übrigen annähernd normal waren. Daraus sehen wir, daß auch bei dieser Versuchsanordnung bei Steigerung der Anforderung die gesunde Extremität abnorme Ergebnisse ausweist. Auffallend ist, daß sogar mit der gelähmten Extremität sechs von 22 Patienten eine gute Leistung boten. Einfache Pendelschwünge sind, wie schon bei der Untersuchung des Schwunges ausgeführt wurde, selbst bei Hemiplegien relativ gut vollziehbar. Die Modifikation des Pendelschwunges während des Ablaufes der Bewegung gelingt dem Hemiplegiker allerdings nicht. Da er jedoch trotzdem manchmal die Bälle in den Korb trifft, muß man annehmen, daß die Bewegung im Entwurf vorweggenommen wird ohne der Notwendigkeit, in ihrem Ablauf weiter modifiziert zu werden. Die Hand ist bei dieser proleptischen Ausführung nicht mehr aktiv handelndes Subjekt, sondern ein Werkzeug.

Bei den Hemiparesen ist die Anzahl der Patienten, die auf der paretischen Extremität eine sehr gute Leistung aufweisen, wesentlich höher. Nur 16 Patienten haben die Note 3, und 13 die Note 4 von 78 Untersuchten. Bei der 4-m-Entfernung verschlechtert sich die Leistung enorm, und zwar um vieles mehr als bei den Normalen. Die Zweimetergrenze stellt die äußerste Grenze des Raumes dar, die vom paretischen Glied noch bewältigt werden kann. Bei der Viermetergrenze ist die Bewältigung des Raumes um vieles schwieriger. Dem Normalen gelingt dieser Sprung in das größere Wirkfeld müheloser, auch bei ihm sind die Leistungen schlechter, aber lange nicht in dem Ausmaß wie bei diesen Patienten. Die kleine Entfernung konnte durch das paretische Glied funktionell bewältigt werden, bei großer Entfernung trat die Insuffizienz massiv zutage. Diese stärkere Verschlechterung bei zunehmender Entfernung zeigen auch die nicht gelähmten Extremitäten. Während bei normalen Versuchspersonen die Verschlechterung von höchstens 1 auf 2 eintritt, sieht man bei den Hemiparesen an den nicht gelähmten Extremitäten bei 15 Patienten eine Verschlechterung auf die Note 3 oder 4, die Richtung des Danebenwerfens geht dabei sehr oft gegen die Körpermitte zu, das heißt, ein rechtsseitiger paretischer Arm wirft fast stets nach links vorbei. Es ist dies zweifellos durch eine zu starke Adduktion im Schultergelenk verursacht, die als pathologische Mitbewegung auftritt.

Bei den Tastlähmungen sehen wir an der gestörten Hand drei Patienten mit schlechten und neun mit guten Leistungen. Bei der Viermetergrenze verschiebt sich dieses Verhältnis. Ein Patient hatte eine gute und elf eine schlechte

Leistung. Man könnte daraus schließen, daß der Tastgestörte den Zielwurf bei 2-m-Entfernung vollzieht, ohne seine gestörte Hand in den Bewegungsakt aktiv einzubeziehen. Die Folge davon ist die gute Leistung. Bei 4-m-Entfernung kommt in der ganz schlechten Leistung fast aller Patienten zum Ausdruck, daß der Funktionsausfall durch eine aktive Beteiligung der gestörten Hand am Bewegungsablauf zustande kommt. Der Funktionsausfall tritt erst im erweiterten Wirkfeld in Erscheinung. Je weiter die Grenzen des subjektiven Wirkfeldes im Sinne UEXKÜLL hinausgeschoben werden, um so mehr ist die Hand aktiv im Wurfakt beteiligt. Je weiter die Funktion über den haptischen Raum hinaus führt, um so mehr verliert die Hand ihren Charakter als objektives Werkzeug und gewinnt als entscheidender Faktor des handelnden Ichs an funktioneller Bedeutung. Je mehr die Hand als aktiver Faktor bei einer Funktion benötigt wird, in unserem Fall beim Wurf in die größere Entfernung, um so deutlicher tritt der durch den Defekt bedingte Funktionsausfall in Erscheinung.

Bei den optischen Agnosien ist bei drei von vier Fällen die Leistung mit beiden Händen gut. Die Erkennung des Gegenstandes bzw. des Zieles ist daher gar nicht notwendig zur richtigen Lösung des Zielwurfes. Bei 4-m-Entfernung wird die Leistung wesentlich schlechter, nur mehr ein Patient hat die Note gut. Die schlechtere Leistung in der größeren Entfernung ist wahrscheinlich auf eine Störung der Entfernungsschätzung zurückzuführen, die ja oft an optische Wahrnehmungsstörung gekoppelt auftritt. Wir machten bei unseren Fällen die Beobachtung, daß sie sich im haptischen Raum gut orientierten, und zwar optisch, daß sie aber über diesen Raum hinaus keine Tiefenwahrnehmung hatten. Die verschiedenen Gegenstände erschienen wie auf einer Theaterkulisse, damit ist auch das besonders starke Absinken der Wurfleistung bei der größeren Entfernung zu erklären. Bei den optisch gestörten Patienten sind die Leistungen bei naher und weiter Entfernung sehr gut, ohne daß ein nennenswerter Unterschied zwischen den Extremitäten besteht. Eine Hemianopsie allein bewirkt demnach beim Zielwurf keine Funktionsverschlechterung. Bei den Orientierungsstörungen treten an der kontralateralen Extremität bei naher und weiter Entfernung auffallend viel Fehler auf. Die Richtung des Danebenwerfens stimmt stets mit der Abweichung in der Landschaft überein. Bei den Aphatikern sind die Leistungen der kontralateralen Hand wesentlich schlechter, besonders bei 4-m-Entfernung. Die notwendige Feinabstimmung beim motorischen Vollzug des Zielwurfes kann bei Aphatikern nicht geleistet werden. Als Ursache muß man wohl eine leichte Schädigung der benachbarten motorischen Felder annehmen. Die Störung ist um so auffälliger, als bei Rechtshändern mit Aphasie die rechte Hand an sich die geschicktere ist, und gerade diese Extremität zeigt einen massiven Leistungsausfall. Die Spalte der Hirnverletzten mit allgemeiner Leistungsschwäche und der Hirnverletzten ohne klinische Ausfallserscheinungen bieten nichts wesentlich Neues. Bei beiden kommt es mit zunehmender Entfernung zu einer über das Normale hinausreichenden Verschlechterung. Normalerweise wird bei der Ausführung eines Zielwurfes in 2- und 4-m-Entfernung die Entfernung optisch abgeschätzt, der Raum gleichsam optisch überbrückt, dann der Bewegungsentwurf vorweggenommen, dem erst der wirkliche Bewegungsablauf folgt. Während beim Normalen die Leistung zwischen 2 und 4 m nicht wesentlich verschlechtert wird, sehen wir bei allen Syndromen der Hirnverletzten eine weit über dieses Maß hinausreichende Verschlechterung. Je größer der Raum ist, der sinnesmäßig und handlungsmäßig überbrückt werden muß, um so stärker tritt die Fehlleistung des Hirnverletzten zutage. Das biologische Wirkfeld des Hirnverletzten hat sich verkleinert, der bewältigte Raum ist enger geworden. Diese Erscheinung tritt unabhängig von der spezifischen Art des Defektes auf. Bei den spastischen Hemiplegien bewirkt der für die größere Entfernung notwendige verstärkte Impuls eine größere Spastizität und pathologische Mitbewegung, woraus eine Leistungsinsuffizienz resultiert. Bei den Taktilgestörten schaltet sich die defekte Hand erst mit zunehmender Entfernung als aktiver Faktor in die Bewegung ein und bewirkt dadurch ebenfalls einen Leistungsabfall. Bei den optisch gestörten Patienten bewirkt die pathologische Beschränkung ihres optisch erfaßten Wirkfeldes eine mangelhafte optische Überbrückung, woraus mit zunehmender Entfernung ein stärkerer Funktionsausfall in Erscheinung tritt.

Gruppe VII.

Untersuchung der feinen Bewegung. Es interessierte uns, ob die Geschicklichkeit eine universelle Fähigkeit ist, Aufgaben der verschiedensten Art zweckmäßig zu lösen oder ob Differenzen bestehen bei Aufgaben des gesamten Körpers und bei Geschicklichkeitsaufgaben der isolierten Hand. Als Beispiel für die Geschicklichkeit der Hand wählten wir ein einfaches Geduldspiel. Eine kleine Kugel mußte durch ein Labyrinth getrieben werden, dann durch ein kleines Tor in einem kleinen Grübchen zum Stehen gebracht werden. Zur Bewältigung der einzelnen Teilaufgaben waren verschiedene Bewegungen notwendig, weshalb diese Bewegungsaufgabe einen umfassenderen Aufschluß über die Fingergeschicklichkeit gewährte als verschiedene Testreihen, die zu ähnlichen Untersuchungen verwendet wurden. So sind beim sogenannten Tappingtest (Aneinanderreihen von Perlen) oder bei dem von Whitman benützten Schrauben-Schraubenmutter-Test die Bewegungen stets gleich. Diese Verfahren eignen sich daher gut zur Feststellung der Übungsfähigkeit einer Bewegung. Bei Geschicklichkeitsproben muß die Variationsmöglichkeit der möglichen Bewegung sehr groß sein, um die Beurteilung der Zweckmäßigkeit der ausgeführten Bewegung zu ermöglichen. Diese Forderung erfüllte unser Geduldspiel voll und ganz. Zur Bewegung der kleinen Kugel waren kleinste Zielbewegungen notwendig, die eine feine Abstimmung erforderten. Man kann daraus die Präzision der Bewegung beurteilen, und zwar unserer Meinung nach besser als mit dem Verfahren von Münsterberg, wo mit einer Nadel nach einem Punkt gestochen werden mußte und die Abweichungen registriert wurden. Um die Präzision einer Zielbewegung zu beurteilen, konstruierte Rossolimo sogar einen Apparat, das Orthokinometer, um das Abweichen des Zeigefingers beim Fingernasenversuch zu registrieren. Die Zielbewegung dieser Untersuchungsverfahren sind jedoch immer die gleichen, ein Schluß auf die Geschicklichkeit läßt sich daraus nicht ableiten. Bei unserem Geduldspiel erforderte die jeweilige Aufgabe eine stets verschiedene Präzisionsbewegung. Der Vorzug besteht daher darin, daß die Bewegungen so mannigfach sind, daß sie nie gelernt und geübt werden können. Man kann damit also tatsächlich die Funktion, feinste Präzisionsbewegungen auszuführen, beurteilen. Als Gradmesser der Bewertung wurde die Zeit genommen, die zur Lösung gebraucht wurde. Eine Zeit bis zu 1 Minute wurde mit 1 bewertet, bis zu 1 Minute 30 Sekunden mit 2, bis zu 2 Minuten 30 Sekunden mit 3, und über 2 Minuten 30 Sekunden mit 4. Die normalen Versuchspersonen hatten durchwegs die Note 1. Die Aufgabe wurde von allen Versuchspersonen mit beiden Händen gelöst, es fällt dadurch eine Gegenüberstellung zwischen gesunder und kranker Hand weg. Die eine Hand wurde dabei zur Fixation des Spieles benützt, während die andere durch kleine Neigungen oder Erschütterungen die Kugel in die gewünschte Bewegungsbahn brachte. Die Methoden der Lösung unterschieden sich nicht von den normalen Versuchspersonen. Die einen versuchten durch kleine Schüttelbewegungen die Kugel Stück für Stück in die gewünschte Richtung zu bringen, die anderen versuchten durch häufige Wiederholung grober Bewegungen die Kugel einmal an das gewünschte Ziel zu bringen. Zwischen diesen Methoden gab es alle Übergänge, auch die gleiche Versuchsperson wechselte mehrmals die Methoden. In Tab. 22 sehen wir die Übersicht der Leistung. Bei den Hemiplegien hatte ein Patient die Note 1, drei die Note 2, sieben die Note 3 und zwölf die Note 4. Es fällt auf, daß nur ein Patient eine normale Leistung bot, obwohl alle beide Hände benützten. Es entspricht der Erwartung, daß die feinsten und kleinsten motorischen Impulse am empfindlichsten gestört sind. WAIZSÄCKER sprach einmal davon, daß dem Hirnverletzten die motorische Bewältigung des „Kleinen", des „Spitzen" und des „Feinen" Schwierigkeiten bereitet. Bei unserem Geduldspiel zeigen die Hemiplegien auch mit der gesunden Hand eine insuffiziente Leistung.

Tabelle 22. Feine Bewegungsabstimmung (Geduldspiel).

Note	1	2	3	4
H. P. . . .	1	3	7	12
H. Pa. . .	25	23	18	12
T. A. . . .	7	4	1	—
O. A. . . .	—	1	1	2
Opt.	4	5	8	5
Or.	—	1	1	3
Aph. . . .	5	4	3	2
Allg. . . .	2	—	1	1
H. V. . . . o. a. E. . .	7	5	2	1

In der Spalte der Hemiparesen sehen wir 25 Patienten mit der Note 1, 23 mit der Note 2, 18 mit der Note 3 und 12 mit der Note 4. Rund ein Drittel zeigt normale Leistungen. Da bei den Hemiparesen das lädierte Feld kleiner ist, ist die Zusammenarbeit der motorischen Felder weniger beeinträchtigt und bei einem Teil der Fälle können auch feine Bewegungsaufgaben richtig gelöst werden. Bei den Tastlähmungen zeigen sieben Patienten eine sehr gute, vier eine gute und einer eine genügende Leistung. Bei diesem Syndrom sieht man den höchsten Prozentsatz an normaler Leistung. Die Beeinträchtigung der gesunden Hand ist so gering, daß das Leistungsniveau wenig gesenkt ist. Die Steuerung der Bewegung erfolgt aufgabegemäß vorwiegend optisch, weshalb die Insuffizienz der kinästhetischen Bewegungssteuerung nicht ins Gewicht fällt.

Bei den optischen Agnosien zeigen alle vier Patienten schlechte Leistung. Die optische Analyse kleinster Details und die Lenkung der feinen Impulse ist bei diesen Fällen so massiv gestört, daß das Leistungsniveau beträchtlich gesenkt ist. In der Spalte der optisch gestörten Patienten haben vier sehr gute, fünf gute, acht genügende und fünf ungenügende Leistungen. Während diese Gruppe von Hirnverletzten bei den normalen Handlungen des täglichen Lebens und in den früheren Geschicklichkeitsproben, wie beim Ballwerfen, fast keine pathologische Verschiebung des Leistungsniveaus zeigen, bieten sie beim Geduldspiel einen beträchtlichen Funktionsausfall. Auch in der Spalte der Patienten mit Orientierungsstörung zeigt kein Patient normale Leistungen. Es zeigt sich hier, daß die Zwangsimpulse auch bei kleinsten motorischen Vollzügen störend in Erscheinung treten. Bei den Aphasien zeigen fünf von zwölf Patienten normale Leistungen. Bei den Hirnverletzten mit schwerer allgemeiner Leistungsschwäche zeigen zwei normale und zwei schlechte Leistungen, und selbst bei den Hirnverletzten ohne klinische Ausfallserscheinungen zeigen nur sieben von fünfzehn Patienten normale Werte.

Zahlreiche Patienten wurden bei dieser Aufgabe sehr nervös und klagten nachher über Kopfdruck, Flimmern und Kopfschmerzen. Dies stellt eine Bestätigung der von WEIZSÄCKER geäußerten Ansicht dar, daß nicht bewältigte Leistungen starke subjektive Beschwerden machen. Aus der Übersicht über die ganze Tabelle sehen wir, daß 51 Patienten normale Leistungen zeigen, während 127 Patienten ein pathologisch gesenktes Niveau boten. An dieser Bewegungsaufgabe von feinen, exakt abgestimmten motorischen Vollzügen läßt sich fast unabhängig vom klinischen Syndrom eine hochgradige Insuffizienz der Leistung aufzeigen. Hirnverletzte zeigen darnach unabhängig vom klinischen Defekt bei der Ausführung feiner subtiler motorischer Vollzüge einen Funktionswandel.

Gruppe VIII.

Kooperation zweier Bewegungen. Wir verlangten eine Bewegungsaufgabe, bei der zwei Bewegungen zeitlich ineinander verschränkt ausgeführt werden mußten. Die Versuchspersonen mußten einen Hohlball in die Höhe werfen und wieder fangen, während der Flugzeit des Balles mußte ein Sandsack aus einem 20 cm im Quadrat messenden Feld in ein analoges Feld, das 70 cm daneben lag, gestellt werden. Normale Versuchspersonen konnten nach mehreren Versuchen diese Aufgabe fast fehlerfrei lösen. Fast alle Versuchspersonen führten die Bewegungen so aus, daß sie die Flugbahn des Balles mit den Augen verfolgten, während sie das Stellen des Sandsackes kinästhetisch ohne optische Kontrolle ausführten. Ein Wechsel der optischen Einstellung von der Flugbahn des Balles zur Stellaufgabe des Sandsackes und dann wieder zum Ball, war wegen der Kürze der Zeit nicht möglich. Die normalen Versuchspersonen prägten sich bei einigen Versuchen kinästhetisch die Strecke der Sandsackbeförderung ein und lösten dann die Aufgabe fehlerfrei. Sportler und körperlich Geübte hatten dabei überhaupt keine Schwierigkeiten, weniger geübte normale Versuchspersonen benötigten bis zu einer guten Ausführung einige Versuche. Es wurden sechs Versuche beurteilt, die fünfmalige Lösung der Aufgabe wurde mit 1 bewertet, viermalige mit 2, zweimalige mit 3, weniger als zweimal mit 4. Fang- und Stellfehler wurden getrennt bewertet und dann die Durchschnittsnote festgehalten. Tab. 23 zeigt die Übersicht. Bei den Hemiplegien hatte ein Patient die Note 1, einer die Note 2, fünf die Note 3 und 16 die Note 4. Diese Bewertung ergab sich fast ausschließlich aus den Fangfehlern. Nur vier Patienten hatten bei der Bewertung der Stellfehler die Note 4. Daraus sehen wir, daß die Fangleistung weit schwieriger zu bewältigen war, wogegen das Stellen des Sandsackes meist gut gelöst wurde. Die Bewegungsaufgabe erforderte bei zweckmäßiger Lösung eine bestimmte Geschwindigkeit; diese Geschwindigkeit der motorischen Entscheidung machte den Hemiplegikern die größten Schwierigkeiten, sie konnten zwar den Ball richtig hochwerfen, meist mit der gesunden Extremität, und konnten dann auch noch den Sandsack richtig verstellen, bei Fangen des Balles kamen sie aber zu spät oder waren durch die beiden vorangegangenen Bewegungen so verwirrt oder erschöpft, daß sie gar nicht mehr zum Fangen ansetzten. Bei den Hemiparesen waren die Leistungen schon wesentlich besser. 16 hatten die Note 1, 29 die Note 2, 16 die Note 3 und 17 die Note 4. Fang- und Stellfehler hielten sich dabei die Waage,

Tabelle 23. Kooperation von zwei Bewegungen.

Note	1	2	3	4
H. P. . . .	1	1	5	16
H. Pa. . .	16	29	16	17
T. A. . . .	2	4	5	1
O. A. . . .	1	2	—	1
Opt.	7	11	4	—
Or.	—	3	1	1
Aph. . . .	6	4	1	3
Allg. . . .	1	2	—	1
H. V. . . .	9	5	1	—

sie kamen gleich oft vor. Diese Patienten faßten die Aufgabe als Ganzes an, sie stellten sich beim Werfen schon auf das Fangen ein und lösten die Stellaufgabe dazwischen, gleichsam mit der linken Hand. Sie machten daher gleichviele Fang- und Stellfehler, während die Hemiplegiker, die die Aufgabe Schritt für Schritt lösen wollten, ausschließlich Fangfehler machten. Bei den Hemiplegikern gelang das Werfen des Balles noch, beim Stellen des Sandsackes traten schon einzelne Fehler auf und zum Schluß der Aufgabe, zum Fangen, kamen sie überhaupt nicht mehr zurecht, sie disponierten nicht die ganze Aufgabe, sondern einen Teil nach dem anderen, wodurch am Schluß die Rechnung überhaupt nicht mehr zusammenging. Die Hemiparetiker disponierten die gesamte Aufgabe und machten dann bei einzelnen Teilen, die nicht mit vollem Einsatz vollzogen wurden, Fehler.

Bei den Tastlähmungen zeigen zwei Patienten die Note 1, vier die Note 2, fünf die Note 3 und einer die Note 4. Die Fang- und Stellfehler sind gleichmäßig verteilt. Da bei dieser Aufgabe beide Hände aktiv mitarbeiten müssen, ist die mangelhafte Leistung bei Tastgestörten nicht verwunderlich. Sowohl beim Werfen und Fangen als auch zum Verstellen des Sackes sind kinästhetische Empfindungen die Voraussetzung der kohärenten Bewältigung. Die zwei Patienten, die normale Leistungen zeigten, verwendeten beim Werfen und Fangen nur die gesunde Hand und benützten die defekte Hand nur als Hilfe, indem sie beim Fangen den Ball mit der gesunden Hand ergriffen und gegen den Unterarm der gestörten Hand preßten. Auf diese Weise kamen sie zu einer normalen Leistung. Die Fehlleistung der Tastgelähmten ergab sich nicht aus einem mangelhaften Bewegungsentwurf wie bei den Hemiplegikern. Die Ausführung der Aufgabe mißlang gleichsam aus der Werkzeuginsuffizienz der Hand, so wie dieser Versuch auch bei peripheren Lähmungen mißlang, obwohl der Bewegungsentwurf im ganzen zweckmäßig war.

In der Spalte der optischen Agnosien boten drei Patienten eine gute Leistung, ein Patient eine schlechte. Wir sehen daraus, daß eine genaue optische Kontrolle der Bewegungsvorgänge zu dieser Aufgabe nicht notwendig ist. Die Geschwindigkeit der Aufeinanderfolge der Bewegungen ist von der Aufgabe erzwungen. Eine optische Steuerung kommt dabei zu spät. Die Bewegungsaufgabe muß primär verstanden, dann richtig entworfen werden, die Steuerung unterliegt vorwiegend kinästhetischen Faktoren, daher ist die Leistung bei den optischen Agnosien gut.

Bei den optisch gestörten Patienten zeigen sieben eine Bewertung 1, elf mit 2 und vier mit 3. Auch bei dieser Gruppe war trotz des eingeschränkten Gesichtsfeldes oder der zentralen Sehschwäche der Bewegungsentwurf für die verschränkten Bewegungen intakt. Die Mehrzahl der Patienten konnte sie mit gutem Erfolg ausführen. Anders ist dies bei Patienten mit Orientierungsstörungen. Drei zeigten eine gute, einer eine genügende und einer eine ungenügende Leistung. Obwohl auch bei ihnen der grobe Bewegungsablauf nicht gestört war, konnten sie die Aufgabe nicht ausführen, da beim Ablauf der Bewegung deutlich Deviationsimpulse auftraten. Der Zwangsimpuls zum Abweichen, der sie in der Landschaft dazu führte, von einem Weg abzuweichen, bewirkte auch bei höher differenzierten Bewegungen im haptischen Raum eine Deviation. Sie konnten den Ball nicht gerade hochwerfen und griffen beim Fangen stets daneben. Das Werfen des Balles gelang dabei noch häufig richtig, weil es aus ruhiger Ausgangsstellung erfolgte. Beim Fangen hingegen setzte sich der Zwangsimpuls zum Danebengreifen besonders stark durch, da sie durch die dazwischengeschaltete Aufgabe des Verstellens den Ball nicht in Ruhe erwarten konnten, sondern aus einer Bewegung heraus die richtige Einstellung zum Fangen intendieren mußten. Das Verstellen des Sandsackes als einzige Aufgabe bereitete ihnen keinerlei Schwierigkeiten. Im Rahmen der gesamten Bewegungsaufgabe stellten sie den Sandsack jedoch stets in einer verkehrten Richtung oder in zu geringer oder zu großer Entfernung daneben. Das Grundsymptom ihrer Fehlleistungen, daß sich am deutlichsten in der landschaftlichen Orientierung zeigte, bestand darin, daß sie nicht die Freiheit der Raumbeherrschung hatten. Dies trat bei dieser Bewegungsaufgabe wieder zutage. Der Zwangsimpuls zur Deviation trat bei erschwerten Aufgaben auch im haptischen Raum auf und nicht nur in der Landschaft.

Bei den Aphasien hatten sechs eine sehr gute, vier eine gute, einer eine genügende und drei eine ungenügende Leistung. Der Bewegungsablauf zeigte keine intentionale Störung, die Fehlleistungen kamen dadurch zustande, daß die kontralaterale Extremität den Geschwindigkeits- und Geschicklichkeitsanforderungen nicht gewachsen waren. Bei der normalen klinischen Untersuchung wiesen die kontralateralen Extremitäten keine Ausfallserscheinungen auf, bei der hier geforderten Bewegungsaufgabe hingegen zeigte sich ein deutlicher Funktionsausfall. Bei Hirnverletzten mit schwerer allgemeiner Leistungsschwäche und bei den Hirnverletzten ohne klinische Ausfallserscheinungen waren die Leistungen gut oder nur um weniges schlechter als bei den Normalen.

Mehrere Handlungen gleichzeitig ausführen zu lassen, war schon mehrfach das Beobachtungsziel einer motorischen Untersuchung. Osseretzki ließ bei seinen motorischen Tests gleichzeitig Taktklopfen und Rechnen. Stern und Sachs verwendeten einen Apparat, wo gleichzeitige Hand- und Fußhebel betätigt werden mußten, auch das Dauerreaktionsgerät, das bei den Offiziersannahmestellen des Heeres Verwendung fand und auf das wir bei der Untersuchung der Wahrnehmungsstörungen zurückkommen, entspricht dieser Versuchsanordnung und gibt über die Fähigkeit, zwei motorische Vollzüge zeitlich verschränkt auszuführen, eine Beurteilungsmöglichkeit. Das von uns gewählte Beispiel einer Bewegungsaufgabe von zwei einfachen Bewegungen, nämlich das Werfen und Fangen einerseits und das Verstellen eines Sandsackes anderseits, sollte eine Beurteilung über die Kooperation zweier motorischer Vollzüge ermöglichen. Der Vorteil unserer Bewegungsaufgabe ist, daß sie von normalen Versuchspersonen bei einiger Übung gut gelöst werden konnte, so daß die Fehlleistungen der Hirnverletzten als abnorm verwertet werden konnten. Zusammenfassend wollen wir festhalten: Der Entwurf dieser verschränkten Bewegungsaufgabe war bei den Hemiplegikern massiv gestört, sie versuchten die Aufgabe zu zergliedern und sukzessiv zu lösen. Sie gliederten die einheitliche Aufgabe in das Werfen des Balles, das Stellen des Sandsackes und kamen dadurch beim Fangen des Balles viel zu spät. Bei den ersten beiden Teilstücken der Aufgabe wurden keine Fehler gemacht, alle erst am Schluß. Es fehlte den Hemiplegikern die ganzheitliche Erfassung und Gestaltung der Bewegungsaufgabe. Durch ihren Defekt fehlte ihnen die Überschaubarkeit der Aufgabe. In dieser Insuffizienz kann man einen zentralen Funktionsausfall sehen und nicht nur ein rein peripheres Versagen der Werkzeuge. Die Ursache ist zweifellos die durch den großen Defekt bedingte Unordnung oder Unfähigkeit der Zusammenarbeit der verschiedenen Rindenfelder. Bei den Hemiparetikern war der Entwurf zur gesamten Aufgabe zu ersehen, ein hoher Prozentsatz löste aber die Aufgabe mangelhaft, da die Mitarbeit der paretischen Extremität insuffizient war. Die tastgelähmten Patienten zeigten ebenfalls einen richtigen Entwurf, jedoch ein gleichsam peripheres Versagen in der defekten Hand. Die optisch gestörten Patienten konnten in überwiegender Zahl die Aufgabe zweckmäßig lösen. Die Patienten mit Orientierungsstörungen zeigten einen normalen Entwurf und Bewegungsablauf, wiesen jedoch trotzdem eine schlechte Leistung auf, da ihr Zwangsimpuls auch im haptischen Raum eine Unfreiheit der motorischen Bewältigung bewirkte. Die Unfreiheit ihrer Orientierung, die klinisch nur im landschaftlichen Raum beobachtet werden konnte, trat unter den erschwerten Bedingungen unserer Bewegungsaufgabe auch im Greifraum zutage und führte zu Fehlleistungen. Auch bei den Aphatikern war der Entwurf nicht gestört, wohl zeigte aber ein höherer Prozentsatz schlechte Leistungen. Die motorische Zusammenarbeit zeigte sich den gesteigerten Anforderungen der Aufgabe nicht gewachsen. Bei den übrigen Hirnverletzten war die Fähigkeit, kooperative motorische Handlungen auszuführen, weder im Entwurf noch beim praktischen Vollzug wesentlich gestört.

Gruppe IX.

Untersuchung der Reaktionsfähigkeit und -wendigkeit. Die Versuchspersonen standen vor einem 2 m hohen Vorhang und hatten die Aufgabe, alle Gegenstände, die herüberflogen, zu fangen. Es wurden sechs verschieden schwere Gegenstände (Medizinball, Hohlball, kleiner Sandsack, leichter Polster, kurzer Holzstab, leichter Stoffball) in verschiedenen Zeitabständen und aus verschiedenen Richtungen geworfen. Normale Versuchspersonen konnte ohne Schwierigkeiten alle Gegenstände fangen. Bewertet wurde folgendermaßen: Fünf gefangene Gegenstände mit 1, vier mit 2, zwei mit 3 und keiner mit 4. Die Flugbahn der geworfenen Gegenstände war so gewählt, daß die Patienten, ohne den Standplatz zu verlassen, alles fangen konnten. Beurteilt sollte werden, wie weit die Hirnverletzten imstande sind, auf einen Reiz rasch zu reagieren und sich sofort auf eine neue Aufgabe einstellen können. Tab. 24 gibt die Übersicht. Bei den Hemiplegien sehen wir neun mit der Note 1, acht mit Note 2 und sechs mit Note 3. Die Zuwendung der Patienten erfolgte prompt, die Fehler erfolgten dadurch, daß sie mit ihren gelähmten Extremitäten nicht rasch genug zufassen konnten oder der Weg für die gesunde Extremität zu weit war. Die schlechte Leistung ergab sich nicht aus einer Insuffizienz der zentralen Einstellung, sondern aus der mangelhaften Reaktionsbereitschaft der gelähmten Extremität. Das geht zum Teil daraus hervor, daß sich die Fangfehler der schweren zu den leichten Gegenständen verhielten wie 9 zu 4, das heißt mehr als doppelt so oft wurden die schweren Bälle infolge der Parese fallengelassen. Elf Patienten fingen immer beidhändig, sieben mit der linken und fünf mit der rechten Hand, entsprechend ihrer Lähmung. Bei den Hemiparesen sind die Leistungen erwartungsgemäß wesentlich besser. Die Schwierigkeiten der Lösung ergaben sich aus der gleichen Insuffizienz wie bei den Hemiplegien. Die Einstellung auf den Reiz erfolgte prompt und zweckmäßig, nur die peripheren Werkzeuge reagierten auf die Intention zu spät. 65 Patienten lösten die Aufgabe beidhändig, sechs mit der rechten und sieben mit der linken. Die Fehler verteilten sich auf schwere und leichte Gegenstände gleichmäßig, das

Tabelle 24. Unvorbereitete Einstellung.

Note	1	2	3	4
H. P. ...	9	8	6	—
H. Pa. ..	40	32	6	—
T. A. ...	8	3	1	—
O. A. ...	3	1	—	—
Opt.	11	9	1	1
Or.	3	1	1	—
Aph. ...	10	3	—	—
Allg. ...	3	1	—	—
H. V. ...	12	1	2	—

heißt, daß nicht so sehr die Parese als die Unfähigkeit des raschen Zugreifens die Fehlleistung verursachte. Bei den Tastlähmungen sind die Leistungen bei zwei Drittel der Untersuchten normal, zehn arbeiteten mit beiden Händen, zwei mit der linken. Die guten Leistungen der Tastgelähmten zeigen, wie wenig einschneidend sich eigentlich eine Taststörung im biologischen Verhalten auswirkt, man hat fast den Eindruck, als ob die cerebrale Tastlähmung der Hand sich im praktischen Leben wie eine periphere Verletzung auswirkt. Bei den optischen Agnosien zeigen drei eine sehr gute und einer eine gute Leistung. Das scheint zunächst verwunderlich. Wir sahen bisher, daß die optischen Agnosien trotz ihrer Erkennungsschwierigkeit dann kohärente Leistungen zeigten, wenn es sich um das Wahrnehmen von Bewegungen handelte. Dies war hier der Fall. Die Gegenstände kamen durch die Luft geflogen, sie erkannten zwar nicht, was es war, sie wandten sich jedoch richtig um, schätzten Richtung, Geschwindigkeit und Gewicht richtig ein und griffen zweckentsprechend zu. Die Zuwendung und aktive Bewältigung einem bewegten Reiz gegenüber zeigten bei unseren optischen Agnosien keinen Funktionsausfall. Bei den optisch gestörten Patienten hingegen sahen wir elf mit Note 1, neun mit Note 2, einen mit Note 3 und einen mit Note 4. Diese im Vergleich zu den Agnosien schlechten Leistungen erklären sich aus der noch nicht kompensierten Gesichtsfeldeinschränkung der Patienten. Es ist eine bekannte Tatsache, daß hochzentrale Hemianopsien nicht nur in einer Hälfte des Gesichtsfeldes blind sind, sondern auch Zuwendungsstörungen nach der gleichen Seite aufweisen. Es fehlen die aus der Peripherie des Gesichtsfeldes notwendigen Reize, um die Zuwendung zu intendieren. So sehen wir, daß gerade die Gruppe der optisch gestörten Patienten bei dieser Übung die schlechtesten Leistungen zeigt. Ein hoher Prozentsatz nahm die Reize aus dem hemianopischen Gesichtsfeld nicht wahr und konnte darauf auch nicht reagieren. Die Orientierungsgestörten wiesen zum Teil die gleichen Störungen auf. Bei den Aphasien zeigten zehn eine sehr gute und drei eine gute Leistung, was ungefähr der Norm entspricht. Bemerkenswert erscheint uns, daß die Antriebsstörung in der sprachlichen Sphäre sich bei dieser Aufgabe nicht auf die gesamte Motorik ausdehnte, die Zuwendung und die motorische Reaktionsbereitschaft wie auch die Plötzlichkeit der Intention waren vollkommen intakt. Im Kontrast zu den kläglichen Versuchen bei einer Wortformulierung erregte dieses Verhalten immer wieder Erstaunen. Die übrigen Syndrome zeigen keine von der Norm abweichenden Leistungen.

Zusammenfassend läßt sich sagen, daß die Hirnverletzten im allgemeinen die Fähigkeit, auf Reize rasch zu reagieren und sich rasch auf neue umzustellen, nicht verloren haben, zumindest hat unsere Bewegungsaufgabe das gezeigt. Man könnte sich ohne weiteres vorstellen, daß bei gesteigerter Anforderung, etwa dadurch, daß man die Gegenstände sehr rasch hintereinander werfen würde, Fehlleistungen erzielt werden könnten. Da jedoch bei diesen Versuchsbedingungen auch die normalen Versuchspersonen Ausfallserscheinungen zeigen, wäre der Vergleich zur normalen Geschicklichkeit nicht beurteilbar. Mit normalen Versuchspersonen wurde die Einstellungsfähigkeit mehrfach untersucht, ich erwähne nur die Instruktionskiste HAYES, wo in einer Kiste mit acht Abteilungen Reihenaufgaben zu lösen sind und alle überflüssigen Bewegungen registriert werden. Oder die Versuchsanordnung von MÜNSTERBERG, der das Herstellen verschiedener Telephonanschlüsse testete. Auch der Spiralversuch von W. M. DOUGALL gehört hierher, wo auf einer rotierenden Scheibe Kreise aufscheinen, die von der Versuchsperson rasch durch eine Linie verbunden werden sollen. Unser Beispiel, die rasche Reaktionsbereitschaft und Umstellungsfähigkeit zu untersuchen, hat den Vorzug, möglichst aus dem praktischen Leben gegriffen zu sein. Eine Beeinträchtigung der Zuwendung und Umstellung trat nur bei den optisch gestörten Patienten mit Gesichtsfelddefekten auf. Dies war nicht nur durch die Behinderung der Reizaufnahme aus dem defekten Gesichtsfeld, sondern auch durch eine mangelnde motorische Aktivität nach dieser Richtung hin bedingt. Bei allen anderen Syndromen konnten wir eine abnorme Reaktion der Zuwendung nicht beobachten. Die schlechten Leistungen erklärten sich bei den Hemiplegien und Paresen aus einem mangelhaften Gehorchen der Extremitäten. Das biologische Versagen erklärt sich aus der Insuffizienz der Organe und nicht aus einer Störung der zentralen Reaktionsbereitschaft.

Gruppe X.

Untersuchung des Gleichgewichtes. Zunächst mußten die Patienten über einen 5 cm breiten, 5 cm hohen, 4 m langen Balken gehen. Als zweite Aufgabe mußten sie auf einem Bett mit Federeinsatz stehen, diesen in Schwingungen

Tabelle 25. Gleichgewichtsprobe.

Note	Balken				Federbett					Schaukelbrett		
	+	—	li.	re.	+	—	li.	re.	Beschw.	+	—	Beschw.
H. P.	9	14	3	4	10	13	2	3	7	14	9	11
H. Pa.	50	28	4	3	59	19	1	3	25	60	18	15
T. A.	10	2	1	1	11	1	—	—	5	10	2	1
O. A.	2	2	—	2	2	2	—	2	2	3	1	2
Opt.	17	5	5	2	20	2	—	—	9	18	4	4
Or.	2	3	2	1	4	1	—	—	3	4	1	1
Aph.	11	2	2	1	12	1	—	—	6	11	2	2
Allg.	4	—	—	1	4	—	—	—	2	3	1	1
H. O.	12	3	—	3	13	2	—	1	1	14	1	—

versetzen und durften dabei nicht umfallen. Bei der dritten Aufgabe standen sie auf einem 50 cm breiten und 2 m langen Brett, das langsam und unregelmäßig nach allen Richtungen des Raumes bewegt wurde. Sie mußten diese Bewegungen ausgleichen und durften nicht herunterfallen. Die Wertung erfolgte hierbei nicht nach Noten, sondern nur mit einem Plus, wenn die Aufgabe gelöst wurde, und mit einem Minus, wenn sie mißlungen war. Tab. 25 zeigt die Übersicht. Von den Hemiplegien konnten neun Patienten über den Balken gehen, 14 fielen dabei herunter. Das Schwingen auf dem Federbett gelang zehn Patienten, 13 konnten das Gleichgewicht nicht halten. Auf dem Schaukelbrett konnten 14 Patienten stehen bleiben, neun fielen dabei herunter. Die schwerste Aufgabe für die Hemiplegien stellt demnach das Gehen über den Balken dar. Das Gehen ist für den Hemiplegiker an sich schon pathologisch verändert. Die zusätzliche Aufgabe der Aufrechterhaltung des Gleichgewichtes bringt daher noch stärkeren Funktionsausfall. Auf dem Schaukelbrett steht der Patient und muß nur durch kleine Verlagerung seines Körperschwerpunktes die passiv erteilte Lageveränderung kompensieren. Diese Aufgabe wurde von den Hemiplegikern gut gelöst. Auch auf dem Federbett war die Aufrechterhaltung des Gleichgewichtes durch kleine Impulse möglich, da das Schwingen des Federeinsatzes, einmal in Gang gebracht, von selbst erfolgte und daher nicht eine Bewegungsinnervation und eine Innervation zur Aufrechterhaltung des Gleichgewichtes notwendig ist. Die Richtung des Herunterfallens war verschieden. Beim Gehen und auf dem Schaukelbrett gänzlich unsystematisch, auf dem Federbett fiel die Mehrzahl nach rückwärts oder nach der Seite der Lähmung.

Bei den Hemiparesen konnten 50 Patienten über den Balken gehen, 28 versagten dabei. Auf dem Federbett konnten sich 59 im Gleichgewicht halten, 19 fielen um. Auf dem Schaukelbrett konnten 60 stehenbleiben und 18 fielen herunter. Daraus sieht man, daß das Gehen über den Balken auch für die Hemiparetiker die schwerste Leistung war und das Stehenbleiben am Schaukelbrett am häufigsten gelang. Vorstellungsmäßig würde man fast erwarten, daß das Gehen über den Balken am leichtesten geht. Bei normalen Versuchspersonen machte dies überhaupt keine Schwierigkeiten, während am Federbett auch einige normale Versuchspersonen das Gleichgewicht nicht halten konnten. Beim Gehen über den schmalen Balken muß ein Fuß vor dem anderen aufgesetzt werden, was bei den Hemiplegikern an sich schon eine schwere Leistungsforderung darstellt. Es müssen neben den Intentionen, die den Gangmechanismus aufrechterhalten, noch zusätzliche zur Aufrechterhaltung des gestörten Gleichgewichtes aktiviert werden. Auf dem Federeinsatz, der von den Patienten selbst in Schwingungen versetzt wird, schwingt der Patient fast passiv mit und muß nur die federnden Stöße ausgleichen. Auf dem Schaukelbrett steht er und macht nur Ausgleichsbewegungen gegen die langsamen Lageverschiebungen. Für die gelähmten Patienten ist die Aufrechterhaltung des Gleichgewichtes beim Gehen unter den geforderten Schwierigkeiten besonders gestört. Die Ordnung der dabei zu leistenden Intentionen ist bei den zentralen Lähmungen verlorengegangen. Die Aufgabe der Lokomotion und der Aufrechterhaltung des Gleichgewichtes erfordern eine Vielzahl von motorischen Entscheidungen, die beim Hemiplegiker inkohärent ablaufen. Am Federbett und am Schaukelbrett sind, da der Körper an sich nicht in aktiver Bewegung ist, die notwendigen motorischen Innervationen zur Aufrechterhaltung des Gleichgewichtes verfügbar. Die notwendige Bewegungsarmut des Hemiplegikers zieht beim Aufrechterhalten des Gleichgewichtes unter erschwerten Bedingungen einen Funktionsausfall nach sich. Am Federbett und Schaukelbrett traten bei 18 Hemiplegikern und 40 Hemiparetikern Beschwerden auf, wie Blutandrang im Kopf, Kopfschmerzen, Schwindel, das Gefühl, wie wenn alles Schwanken würde, usw. Diese Beschwerden kennen wir aus den Angaben der Hirnverletzten, wenn sie im Autobus, Straßenbahn, Lift usw. fahren. Also immer dann, wenn sie passiv eine Lageveränderung oder Erschütterung erleiden.

Bei den Tastlähmungen zeigen alle Patienten eine gute Leistung der Gleichgewichtshaltung. Bei den optischen Agnosien zeigen zwei Patienten eine gute und zwei eine schlechte Leistung. Die Patienten aller anderen Syndrome zeigen fast vollzählig gute Leistungen, nur bei den Patienten mit Orientierungsstörungen fallen von fünf drei beim Gehen über den Balken herunter. Der erschwerte Gang über den Balken ermöglicht dem Deviationsimpuls wieder in Erscheinung zu treten und die Freiheit der symmetrischen Raumorientierung zu stören. Beim Gehen über den 5 cm breiten Balken vermag auch die optische Kontrolle nicht die Zwangsdeviation zu kompensieren. Die Patienten spürten diesen Zug und versuchten ihn auszugleichen, jedoch ohne Erfolg. Auf dem Federeinsatz zeigten diese Patienten in der Phase, in der der Einsatz vom tiefsten Punkt nach oben schwang und den Körper gleichsam nach oben schleuderte, eine Drehung um ihre Längsachse, und zwar immer in der Richtung ihrer Deviation. In der Phase, wo also die Schwerkraft praktisch ausgeschaltet war, setzte sich die Deviationstendenz als Drehimpuls durch, ohne daß die Patienten es verhindern konnten. Das Gleichgewicht verloren sie dabei jedoch nicht. Auch fünf der optisch gestörten Patienten fielen beim Gehen über den Balken herunter. Die erschwerte Bedingung des Balkengehens verhinderte die Kompensation eines normalerweise unterdrückten Deviationszwanges. Alle fünf Patienten hatten eine zentrale Hemianopsie. Ein Patient, der am Federbett immer nach der Seite der Hemianopsie nach unten fiel, sagte, er habe dabei das Gefühl, daß die rechte Körperseite rascher in die Höhe geschleudert wird und er dadurch nach links umfällt. Der Patient hatte neben seiner linksseitigen Hemianopsie auch eine Störung der Orientierung an der linken Körperseite.

Zusammenfassend können wir sagen, daß bei gelähmten Hirnverletzten erwartungsgemäß Schwierigkeiten bei der Aufrechterhaltung des Gleichgewichtes auftreten, und zwar besonders bei den erschwerten Bedingungen der Lokomotion. Die optisch gestörten Patienten zeigen vereinzelt mangelhafte Leistungen, die aus der insuffizienten optischen Raumorientierung resultieren. Im allgemeinen ist aber bei Hirnverletzten die Aufrechterhaltung des Körpergleichgewichtes bei bestimmten Aufgaben nicht gestört. Bei Versuchsbedingungen, die mit Erschütterung einhergingen, treten in gewissen Prozentsätzen die bekannten Unlustempfindungen auf.

Als nächste Gruppe untersuchten wir eine Bewegungsaufgabe, die wir Zimmerslalom nannten. Es mußte ein vorgezeichneter Weg mit Hindernissen begangen werden und dabei gleichzeitig ein Tennisball auf einem Holzschläger balanciert werden.

Es handelt sich demnach ebenfalls um eine Verschränkung von mehreren motorischen Aufgaben, bei denen die Analyse keine wesentlichen neuen Gesichtspunkte gegenüber der Aufgabe der Gruppe VIII ergab, weshalb von einer ausführlichen Wiedergabe an dieser Stelle Abstand genommen wird.

Gruppe XI.

Untersuchung des Rhythmus. Die geläufigsten Untersuchungsmethoden über den Rhythmus stammen von Langelüddeke und Osseretzki. Im wesentlichen wird das Nachklopfen von Zeitmaßen nach einem Metronom und das Lesen nach Metronomtakten geprüft. Rosenfeld ließ Vorgeklopftes nachklopfen, Osseretzki ließ einen aufgenommenen Rhythmus durch Bewegung reproduzieren, z. B. marschieren nach vorgezähltem Takt oder ein vorgesungenes Lied nachklopfen. Ossipowa ließ ihre Versuchspersonen nach einem vorgeklopften Rhythmus springen oder Ball werfen. Sereisky-Malzew ließen auf dem Klavier gespielte Melodien nachklopfen. Allen diesen Methoden ist gemeinsam, daß eine durch Takt oder Rhythmus gegliederte Zeit sinnesmäßig aufgenommen werden mußte und die Richtigkeit der Aufnahme durch motorische Gestaltung geprüft wurde. Wir benützten folgende Aufgabe: Die Patienten mußten mit der Hand den Rhythmus einer auf dem Klavier gespielten Melodie mitklopfen. Das Mitklopfen wurde dadurch erschwert, daß der Klavierspieler Melodien mit $^2/_4$-, $^3/_4$- und $^4/_4$-Takten mehrmals wechselte, worauf die Versuchspersonen sofort richtig reagieren mußten. Bei der nächsten Aufgabe mußten die Versuchspersonen im Rhythmus der vorgespielten Melodien Pendelschwünge der Arme machen, und bei der nächsten Aufgabe mußten sie nach den verschiedenen Melodien marschieren. Ohne auf die genaue Differenzierung von Rhythmus und Takt in der Formulierung von Klages näher einzugehen, haben wir die Taktierung nach einem Metronom abgelehnt und uns bei unseren Untersuchungen durch die Melodien eines Klavierspieles führen lassen. Die Melodie hat den Vorteil, daß sie das Zeitmaß wohl teilt, aber nicht zerschneidet wie das Metronom. Man spricht jemanden ein rhythmisches Gefühl zu, wenn er die zeitliche Gliederung eines gesprochenen Gedichtes oder einer Melodie zu empfinden vermag. Wir glauben diese Fähigkeit des rhythmischen Empfindens durch das Nachklopfen einer Melodie beurteilen zu können. Die zweite Funktion des Rhythmus ist die rhythmische Gestaltung einer perzipierten rhythmischen Gliederung durch Bewegungen. Dies glaubten wir durch das Schwingen der Arme und durch das Marschieren erfassen zu können. Freilich ist auch das Nachklopfen ein motorischer Akt, aber die Bewegung ist so einfach, fast reflektorisch, daß von einer motorischen Gestaltung noch nicht gesprochen werden kann. Man kann daher bei einer Störung des rhythmischen Nachklopfens annehmen, daß der Defekt nicht am motorischen Schenkel, sondern mehr auf dem rhythmusempfindenden Sektor liegt. Bei diesen Untersuchungen war es schwer, einen objektiven Gradmesser als Wertmaßstab zu finden. Wir beobachteten, ob die Patienten imstande waren, den Rhythmuswechsel zu erkennen und wie lange sie benötigten, sich auf den neuen Rhythmus einzustellen. Normale Versuchspersonen, die entweder ein Instrument beherrschten oder gute Tänzer oder Sänger waren, konnten die geforderten Aufgaben mühelos lösen. Wir zogen daher zu dieser Untersuchung nur Hirnverletzte heran, die vor ihrer Verwundung ein Instrument gespielt hatten, oder gute Tänzer, bzw. gute Sänger waren. Diese zahlenmäßige Beschränkung war notwendig, da es ja zu untersuchen galt, ob durch die Hirnverletzung ein vorher richtiges rhythmisches Empfinden und Gestalten eine Veränderung erfahren hatte. Bei den Hemiplegien haben in der rhythmischen Empfindung fünf Patienten die Wertung 1, sieben die Wertung 2, drei die Wertung 3 und zwei die Wertung 4. Bei der rhythmischen Gestaltung verschieben sich die Werte noch mehr nach der abnormen Seite. Nur ein Patient hatte die Note 1, acht die Note 2, zwei die Note 3 und sechs die Note 4. Das zeigt zunächst, daß es dem Hemiplegiker viel schwerer fällt, einen Rhythmus motorisch zu gestalten als richtig zu empfinden. Auch beim Normalen ist die rhythmische Gestaltung schwerer als die Empfindung. Das veranlaßte JACQUES DALCROZE zur musikalischen Erziehung seiner Zöglinge, die „gymnastique rhythmique" einzuführen. Die Differenz der Leistung des Hemiplegikers zwischen rhythmischer Empfindung und Gestaltung geht aber weit über das normale Maß hinaus. Der Hemiplegiker hat demnach die Fähigkeit, sein Bewegungstempo bzw. seinen Rhythmus nach einer geforderten Bedingung zu modifizieren, verloren. Sein Rhythmus ist gewissermaßen durch seine motorische Impotenz statisch fixiert. Sein Gang ist natürlich auch rhythmisch, da in ähnlichen Zeitabständen gleiche Bewegungsvollzüge auftreten. Es fehlt ihm aber die Variierbarkeit des Normalen. Es mangelt ihm die Umstellungsfähigkeit auf ein anderes Zeitmaß und einen anderen Rhythmus. Sein Rhythmus ist durch seine innervatorische Ordnung vorgeschrieben. Aber auch die rhythmische Empfindung ist bei den Hemiplegikern gestört, nur fünf von 17 Patienten, die vor ihrer Verletzung zweifellos musikalisch waren, zeigen ein normales Verhalten. Wir sehen daraus, daß die Fähigkeit, eine rhythmische Gliederung zu empfinden und zu gestalten, nicht scharf getrennt werden kann. Ähnlich wie im Wahrnehmungsvorgang Empfindung und Handlung in verstärkter Bindung (WEIZSÄCKER) zueinander stehen, sind auch bei der Rhythmusfunktion Empfindung und Gestaltung aneinander gekoppelt. Durch Läsion des motorischen Schenkels erfährt auch der empfindende Teil eine krankhafte Veränderung. Für den Hemiplegiker können wir annehmen, daß durch die Lähmung die gestaltende Funktion des Rhythmus beeinträchtigt wird und damit aber auch die Rhythmusempfindung einen Funktionswandel erleidet. Vor allem ist die Fähigkeit, auf zeitlich veränderliche Rhythmen einzugehen, wesentlich eingeengt. Der motorische Defekt schreibt dem Individuum zwangsmäßig einen Rhythmus vor. Aus diesem individuellen Rhythmus kann sich der Patient nicht emanzipieren. Die Freiheit, sich auf verschiedene Rhythmen einzustellen und durch Bewegungen aktiv zu gestalten, ist dem Hemiplegiker verlorengegangen. Bei den Hemiparesen sehen wir bei der rhythmischen Empfindung nur wenig schlechte Resultate. Auch bei der rhythmischen Gestaltung überwiegen die guten über die schlechten Leistungen. Immerhin verhalten sich die Hemiparesen in bezug auf ihre Fähigkeit zur Rhythmisierung analog den Hemiplegien. Entsprechend ihrem geringeren motorischen Defekt zeigen sie ein weniger abnormes Verhalten. Das würde heißen, daß die Fähigkeit zu rhythmisieren an die motorische Freiheit des Individuums gebunden ist, und mit zunehmender Handlungsfreiheit der Extremitäten auch die Rhythmusfunktion sich bessert.

Die Tastgelähmten zeigen sowohl bei den empfindenden als auch bei den gestaltenden Rhythmusproben keine pathologischen Befunde. Auch bei den optischen Agnosien sind die Leistungen fast normal. Bei den Aphatikern sind bei der rhythmischen Gestaltung nur zwei Patienten normal bewertet, während sechs schlechte Leistungen zeigten. Man kann annehmen, daß die Unfähigkeit der rhythmischen Gestaltung mit der motorischen Sprachhemmung gekoppelt ist. Die Unfähigkeit der sprachlichen Modulation geht Hand in Hand mit einer Insuffizienz der Rhythmusfunktion der gesamten Motorik. Wenn wir uns die Zahl aller Hirnverletzten vor Augen halten, sehen wir, daß von 101 Patienten nur 46 eine normale Fähigkeit hatten, verschiedene Rhythmen richtig zu empfinden, und nur 29 imstande waren, diese Rhythmen auch motorisch zu gestalten. Daraus sieht man, daß die Rhythmusfunktion nach Hirnverletzungen erheblich gelitten hat. Wenn wir von diesen Zahlen die gelähmten Patienten herausnehmen, da bei ihnen die Fehlleistung zum Teil durch die motorische Behinderung bedingt ist, so bleiben 40 Hirnverletzte übrig, von denen 22 imstande waren, rhythmisch richtig zu empfinden und nur 13 Patienten die erkannten Rhythmen gestalten konnten. Daraus kann man wohl schließen, daß die Freiheit des normalen Menschen, sich auf verschiedene Tempi und zeitliche Gliederungen ein- und umzustellen, eine Fähigkeit, die wir als Rhythmusfunktion bezeichnet haben, nach Hirnverletzungen einen Funktionswandel erleidet. Es kommt zu einer Monotonisierung der zeitlichen Gliederung und einer Unfähigkeit, den Rhythmus zu variieren. Die Beschränkung der Freiheit aller biologischen Valenzen scheint ein Grundsymptom der Hirnverletzung zu sein und drückt sich in der Rhythmusfunktion ebenso aus wie in der Beschränkung der geistigen Wendigkeit und in der Verarmung des Affektlebens.

Als letzte Reaktion untersuchten wir die Abwehrbewegung auf aggressive Reize. Diese Reize ließen wir auf die Patienten einwirken, teils ohne sie vorher darauf aufmerksam zu machen, teils wurde ihnen gesagt, sie müßten ein Ereignis, das sie bedrohen wird, abwehren. Danach teilten wir die Reaktionen ein in unbewußte und bewußte Abwehrbewegungen. Die Reize waren derart beschaffen, daß der Untersucher vor oder neben der Versuchsperson, die gerade mit einer Aufgabe beschäftigt war, mit einem Stab stark auf eine Unterlage schlug, oder einen Ball gegen die Versuchsperson warf, oder zu einem Faustschlag ausholte, oder mit einem Holzmesser eine Stichbewegung ausführte. Die Reaktionen der Patienten wurden dabei beobachtet.

Bei der bewußten Abwehr wurde der Patient aufgefordert, sich zur Wehr zu setzen. Die Reaktionen bei den gelähmten Patienten waren nie zweckmäßige Abwehrreaktionen, sondern es kam zu einer Erstarrung und Versteifung wie bei einem Totstellreflex, allmählich stellten sich dann manchmal extrapyramidale Synergien ein. Bei Bedrohung mit einem Stabhieb gegen den Kopf wurde z. B. nie ein Arm zum Schutz gegen den Kopf erhoben, auch nicht der gesunde.

Die Patienten zuckten dabei nur zusammen und erstarrten. Bei der unbewußten Abwehr reagierten drei Hemiplegiker überhaupt nicht und bei fünf stellte sich eine langsame Verkrampfung der Prädilektionsmuskeln ein, die aber nicht plötzlich auf den Reiz, sondern erst allmählich, gleichsam wurmartig, auftrat. Sieben Patienten zeigten eine plötzliche Reaktion im Sinne eines Zusammenzuckens ohne Zweckmäßigkeitscharakter. Bei der bewußten Abwehr traten analoge Abwehrbewegungen auf. Die Hemiplegie der Patienten verhinderte auch auf der nichtgelähmten Seite eine zweckmäßige Abwehrreaktion. Wenn eine Reaktion auftrat, war es eine Katastrophenreaktion nach dem Bild eines Totstellreflexes. Während z. B. normale Versuchspersonen beim Herannahen eines Balles plötzlich zusammenzuckten, erstarrten die Hemiplegiker und waren nicht imstande, dem Ball auszuweichen oder ihn abzuwehren. Die Schwere des motorischen Defektes der Hemiplegien verhinderte auch bei der bewußten Abwehrreaktion eine zweckmäßige Bewegung. Die Geschwindigkeit der motorischen Reaktion ist bei den Hemiplegien auf ein bestimmtes Maß abgestimmt. Soll dieses Geschwindigkeitsmaß durch eine exogene Aufgabe überschritten werden, reagiert der hemiplegische Patient überhaupt nicht mit einer Bewegung, sondern flieht in eine Verkrampfung oder Versteifung, also in die archaische Reaktion des Totstellreflexes. Bei den Patienten mit Hemiparesen reagieren bei der unbewußten Abwehr 23 von 40 plötzlich, sieben langsam und mit Verkrampfung. Bei der bewußten Abwehr zeigen 30 eine plötzliche Reaktion, neun eine verlangsamte und einer reagiert überhaupt nicht. Man sieht daraus, daß bei geringeren Graden von zentralen Lähmungen eine Differenz zwischen bewußter und unbewußter Abwehrreaktion zutage tritt, das heißt die Patienten reagierten, wenn sie auf die Bedrohung gefaßt waren, plötzlich und zweckmäßig, während sie bei unbewußten Abwehrreaktionen zweckmäßige Reaktionen vermissen ließen und entweder nur zusammenzuckten oder eine Versteifung ihrer Muskulatur einsetzte. Man sieht daraus, daß der motorische Defekt das Individuum zwingt, in einer abnormen Art auf Reize zu reagieren, die auf einer tieferen Organisationsstufe stehen. Die Freiheit, seine Schutzreaktion dem Reiz anzupassen, ist dem Individuum genommen. Von den übrigen Syndromen sahen wir bei der bewußten Abwehr keine absoluten Versager, das heißt die Patienten machten rascher oder langsamer zweckmäßige, der Situation angepaßte Abwehrbewegungen. Bei den unbewußten Reaktionen zeigten die meisten Patienten überhaupt keine motorische Reaktion oder nur ein sinnloses Zusammenzucken. Einzelne Patienten allerdings machten auch hier zweckmäßige Bewegungen, sie drehten sich, wenn hinter ihnen eine Tür zugeschlagen wurde, rasch um, oder sie streckten sofort die Hände aus, wenn ein Gegenstand auf sie zugeflogen kam. Die Mehrzahl der Patienten ließ aber derartige Reaktionen vermissen und reagierte mit einem Zustand, der am besten mit einem Totstellreflex verglichen werden kann. Die Fähigkeit des einzelnen, auf gefahrbringende Reize mit zweckmäßigen Bewegungen zu reagieren, ist nach Hirnverletzungen beeinträchtigt. Die Folge dieser biologischen Insuffizienz tritt uns auf einer anderen Beobachtungsebene entgegen, und zwar in der stark erhöhten Erregbarkeit des Hirnverletzten. Bekanntlich reagieren fast alle Hirnverletzten auf starke Geräusche, starke optische Eindrücke oder auf starke Erschütterungen mit ausgesprochenem Unlustgefühl. Diese erhöhte Reizlabilität gegenüber unerwünschten Reizen ist ein Ausdruck der Insuffizienz, auf biologisch gefährliche Reize zweckmäßig und adäquat zu reagieren. Die Untersuchung mit normalen Versuchspersonen zeigte jedenfalls, daß die Hirnverletzten stark von der normalen Verhaltensweise abwichen. Es ist eine allgemeine Tatsache, daß Lebewesen Situationen, denen sie nicht gewachsen sind, entfliehen oder sich gegen solche Reizströme absperren. Die Hirnverletzten zeigen in der überwiegenden Mehrzahl als Reaktion auf bedrohende Reize verschiedene Varianten des Totstellreflexes. Die andere Möglichkeit, einer gefahrdrohenden Situation durch einen Bewegungssturm zu entfliehen, etwa wie im hysterischen Anfall, sahen wir bei unseren Untersuchungen nicht. Die Unfreiheit der Abwehrreaktion scheint sich demnach beim Hirnverletzten nach der Richtung der Hemmung, der Einengung auf ein kleines biologisches Wirkfeld zu erstrecken.

Wir sehen, daß der spezifische Defekt einerseits motorische Fehlleistungen verursacht. Dies tritt besonders bei motorischen Vollzügen zutage, deren Ausführung an die bei den betreffenden Patienten fehlenden Wahrnehmungs- oder Handlungsleistungen gebunden sind. Die hemianopischen Patienten z. B. zeigen eine gestörte Reaktionsfähigkeit, da sie die Gegenstände im eingeschränkten Gesichtsfeld nicht wahrnehmen. Darüber hinaus sehen wir aber, daß gewisse Leistungen der Motorik bei allen Hirnverletzten unabhängig vom klinischen Syndrom krankhaft verändert sind. Man kann darin kategoriale Fehlleistungen im Sinne GOLDSTEINS erblicken. So ist die Fähigkeit, geführte Bewegungen gleichmäßig und ohne Abweichung von der Vorlage auszuführen, bei allen Hirnverletzten schwer beeinträchtigt. Die Führungsbewegung ist die höchst entwickeltste Bewegungsform der Motorik und ist bei allen Hirnverletzten gestört. Ebenso zeigten die feinen Präzisionsbewegungen, wie wir sie beim Geduldspiel untersuchten, bei allen Syndromen schlechte Leistungen. Auch die Fähigkeit, eine Bewegung zu automatisieren und dann blind auszuführen, ist bei allen Hirnverletzten beeinträchtigt. Wohl gelingt es den meisten Patienten, die Leistung durch Üben zu bessern, die kinästhetische Einprägung vollzieht sich bei den meisten aber nur mangelhaft, was ein abnormes Absinken der Leistung bei der Ausführung mit geschlossenen Augen zur Folge hat. Die Umstellungsfähigkeit von der optischen auf die kinästhetische Steuerung hat kategorial gelitten. Den Hirnverletzten fehlt die Vielfalt des Bewegungsvollzuges und die Variierbarkeit der Ausführung wird zugunsten eines Wahrnehmungsschemas eingeengt. Desgleichen zeigen die Hirnverletzten kategoriale Fehlleistungen bei mehrgeleisigen oder verschränkten Bewegungsvollzügen, wie beim Zimmerslalom oder bei der Aufgabe der kooperierten Bewegungen. Ein Vollzug, der mehrere Intentionen zu gleicher Zeit erfordert, gelingt ihnen nur mangelhaft. Ebenso sind die Kraftleistungen bei allen Patienten reduziert. Die Ermüdung bei motorischen Leistungen setzt abnorm rasch ein. Die Leistung der Kraftabstimmung, geprüft am Ballwurf, zeigt im allgemeinen bei Vergrößerung der Entfernung einen abnormen Abfall der Leistung, der den der Normalen bei weitem übertrifft. Der Wirkraum des Hirnverletzten, das ist der Raum, den er handlungsmäßig bewältigt, ist verkleinert. Der biologischen Überbrückung zwischen *Ich* und der *Umwelt* sind engere Grenzen gezogen. Die Aufrechterhaltung des Gleichgewichtes kann unter erschwerten Bedingungen auch nicht vollzogen werden. Ebenfalls kategorial gestört erweist sich die Rhythmusfunktion. Sowohl die richtige Empfindung einer zeitlichen Gliederung, als auch die schwerere Leistung der motorischen Gestaltung eines erfaßten Rhythmus zeigen bei allen Hirnverletzten ein abnormes Verhalten. Die Freiheit auf die mannigfaltigsten zeitlichen Gliederungen einzugehen und sie zu gestalten ist beim Hirnverletzten eingeengt. Die Fehlleistung des Hirnverletzten besteht in einer Monotonisierung des Rhythmus und in einer Unfähigkeit der Wandelbarkeit. Es tritt bei ihnen eine Verarmung der zeitlichen Modulation auf. Ein Patient, den STROTZKA genauer analysiert hat, zeigte diese Festlegung auf ein bestimmtes nicht wandelbares Zeitmaß aller seiner motorischen Leistungen, sowohl der Sprache als auch der Gesamtmotorik, besonders instruktiv. Nicht so deutlich aber doch erkennbar zeigten alle Hirnverletzten diese Monotonie ihrer zeitlichen Gliederungsfähigkeit. Die Abwehrreaktionen der Hirnverletzten auf bedrohende Reize lassen keinen Zweckmäßigkeitscharakter erkennen. Sie entziehen sich der Entscheidung auf solche Reize durch Flucht in eine Verkrampfung oder in eine Bewegungsstarre, als Analogon zum Totstellreflex. Eine besondere Eigenheit, die noch auffällt, liegt darin, daß die Leistungen der dem Herd gegenüberliegenden Extremitäten um wesentliches schlechter sind, als die der homolateralen Extremitäten. Die motorischen Leistungen, insbesondere die höher differenzierten oder diejenigen, die mehrgeleisige Intentionen erfordern, sind nur durch die Zusammenarbeit der einzelnen Rindenfelder vollziehbar. Diese Zusammenarbeit oder Kofunktion ist durch einen lokalen Defekt beeinträchtigt. Das wirkt sich zunächst auf der kontralateralen Extremität besonders aus. Bei den motorischen Vollzügen, die die motorische Kapazität des ganzen Körpers erfordern, bewirkt die mangelhafte Kofunktion auch eine Reduktion des Leistungsniveaus. Allgemein läßt sich der Satz prägen: Je höher entwickelt und je differenzierter eine biologische Leistung ist, um so mehr erfordert sie eine intakte Zusammenarbeit aller cerebralen Felder. Bei den komplizierten motorischen Vollzügen treten daher kategoriale Fehlleistungen unabhängig vom lokalen Defekt auf. Der lokale Defekt bewirkt demnach einerseits eine Reduktion des Leistungsniveaus, wenn er gleichsam im Scheinwerferkegel der Bewegungsaufgabe erfaßt wird, anderseits verursacht er eine mangelhafte Kofunktion der verschiedenen cerebralen Felder, die bei hochdifferenzierten Bewegungen kategoriale Fehlleistungen nach sich zieht.

Literatur.

Atzler, E.: Hdb. der Arbeitsphysiologie. Leipzig: G. Thieme, 1927.
Birkmayer, W.: Dtsch. Z. Nervenhk. **147** (1938).
— Dtsch. Z. Nervenhk. **155** (1949).
— Z. Neur. **176** (1943).
— Wien. med. Wschr. **1944**, Nr. 1/2.
Bühler, K.: Sprachlehre. Wien, 1932.
Claraparede: Comment diagnostiques les aptitudes des enfant. Paris, 1928.
Doogall, M.: Zit. nach Meistring. Leipzig, 1930.
Enke: Z. Neur. **114**, 118 (1929).
Foerster, O.: Hdb. der Neurologie, Bd. 6.
Frischeisen-Köhler: Das persönliche Tempo. Leipzig: G. Thieme, 1933.
Goldstein, K.: Der Aufbau des Organismus. M. Nyhoff, 1934.
Langelüddecke: Z. Neur. **113** (1928).
Meistring: Beih. Z. angew. Psychol. Leipzig, 1930.
McNeill: Motor adaption and accoracy. Löwen, 1934.
Montpellier: Les alternations morphologiques de mouvement rapides. Löwen, 1935.
Münsterberg: Zit. nach Osseretzky: Psychomotorik. Leipzig: J. A. Barth, 1931.
Osseretsky: Psychomotorik. J. A. Barth, 1931.
— Z. Neur. **106** (1926).
Poppelreuter: Die psych. Schädigung durch Kopfschüsse. Leipzig, 1917.
Pötzl, O.: Wien. Klin. Wschr. **1939**, Nr. 24.
Rieger: Z. Psychol. usw. **31**, 1 (1903).
Strotzka, H.: Archiv. Psych. (D.) **1943**.
Veldt, van der: L'apprentissage du mouvement et l'automatisme. Löwen, 1928.
Wacholder, K.: Die willkürliche Haltung und Bewegung. München: J. F. Bergmann, 1928.
Wagner, R.: Z. Biol. **86**, 367 (1927).
Waizsäcker, V.: Wehrneur. Sitzung, Wien **1944**, 6.
Whitman: Zit. nach Osseretzky, Psychomotorik.

Fünftes Kapitel.

Die Behandlung der zentralmotorischen Ausfallserscheinungen.

Nach O. FOERSTER kommt eine Funktionsverbesserung bei neurologischen Defekten zustande: 1. Durch Reversion der Noxe und durch Wiederherstellung des geschädigten Gewebes, 2. durch Regeneration des zugrunde gegangenen Gewebes, 3. durch Umstellung der erhalten gebliebenen Elemente. Für die zentralmotorischen Ausfallserscheinungen kommen der erste und dritte Punkt in Frage. Schon im dritten Kapitel konnten wir zeigen, daß sich durch die Rückbildung entzündlicher und ödematöser Vorgänge und durch die Aufsaugung von Blutungen in kurzer Zeit eine Wiederherstellung der geschädigten Funktion einstellt. Rund 13% aller Lähmungen bildeten sich innerhalb der ersten vier Wochen nach der Verletzung zurück. Für die übrigen Lähmungen kommt als Funktionsverbesserung die Umstellung der erhalten gebliebenen Elemente in Frage. Diese Umstellung vollzieht sich aber nur in geringem Ausmaße von selbst. Die Übungsbehandlung hat daher die Aufgabe, durch methodische Übungen diesen Umstellungsvorgang zu aktivieren. Mit dieser Ansicht befinden wir uns in Widerspruch mit der KLEISTschen Auffassung von der Irreparabilität des motorischen Defektes. Der hohe Prozentsatz (50%) an geheilten zentralen Lähmungen unseres Krankengutes rechtfertigt die große Bedeutung, die wir der Übungsbehandlung zuschreiben, und bestätigt die Wichtigkeit, die ihr FOERSTER schon früher beigemessen hat. Die Plastizität des jugendlichen Gehirns ist bei der Rückbildung der zentralen Lähmung sicherlich der Hauptfaktor. Eine systematische Übungsbehandlung darf aber als unterstützende Methode nie fehlen. Der Einleitung der Behandlung hat eine genaue Analyse des Defektes vorauszugehen. Die Unfähigkeit, Bewegungen auszuführen, kommt bei zentralen Herden dadurch zustande, daß der Impuls in den Nervenzellen des Gehirns nicht aktiviert werden kann oder daß seine Weiterleitung an das periphere Neuron unterbrochen ist. Diese zentrale Erregungsblockade hat außer der Lähmung der Gliedmaßen noch eine Veränderung der nervösen Reizverhältnisse der Peripherie zur Folge, deren Auswirkungen uns als reflektorische Übererregbarkeit und pathologisch gesteigerter Dehnungswiderstand der Muskeln bekannt sind. Durch den Ausfall der Hemmung der zentralmotorischen Bahnen auf die Vorderhornzellen des Rückenmarks werden diese durch alle afferenten Reize in einen Erregungszustand versetzt, aus dem der pathologisch gesteigerte Tonus der quergestreiften Muskulatur resultiert. Diese Tonussteigerung bedingt ihrerseits eine wesentliche Einschränkung der Beweglichkeit. Wie schon früher ausgeführt wurde, betrifft diese Tonussteigerung nicht alle Muskeln gleichmäßig. Der Wegfall der zentralen Kontrolle bewirkt, daß die im gesunden Zustand kräftigeren Muskeln von den afferenten Reizen stärker erregt werden als ihre Antagonisten. Dadurch kommt es zu einer Störung des tonischen Gleichgewichtes. Die Gliedmaßen geben dem Zug der stärker erregten Muskeln nach und werden in einer neuen Gleichgewichtslage fixiert, die uns als WERNICKE-MANNsche Prädilektionshaltung bekannt ist. Die längere Fixierung dieser neuen Haltung bewirkt nun auch einen morphologischen Umbau der verschiedenen Gewebsanteile (Knochen, Knorpel, Bänder, Sehnen und Muskeln) in eine dieser Lage entsprechende Form. Dadurch wird auch die passive Beweglichkeit wesentlich beeinträchtigt, und beim späteren Wiederaufbau der aktiven Beweglichkeit müssen beträchtliche Hindernisse aus dem Weg geräumt werden. Unsere Übungsbehandlung verfolgte demgemäß zwei Wege: 1. Beseitigung der die Beweglichkeit einschränkenden Ursachen, vordringlich des erhöhten Dehnungswiderstandes der Prädilektionmuskeln, und 2. die Aktivierung der erhalten gebliebenen nervösen Elemente zur Produktion der aktiven Bewegung.

Der Weg zur Beseitigung der Einschränkung der Beweglichkeit muß alle Reize vermeiden, die die motorischen Vorderhornzellen erregen und dadurch den Tonus der Muskulatur steigern. Da die afferenten Erregungen die Intentionen der Muskeln überwachen und steuern, sind sie für die Bewegung ebenso wichtig wie die efferenten Erregungen und dürfen demnach nicht völlig ausgeschaltet werden, sie müssen aber beim spastischen Syndrom stark reduziert werden. Es müssen Bewegungsformen gewählt werden, die mit einem Minimum an afferenten Erregungen ausgeführt werden, um nicht durch einen zu großen Erregungsstrom den Tonus zu steigern und dadurch die Bewegung zu hemmen. Erster Grundsatz zur Behandlung der durch die Tonussteigerung bedingten Bewegungseinschränkung ist die Vermeidung starker afferenter Erregungen. Es gibt auch Syndrome zentraler Motilitätsstörungen, wo die Steuerung der Bewegung durch die afferenten Erregungen insuffizient ist. Bei diesen Störungen, die im klinischen Bild verwandte Symptome mit der Tabes dorsalis bieten, muß natürlich bei der Bewegungsschulung darauf gesehen werden, daß durch eine Überdosierung von sensiblen und sensorischen Reizen die Bewegungssteuerung noch genügend ernährt wird. Hiebei ist ein Überangebot an sensiblen Reizen, die eine Aufladung oder Sensibilisierung der motorischen Vorderhornzellen bewirken, notwendig. Mechanische, thermische, elektrische, chemische und Lichtreize sind unter diesen Voraussetzungen gesteigert darzubieten, während sie bei der Behandlung des spastischen Syndroms kontraindiziert sind. Die konservativen Methoden zur Behandlung der Beweglichkeitseinschränkung beruhen einerseits auf physikalischen und pharmakologischen Mitteln, durch die die reflektorische Erregbarkeit der Vorderhornzellen gedämpft wird, anderseits auf gymnastischen Übungen, die bei bestimmter Anordnung geeignet sind, das normale tonische Gleichgewicht und damit die passive Beweglichkeit in vollem Umfange wieder herzustellen.

Physikalische und pharmakologische Methoden zur Herabsetzung des Dehnungswiderstandes der spastischen Muskulatur.

Nach rein empirischen Erfahrungen haben Alexander, Matthias u. a. zur Heilung von Lähmungen die Warmwasserbehandlung vorgeschlagen. Wir haben sie ebenfalls mit sehr gutem Erfolg bei zentralmotorischen Ausfallserscheinungen angewendet. Für die schwer gelähmten Patienten hatten wir große Holzbadewannen zur Verfügung, in denen passive und aktive Bewegungen ausgeführt wurden. Für die leichter gelähmten Patienten stand uns ein kleines Schwimmbecken im Ausmaß von 4 : 5 m mit einer Wasserhöhe von 1,30 m zur Verfügung, in dem die Patienten aktive Bewegungsübungen ausführen mußten. Die Temperatur des Wassers wurde auf 28 bis 32° C gehalten. Die Dauer der Behandlung betrug täglich 30 Minuten. Die Bewegungen entsprachen den allgemein gymnastischen Prinzipien und werden weiter unten angeführt. Wie wir schon im dritten Kapitel zeigen konnten, trat bei zahlreichen Patienten durch das warme Wasser eine experimentell feststellbare Herabsetzung des muskulären Dehnungswiderstandes auf. Diese Herabsetzung der reflektorischen Übererregbarkeit bewirkte einerseits eine Erweiterung des gehemmten Bewegungsumfanges, anderseits konnten nach Aufhebung des gestörten tonischen Gleichgewichtes aktive Bewegungen ausgeführt werden, die im normalen Milieu nicht vollziehbar waren. Ein Beispiel soll dies erläutern. Das spastisch gelähmte Bein befindet sich bekanntlich stets in Streckstellung. Die Vorderhornzellen der tonisch verkürzten Fußstrecker erfahren durch die Annäherung der Insertionspunkte (FOERSTER) eine derartige Umstimmung ihrer Erregungsbereitschaft, daß sie alle einströmenden Erregungen absorbieren. Jeder Impuls, sowohl der afferente als auch der willkürliche, strömt den Vorderhornzellen der Fußstrecker zu. Das Resultat ist der spastisch fixierte Spitzfuß, und eine Unfähigkeit, den Fuß passiv und aktiv dorsal zu flektieren. Im warmen Wasser kommt es zu einer Umstimmung dieser Erregungsverhältnisse. Es lassen sich die Fußstrecker sowohl passiv dehnen, als auch ihr Dehnungswiderstand durch aktive Intentionen überwunden werden kann. Dadurch wird die erwünschte Dorsalflexion des Fußes erreicht. Das warme Wasser vermag demnach die besondere Erregbarkeit der Prädilektionsmuskeln zu dämpfen, und stellt damit ein tonisches Gleichgewicht her, das die aktive Beweglichkeit wieder ermöglicht. Da man nicht annehmen kann, daß das warme Wasser ausschließlich die Vorderhornzellen der Prädilektionsmuskeln dämpft, muß man annehmen, daß im warmen Wasser der afferente Erregungsstrom reduziert wird. Verschiedene Faktoren spielen dabei eine Rolle. Zunächst die Wärme. Fast alle spastisch gelähmten Patienten geben an, daß sie sich im Sommer besser bewegen können als im Winter. In geringer Schwankungsbreite gilt dies auch für den Normalen. Die das Lebewesen umgebende Außentemperatur wirkt nicht direkt auf die Vorderhornzellen ein. Die Wärmeeinwirkung auf die Haut bewirkt eine lokale Gefäßerweiterung, die reflektorisch eine Erweiterung der Muskelgefäße zur Folge hat. Diese veränderte Durchblutung der Muskeln bewirkt auf reflektorischem Weg eine Herabsetzung der Erregungsschwelle, das heißt die gut durchbluteten Muskeln arbeiten mit geringerem Innervationsaufwand, sie arbeiten ökonomischer. Der Kreis der afferenten und efferenten Erregungen steuert die Bewegung mit minimalen Reizquanten. Diese reflektorische Erniedrigung der Reizschwelle stellt sich nicht nur beim aktiv durchbluteten Muskel ein, sondern auch beim ruhenden Muskel, der durch mechanische oder physikalische Beeinflussungen in einen analogen Zustand versetzt wird. Das ökonomische Arbeitsprinzip der Muskelarbeit in der Wärme wird auch dadurch belegt, daß alle Weltrekorde der verschiedenen Sportdisziplinen mit Dauerleistungen bei sommerlicher Hitze aufgestellt wurden. Die in der Wärme auftretende Erniedrigung der Reizschwelle ermöglicht auch dem spastischen Muskel durch Verminderung des afferenten Erregungsstromes eine ungehemmtere Beweglichkeit. Ein zweiter Faktor der Warmwasserwirkung beruht auf dem Auftrieb. Durch den Auftrieb sind die Glieder leichter, die Außenkräfte, wie Schwerkraft und Trägheit, können durch geringere Impulse überwunden werden. Ein geringer motorischer Impuls hat auch eine minimale afferente Kontrolle zur Folge. Die Bewegungssteuerung erfolgt unter solchen Voraussetzungen mit kleinen Reizdosen. Diese kleineren Erregungsquanten der afferenten Erregung bewirken, daß die motorischen Vorderhornzellen für willkürliche Impulse empfänglicher werden. Ein dritter Faktor der Warmwasserbehandlung beruht auf folgendem: Die Speisung des Muskeltonus erfolgt nach SPIEGEL neben propriozeptiven Erregungen der Halsmuskel vom Labyrinth und von den propriozeptiven und Oberflächenerregungen des gesamten Körpers. Die letzteren Erregungen lösen die Körperstellreflexe vom Körper aus (MAGNUS). Die Körperstellreflexe kommen durch Verschiebung des tonischen Gleichgewichtes zustande und werden durch afferente Erregungen vom Rumpf und von den Gliedmaßen ausgelöst. Diese afferenten Erregungen, die eine Tonussteigerung auslösen, müssen aber asymmetrisch sein.

Das labyrinthlose und der propriozeptiven Bahnen der Halsmuskeln beraubte Tier zeigt dann eine Tonuserhöhung und daraus resultierende tonische Bewegungen, wenn der Druck der Unterlage als asymmetrische, afferente Erregung einwirkt. Drückt man auf das in Seitenlage auf einem Brett liegende Tier ein zweites Brett von oben mit einem Druck, der dem Druck der Unterlage gleichkommt, dann verschwindet die tonische Streckung der Extremitäten, das heißt durch allseitigen Druck auf die Körperoberfläche verschwinden die Tonussteigerungen, die uns als Körperstellreflexe vor Augen treten. Im Wasser haben wir ähnliche physikalische Bedingungen wie im Tierexperiment von Magnus. Der allseitige Wasserdruck schließt asymmetrische, afferente Erregungen durch Druck auf die Unterlage fast aus, so daß die tonussteigernde Komponente des Druckes der Unterlage wegfällt. Ein vierter Faktor der tonusherabsetzenden Wirkung des Wassers scheint darin zu liegen, daß das Wasser als physikalisch anders geartetes Milieu eine eigene Bewegungsform erfordert, die mit geringer tonischer Muskelspannung abläuft. Im Sport kann man den Schwimmer mit seinen weichen, schlacksigen, flüssigen Bewegungen von straffen, gespannten und elastischen Leichtathleten leicht auseinanderhalten. Die Summe dieser Faktoren bewirkt, daß der zentral gelähmte Patient im warmen Wasserbad passiv und aktiv ungehemmter Bewegungen ausführen kann. Die Wirkung dieses Warmwasserbades schwankt zwischen 2 und 24 Stunden. Der Kritiker könnte nun sagen, für diese kurze Zeitspanne lohnt sich der Aufwand nicht. Dem ist aber nicht so. In der Zeit der ungehemmten Beweglichkeit setzt die Bewegungstherapie ein, die erst an den gelösten Muskeln ansetzen kann. Aktive und passive Bewegungen, die in normalem Zustand nicht vollzogen werden können, werden in dieser Phase der herabgesetzten Muskelspannung geübt. Die Bewegung erfährt dadurch eine Bahnung. Wie wesentlich der Mechanismus der Bahnung bei der Produktion der Bewegung ist, konnte schon im dritten Kapitel dargelegt werden. Auch der seelische Faktor soll nicht unterschätzt werden. Der Patient, der mittels Tragbahre in das Wasserbad getragen wird und dort plötzlich erlebt, wie er sich wieder bewegen kann, erfährt einen, ich möchte fast sagen „seelischen Auftrieb“, der, gepaart mit dem Glauben an die Heilung, einen wesentlichen Faktor der Therapie darstellt. Hemiplegiker, die mit typischer Zirkumduktion gehen, zeigen im Schwimmbecken einen der Norm angeglichenen Gang. Leichtere Fälle können sogar schwimmen. Diese Besserung der Gangform hält auch außerhalb des Wassers einige Stunden an. Durch die tonuslösende Wirkung des warmen Wassers können bei zentralen Lähmungen Bewegungen mit einem minimalen Aufwand aktiviert werden, die auf dem Trockenen nicht ausführbar sind. Wir entwickeln alternierende Strampelbewegungen als Vorübung für den Gang. Wir üben aber auch Faustschluß im warmen Wasser mit Knet- und Greifübungen an Schwämmen, Bällen, Holzklötzchen usw. Neben den zahlreichen Fällen, denen die Warmwasserbehandlung hilft, gibt es auch eine Reihe von Patienten, die keine Besserung erfahren, und eine geringe Anzahl zeigt nach dem Warmwasserbad sogar eine stärkere Versteifung der gelähmten Glieder. Bei solchen Fällen wird die Behandlung natürlich abgesetzt. Man könnte für jede Therapie geradezu den Grundsatz aufstellen, daß erst eindeutige Verschlechterungen bei einzelnen Patienten den positiven Erfolg der Behandlung bei den übrigen glaubhaft machen. Die vegetative Grundstimmung scheint für den Angriffspunkt der Warmwassertherapie eine entscheidende Rolle zu spielen.

Eine fast ebensolche Bedeutung in der Behandlung der zentralen Lähmungen hat die Kurzwellenbestrahlung. Wir bestrahlen die Muskeln über den versteiften Gelenken mit mittlerer Stromstärke täglich 20 Minuten lang. Bei kompletten Hemiplegien müssen von der Schulter bis zu den Fußgelenken alle Gelenke drankommen. Später aber genügen Bestrahlungen in den großen Gelenken. Die tonusherabsetzende Wirkung konnten wir ebenfalls durch experimentelle Befunde, die im dritten Kapitel genauer besprochen wurden, nachweisen. Wir können vorläufig bloß die fabelhafte Wirkung dieser Behandlung registrieren, ohne uns über die Ursache im klaren zu sein. Der Schluß, daß die gleiche Wirkung der Warmwasserbehandlung und Kurzwellenbestrahlung auf Grund gleicher physiologischer Mechanismen zustande komme, wäre zu gewagt.

Die nächste Methode zur physikalischen Herabsetzung des Tonus besteht in der Massage. Von den gebräuchlichen Massagehandgriffen führen die Streichungen und Reibungen und die Vibrationen zur Tonusherabsetzung, während das harte Schlagen, Walken und Kneten tonussteigernd wirken. Diese letzteren Handgriffe stellen mechanische Muskelreize dar, die reflektorisch durch den afferenten Reiz eine Kontraktion oder Dauerversteifung nach sich ziehen. Sie sind daher beim spastischen Syndrom kontraindiziert. Die Streichungen und Reibungen haben zunächst eine oberflächliche Wirkung. Man kann sich vorstellen, daß durch die dauernden mechanischen Reize auf die Haut Substanzen ähnlich der H-Substanz von LEWIS freigemacht werden, die eine Gefäßerweiterung und dadurch reflektorisch nach oben erläutertem Schema eine Herabsetzung des Tonus bewirken. Daß die Vibrationen tonusherabsetzend wirken, scheint zunächst paradox. Es werden dabei die Extremitäten vom Masseur mit feinen Frequenzen ausgeschüttelt. Der afferente Erregungsstrom, der sonst eine immense Tonussteigerung auslöst, bewirkt bei Darbietung einer solchen Summe von afferenten Reizen, wie bei den Vibrationen, sogar eine Tonusherabsetzung.

Ein Überangebot von afferenten Reizen wird von den Vorderhornzellen nicht angenommen. Die Folge davon ist ein Zustand, wie wenn überhaupt keine afferenten Erregungen einströmen würden, und der Erfolg eine Herabsetzung der spastischen Tonussteigerung. Die Dauer der Massage betrug bei unseren Patienten täglich 20 Minuten. Der Raum, in dem massiert wird, darf nicht zu kalt sein. Die Lagerung muß eine vollständige Entspannung ermöglichen.

Die pharmakologischen Mittel zur Herabsetzung des Muskeltonus wurden experimentell gewonnen. Wie im dritten Kapitel gezeigt wurde, konnte bei einer Reihe von Patienten der Dehnungswiderstand der spastischen Muskeln durch Adrenalin, Gynergen, Yohimbin, Prostigmin, Azetylcholin und bei wenigen Fällen auch durch Atropin vorübergehend herabgesetzt werden. Diese Experimente, die die vegetative Beeinflussung des spastischen Tonus außer Frage stellen, konnten wir in beschränktem Rahmen auch in der Übungsbehandlung einführen. Wie schon hervorgehoben, wirken nicht alle Pharmaka bei allen Patienten tonuslösend, sondern je eines bei einem Patienten. Es muß scheinbar eine bestimmte vegetative Grundstimmung geschaffen werden, um die reflektorische Übererregbarkeit einzudämmen. Wurde bei einem Medikament diese herabsetzende Wirkung experimentell erprobt, dann konnten wir durch regelmäßige Verabreichungen die Beweglichkeit bessern. So gaben z. B. hemiplegische Patienten an, daß sie nach Injektion von Gynergen zwei Stunden lang gehen konnten, ohne mit dem Fuß zu schleifen. Eine Verwertung dieser Pharmaka im breiten Rahmen der Übungsbehandlung erfordert zunächst eine Austestung, um festzustellen, auf welches Mittel der Betreffende mit einer Herabsetzung des Dehnungswiderstandes reagiert. Ist dieses Mittel gefunden, dann kann durch regelmäßige Verabreichungen die Übungsbehandlung gefördert werden. Viele Patienten reagieren aber auf diese Mittel vollkommen indifferent und manche auch mit einer Tonussteigerung. Die Wirkung kann man sich erklären mit der Feststellung, daß durch die Modifizierung des vegetativen Milieus eine Grundstimmung geschaffen wird, die die Erregungsschwelle der Nervenzellen beeinflußt. Nach Hirnverletzungen ist das vegetative Gleichgewicht, wie wir später noch sehen werden, sehr oft gestört. Durch ein entsprechendes Pharmakon kann für kurze Zeit ein Gleichgewichtszustand hergestellt werden, der eine Veränderung der nervösen Erregbarkeit nach sich zieht und neben anderen auch den spastischen Tonus herabsetzt. Allen diesen Mitteln der physikalischen und pharmakologischen Beeinflussung des spastischen Muskeltonus ist gemeinsam, daß sie nicht bei jedem Fall gleichsinnig und gleich stark wirken. In der praktischen Behandlung kann man sich auf die subjektiven Angaben der Patienten voll verlassen. Die Ergebnisse der klinischen oder experimentellen Tonusuntersuchung stimmten stets mit den Angaben der Patienten überein. Man kann daher von den aufgezählten Mitteln immer das verordnen, was die Patienten gerne haben wollen. Durch dieses Mittel werden erst die Voraussetzungen geschaffen, daß die gymnastische Behandlung zur Beseitigung der Beweglichkeitseinschränkung und zur Mobilisierung der aktiven Beweglichkeit genügend Angriffspunkte und Entfaltungsmöglichkeiten hat. Durch diese Methoden wird ein nervöses Milieu geschaffen, in dem die gymnastischen Übungen ansetzen können. Rein organisatorisch teilten wir die Patienten zunächst zur Kurzwellenbestrahlung, Unterwasserbehandlung und Massage ein und ließen sie dann erst die Übungsstunde für Heilgymnastik besuchen. Mit diesen Tätigkeiten war der Vormittag ausgefüllt, Nachmittag mußte eine ausgiebige Ruhezeit eingehalten werden. In diesen Zusammenhang gehören auch die Ausschaltungen der afferenten Erregung durch Novocaininfiltrationen. Es kommt dabei ebenfalls zu einer vorübergehenden Herabsetzung des spastischen Tonus. Wir verwendeten 80 bis 160 ccm einer viertelprozentigen Novocainlösung ohne Adrenalinzusatz und injizierten sie in die Gegend der großen Nervenstämme oder auch in die Muskelmasse um ein spastisch versteiftes Gelenk. Diese Mobilisierung eignet sich vorzüglich zur Erweiterung der passiven Beweglichkeit und zeigt vor allem auch, wie stark die Bewegungseinschränkung durch nervöse Ursachen bedingt ist. Zum Einbau in die Übungsbehandlung eignet sie sich weniger.

Gymnastische Prinzipien zur Behandlung der Bewegungseinschränkung.

Die Einschränkung der Beweglichkeit bei zentralen Lähmungen kommt durch den spastisch gesteigerten Tonus zustande. Dadurch, daß die Spannung in den Prädilektionsmuskeln größer ist als in den Antagonisten, kommt es zur tonischen Fixation der Extremitäten in einer Stellung, die dem neuen tonischen Gleichgewicht entspricht und als WERNICKE-MANNsche Haltung bekannt ist.

FOERSTER hat weiterhin gezeigt, daß die Muskeln, deren Insertionspunkte einander genähert sind, durch niedrigere Erregungsquanten erregt werden. Damit ist ein Mechanismus in Gang gesetzt, der von uns mit der Schmerzspirale (FENZ) verglichen wurde. Jede Erregung strömt in die Zellen der Prädilektionsmuskeln, wodurch diese eine tonische Verkürzung erfahren. Dies führt wieder dazu, daß sie durch noch niedrigere Reize erregt werden. Diese tonische Fixationshaltung führt bei längerer Dauer auch zum morphologischen Umbau des ganzen Bewegungsapparates. Nach einiger Zeit ist die passive und aktive Beweglichkeit nicht nur funktionell, sondern auch morphologisch hochgradig eingeschränkt. Dies kann zunächst prophylaktisch bekämpft werden. Da man die zu erwartende Fehlhaltung kennt, kann man durch Lagerung auf

Fixationsschienen in der antagonistischen Stellung der Kontraktur entgegenwirken. Es eignen sich hierzu am besten Gipslonguetten oder KRAMER-Schienen. Um die zu erwartende Beugekontraktur im Handgelenk zu verhindern, wird eine Schiene angelegt, die die Hand in extremer Dorsalflexion und leichter Ulnarflexion fixiert. Um den spastischen Spitzfuß zu verhindern, legt man ein Holzkistchen an das Fußende des Bettes, gegen das sich der Patient stemmen kann, oder man hängt den Vorfuß mittels Rollenzug auf. Diese Lagerung soll aber auch nicht dauernd sein, sondern muß ständig durch Bewegungen unterbrochen werden. Die gymnastischen Möglichkeiten zur Behebung dieser Funktionsstörungen sind gegeben 1. in der systematischen Dehnung der verkürzten Gewebsanteile, 2. in der Lockerung der starken Muskelspannung, und 3. in der Kräftigung der schwächeren Muskelgruppen zur Schaffung eines normalen Muskelgleichgewichts. Die Dehnung erfolgt entweder durch einen langdauernden Reiz von geringer Intensität wie bei der Lagerung auf den Fixationsschienen oder besser durch intermittierende Dehnungen, die bis an die Grenze des Möglichen führen, ohne Schmerzen zu verursachen. In einer vollwertigen Übungsbehandlung verwendet man beide Prinzipien, sowohl die Dauerlagerung als auch die intermittierende Dehnung durch Bewegungen. Die Dehnungsreize müssen zart und allmählich steigernd verabreicht werden (HOHMANN), da durch brüskes energisches Dehnen eine noch stärkere Verkrampfung eintritt. Das Bewegungstempo muß ein mittleres sein, da bei rascher Bewegung reflektorisch eine Versteifung eintritt. Die Bewegungsform soll eine geschwungene Bewegung sein. Sie läuft, wie wir zeigen konnten, mit einem Minimum an Krafteinsatz ab und hat, wie WACHOLDER gezeigt hat, ganze Strecken, wo die Bewegung ohne aktiven Krafteinsatz abläuft. Prinzipiell ist es gleichgültig, ob die Dehnung durch den Patienten selbsttätig oder durch einen Helfer fremdtätig erfolgt. Der Dehnungseffekt am Gewebe ist der gleiche. Da aber die Dosierung des Dehnungsreizes viel Gefühl und Erfahrung voraussetzt, ist die selbsttätige Dehnung durch den Patienten vorzuziehen. Durch Überdosierung des Dehnungsreizes entsteht infolge des Schmerzes eine verstärkte Verkürzung der Muskulatur. Diese Gefahr ist bei selbsttätiger Dehnung weitgehend ausgeschaltet. Am Beginn der Behandlung allerdings, besonders bei der Unterwassserbehandlung, ist die fremdtätige Dehnung meist nicht zu entbehren. In den späteren Stadien aber ziehen wir in der Übungsbehandlung die selbsttätige Dehnung vor. Als unterstützende Kräfte der Dehnung sollen Schwer- und Zentrifugalkraft eingesetzt werden. Durch die Beschwerung der Extremität mit einem Sandsack wird der Dehnungsreiz einer schwunghaften Pendelbewegung viel ausgiebiger und wirksamer. Die zusätzliche Wirkung der Schwer- und Fliehkraft ermöglicht einen geringeren Krafteinsatz, womit die Möglichkeiten einer durch den Krafteinsatz bewirkten Erhöhung der Muskelspannung wegfallen. Wie schon früher ausgeführt, kommt durch die Innervation einer Extremität bei zentralen Lähmungen eine Mitinnervation oder sogar eine Mitbewegung der gleichseitigen Extremität zustande. So ist z. B. der muskuläre Dehnungswiderstand an der oberen Extremität der hemiplegischen Seite, wenn der Patient steht, wesentlich größer, als wenn er liegt. Die tonische Innervation des Stehens überträgt sich auch auf die gelähmte obere Extremität in Form einer verstärkten Muskelspannung. Bei Dehnungsübungen müßte dabei diese tonische Versteifung zusätzlich noch überwunden werden. Es empfiehlt sich daher, die praktischen Übungen zunächst im Sitzen oder Liegen durchzuführen, wie es schon KOHLRAUSCH angeregt hat. In späteren Stadien können die pendelförmigen Schwungbewegungen erfolgreich mit Musikbegleitung kombiniert werden.

Zur Lockerung der Muskelspannung dienen vor allem Schüttelbewegungen, die ebenfalls entweder selbsttätig oder fremdtätig ausgeführt werden. Bei den selbsttätigen Schüttelbewegungen ist es zweckmäßig, das Glied durch einen Sandsack oder ähnliches zu beschweren. Beim fremdtätigen Schütteln hält der Helfer die Extremität mit beiden Händen und schüttelt sie fein frequent aus. Schließlich muß versucht werden, die Antagonisten der kräftigeren Prädilektionsmuskeln zu stärken, um ein normales Gleichgewicht herzustellen. Erst dadurch wird eine aktive Bewältigung des vollen Bewegungsumfanges garantiert. Um einen Muskel zu kräftigen, muß man sein Dickenwachstum fördern. Nach Roux und Lange wird das Dickenwachstum eines Muskels gefördert, wenn er gegen Widerstand innerviert wird. Die Anspannung muß dabei rasch und maximal sein. Die Dauer der Anspannung soll nur kurz und von einer entsprechenden Ruhepause gefolgt sein. Solche Widerstandsübungen müssen Bewegungen verwenden, deren Angriffsrichtung in der Achse der geschwächten Muskelfunktion liegt.

Übungen zur Beseitigung von Bewegungseinschränkungen.

Nachdem die Grundsätze der gymnastischen Beeinflussung kurz erörtert wurden, soll nun eine kleine Übungsauswahl folgen. Um unnötige Wiederholungen zu vermeiden, geben wir im folgenden nur eine Zusammenstellung von Übungen für das Schultergelenk. Das Schultergelenk ist bei zentralen Lähmungen in Adduktions- und Innenrotationsstellung. Die Dehnungsübungen müssen den Oberarm seitlich, vor und hinten hochführen und eine Außenrotation herbeiführen. In Abb. 10 sehen wir den Beginn der Behandlung durch fremdtätige Dehnungsübungen im warmen Wasser. Der Oberarm wird seitlich, vor- und rückwärts leicht federnd bewegt und außerdem nach außen rotiert. Später werden diese Übungen auch aktiv im Wasser ausgeführt. Um den Dehnungsreiz so einschleichend als möglich zu gestalten, haben wir ein Gerät konstruiert, das wir Gummibett nannten. Das Prinzip besteht in waagrecht ausgespannten Gummisträngen, auf die der gelähmte Oberarm draufgelegt wird. Nun wird vom Übungsleiter der Oberarm durch sanften Druck gegen die Gummistränge in Schwingungen versetzt. Der Patient hat aktiv nicht mitzuwirken. Die Gummistränge dehnen bei ihren rückläufigen Bewegungen die Muskeln im selben Maß, als sie selbst gedehnt wurden. Das Wesentliche dieser Methode ist, daß die Schwingungen der gedehnten Gummistränge sinusförmig sind und damit eine physikalische Form darstellen, wie sie der schwunghaften Bewegung des Menschen ebenfalls zu eigen ist. Durch die Übertragung dieser Sinuswellen der Gummistränge auf die passiven Muskeln, werden diese in idealer Form gedehnt und reflektorische Versteifungen verhindert. In Abb. 11 sehen wir eine Dehnungsübung für die Adduktoren des Schultergelenkes. Der Oberkörper ist leicht nach vorn gebeugt, der Arm ist durch einen Sandsack beschwert und macht leichte Pendelschwünge mit besonderer Betonung nach

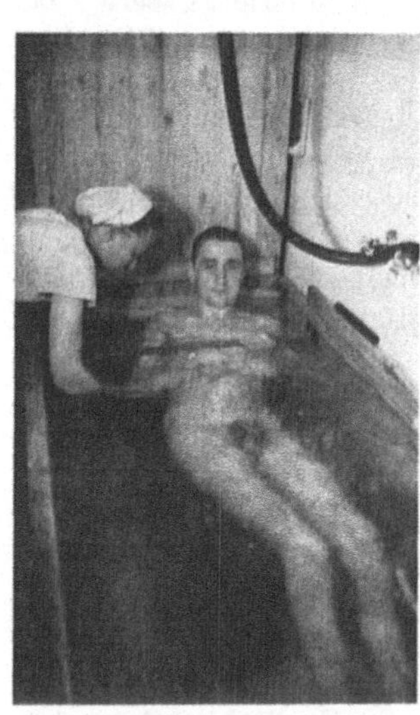

Abb. 10. Der Verletzte liegt in einer Wanne mit warmem Wasser. Der rechte Oberarm wird von der Schwester seitlich und nach vor vorsichtig abgehoben und die verkrampften Muskeln gedehnt.

der Seite. Die Schwer- und Fliehkraft ermöglicht eine Bewegungsausführung mit minimalem Krafteinsatz. Die Trägheit ist ebenfalls maximal ausgenützt.

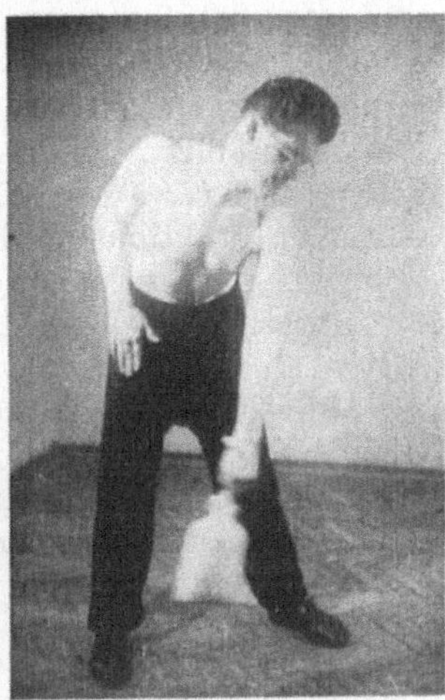

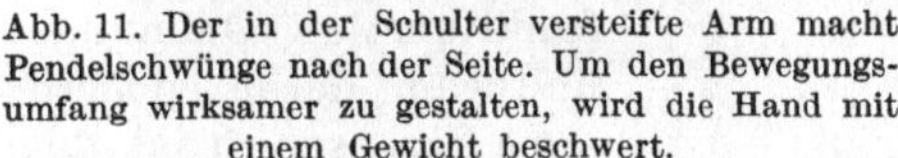

Abb. 11. Der in der Schulter versteifte Arm macht Pendelschwünge nach der Seite. Um den Bewegungsumfang wirksamer zu gestalten, wird die Hand mit einem Gewicht beschwert.

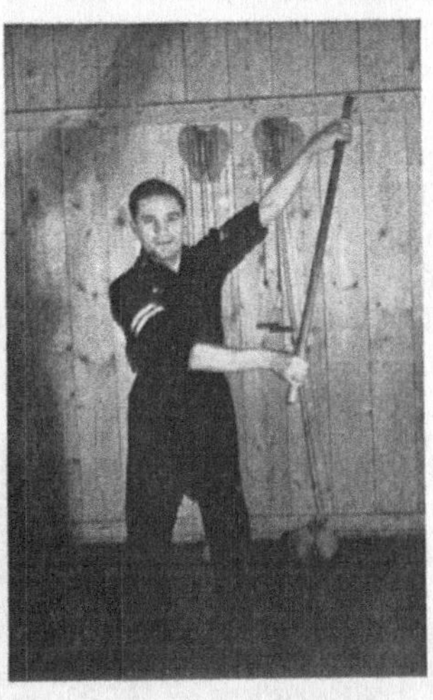

Abb. 12. Schwungübungen der geschlossenen Gliederkette (rechter Arm — Stab — linker Arm) nach beiden Seiten. Durch die Stabverbindung wird der Bewegungsumfang in der kranken linken Schulter schwunghaft erweitert.

Die Bewegung soll nirgends angehalten werden, sondern ausschwingen und durch die elastischen Kräfte des Gewebes aufgesogen werden. In Abb. 12 sehen wir eine Dehnungsübung mit geschlossener Gliederkette (BAYER). Die Dehnung soll die Adduktoren des linken Schultergelenkes erfassen. Der Patient steht mit leicht vorgebeugtem Oberkörper, hält mit beiden Händen quer vor den Körper einen Stab und schwingt diesen Stab nach beiden Seiten. Die Dehnung der linken Adduktoren erfolgt nicht durch aktiven Einsatz der linksseitigen Abduktoren, sondern durch die Arbeit des rechten Armes, der die linke Extremität seitlich hochschwingt. Die Übungen in geschlossener Gliederkette haben den Vorteil, daß der Patient mit der gesunden Hand den Dehnungsreiz dosiert. Abb. 13 zeigt ein Übungsgerät für fortgeschrittenere Patienten. Über eine bewegliche Rolle läuft ein Gummikabel, das in zwei Handgriffen endet. Der Patient kann nun durch Zug der gesunden Hand eine beliebige Abduktion des paretischen Armes erreichen. Daß der Dehnungsreiz nie zu brüsk erfolgt, vermittelt das Gummikabel. Alle Dehnungsübungen mit Hilfe solcher oder ähnlicher Gummivorrichtungen haben den Vorzug, daß die elastischen Schwingungen des Gummi den physikalischen Bedingungen der schwunghaften Bewegung sehr ähnlich sind, und daher schon in einem Stadium, wo

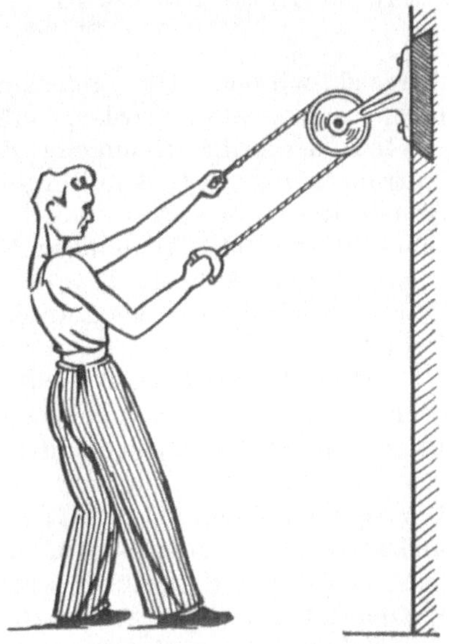

Abb. 13.

die Patienten aktiv noch nicht bewegen können, passiv in der gewünschten schwunghaften Form bewegt werden. Die Übungen der geschlossenen Gliederkette haben den Vorteil, daß der Patient mit seiner gesunden Extremität den Dehnungsreiz für die gelähmte selbst dosiert. Weiterhin kommt durch diese Übungsform eine symmetrische Mitbewegung der paretischen Extremität zustande. Zunächst erfolgen diese Dehnungsübungen in den Hauptebenen des Raumes. Man soll aber alsbald zu spiraligen und schraubigen Bewegungen übergehen, die der Anordnung unserer Muskeln entsprechen. Die Richtung der Dehnungsbewegungen muß später mehr den normalen funktionellen Erfordernissen entsprechen. So wäre z. B. eine funktionelle Dehnungsübung das Ausholen zu einem Peitschenhieb oder zu einem Schlag, ferner die Nachahmung eines Hammerschlages. Beide Hände halten einen Stab, schwingen ihn nach oben, um ihn dann nach unten fallen zu lassen. Auch das Ausholen zu einem Wurf ist eine funktionelle Dehnungsübung. Daraus ergibt sich für jeden Turnlehrer eine Unsumme von funktionellen Dehnungsübungen, deren gemeinsame Eigenschaft ist, daß sie Bewegungen des normalen Lebens darstellen, die nur in einer bestimmten Richtung überbetont werden und dadurch auf bestimmte Muskelzüge dehnend wirken. Die gleichen Übungen, die zur Dehnung der Adduktoren angewendet werden, müssen auch für die Innenrotatoren geübt werden, denn die Hemmung der Außenrotation ist eine wesentliche Beeinträchtigung der Schultergelenkfunktion. Wir beginnen ebenfalls mit fremdtätiger Außenrotation im warmen Wasserbad. Erst später kommen selbsttätige Dehnungsübungen hinzu. Es wird etwa ein Hantel in der Hand gehalten und bei vorgebeugtem Oberkörper nach außen und innen rotiert. Durch die Fliehkraft des Hantels kommt es zu einer ausgiebigen Dehnung der Rotatoren. Später setzt dann die Summe der funktionellen Dehnungsübungen ein, deren Wesen ist, daß nicht nur Muskelzüge isoliert gedehnt werden, sondern ganze synergisch wirkende Muskelgruppen. So werden z. B. beim Ausholen zum Zielwurf sowohl die Adduktoren, als auch die Innenrotatoren gedehnt. Abb. 14 zeigt das fremdtätige Schütteln der verkrampften Extremität. Der Gymnastiklehrer ergreift mit beiden Händen die verkrampfte Extremität und schüttelt sie mit kleinen, raschen Frequenzen aus. Dieses Schütteln kann auch selbsttätig ausgeführt werden; es ist dabei zweckmäßig, die betreffende Extremität mit einem Sandsack zu beschweren. Die Übungen zur Kräftigung der Abduktoren und Außenrotatoren des Schultergelenkes sind im wesentlichen Widerstandsbewegungen. Es sind Bewegungen, die einen Widerstand zu überwinden haben. Hier kann der Rollenzug, der seit F. LANGE vielseitige Verwendung findet, benützt werden, da er bei entsprechender Anordnung Widerstandsübungen in allen Ebenen des Raumes zuläßt und damit zur Kräftigung der betreffenden Muskeln führt. Auch Partnerübungen sind zweckmäßig. Der

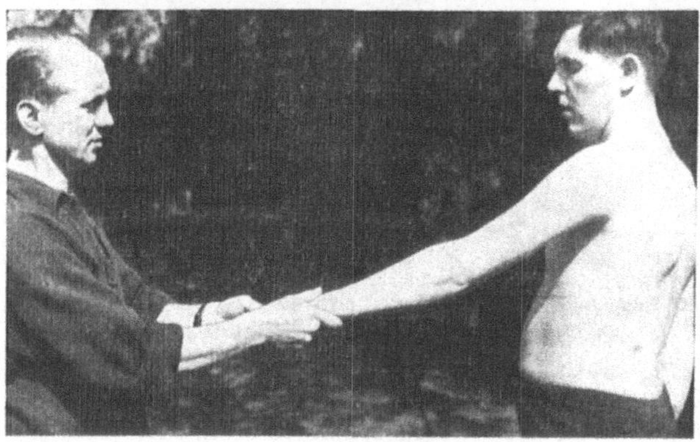

Abb. 14. Die gelähmte Hand wird zur Lösung des erhöhten Tonus rasch geschüttelt.

Patient hat z. B. die Aufgabe, einen seitlich neben ihm stehenden Partner zur Seite zu schieben oder seinen Arm gegen den Widerstand des Partners seitlich zu heben. Im Liegen muß der Patient schwere Gegenstände seitlich von sich schieben, er muß z. B. einen Medizinball schnell zur Seite rollen. Die Kräftigungsübungen können bei spastischen Patienten erst relativ spät verordnet werden, weil bei zu frühzeitigem Üben solcher Bewegungen, die ja mit einer maximalen und schnellen Anspannung der Muskeln einhergehen, ein verstärkter reflektorischer Dehnungswiderstand einsetzt und damit das Gegenteil von dem eintritt, was durch die Übung beabsichtigt war.

Prinzipien zur Aktivierung der erhalten gebliebenen nervösen Elemente.

Nach FOERSTER stehen zur Aktivierung der zentral gelähmten Extremität als Ersatzkräfte die extrapyramidalen Felder und die homolaterale Pyramidenbahn zur Verfügung. Das Behandlungsziel ist sonach primär das Ingangsetzen der extrapyramidalen Synergie und dann das Hineinmodellieren feiner Bewegungsstrukturen auf dem Weg der homolateralen Pyramidenbahn. Die einzelnen Synergien sind nur als gekoppelte Bewegungen in Gang zu bringen, das heißt beim Versuch, den Oberarm seitlich zu heben, stellt sich die gesamte Beugesynergie ein. Im ersten Stadium der Lähmung kann die extrapyramidale Synergie willkürlich nicht aktiviert werden. Wir greifen hier zu den Mitbewegungen. Wir beginnen meist im warmen Wasser mit der Aktivierung der extrapyramidalen Synergie. Zunächst lassen wir die gesunde Faust kräftig schließen, worauf sich in der gelähmten Extremität prompt eine extrapyramidale Synergie als Mitbewegung einstellt. Diese Synergie wird dann durch die Kopfhaltung nach Art der SIMONSschen Reflexe modifiziert. Will ich eine Beugesynergie aktivieren, lasse ich die gesunde Faust kräftig schließen und drehe den Kopf zur gesunden Seite. Will ich die Strecksynergie aktivieren, veranlasse ich das gleiche, nur mit Kopfdrehung zur gelähmten Seite. Diese Übungen werden zunächst im warmen Wasser ausgeführt, weil hier schon ein minimaler Impuls die Bewegung in Gang bringt. Das analoge Verfahren wenden wir zur Mobilisierung der Synergien an den unteren Extremitäten an. Durch Veränderung der Kopfhaltung und Körperlage wird eine Veränderung der Erregungsbereitschaft der Vorderhornzellen erzielt, die im gegebenen Fall die Beugekerne von den Erregungen absperrt und sie den Streckerkernen zufließen läßt. An den gelähmten Extremitäten kommt es zunächst zu keinem willkürlichen Einsatz. Durch wiederholtes Üben kommt es zur Bahnung, und der Patient kann dann die entsprechende extrapyramidale Synergie auch willkürlich, ohne Innervation der gesunden Extremität, in Gang bringen. In noch späteren Stadien wird das Ingangsetzen der Synergie ohne Zuhilfenahme der verschiedenen Kopfhaltungen geübt. Meist treten bei Innervationen an den oberen Extremitäten auch die entsprechenden Synergien an den unteren auf. Das nächste Übungsziel ist daher, durch häufiges Üben das isolierte Ingangsetzen der Synergie an einer Extremität. Diese Übungen werden am besten im warmen Wasser oder im Liegen ausgeführt, weil dadurch die günstigsten Erregungsbedingungen gegeben sind. Ist dann das Ziel erreicht, jede extrapyramidale Synergie an einer Extremität willkürlich in Gang zu bringen, dann setzt das beiderseitige gleichsinnige Üben ein. Nebenbei gesagt, kommen fast alle gelähmten Patienten so weit, die extrapyramidalen Synergien willkürlich zu intendieren. Man kann auch, wie SPITZY, durch Nadelstiche an der Fußsohle oder durch ähnliche Reize das Ingangkommen der Synergien aktivieren.

Mit den groben, extrapyramidalen Synergien können die Patienten praktisch nicht viel anfangen. Wenn wir z. B. irgend etwas an den Mund bringen wollen, sind dazu im wesentlichen die Bewegungen der Beugesynergie notwendig. Beim aufgabegerechten Ausführen darf die Hand nicht in pronierter Stellung bleiben, sondern muß supiniert werden. Beim Schulen dieser Bewegung muß also die Supination hineinmodelliert werden. Das gelingt mit Hilfe der homolateralen Pyramidenbahn. Die homolaterale Pyramidenbahn ist jedoch für die distalen Gliedteile sehr mangelhaft ausgebildet (FOERSTER), weshalb gerade die spezifischen Tätigkeiten der Hände und Füße schwer zu aktivieren sind. Der methodische Weg besteht im Üben gleichsinniger Bewegungen in gelähmter und gesunder Extremität. Durch Tonusinduktion kommt es zur Angleichung der Erregungsverhältnisse und zur Aktivierung gleichsinniger Bewegungen. Die Bewegung in der gelähmten Extremität tritt dabei zunächst als Mitbewegung auf, kann aber später auch willkürlich intendiert werden. Alle diese Übungen müssen mit einem geringen Kraftaufwand ausgeführt werden, da sich die homolaterale Pyramideninnervation um so leichter durchsetzt, je geringer der Innervationsimpuls ist. Es werden daher auch diese Übungen vor allem im Wasserbad oder im Liegen und Sitzen geübt, damit der erhöhte Dehnungswiderstand der Muskulatur, der sich jeder Bewegung als elastischer Zug entgegenstellt, nach Möglichkeit ausgeschaltet wird. Als Bewegungsform werden vorwiegend schwunghafte Bewegungen gewählt. Grundsätzlich werden zunächst die extrapyramidalen Synergien als Mitbewegungen entwickelt und durch die Kopfhaltung und Körperlage modifiziert. Durch wiederholte Übungen werden diese Synergien gebahnt und ihre willkürliche Auslösung aktiviert. Erst dann erfolgt das Hineinmodellieren feiner Bewegungsbestandteile durch beiderseitiges Üben gleichgesinnter Bewegungen. Als oberster Grundsatz gilt dabei, daß die Bewegung mit minimalem Kraftaufwand ausgeführt wird, weil dadurch der homolaterale Impuls sich besser durchsetzt und weil eine reflektorische Erhöhung des muskulären Dehnungswiderstandes verhindert wird. Dies gilt zur Aktivierung der Bewegung beim spastischen Syndrom. Die Patienten, bei denen eine insuffiziente, afferente Leistung die Ursache der Motilitätsstörung ist, können ebenfalls durch eine zweckmäßige Übungsbehandlung funktionstüchtig gemacht werden. Die Grundsätze sind hierbei konträr. Beim spastischen Syndrom ist der oberste Grundsatz, alle überflüssigen Erregungen zu vermeiden. Bei der insuffizienten Bewegungssteuerung durch fehlerhafte afferente Erregungen muß als oberster Grundsatz gelten, so viele und so ausgiebige afferente Erregungen als möglich zu vermitteln. Bekannt sind seit FRÄNKEL und LEYDEN die Versuche, die optische Wahrnehmung für die Bewegungssteuerung zu mobilisieren. Die Erfahrung der beiden Autoren haben noch heute völlige Gültigkeit. Wir haben jedoch noch andere Kompensationsmöglichkeiten. Die Ursache der motorischen Fehlleistung besteht darin, daß zu wenig oder zu unterschwellige afferente Erregungen die Bewegung steuern. Man muß daher bestrebt sein, die afferenten Erregungen zu steigern. Bei den Patienten, die auf Grund ihrer Verletzung an der hinteren Zentralwindung eine Störung der Tiefensensibilität an den Beinen hatten, konnten wir eine wesentliche Verbesserung der Gangform erzielen, wenn wir ihnen schwere Sandsäcke zu tragen gaben. Der vermehrte Bodendruck liefert dann für die Bewegungssteuerung des Ganges genügend afferente Erregungen. Der gleiche Grundsatz läßt sich auch bei Bewegungen der oberen Extremität anwenden, indem man die Hand mit schweren Gegenständen beschwert. Ein anderer Gesichtspunkt besteht darin, die Oberflächensensibilität zur Bewegungssteuerung heranzuziehen. So konnten wir z. B. bei einem Patienten, der an beiden Füßen massive Störungen der Tiefensensibilität hatte und dadurch nicht gehen konnte, durch das Anfertigen hoher, bis an die Knie reichender Schuhe, die eng an den Unterschenkel angepaßt waren, erreichen, daß er genügend Oberflächenerregungen zur Bewegungssteuerung vermitteln konnte. Wir versuchen also neben der Hilfssteuerung durch die optische Wahrnehmung stets durch Vermehrung des Bodendruckes und durch Einschaltung der Oberflächensensibilität die Bewegungssteuerung zu bessern. Jedem Erfahrenen ist dabei klar, daß nur ein intensives Üben eine Funktionsverbesserung bringt. Die durch das häufige Üben erzielte Bahnung führt auch dazu, daß einfache Bewegungen bloß durch die Dosierung des motorischen Impulses kohärent ausgeführt werden, eine Tatsache, auf die schon ALTENBURGER hingewiesen hat.

Wir haben uns bemüht, den methodischen Weg einer Übungsbehandlung der zentralen Bewegungsstörungen zu trennen. Die Übungen zur Beseitigung der Beweglichkeitseinschränkungen stellen gewissermaßen die Vorarbeiten des zweiten Teiles der Aktivierung der aktiven Bewegung dar. In der praktischen Arbeit überschneiden sich diese beiden Grundsätze natürlich, wie alles Lebendige. Zur Mobilisierung der extrapyramidalen Synergie brauchen wir keine Bewegungsübungen, weil sie sich auf jeden Impuls einstellen. Sind jedoch die extrapyramidalen Synergien willkürlich aktivierbar, dann ist der Zeitpunkt da, wo durch Bewegungsaufgaben, zweckmäßige Feinheiten in die grobe Synergie hineinmodelliert werden müssen. Wir trennen uns hier grundsätzlich von der FOERSTERschen Auffassung, dessen Übungsprinzip darin bestand, jede Teilkomponente einer Gesamtbewegung isoliert üben zu lassen. Da beim Gang des Hemiplegikers am Ende der Standphase das Abrollen des Fußes und das Beugen des Unterschenkels im Knie ausbleibt, ließ FOERSTER diese Bewegung am Laufbarren so lange üben, bis sie isoliert gelang. Wir haben jedoch die Erfahrung gemacht, daß ganzheitliche Bewegungen auch dann nicht vollziehbar sind, wenn die einzelnen Komponenten ausgeführt werden können. Wir arbeiten daher nicht am Detail einer Bewegung mit Bewegungsvorschriften, sondern versuchen, die uns notwendig erscheinenden Feinheiten der Bewegung durch funktionelle Bewegungsaufgaben zu schulen. Wir versuchen z. B. beim Gang nicht durch Übungen jedes Teilaktes die Einzelkomponenten zu üben und dann zusammenzufügen, sondern wir entwickeln den Gang aus einer Fortbewegungsform, die für den Patienten vollziehbar ist. So beginnen wir mit dem Kriechen, mit Strampelübungen im Sitzen, dann mit dem Gehen auf den Knien und setzten mit dem Radfahren fort. Wir wiederholen gleichsam die kindliche Entwicklung in einem kürzeren Zeitraum. Wir lehnen eine Schulung mit Bewegungsvorschriften ab, die z. B. beim Gehen das willkürliche Heben des Fußes fordert. Wir sind überzeugt, daß sich in eine funktionelle Gesamtbewegung ein willkürlicher Impuls nicht sinnvoll einordnen kann. Deshalb arbeiten wir nur mit Bewegungsaufgaben, wo wir durch das Stellen der Aufgabe ein notwendiges Detail der Bewegung gewissermaßen in den Bewegungsablauf hineinschmuggeln. Ein Beispiel wird dies deutlich machen. Es ist bekannt, daß der Hemiplegiker seinen Fuß nach vorne schleift; ich will ihm nun das Heben des Fußes beibringen, wenn ich ihm sage: Heben Sie das Bein beim Vorsetzen, dann wird er es wohl ausführen, aber stets in einem Zeitpunkt, der dem richtigen Bewegungsablauf nicht entspricht. Lege ich aber Stäbe auf den Boden und lasse ihn quer darübergehen, dann erreiche ich das Heben des Fußes in einem für diese spezielle Aufgabe zweckmäßigen Moment. Wenn dies entsprechend geübt wird, dann hebt er den Fuß beim Gehen normalerweise ebenfalls richtig. Ich muß durch die Bewegungsaufgaben die „Weiche" so stellen, daß die Bewegung richtig läuft. Ich darf nicht verlangen, daß an der

Stelle, wo sich die Weiche befindet, der betreffende Patient erst durch einen willkürlichen Impuls sich selbst die Weiche stellen muß. Dadurch ist der einheitliche Fluß der Bewegung so gestört, daß es mit dieser Methode nie zu einem ungehemmten Ablauf kommen kann. Die Schulung des Bewegungsablaufes hat weiter unter dem Gesichtspunkt zu erfolgen, was für Handlungen die oberen Extremitäten zu leisten haben und für welche Tätigkeiten die unteren Extremitäten zu schulen sind. Die wesentlichste Funktion der Hand ist die Greiffunktion, das Heranholen und das Wegstoßen von Gegenständen. Die wichtigste Funktion der unteren Extremität ist die Lokomotion. Diese beiden Funktionen der oberen und unteren Extremität müssen der Übungsbehandlung als erstrebenswertes Ziel stets vor Augen schweben.

Übungen zur Schulung des Bewegungsablaufes.

Wir beschränken uns darauf, zwei Übungsreihen vorzulegen. Die erste Reihe zeigt das Entwickeln der Greiffunktion der Hand, die zweite die des Gehens. Selbstverständlich beginnen wir auch mit der Schulung des Bewegungsablaufes im warmen Wasser. Abb. 15 zeigt eine Übung, wo zwei Patienten, die sich gegenübersitzen, sich mit beiden Händen einen Medizinball zurollen. Sie sitzen, weil im Stehen eine Tonusübertragung vom paretischen Bein auf den paretischen Arm erfolgt, der die aktive Bewegung verhindert; sie rollen sich den Ball mit beiden Händen gleichzeitig zu, weil der gleichzeitige Impuls im gesunden Arm eine Innervationshilfe für den paretischen bedeutet. Geübt wird dabei das zielgerechte Strecken des Armes, die Mitarbeit der Hand ist aber schon mäßig eingebaut. Gehe ich nun zur speziellen Schulung des Faustschlusses über, dann verwende ich zunächst eine Übung, bei der beide Hände synchron arbeiten. Abb. 16 zeigt dies. Ein Stab wird quer vor dem Körper mit beiden Händen gehalten, er soll nun ausgelassen und wieder gefangen werden. Der Faustschluß der gesunden Hand induziert den Faustschluß der gelähmten. Man sieht auf dem Bild sehr schön, wie der Faustschluß der paretischen linken Hand zeitlich nachhinkt. Abb. 17 zeigt eine Übung des Faustschlusses für die paretische Hand. Die Aufgabe besteht darin, einen Stab senkrecht zu halten, dann die Faust ein wenig zu öffnen, wodurch der Stab nach unten durch die Hand gleitet. Dieses Gleiten muß durch einen energischen Faustschluß wieder abgebremst werden. Abb. 18 zeigt eine Übung zur Schulung des zweckmäßigen Faustöffnens. Ein Hantel wird quer in der Hand gehalten und soll auf den Boden gerollt werden. Das Hantel rollt jedoch nur, wenn die Faust richtig und gleichmäßig geöffnet wurde, ist dies nicht der Fall, dann fliegt es durch die Luft oder rollt im Kreis umher. Während bei diesen Übungen das Ziel nur

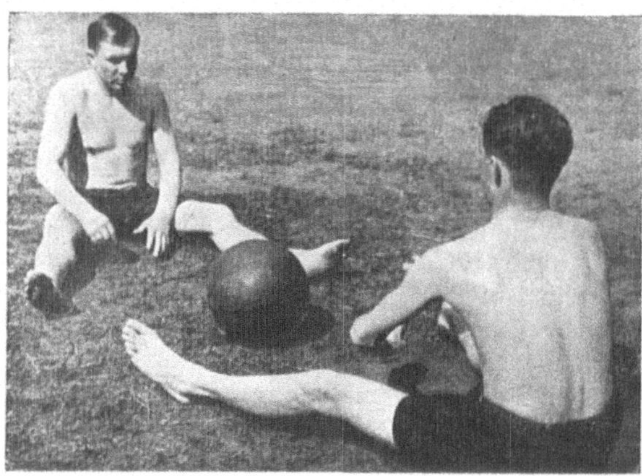

Abb. 15. Zur Schulung der Mitinnervation der gelähmten Hand wird der Ball mit beiden Händen zum Partner gerollt.

ein undifferenzierter Faustschluß war, sehen wir in Abb. 19 eine Aufgabe, wo von beiden Händen differenzierte Bewegungen gefordert werden. Das Tonkneten stellt zur Schulung der Handtätigkeit eine unentbehrliche Übung dar. Der Vorteil dieser Tonknetübung liegt zunächst darin, daß das Resultat der Bewegung sofort in der Form zu sehen

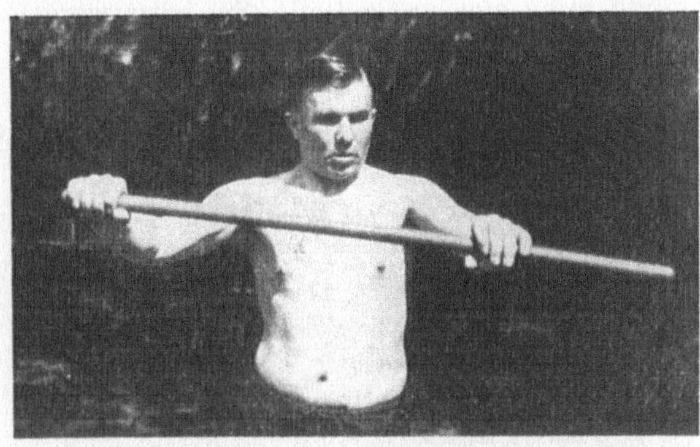

Abb. 16. Der Stab wird mit beiden Händen gehalten, ausgelassen und soll wieder erfaßt werden. Man sieht, wie die kranke Hand beim Wiederzugreifen etwas zu spät kommt. Durch das Üben beider Hände wird die Bewegung des Faustschlusses in der linken kranken Hand durch die rechte gesunde gebahnt.

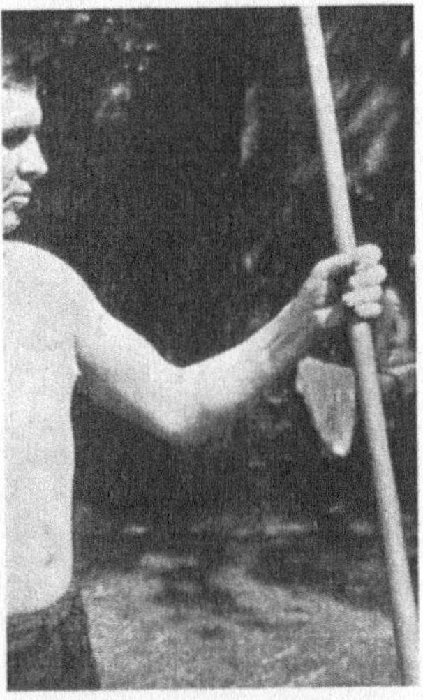

Abb. 17. Schulung des Faustschlusses. Die Faust wird geöffnet und wieder geschlossen. Der Stock gleitet wohl ein Stück nach unten, darf aber nicht aus der Hand fallen.

ist und bei mißlungener Formgebung die Bewegung so oft wiederholt werden kann, bis das gewünschte Ziel erreicht ist. Wir beginnen mit einfachen Formen, wie Kugeln und Würfel, und gehen dann zu kleinen Schalen, Aschenbechern u. ä. über. Die Knettätigkeit der Hand beginnen wir ebenfalls primär im warmen Wasser, wo wir den Patienten

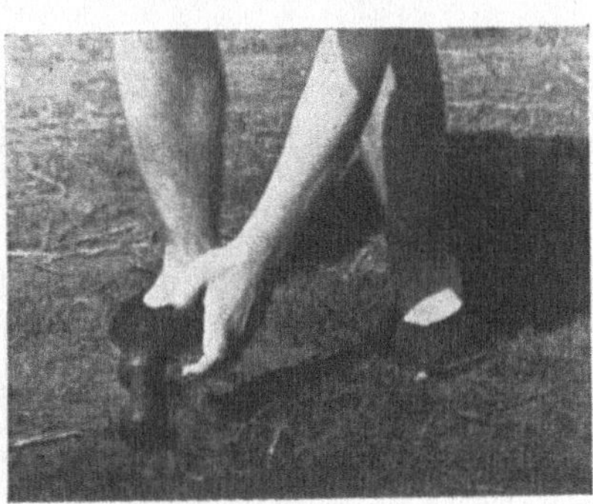

Abb. 18. Zur Schulung des rechtzeitigen Öffnens des Faustschlusses. Das Hantel muß am Boden gerollt werden. Man läßt es wieder aufnehmen und wieder rollen, um den richtigen Zeitpunkt des Öffnens der Faust und Auslassens des Gegenstandes zu schulen.

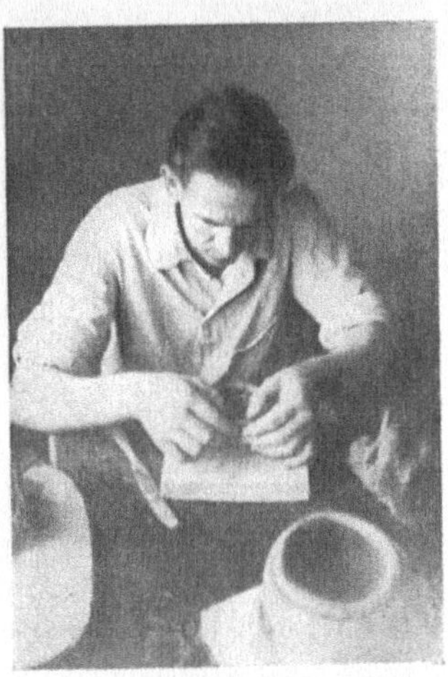

Abb. 19. Die funktionelle Tätigkeit der Hand wird am besten durch Tonkneten geschult. Es werden zuerst ganz einfache Formen ausgeführt.

Schwämme, Gummi, Gummiringe, kleine Holzstäbe in die Hand geben, die sie drücken, kneten und betasten können. Besonders für Patienten mit Tastlähmungen stellen alle Knetübungen einen wertvollen Teil der Übungsbehandlung dar. Die Tatsache, daß der Ton nicht so leicht nachgibt, daß er einer Formveränderung einen steigenden Widerstand entgegensetzt, bewirkt, daß die Bewegungen des Tonknetens nicht so abgestimmt sein müssen. Der Widerstand des Tones, der beim Kneten in Hand und Finger vermehrte afferente Erregungen darbietet, verbessert auch die Bewegungssteuerung. In der Folge spielen bei der Schulung der Greiftätigkeit der Hand natürlich alle Wurf- und Fangübungen mit sämtlichen Handgeräten eine große Rolle. Zunächst werden stets Aufgaben mit beidhändigem Einsatz geübt und erst zum Schluß die Tätigkeit in der paretischen Hand isoliert geübt. In Abb. 20 klettert die paretische Hand an einem senkrechten Stab in die Höhe. Diese Übungen leiten schon über in die Alltagsbeschäftigungen, wie sie in einem angeschlossenen Werkstättenbetrieb zweckmäßig und vielgestaltig geübt werden können.

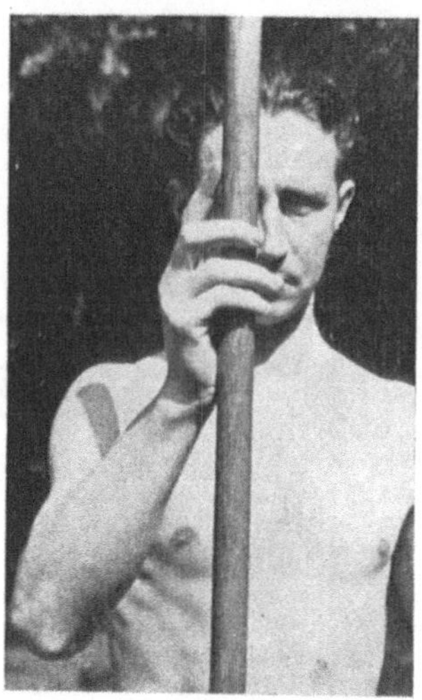

Abb. 20. Die Hand klettert am Stab hoch. Später wird auch das Hinunterklettern geübt, was wesentlich schwieriger ist.

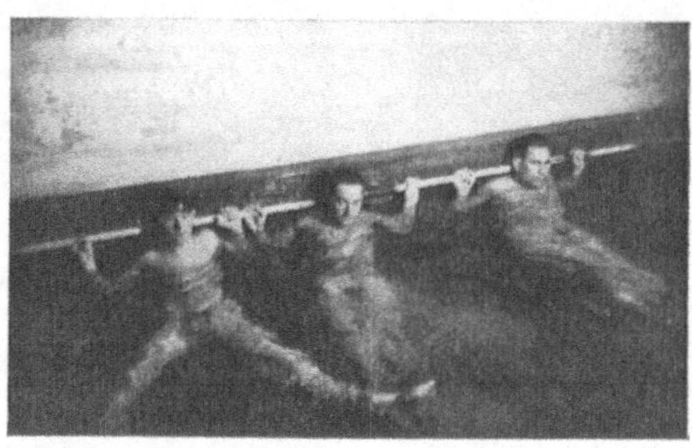

Abb. 21. Die Hände halten sich am Geländer an und die Beine führen Strampel- und schlagende Bewegungen zur Lockerung der verkrampften Fußmuskeln aus.

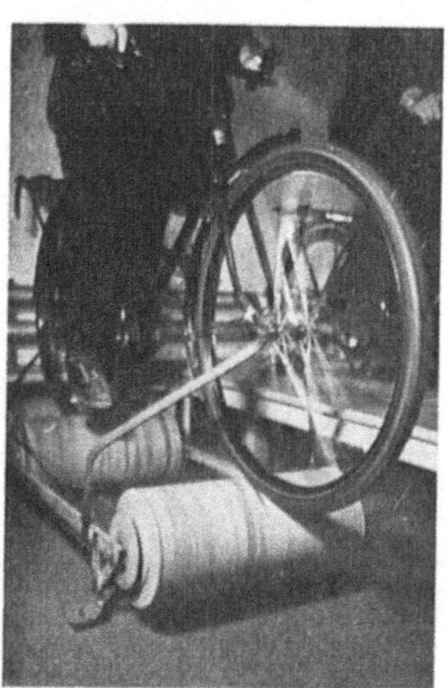

Abb. 22. Zur Schulung der alternierenden Tretbewegung wird Rad gefahren. Das Rad trägt das Körpergewicht, wodurch die Tretbewegung freier abläuft und besser geschult werden kann.

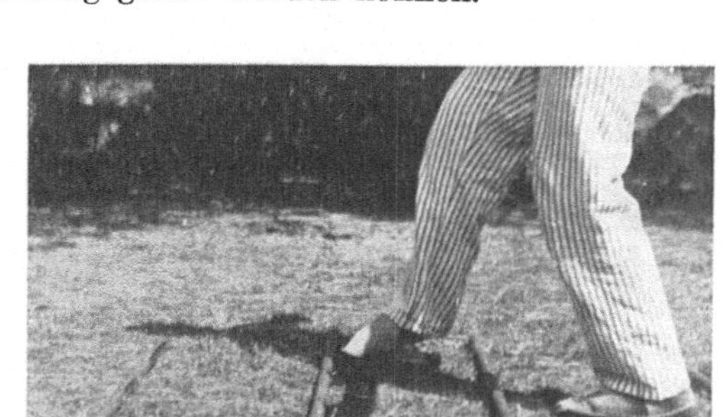

Abb. 23. Gehübungen. Zur Schulung des richtigen Gehens werden Stäbe aufgelegt, die überstiegen werden müssen.

Mit der Schulung der Gangbewegung beginnen wir ebenfalls im Unterwasserbad. Wir lassen die Patienten strampeln und alternierende Tretbewegungen ausführen (Abb. 21). Später werden diese Übungen außerhalb des Wassers fortgesetzt, zunächst stets im Sitzen oder Liegen, da im Stehen stets ein vermehrter spastischer Tonus vorhanden ist, der die Bewegung hemmt. Dann kommen Übungen auf der Matte dran. Die Patienten haben zunächst nur die Aufgabe, sich zu wälzen und irgendwie vorwärts zu schieben. Später müssen sie kriechen, und erst langsam beginnen wir mit der Aufrichtung und lasssen die Patienten auf den Knien gehen. Man ist dabei meist erstaunt, wie gut die Hemiplegiker diese Bewegung ausführen können. Ein flüssiges Alternieren von Streck- und Beugebewegungen der Beine üben wir primär stets am Rad (Abb. 22). Das Fahrrad ist dabei auf Rollen fixiert, damit nicht die Gleichgewichtserhaltung noch dazu kommt. Das Rad trägt das Körpergewicht, so daß die Beine, ohne das Gewicht zu tragen, alternierende Streck- und Beugebewegungen leicht ausführen können. Später fahren die Patienten auch mit den Rädern auf kleine Ausflüge. Sie sind meist ohne weiteres imstande, stundenlang Rad zu fahren, obwohl sie noch keine 10 Minuten gehen können. Beim Gehen kommt es in der Standphase im paretischen Bein zu einer massiven Tonussteigerung, die auch während der Schwungphase des Beines anhält und dadurch den Gang pathologisch gestaltet. Der vermehrte Bodendruck erzeugt in der Standphase eine Summe afferenter Erregungen, die reflektorisch zur Tonussteigerung führen. Wir sind daher bestrebt, diesen vermehrten Bodendruck mit Hilfe einer Prothese auszuschalten. Wir ließen eine Prothese konstruieren, die vom Fuß bis zum Becken reichte und dort eine Beckenstützvorrichtung hatte. Der Patient stand dadurch in der Standphase nicht auf seinem paretischen Bein, sondern saß gewissermaßen auf seiner Prothese. Dadurch stellte sich keine Tonussteigerung ein und das Bein konnte in der Beugephase nach vorne geschwungen werden. Das Gewicht der Prothese ist zunächst ein erschwerender Faktor, bei einiger Übung läßt sich aber die Gangform dadurch wesentlich bessern. Das Zukunftsziel muß darauf gerichtet sein, das Gewicht der Prothese so leicht als möglich zu gestalten. Die einzelnen Komponenten des normalen Ganges versuchen wir, wie schon erwähnt, durch das Stellen einer entsprechenden Bewegungsaufgabe zu entwickeln. Das Vorsetzen des Beines über den Boden erreichen wir durch Hindernisse, wie Stäbe, Bänke u. ä., über die der Patient steigen muß (Abb. 23). Das Herabhängen des lateralen Fußrandes schulen wir, indem wir den Patienten auf einer seitlich geneigten Ebene gehen lassen. Wenn z. B. der rechte laterale Fußrand herunterhängt, muß der Patient so gehen, daß das rechte Bein bergwärts gerichtet ist. Dadurch kommt es zunächst beim Aufsetzen des rechten Fußes zu einer übernormalen Pronation des unteren Fußgelenkes. Zur Schulung des Aufsetzens mit der Ferse lassen wir die Patienten schief nach unten gehen. Besonders häufig kommt es infolge des fehlenden Dehnungsreflexes der Kniebeuger zu einer Überstreckung des Knies, zum bekannten Genu recurvatum. Solche Patienten müssen vor allem eine Bandage tragen, damit die entsprechenden Bandapparate nicht zusehr gedehnt werden. Bewegungsmäßig versuchen wir die Streckung zu verhindern, indem wir ihn schräg nach oben gehen lassen. Beim leichten Steigen wird das Knie nie soweit durchgestreckt, und es kommt in der Standphase nie zu einer Überstreckung. So können durch verschiedene Bewegungsaufgaben einzelne Komponenten des normalen Ganges in den groben Mechanismus hineingeflochten werden. Eines ist bei der Schulung des Ganges wichtig: nie zu lange üben lassen, es kommt sehr rasch zur Ermüdung und die Patienten fallen in die alten Fehler zurück. Wenn längere Zeit gegangen werden muß, dann sollen die Patienten mit Stöcken gehen, um die Körperlast in der Standphase zu verringern. Man muß später bei kleinen Bewegungsspielen und Gemeinschaftsübungen stets darauf achten, daß die Patienten im Eifer des Wettkampfes nicht in ihre alten Fehler zurückfallen.

Operative Maßnahmen.

Über die operativen Möglichkeiten, den afferenten Erregungsstrom durch teilweise Blockade der Nervenstränge zu reduzieren, hat FOERSTER ausführlich berichtet. Auf Grund seiner theoretischen Annahme durchschnitt er teilweise die hinteren Wurzeln oder führte nach STOFFEL eine subtotale Durchschneidung eines motorischen Nerven durch, um dadurch die motorischen Impulse zu den Prädilektionsmuskeln zu reduzieren. Wir können über die Erfolge solcher Methoden keine persönlichen Erfahrungen beisteuern. Hingegen haben wir bei einer Reihe von Patienten eine teilweise Durchschneidung der Achillessehnen zu Verlängerung der spastisch verkürzten Wadenmuskeln durchführen lassen. Manchmal verlagerten die Orthopäden einen Teil der Sehne an das Os cuboideum zur Hebung des lateralen Fußrandes. Die spastisch fixierten Spitzfüße werden dadurch wesentlich gebessert. Die Summe der operativen Maßnahmen kann aber nicht anstatt der Übungsbehandlung angewendet werden, sondern kann nur zur Unterstützung dienen. Nach jeder operativen Korrektur ist eine ausgiebige Übungsbehandlung notwendig; erst diese macht, wie schon FOERSTER betont hat, den Erfolg vollkommen.

Literatur.

BAEYER, H.: Der lebendige Arm. Jena: G. Fischer, 1930.
BIRKMEYER, W.: Z. Neur. **1944**.
— Zbl. Neurochir. **1944**, Nr. 1—4.
— Verh. d. 2. Kriegstagung deutscher Orthopäden. Wien, 1944.
ERLACHER: ZIMMER, Wehrmedizin, Bd. 1. Wien: F. Deuticke, 1944.
FOERSTER: Hdb. der Neurologie. Bd. 8, S. 317.
FRÄNKEL: Die Behandlung der Ataxie. Leipzig, 1900.
HOHMANN-STUMPF: Orth. Gymnastik. Leipzig: G. Thieme, 1933.
HAGLUND, P.: Prinzipien der Orthopädie. Jena: G. Fischer, 1923.
HOLZER, W.: Physikalische Medizin. Wien: Maudrich, 1944.
KOHLRAUSCH: Z. Neur. **138** (1932).
LANGE, F.: Die epidemische Kinderlähmung. München: J. F. Lehmann, 1930.
LEYDEN: Berl. klin. Wschr. **1892**.
MAGNUS-DE KLEJN: Haltungs- und Stellreflexe. Berlin, 1925.
MATTHIAS: Lehrbuch der Heilgymnastik. München: J. F. Lehmann, 1937.
ROTHMANN: Berl. klin. Wschr. **1901**.
SIMONS: Kopfhaltung und Muskeltonus. Z. Neur. I, 80.
SPIEGEL: Der Tonus der Skelettmuskulatur. Berlin, 1927.
SPITZY: Verh. dtsch. orthop. Ges. 1919.
WACHOLDER: Willkürliche Haltung und Bewegung. München, 1928.

Sechstes Kapitel.

Die Störungen der vegetativen Regulationen nach Hirnverletzungen.

Unser Nervensystem steuert sowohl die Beziehungen unseres Körpers zur Umwelt (cerebrospinales System), als auch die Regulationen der Organvorgänge in unserem Körper (vegetatives System). Die morphologische Beschaffenheit des cerebrospinalen Systems und vermutlich auch die Tatsache, daß sich die Beziehungen zur Umwelt leichter beobachten lassen, brachten es mit sich, daß unser Wissen um das cerebrospinale Nervensystem im Lauf der Jahrzehnte einen exakten Struktureinblick und ein vertieftes Verständnis für den Funktionsablauf erfahren hat. Es ist kein Problem, festzustellen, ob die

Lähmung eines Muskels durch Läsion in der vorderen Zentralwindung, in der inneren Kapsel, im Rückenmark, in den Vorderhornzellen oder im peripheren Nerven verursacht ist. Im vegetativen System hingegen bereitet es noch große Schwierigkeiten, anzugeben, ob ein krankhaftes Symptom durch Funktionsausfall des Organs, der vegetativen Nerven oder der vegetativen Zentren zustande kommt. Trotz der Schwierigkeit der topischen Diagnose im vegetativen System kann eines mit Sicherheit angenommen werden, nämlich daß die Zentren der vegetativen Regulationen mit den peripheren Erfolgsorganen in der gleichen Verbindung stehen wie im cerebrospinalen System. Die Sinnesphysiologie zeigt, daß Veränderungen in den Wahrnehmungsbedingungen in der Peripherie eine Erregungsverschiebung im zentralen Sektor zur Folge haben. Diese Gesetzmäßigkeit der Schwellenlabilität der gesamten Erregbarkeit bei Läsion eines Teilstückes hat auch im vegetativen Sektor Gültigkeit. Für diese innige Beziehung sprechen nicht bloß die klinischen Erfahrungen, sondern sogar morphologische Befunde. So konnte A. GRAESEL zeigen, daß nach experimentellen Hirnläsionen ein Schwund des Inselapparates im Pankreas um 50 bis 60% eintritt, anderseits konnten NITESCU und URECHIA bei Atrophie im Inselapparat Veränderungen in den Zellen des Hypothalamus demonstrieren. Nicht immer lassen sich diese Verknüpfungen zwischen Zentrum und Peripherie morphologisch darstellen. Über ihre funktionelle Verknüpfung herrscht heute kein Zweifel mehr. Weiterhin wissen wir, daß Wahrnehmungsleistungen nur bei innigster Bindung von handelndem und empfindendem Schenkel vollziehbar sind, das heißt daß die Leistungen des afferenten Systems in entscheidender Weise die efferenten Impulse steuern und vice versa. Diese zwangsmäßige Verschränkung von empfindenden und handelnden Leistungen sind nach WAIZSÄCKER die Voraussetzung für eine kohärente Beziehung des Individuums zur Umwelt. Genau so innig ist die Verknüpfung der afferenten und efferenten Steuerung im vegetativen System. Der „Funktionskreis" der vegetativen Regulation (F. HOFF) ist ein Analogon zum „Gestaltkreis" der Wahrnehmungsleistung WAIZSÄCKERS. Der Unterschied liegt in der Geschwindigkeit des Erregungsablaufes und in der zweifachen Form der Reizübertragung. Die Chronaxie des vegetativen Systems ist gegenüber der des cerebrospinalen Systems wesentlich verlängert und die Reizübertragung im vegetativen System erfolgt einerseits auf nervösem, anderseits auf humoralem Weg. Diese zweifache Form stellt eine besondere Sicherung der Erregungsübertragung dar (LESCHKE). JACKSON stellte für die motorische Leistung das Gesetz der Dissollution auf, das besagt, daß philogenetisch alte Funktionen mehrfach gesichert sind und daher am schwersten störbar und am leichtesten regenerierbar sind. Die Gültigkeit dieses Gesetzes läßt sich ohne Schwierigkeit auf das vegetative System übertragen. Die Erregungsgesetze des cerebrospinalen Systems lassen sich, trotz der Verschiedenheit der Reizübertragung und der verlängerten Nutzzeit, weitgehend auf das vegetative System übertragen.

Obwohl die Aufgaben dieser beiden Systeme so verschieden sind, sind sie morphologisch und funktionell innig aneinander gekoppelt. Die anatomische Struktur des gesamten Nervensystems zeigt zahllose Verbindungen der vegetativen Zentren und Bahnen mit denen des cerebrospinalen Systems, so daß wir daraus auf eine innige funktionelle Bindung schließen müssen. Unsere klinischen Erfahrungen bestätigen dies weitgehendst. So sind uns die Beeinflussungen des vegetativen Systems durch Erregungen des Großhirns bekannt. Auf psychopathologischem Gebiet haben PÖTZL, EPPINGER und HESS erstmalig den Einfluß des krankhaften Affektes bei der Melancholie und Manie auf den Zustand des vegetativen Systems aufgezeigt. Nicht nur zentral, sondern auch peripher sehen wir eine innige Verknüpfung von vegetativem und cerebrospinalem System. Wir erinnern bloß an die Veränderungen der Erregungsverhältnisse in den HEADschen Zonen beim Funktionswandel eines inneren Organs.

Die intakte Funktion des vegetativen Systems ist nicht nur an die geordnete Zusammenarbeit der vegetativen Zentren, Bahnen und Erfolgsorgane gebunden, sondern auch die Beziehungen zum zentralen und peripheren Sektor des cerebrospinalen Systems müssen intakt sein, um den Organtonus konstant zu erhalten. Anderseits wissen wir auch, daß der Einfluß der vegetativen Regulation auf die Leistung des Cerebrospinalsystems von großer Wichtigkeit ist. Der „Organtonus" ist gleichsam der Hintergrund, auf dem sich die Leistungen des Cerebrospinalsystems aufbauen.

Die eigentliche Leistung des vegetativen Systems besteht nach HESS einerseits in der Regulierung der Energieentfaltung der einzelnen Zellen und anderseits in der Ersatzbildung des verbrauchten Materials. Diese Leistungen werden in zwei Arbeitsgängen, dem ergotropen und trophotropen, vollbracht. Dieser Bipolarität der Leistung entsprechen auch zwei antagonistische nervöse Systeme, dem ergotropen Arbeitsgang, der Entfaltung der aktuellen Energie ist das sympathische System zugeordnet, dem trophotropen dem Aufbau der verbrauchten Energie, das parasympathische. Das vegetative System steuert damit unseren biologischen Rhythmus, wie wir ihn analog als Dissimilation und Assimilation bei den Pflanzen, als Tag und Nacht, Sommer und Winter, als Grundgesetz des Lebens finden. In der Periodizität dieser beiden Systeme sehen wir die gleichen Gesetze, wie sie SHERRINGTON für die Motorik aufgezeigt hat. Diese reziproke Innervation gilt auch im physiologischen Bereich für die beiden Arbeitsgänge des vegetativen Systems. Erregung des sympathischen Systems hat meist eine Dämpfung im parasympathischen zur Folge. Die intakte Funktion ist nicht darstellbar als statischer Gleichgewichtszustand, sondern weist einen koordinierten Ablauf von Innervation und Denervation auf.

Bei allen krankhaften Vorgängen im peripheren Organ oder in den entsprechenden Nervenbahnen oder nervösen Zentren kommt es zu Störungen der reflektorischen Regulationen. Der einfache vegetative Reflex untersteht dem Einfluß der übergeordneten Zentren in ähnlicher Weise wie der spinale Reflexbogen den übergeordneten zentralen Einflüssen. Somit wird der Funktionswandel der Organe nach Läsion der übergeordneten vegetativen Zentren verständlich. Die Tatsache, daß verschiedene Krankheitsbilder durch das Überwiegen des sympathischen oder parasympathischen Systems charakterisiert sind, veranlaßte EPPINGER und HESS zur Aufstellung der Vagotonie und der Sympathikotonie als Gleichgewichtsstörungen des vegetativen Systems. In der Folge hat sich herausgestellt, daß es sich dabei nicht um einen statischen Konstitutionstyp handelt, sondern um eine vorübergehende Übererregbarkeit eines Schenkels der bipolaren Periodizität. Die zweiphasigen Sinuskurven des vegetativen Systems zeigen nach einer Richtung einen stärkeren Ausschlag. Diese Gleichgewichtsstörung der zwei Arbeitsphasen, die mit einer charakteristischen Symptomatik im klinischen Bild einhergeht, stellt einen passageren Zustand dar. Schon physiologisch wird die Konstanz der vegetativen Regulation, der *Organtonus* nach GREVING unter geringen Pendelschwankungen der beiden Systeme aufrechterhalten. Es handelt sich demnach nicht um ein statisches Gleichgewicht zwischen sympathischem und parasympathischem System, sondern um ein dynamisches Schwanken um eine Mittellage, das am besten mit dem biologischen „Fließgleichgewicht" BERTALANFFYS in Analogie gesetzt werden kann.

Die übergeordneten Zentren der vegetativen Regulationen befinden sich im Zwischenhirn. Nach GAGEL sind es vor allem das zentrale Höhlengrau, der N. supra opt., der N. paraventricularis, N. tuberis, N. mamillo inf., N. mam. medialis. lat. griseus, intercalatus und das Corpus subthalamicum. In diesen Gebieten sind nach L. R. MÜLLER die Steuerungszentren der gesamten vegetativen Regulationen.

Die klinische Forschung geht immer von den subjektiven Beschwerden des Patienten aus, versucht diese mit verschiedenen Methoden morphologisch oder funktionell zu objektivieren, um dann weiterhin die Ursachen dieser Funktionsstörungen zu ergründen. Da die verschiedenen subjektiven Angaben der Hirnverletzten, besonders derer mit Hirnstammbeteiligung, als vegetative Störungen aufzufassen sind, war es naheliegend, die vegetativen Regulationen dieser Patienten einer genauen Untersuchung zu unterziehen. Man muß sich dabei der Grenzen dieser Fragestellung bewußt sein. Beiträge zur genauen Lokalisation können dabei nicht erwartet werden, da die Patienten nicht gestorben sind. Da jedoch diese Hirnverletzungen mit einer Läsion des Hirnstammes, besonders des Zwischenhirns, einhergingen, kann man mit einiger Sicherheit die nachher aufgetretenen Störungen der vegetativen Regulationen auf die Läsion dieser Zentralstellen beziehen.

Es folgen zunächst die Untersuchungsergebnisse einer Reihe klinisch determinierter Patienten und dann eine Übersicht über die verschiedenen Regulationen. Methodisch gingen wir so vor, daß zunächst eine Reihe von Untersuchungen vorgenommen wurden, die den Gleichgewichtszustand des vegetativen Systems beleuchten sollten. Dann wurden verschiedene Belastungsproben durchgeführt, um die Kompensationsfähigkeit des vegetativen Systems zu untersuchen.

Wir machten bei jedem dieser Patienten ein Blutbild, Blutsenkungsgeschwindigkeit, WELTMANNsches Koagulationsband, die Bestimmung der Kalium- und Kalziumwerte, eine Bestimmung des Grundumsatzes und ein Ekg. Die Blutdruckuntersuchung im Liegen, Stehen und Steigen in den ersten Stock stellte schon eine einfache Belastungsprobe dar, desgleichen die Magensaftuntersuchung nach Koffeinprobetrunk. Weiterhin untersuchten wir die Leukozytenbewegung nach Genuß von 200 ccm Milch (WIDALsche Probe), die Galaktoseprobe, den VOLHARDschen Wasserversuch mit Darbietung von 1500 ccm Tee und anschließendem Trinkverbot für 24 Stunden. Die Untersuchung des Kohlehydratstoffwechsels mit Glukose-, Insulin- und Adrenalinbelastungen gaben ein eindrucksvolles Bild von der Steuerung dieser Regulationen. Weiterhin wurde 0,1 ccm einer Histaminlösung (1 : 10 000) intrakutan injiziert und die Hautreaktion beobachtet. Das Prinzip der Belastung ist methodisch sehr wichtig, da sie einen tieferen Einblick in den Ablauf der Funktionen gewährt.

Die ersten zwei Fälle sind ausgezeichnet durch die nach der Hirnverletzung aufgetretenen psychischen Veränderungen.

Fall 1: Im September 1941 durch Granatsplitter rechts parietal verwundet, war mehrere Tage bewußtlos. Als er wieder zu sich kam, glaubte er, daß seine linke Hand fehle. Die neben ihm im Bett liegende Hand empfand er als fremd. Bei seiner Aufnahme im Sonderlazarett (zwei Monate nach seiner Verletzung) zeigte er eine 3 cm im Durchmesser messende Impressionsfraktur rechts parietal und zahlreiche, wenige Zentimeter imprimierte Metallsplitter. Klinisch bestand eine Konvergenzlähmung und eine isolierte Lähmung des rechten M. rectus internus, außerdem eine linksseitige Hemiplegie und Hypästhesie. Das Fremdheitsgefühl für seine linke Hand war geschwunden. Der Patient fiel durch sein psychisches Gehaben auf. Er war sehr mürrisch, sprach weder mit Kameraden noch mit dem Pflegepersonal, ließ sich nicht waschen, verunreinigte das Bett mit Harn und Kot, ohne darüber bedrückt zu sein. Das Essen verweigerte er fast stets. Am liebsten lag er im Bett und döste den ganzen Tag im Halbschlummer vor sich hin. Für seine Umgebung zeigte er überhaupt kein Interesse.

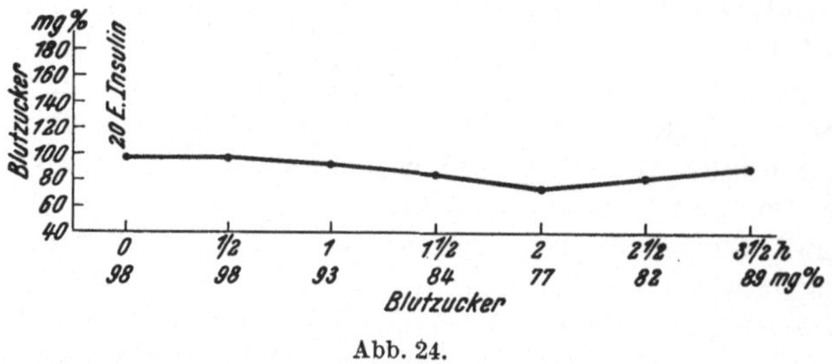

Abb. 24.

Gelegentlich wurde er gegen eine Schwester, die ihn reinigen wollte, handgreiflich, versank aber bald wieder in seine Apathie. Das Bild erinnerte am ehesten an einen katatonen Stupor. Er zeigte überdies ein Salbengesicht, das mit zahlreichen Comedonen bespickt war. Dieser introvertierte, apathische Zustand, der gelegentlich von einem kurzen Raptus unterbrochen war, dauerte zirka zwei Monate an und hellte sich allmählich wieder auf. Später konnte er wohl angeben, daß er „anders“ gewesen sei, konnte aber nichts darüber aussagen, warum er sich so verhalten hatte, oder was in ihm vorgegangen war.

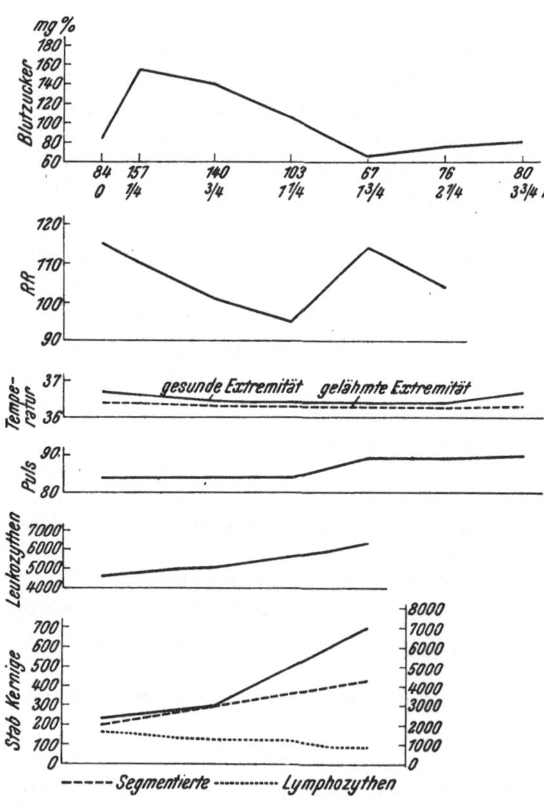

Abb. 25.

Nach dieser Zeit verhielt er sich ganz normal, war gesellig, ging zu Vergnügungen aus und zeigte ein ausgeglichenes Verhalten. Die vegetative Untersuchung, die während seiner abnormen Phase vorgenommen wurde, ergab folgende Befunde: Blutbild: Sahli 90%, F. I. 1, Erytro. 4, 300000, Leuko. 4700, Eosin. 1%, Jugendform 1%, Stab. 5% Segm. 47%, Lympho. 33%, Mono. 7%. Blutsenkung und Weltmann normal. RR. im Liegen 115/60, Puls 76, stehend 125/85, Puls 92, I. Stock 115/75, Puls 94. Die Säurewerte des Magensaftes zeigten einen Abfall der Sekretion von 50 auf 20 mit anschließendem Anstieg auf 70 Gesamtazidität zu ausgesprochener Hyperazidität. Die Widalsche Probe zeigte ein Sinken der Leukozyten von 5500 auf 4300, die Eosin stiegen von 120 auf 500. Beim Wasserversuch schied er von 1500 ccm nach 4 Stunden 1264 (Konzentration 1001) aus. Nach Pituisan schied er nach 4 Stunden 266 ccm (K. 1020) aus. Die Blutzuckerkurve nach Belastung von 50 g Glukose zeigte einen Anstieg von 83 auf 168 mg % nach einer $^1/_2$ Stunde, dann einen allmählichen Abbau auf 56 und einen langsamen Wiederanstieg nach 2 Stunden. Die Insulinbelastung mit 20 Einheiten Insulin (Abb. 24) zeigte einen pathologischen Verlauf. Es kam innerhalb 3 Stunden nur zu unwesentlichen Schwankungen des Blutzuckerniveaus. Nach Belastung mit 1 mg Adrenalin kam es zu einem normalen Anstieg des Blutzuckers mit besonders verzögertem Abfall (Abb. 25). Der Blutdruck und die Temperatur sanken ab. Die Leukozytenwerte zeigten einen Anstieg mit typischer Linksverschiebung des Blutbildes. Das EKG. zeigt hohe T-Zacken in I und II, was von EISELSBERG als Sympathikotonie bewertet wurde. Der Grundumsatz war 21% gesteigert. Die Histaminreaktion zeigte nach 10 Minuten einen roten Hof von 3 cm, mit einer glatt begrenzten kleinen Quaddel. Nach 15 Minuten war die Reaktion fast verschwunden. Sie wurde nach HANSEN mit einem einfachen + bezeichnet.

Zusammenfassend sehen wir bei einem passageren katatonen Zustandsbild nach Hirnverletzung mit Introvertiertheit, Apathie und Schlafsucht, gelegentlichen Raptusausbrüchen, Salbengesicht und Hemiplegie, folgende vegetative Befunde: 1. Hyperazidität des Magens, 2. Leukozytenabfall nach Milchgenuß (hämoklasische Krise nach WIDAL), 3. eine fehlende Blutzuckerreaktion auf Insulin und 4. eine dissoziierte Adrenalinwirkung. (Die Blutzuckerkurve verlief annähernd normal, die Blutdruckkurve zeigte eine Senkung (vagotone Kurvenform nach DRESEL), die Verschiebung des weißen Blutbildes ergab eine typische Linksverschiebung.) Das psychische Bild unseres Patienten erinnert teilweise an die von BONNHÖFER, STÄHELIN, PFAUNDLER und vielen anderen beschriebenen Zustände nach Encephalitis epidemica. Auch die Beschreibung, die STERTZ von Patienten mit Zwischenhirnläsionen gab, mit Apathie, geistiger Abgestumpftheit, Schlafsucht und gelegentlichen Tobsuchtsanfällen, passen auf unseren Patienten, so daß wir ohne Schwierigkeit seine psychische Veränderung auf eine Läsion im Zwischenhirn beziehen können. Seine tagelange Bewußtlosigkeit spricht ebenfalls für eine derartige Läsion. Damit einhergehend sind auch Störungen der vegetativen Regulation aufgetreten. Während wir im allgemeinen gewohnt sind, nach Belastung der vegetativen Regulationen eine charakteristische Verschiebung nach einer Seite in der Form eines pendelförmigen Ausschlages nach F. HOFF zu sehen, finden wir bei diesem Patienten keine einheitliche Verschiebung nach der sympathikotonen oder parasympathikotonen Richtung. Der Leukozytenabfall bei der WIDALschen Probe wird im allgemeinen als Zeichen eines Überwiegens des parasympathischen Systems gewertet (B-Stellung nach dem Schema von HOFF). Im gleichen Sinne kann auch die Hyperazidität und die leichte Lymphozytose gedeutet werden. Das Ekg. und der gesteigerte Grundumsatz zeigen Kriterien einer gesteigerten Sympathikotonie. Wir sehen kein einheitliches Vorherrschen eines vegetativen Arbeitsganges. Während nur auf Adrenalin eine charakteristische Blutzuckerkurve und Verschiebung des weißen Blutbildes auftrat, zeigte der Blutdruck und die Temperaturkurve einen geringen paradoxen Verlauf. Zur Erklärung der atypischen Blutdruckkurven könnte man versuchen, das Gesetz der Umkehrwirkung von F. KRAUS und E. PICK heranzuziehen. Nach diesem hängt die Wirkung eines Pharmakons von der Reizlage, der vegetativen „Grundstimmung“, ab. So löst bei sympathikotoner Grundstimmung Vagusreizung Herzbeschleunigung aus. Analog ist das von WEZLER demonstrierte Phänomen der Reaktionsumkehr. In diesem Sinne könnte man die fehlende Blutdrucksteigerung nach Adrenalingabe als Ausdruck einer parasympathischen Grundstimmung betrachten. Temperatur- und Pulskurve gehen damit konform. *Die dissoziierte Adrenalinwirkung* basiert aber darauf, daß die Blutzuckerkurve und die Leukozytenformel eine Verschiebung im sympathischen Sinn, Blutdruck, Temperatur und Puls eine solche im parasympathischen Sinne zeigen. Eine rasch einsetzende Gegenregulation zur Erklärung dieser Dissoziation anzunehmen, erscheint nicht berechtigt, da die Gegenregulation erst die Antwort auf eine agonistische Verschiebung ist, die in unserem Fall während der ganzen Untersuchung vermißt wurde. Die Adrenalingabe als Sympathikusreizung ruft sonach keine einheitliche Verschiebung im Sinne der A-Stellung nach HOFF hervor, sondern zeigt eine dissoziierte Reaktion. Es geht daraus hervor, daß einzelne vegetative Regulationen unseres Patienten eine verschiedene Reizlage als Ausgangspunkt innehaben. Der Kohlehydratstoffwechsel zeigt bei Belastung mit Glukose und Adrenalin eine typische Reaktion, auf Insulin hingegen spricht er überhaupt nicht an. Zur Erklärung könnte man mit WILDER annehmen, daß der Ausgangswert des Blutzuckers parasympathikoton niedrig liegt und eine zusätzliche parasympathische Reizung eine gegenteilige Wirkung hervorruft. Auf unseren Fall läßt sich dies nicht anwenden; 1. liegt der Blutzuckerwert mit 78 mg % normal, 2. tritt auf Insulin keine Blutzuckersteigerung, sondern überhaupt keine Verschiebung auf, und 3. sehen wir auch aus der Belastungskurve nach Glukose und Adrenalin, daß die nach dem

Anstieg einsetzende Gegenregulation stark verzögert in Gang kommt. Es besteht also auch für das körpereigene Insulin ein refraktäres Verhalten. Es handelt sich bei unserem Fall um eine zentral bedingte Störung der reflektorischen Blutzuckerregulation durch Insulin. Die Adrenalininjektion bewirkt reflektorisch eine Blutzuckerausschüttung. Die Erhöhung des Blutzuckerspiegels löst normalerweise reflektorisch eine Insulinausschüttung aus, die das Niveau des Blutzuckers unter das Niveau des Ausgangswertes senkt, dann pendelt die Gleichgewichtsstörung aus. Der erhöhte Blutzuckerspiegel löst entweder direkt durch Einwirkung auf den Inselapparat oder über den Umweg des Zwischenhirns die Insulinausschüttung aus. In unserem Fall ist es naheliegend, das lädierte Zwischenhirn für den Ausfall verantwortlich zu machen. Es bleibt hiebei die Gegenregulation durch das Insulin aus. Da jedoch auch das primär injizierte Insulin keine Wirkung auf den Blutzuckerspiegel zeigt, muß man annehmen, daß das Insulin entweder erst über den Umweg des Zwischenhirns die Glykogenspeicherung in der Leber bewirkt oder daß das Insulin nur auf eine Leber, die vom Zwischenhirn für diesen physiologischen Reiz sensibilisiert ist, wirken kann. Jedenfalls ist das Zwischenhirn in diesen vegetativen Reflex als Steuerungszentrum eingeschaltet. Bei seiner Läsion bleibt der Reflex aus oder ist verzögert. Auf den sympathischen Reiz reagiert das Kohlehydratzentrum adäquat mit einer typischen Reaktion, während es sich dem parasympathischen Reiz gegenüber refraktär verhält. Nicht alle vegetativen Zentren reagieren bei unseren Patienten auf sympathische Reize im gleichen Sinn. Die Verschiebung des weißen Blutbildes stellt eine echte Linksverschiebung dar und ist sonach sicher keine Ausschüttungsleukozytose, sondern durch den Reiz vom Zwischenhirn auf die Blutbildungsstätten hervorgerufen. Das Vasomotoren- und das Wärmezentrum reagieren auf den sympathischen Reiz inäquat mit einer Senkung. Wir sehen daraus, daß die verschiedenen Zentren im Zwischenhirn sich gegenüber sympathischen oder parasympathischen Reizen, bzw. gegenüber dessen Wirkstoffen refraktär verhalten. Daraus entsteht eine Störung des normalen Ablaufes der vegetativen Regulationen, die in Analogie zum cerebrospinalen System als Koordinationsstörung aufgefaßt werden kann. Da im cerebrospinalen System eine Störung der Reflextätigkeit eine Ataxie nach sich zieht, ist man versucht, diese reflektorische Störung der vegetativen Regulationen als *vegetative Ataxie* zu bezeichnen.

Fall 2: Er hatte eine Granatsplitterverletzung mit mehreren intracerebralen Splittern, die durch das linke Auge in das Hirn eingedrungen waren. Nach der Verwundung war er tagelang bewußtlos. Bei seiner Aufnahme ins Sonderlazarett, drei Monate nach der Verwundung, bestand eine vollkommene Amnesie für die Zeit vor und nach der Verwundung. Klinisch bot er neben dem Verlust des linken Auges eine linksseitige Hemiplegie, die mit einer hochgradigen Atrophie der Extremitäten kombiniert war, so daß man den Eindruck einer halbseitigen SIMMONDschen Kachexie hatte. Außerdem litt er an vermehrtem Speichelfluß. Auch bei diesem Patienten war das psychische Verhalten auffallend. Er war ausgesprochen autistisch, sprach mit niemandem, achtete nicht auf sein Äußeres, verunreinigte das Bett. Beim Versuch, mit ihm ein Gespräch anzufangen, starrte er einen entweder durchbohrend an oder zeigte ein verlegenes Lächeln, war jedoch zu keiner Äußerung zu bringen. Gelegentlich zerschlug er unmotiviert ein Eßgeschirr oder wurde gegen Kameraden handgreiflich, versank aber sofort ohne Eingreifen des Pflegepersonals in seinen gewöhnlichen Zustand. Zum Unterschied zu Fall 1 war sein Zustand weniger apathisch und schläfrig, sondern es war eine echte, autistische Introvertiertheit. Dieser Zustand dauerte ungefähr 4 Wochen, hellte sich dann allmählich auf. Aber auch nach dieser Zeit bestand trotz örtlicher und zeitlicher Orientierung eine Amnesie für die Zeit vor und nach der Verwundung. Klinisch haben wir es mit einem passageren Zustand von autistischer Introvertiertheit, gekoppelt mit enorm stark ausgebildeter Hemiatrophie der hemiplegischen Extremitäten zu tun. Die vegetative Untersuchung ergab folgendes: Blutbefund: Sahli 78%, Erytro. 4100000, F. I. 0,95, Leuko. 5940, Eosin. 5%, Stab. 4%, Segm. 46%, Lympho. 42%, Mono. 3%, Blutsenkungsgeschwindigkeit in Stunden: 20/45/55, WELTMANNsche Reaktion 0,4%, RR. im Liegen 120/84, Puls 90, im Stehen 120/84, Puls 92, I. Stock 128/78, Puls 102. Die Säurewerte des Magens zeigen nach 40 Minuten hyperazide Werte mit einem langsamen, verzögerten

Absinken. Die WIDALsche Probe zeigt an zwei nacheinanderfolgenden Tagen einen Sturz der Leukozyten von 6100 auf 4300 (20 Minuten), die Eosin. stiegen dabei von 80 auf 180 an. Die Galaktoseprobe zeigte normale Ausscheidung, desgleichen der Wasserversuch. Nach 4 Stunden schied der Patient von 1500 ccm 1010 (K. 1001) aus, nach Pituisan 650 (K. 1020). Die Blutzuckerbelastung mit 50 g Glukose zeigte nach einem Ausgangswert von 96 mg% nach einer halben Stunde einen Anstieg auf 171, dann folgte ein langsamer Abfall. Die Belastungskurve nach Insulin (Abb. 26) zeigt einen ähnlichen Verlauf wie bei Fall 1. Zwei Stunden nach der Insulinverabreichung (20 E.) war der Blutzucker von 98 auf 77 mg% gesunken, dann erfolgte ein langsamer Anstieg. Die Belastungskurve nach Adrenalin zeigte einen langsamen Anstieg von 96 auf 148 mg% nach 45 Minuten. Nach 105 Minuten ist der Ausgangswert wieder erreicht, in den nächsten Stunden sinkt der Wert etwas unter das Ausgangsniveau. Die Blutdruckkurve zeigt typischen Verlauf mit geringen Schwankungen, desgleichen die Temperaturkurve, wobei an der gelähmten Seite die Temperatur um $^2/_{10}{}^\circ$ höher ist. Die Verschiebung der Leukozyten zeigt ein Ansteigen von 5640 auf 7920 und ein Absinken auf den Ausgangswert. Es kommt wohl zu einer geringen Vermehrung der Segmentierten, ohne charakteristische Linksverschiebung. Die Kaliumwerte betrugen 16,4 mg%, Kalzium 9,10 mg%, der K/Ca-Quotient 1,8. Das Ekg. zeigt keinen pathologischen Befund. Der Grundumsatz war um 28% gesteigert. Die Reaktion auf Histamin zeigt an der gelähmten Extremität eine Reaktion ++, an der gesunden ein +. Es besteht demnach auf der gelähmten Seite eine verstärkte vasomotorische Empfindlichkeit gegenüber Histamin.

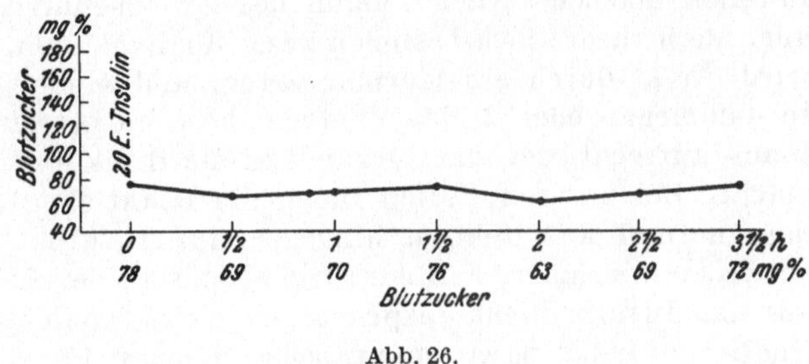

Abb. 26.

Die vegetativen Befunde zeigen eine gewisse Parallelität zum ersten Patienten. Auch bei diesem bestand eine Hyperazidität, hämoklasische Krise, Lymphozytose als Symptome einer erhöhten parasympathikotonen Reizlage. Auch bei diesem Patienten besteht eine Nichtansprechbarkeit auf Insulin und leicht verzögerte Gegenregulation nach Glukose- und Adrenalinbelastung. Im Gegensatz zu Fall 1 zeigt die Belastung mit Adrenalin eine einheitliche Reaktion der verschiedenen Regulationen und keine dissoziierte. Auch bei diesem Patienten war die parasympathikotone Grundstimmung keine einheitliche. Der K/Ca-Quotient und der leicht erhöhte Grundumsatz sprechen für eine erhöhte Erregungslage des sympathischen Systems. Als Ursache des Funktionswandels müssen wir auch bei diesem Patienten eine Läsion des Zwischenhirns annehmen, die durch die langdauernde Bewußtlosigkeit mit nachfolgender Amnesie und abnormem psychischem Befund sehr wahrscheinlich gemacht wird.

Die beiden Patienten zeigten nach ihrer Hirnverletzung ein abnormes seelisches Verhalten. Sie erinnern an Patienten mit Zwischenhirntumoren, die STERTZ beschrieben hat. Das apathische und lethargische Verhalten des ersten Patienten und das amnestische des zweiten Patienten, ihre gelegentlich raptusartig einsetzenden Affektausbrüche, sprechen für eine Lokalisation der Läsion im Zwischenhirn. Die lange Bewußtlosigkeit und die Konvergenzlähmung des ersten Patienten machen diese Lokalisation noch wahrscheinlicher. Die beträchtliche amnestische Störung des zweiten Patienten von KORSAKOFF-ähnlichem Charakter läßt sich nach GAMPER und STERTZ ebenfalls auf den Hypothalamus beziehen. Über psychische Veränderungen bei Läsionen im Hypothalamus liegen ausführliche Beobachtungen von FOERSTER, GAGEL und PÖTZL vor, nach denen es wahrscheinlich ist, daß bei Reizung im vorderen Teil des Hypothalamus ein maniakalisches Stadium, im hinteren Teil Schlafsucht und Bewußtlosigkeit ausgelöst wird. Wir konnten auch einen Patienten mit einer Stirnhirnverletzung, die bis in die Zwischenhirnregion reichte, vorstellen (BIRKMAYER), der ein typisches, hypomanisches Zustandsbild zeigte. Auch ein Fall eines Trigeminustumors, dessen Initialsymptom Schlafanfälle nach Nikotingenuß waren, und bei dem wir auch histologisch Veränderungen im Zwischenhirn fanden (BIRKMAYER-SILBERPFENNIG), weist auf die bekannte Lokalisation dieser Symptome hin. Es scheint somit hinreichend gesichert, psychische Veränderungen, wie sie unsere Patienten boten, auf Läsionen im Zwischenhirn zu beziehen[1]. Der diffuse Mechanismus der Verletzung bringt es mit sich, daß auch andere Regulationszentren des Zwischenhirns getroffen sind. Bei beiden Patienten bestand ein refraktäres Verhalten gegenüber Insulin. Schon E. FRANK sprach den Gedanken aus, daß die Zwischenhirnzentren die betreffenden Organe für eine Hormonwirkung empfänglich machen. Nach Läsion des Zwischenhirns bleiben diese Reaktionen aus. Rein theoretisch bestehen zwei Möglichkeiten. 1. Das vegetative Zentrum wird direkt durch ein Hormon erregt und sendet daraufhin nervöse Impulse in das Organ oder 2. das Zentrum hält im betreffenden Organ einen Dauertonus aufrecht, der das Organ für die direkte Hormonwirkung empfänglich macht. Bei unseren Fällen fielen die Reaktionen auf das sympathische Hormon normal aus, fehlten hingegen auf Insulin. Zur Erklärung kann man entweder annehmen, daß der Organtonus in der Leber gestört war, so daß sie auf das Insulin nicht ansprach, oder, das Kohlehydratzentrum selbst unempfindlich auf das parasympathische Hormon war. Welcher Mechanismus tatsächlich abläuft, läßt sich spekulativ nicht entscheiden, sicher ist nur, daß durch Läsion des vegetativen Zentrums die Funktion pathologisch verändert wird. Der Ausfall der adäquaten Reaktion auf Insulin läßt sich vielleicht so deuten, daß sowohl im Zentrum, als auch im peripheren Organ eine Verschiebung der Erregungslage vorhanden war, die die zu erwartende Reaktion nicht zum Ablauf kommen ließ. Diese Verschiebung der vegetativen Erregungsschwelle hat zur Folge, daß ähnlich der Reaktionsumkehr WEZLERS bei vorhandener parasympathikotoner Grundstimmung ein parasympathischer Reiz keine zusätzliche Verschiebung in der parasympathischen Richtung hervorruft, sondern eine konträre Reaktion. Das Ausgangswertgesetz von WILDER besagt ja, daß die Wirkung eines parasympathischen Pharmakons um so geringer ist, je ausgeprägter das vegetative Gleichgewicht nach der parasympathikotonen Seite verschoben ist. So plausibel diese Gründe wären, scheinen sie für unsere Fälle nicht zuzutreffen, da der Blutzuckerspiegel, der ja bei vorhandener Verschiebung nach der parasympathikotonen Seite niedrig hätte sein müssen, in beiden Fällen tatsächlich normal war. Um auch das zu erklären, müßte man annehmen, daß wohl zentral eine parasympathische Grundstimmung bestanden hätte, jedoch der für die Organfunktion notwendige Blutzuckerspiegel durch ein untergeordnetes Zentrum auf dem normalen Niveau gehalten worden wäre. Eine Entscheidung dieser Frage ließe sich nur auf experimentellem Wege erbringen. Wir wollen zunächst bloß feststellen, daß nach Läsionen des Zwischenhirns der Kohlehydratstoffwechsel einen pathologisch veränderten Funktionsablauf zeigen kann. Fall 1 zeigt darüber hinaus noch, daß die Zentren für die Blutbildung und den Kohlehydratstoff-

---

[1] Während der Korrektur erschien von K. ZÜLCH eine bedeutungsvolle Mitteilung über psychische Symptome bei Zwischenhirnschädigungen. Insbesondere seine Fälle (1 und 2) zeigen manche Analogien mit unseren. K. ZÜLCH (Zbl. f. Neurochirurg., Heft 2/3, 1950).

wechsel auf den sympathischen Wirkstoff adäquat ansprechen, während das Vasomotoren- und Wärmezentrum inadäquat reagieren, was wir als vegetative Dissoziation bezeichnet haben. (Die verschiedenen vegetativen Zentren reagieren auf den gleichen Wirkstoff nicht gleichsinnig.) Wir verzeichnen vorläufig nur den Funktionswandel der vegetativen Sphäre und bezeichnen ihn als vegetative Ataxie, da das gemeinsame Symptom eine Koordinationsstörung der vegetativen Regulationsabläufe ist.

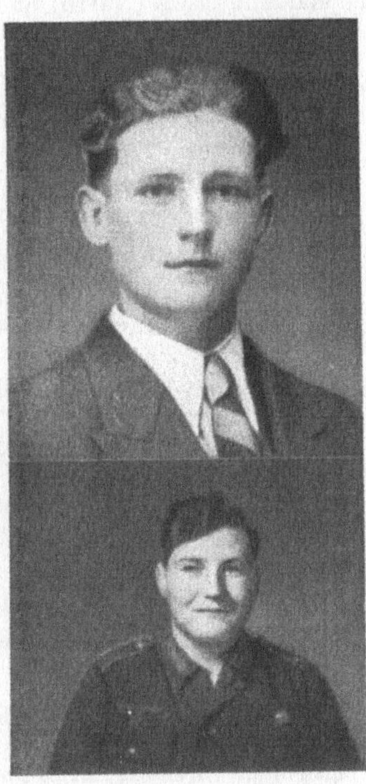

Abb. 27. Der Patient vor und nach seiner Verwundung.

Fall 3: Verletzung im Januar 1942 durch Granatsplitter in der rechten Scheitelgegend, war mehrere Tage bewußtlos. Aus dem Bericht der ersten Zeit geht hervor, daß eine offene Hirnverletzung vorlag. Der Patient zeigte damals langsame Bewegungen und war dauernd apathisch und somnolent. Im Röntgen zeigte sich fingerbreit hinter der Kranznaht und fingerbreit von der Medianlinie ein querovaler Defekt von Pflaumengröße im rechten Scheitelbein, keine restlichen Geschoß- und Knochensplitter. Nach der Aufnahme in unser Lazarett, am 4. Dezember 1942, bot er folgendes Bild: Starke Gewichtszunahme von 70 auf 100 kg (Abb. 27), Konvergenzlähmung, linksseitige Hemiparese, psychisch unauffällig, nur zeitweise sehr leicht erregbar. Der Schlaf und die sonstigen vegetativen Funktionen waren normal. Seine Sprache war dadurch ausgezeichnet, daß er stets im gleichen Tempo und in der gleichen Tonlage sprach. Diese sprachliche Rhythmusstörung wurde von STROTZKA isoliert publiziert und in Übereinstimmung mit LANGE-LÜDDECKE als eine Rhythmusstörung nach subkortikaler Läsion aufgefaßt. Die vegetativen Befunde ergaben folgendes: Sahli 94%, F. I. 1, Erytro. 4760000, Leuko. 6780, Eosin. 4%, Stab. 2%, Segm. 50%, Lympho. 40%, Mono. 4%. Die Blutsenkung war 11/30/40, die WELTMANNsche Koagulation 0,45, RR. im Liegen 135/90, im Stehen 145/100, I. Stock 150/105. Die Magensaftuntersuchung ergab nach 60 Minuten 28 freie HCl und 44 Gesamtazidität. Bei der WIDALschen Probe stiegen am ersten Tag die Leukozytenwerte von 6900 auf 7100, am zweiten Tag von 6700 auf 7200, die Eosin. von 80 auf 240, am zweiten Tag von 120 auf 360. Beim Wasserversuch schied er nach vier Stunden 750 ccm aus (K. 1002). Bei dem darauffolgenden Konzentrationsversuch schied er 850 ccm (K. 1025) aus. Nach Pituisan betrug die Ausscheidung in den ersten vier Stunden 400 ccm (K. 1023). Die Galaktoseprobe war normal. Die Blutzuckerkurve zeigt nach Belastung mit 50 g Glukose einen normalen Anstieg von 77 auf 149 mg% nach einer Stunde und einem verzögerten Abfall, so daß nach dreieinhalb Stunden der Ausgangswert erst erreicht war. Die Belastungskurve nach Insulin zeigt keine wesentliche Verschiebung des Blutzuckers (Abb. 28). Die Adrenalinbelastung zeigte einen normalen Anstieg mit verzögerter Gegenregulation. Die Leukozytenverschiebung zeigt eine Leukozytose mit geringer Linksverschiebung. Blutdruck, Puls und Temperatur zeigen typischen Verlauf mit kleinen Ausschlägen. Die Temperatur war an der gelähmten Extremität um $^2/_{10}$ bis $^3/_{10}{}^\circ$ höher. Kalium 19,1, Kalzium 10,78, K/Ca-Quotient 1,7. Das Ekg. zeigt hohe TI und TII, tiefe qu 3 und eine Bradykardie. Der Grundumsatz war um 3% verringert, die spezifisch dynamische Eiweißwirkung betrug —21%. Die Histaminreaktion war + + +, die Quaddel war über 1 cm groß, der rote Hof über 5 cm, die Reaktion dauerte 35 Minuten. Klinisch besteht bei diesem Patienten eine Konvergenzlähmung, Rhythmusstörung, Fettsucht und Hemiparese, die vegetativen Befunde zeigen: Refraktäres Verhalten gegenüber Insulin, herabgesetzter Grundumsatz und negativ spezifisch-dynamische

10*

Eiweißwirkung. Das Ekg. läßt ebenfalls auf Parasympathikotonie schließen, wie auch die verstärkte Histaminreaktion. Wir haben es demnach mit einer vegetativen Grundstimmung zu tun, die fast eine reine B-Stellung darstellt. Der trophotrope Arbeitsgang ist überwertig. Als klinisches Resultat sehen wir die Fettsucht des Patienten. Daß Störungen im Fettstoffwechsel bei Läsionen im Hypothalamus vorkommen, ist aus den tierexperimentellen Arbeiten von Baily und Bremer, B. S. Smith und aus klinischen Beschreibungen von Tumoren (Baily-Gagel), bei Hydrocephalus internus (Naito) und bei Enzephalitiden (Pette, Bertolais) u. a. wiederholt demonstriert worden. Meist sind die Störungen des Fettstoffwechsels mit anderen vegetativen Störungen gekoppelt. Bei unserem Patienten blieb die Fettsucht das einzig klinisch faßbare Symptom. Die Fettsucht unseres Patienten geht mit keiner Genitalatrophie und Potenzstörung einher, was nach Veil und Sturm auf die cerebrale Natur hinweist.

Ein Pendant zu diesem Fall bot ein anderer Hirnverletzter, der neben einer Hemiparese der rechten Seite einen starken Gewichtsverlust von 60 auf 45 kg zeigte. Bei genauer Durchuntersuchung ließen sich ebenfalls Störungen der vegetativen Regulationen aufzeigen. Die Befunde gingen durch Kriegseinwirkung leider verloren, so daß wir sie nicht wiedergeben können.

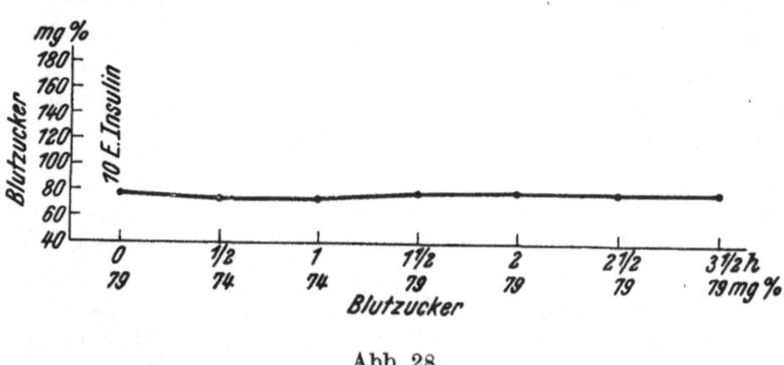

Abb. 28.

Weshalb nach cerebralen Verletzungen bei einem Patienten Fettsucht, bei anderem Magersucht vorkommt, ist nicht zu entscheiden (Gagel). Auch die vegetativen Befunde bieten keine Anhaltspunkte für eine Erklärung.

Fall 4: Verletzung im Jahr 1941 durch Gewehrschuß. Im Bereich des linken Jochbeines befand sich eine pfennigstückgroße Einschußöffnung. Der Röntgenbefund zeigte einen rhombischen Fremdkörper von 1 cm Größe, der sich in der AP-Aufnahme 5 mm oberhalb des oberen Orbitalrandes, in der seitlichen Aufnahme 2 cm oberhalb der Sella turcica und wenige Millimeter dahinter projizierte. Im Enzephalogramm konnte der Geschoßsplitter in den dorsalen Teil des III. Ventrikels projiziert werden. Klinisch hatte der Patient eine typische rechtsseitige Hemiparese. Auffallend war, daß die rechte Körperhälfte bedeutend voluminöser war, die rechte Wange hing dick herunter. Der Umfang des rechten Oberarmes war um 2,5 cm größer als der des linken. Eine Differenz im gleichen Sinne bestand am Oberschenkel um 2 cm, am Unterschenkel um 3 cm. Die vegetativen Befunde: Blutbild: Sahli 98, F. I. 0,9, Eritro. 5100000, Leuko. 4400, Eosin. 3%, Baso. 1%, Stab. 4%, Segm. 55%, Lympho. 30%, Mono. 7%. Blutsenkungsgeschwindigkeit 4/15/24. Wellmann: 0,4, RR. im Liegen 120/96, Puls 64, stehend 136/84, Puls 64, I. Stock 130/94, Puls 68. Die Magensaftuntersuchung gab einen verzögerten, treppenförmigen Anstieg, der nach 80 Minuten mit 31 Frei- und 43 Gesamtazidität seinen Höhepunkt erreichte. Die Widalsche Probe zeigte am ersten Tag einen Anstieg von 4600 auf 4700, am zweiten Tag von 4400 auf 4600. Die Eosin stiegen von 180 auf 560, am zweiten Tag von 200 auf 840 an. Beim Wasserversuch scheidet er in den ersten vier Stunden 685 ccm aus (K. 1003), in den folgenden 20 Stunden 365 ccm (K. 1027). Nach Pituisan scheidet er in den ersten vier Stunden 245 ccm (K. 1031) aus. Galaktoseprobe normal. Blutzuckerkurve nach Glukose zeigt einen Anstieg von 91 auf 152 mg% und einen langsamen Abfall auf 84%, der nach zwei Stunden erreicht wird. Nach Insulin sinkt der Blutzucker von 86 auf 40 mg% (eine Stunde) und steigt unter einer Schwankung wieder an. Nach Adrenalin steigt der Blutzucker von 90 auf 138 mg% und sinkt dann zunächst allmählich und dann steil ab. Die Leukozyten zeigen eine Verschiebung zugunsten der Segmentierten auf Kosten der Lymphozyten ohne ausgeprägte Linksverschiebung. Der Blutdruck und Puls zeigen nur ein minimales Schwanken um die Ausgangslage. Die Temperatur auf der gelähmten Seite liegt um $^4/_{10}°$ höher als auf der gesunden und zeigt eine Senkung. Der K.-Wert betrug 18,14, Ca 11,76, der K/Ca-Quotient 1,5. Das Ekg. zeigt einen Sinusrhythmus in erheblichem Ausmaße, gehobene ST-Zacken in II und III, sehr hohe TI und II, tiefe TIII. Der Ansatz von ST II ist deutlich über der Nullinie. Die T-Strecken verlaufen in Ableitung III und nach oben konvex (vegetative Übererregbarkeit). Der Grundumsatz war um 13% gesteigert. Die Histaminreaktion zeigt auf der gelähmten Hand eine Reaktion von + + +.

Die Befunde zeigen eigentlich keine massiven Abweichungen. Die Nachschwankungen der Insulin- und Adrenalinkurve deuten an, daß schon bei geringer Schwellenverschiebung des Zuckerniveaus eine Gegenregulation einsetzt.

Die Reaktionsfähigkeit dieses Patienten ist sonach dadurch charakterisiert, daß schon geringe Reize Reaktionen auslösen, womit er dem Typ zuzuordnen wäre, den v. BERGMANN als vegetativ Stigmatisierten bezeichnet. Die Erniedrigung der vegetativen Schwelle besteht sowohl für sympathische, als auch für parasympathische Erregungen.

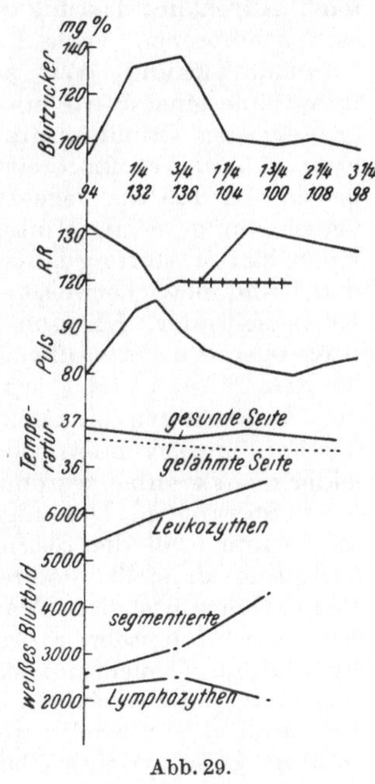

Abb. 29.

Fall 5: Granatsplitterverletzung im Januar 1944, nach der Verletzung einen Tag bewußtlos. Es besteht eine ausgedehnte Impressionsfraktur links parietal mit motorischer Aphasie und rechtsseitiger Hemiparese. Im Gegensatz zu Fall 4 war bei diesem Patienten die rechte Körperseite hochgradig atrophisch, die Differenz des Umfanges betrug am Oberarm und Oberschenkel mehrere Zentimeter. Die Chronaxie wurde am rechten M. biceps mit 0,2 Sigma gemessen, am linken mit 0,04. Die vegetative Untersuchung ergab folgendes: Blutbefund: Sahli 94, F. I. 0,0, Erytro. 4800000, Leuko. 5400, Eosin. 1%, Stab. 2%, Segm. 49%, Lympho. 44%, Mono. 4%, die Blutsenkung betrug 15/38/58, Weltmann 0,45, RR. im Liegen 138/104, im Stehen 132/100, I. Stock 134/104. Der Magensaftwert zeigte eine leichte Hypazidität. Der höchste Wert wurde 40 Minuten nach dem Probetrunk erreicht und zeigte vier freie HCl und 20 Gesamtazidität. Die WIDALsche Probe zeigte 20 Minuten nach dem Milchtrinken ein Absinken der Leukozyten von 7300 auf 6100, am zweiten Tag von 5100 auf 4400, die Eosin. stiegen von 120 auf 800 an, beim Wasserversuch schied er nach den ersten vier Stunden 1215 ccm aus (K. 1003), nach Pituisan 765 ccm (K. 1001), die Galaktoseprobe ergab normale Werte. Die Blutzuckerkurve zeigte nach Glukose einen durch eine Gegenregulation unterbrochenen Anstieg von 80 auf 113 mg% (zwei Stunden nach der Verabreichung) mit nachfolgendem Abstieg etwas unter den Ausgangswert. Die Insulinbelastung zeigt ein geringes Schwanken von 91 auf 71 mg% und Herumpendeln mit geringer Amplitude. Nach Adrenalin (Abb. 29) stieg der Blutzuckerwert von 94 nach einer Viertelstunde auf 132 mg%, sank nach eineinviertel Stunden auf 104 mg% und blieb dann auf diesem Niveau. Die Leukozytenwerte verschoben sich nach der Seite der Segmentierten ohne ausgeprägte Linksverschiebung. Blutdruck und Temperaturkurve zeigten einen Abfall des Ausgangswertes.

Das Ekg. zeigt etwas niedrige T I und T II, jedoch im Bereich des Normalen. Der Grundumsatz war um 28% gesteigert. Die Histaminreaktion zeigte einen 3 cm breiten Hof, der sich nach 10 Minuten schon zurückbildete, also eine +-Reaktion. Der Leukozytenabfall bei der WIDALschen Probe, die Vermehrung der Eosin. auf über 800, der hohe Lymphozytenprozentsatz von 44% weisen auf eine, nach der parasympathischen Seite hin verschobene vegetative Grundstimmung hin. Die Belastungskurve nach Glukose, Adrenalin und Insulin zeigt geringe Verschiebungen des Niveaus. Bei der Glukose steigt der Blutzucker von 86 auf 113 mg% und dann setzt eine Gegenregulation mit einem leichten Abfall ein. Nach Adrenalin kommt es zu einem beträchtlichen Anstieg von 94 auf 136 mg%, aber die Gegenregulation fehlt vollständig. Man gewinnt daraus den Eindruck, daß das Kohlehydratzentrum dieses Patienten auf höhere Reizschwellen eingestellt ist und auf die normalen Schwellen nur minimal reagiert. Würde man dieses Verhalten mit einem Vorgang aus dem cerebrospinalen System vergleichen, müßte man auch hier den Ausdruck Hyporeflexie anwenden. Durch die Läsion benötigt das Zentrum höhere Erregungsschwellen, um adäquat zu reagieren. Blutdruck und Temperaturregulation zeigen nach Adrenalinbelastung im Gegensatz zur Verschiebung des Blutzuckers parasympathikotonen Verlauf. Auch hier wieder das Symptom einer dissoziierten Adrenalinwirkung. Wir sehen im vegetativen Symptomenbild dieses Patienten Symptome einer B-Stellung (Leukozytensturz, Lymphozytose) und einer A-Stellung (gesteigerter Grundumsatz). Daneben besteht eine Schwellenlabilität des Kohlehydrat- und Vasomotorenzentrums im Sinne einer Schwellenerhöhung. Die Folge davon ist, daß die vegetativen Reflexe schwach ausfallen, ähnlich der Schwellenverschiebung beim Hinterstrangsyndrom des Rückenmarkes. Diese vegetative Koordinationsstörung läßt sich zwanglos auf die Läsion des Hypothalamus beziehen und stellt möglicherweise eine Erklärung für die hochgradige Atrophie der rechten Körperseite dar. Klinisch ist den Fällen 3, 4, 5 gemeinsam, daß sie grobe klinische Störungen des Fettstoffwechsels zeigen. Eindeutig nervöser Natur ist diese Störung bei den Fällen 4 und 5, wo die Erscheinungen halbseitig waren. Ähnliche Fälle sind von Bartolotti, M. Gregor und L. R. Müller schon beschrieben. Aber auch der Fall 3 mit symmetrischer Fettsucht und der Fall mit Magersucht, dessen Befunde leider nicht greifbar waren, zeigen genügend Anhaltspunkte für eine nervöse Ursache ihrer Störungen. Die allgemeine vegetative Durchuntersuchung dieser Patienten zeigte nun, daß die Störung des Fettstoffwechsels nicht ein isoliertes, klinisches Symptom darstellt, sondern daß daneben Störungen verschiedener vegetativer Regulationen bestehen. Man kann das Problem fast umdrehen und sagen, die klinisch sichtbare, trophische Störung ist nur Ausdruck einer pathologischen vegetativen Regulation. Gemeinsam sehen wir bei diesen drei Fällen Störungen im Kohlehydrathaushalt. Bei zwei Fällen besteht ein refraktäres Verhalten gegen Insulin, bei einem Fall sind die Schwellenwerte zur Erregung des Kohlehydratzentrums erniedrigt (Fall 4), beim anderen (Fall 5) deutlich erhöht. Daß Schwellenverschiebungen eine Koordinationsstörung nach sich ziehen, ist klinisch bekannt. Man könnte daher zur Ansicht kommen, daß Regulationsstörungen im Kohlehydratzentrum ursächlich mit der Störung der Trophik zu tun haben. Diese Ansicht würde dann bewiesen sein, wenn bei ähnlichen Fällen der Fettstoffwechsel durchuntersucht wäre und normale Regulationen zeigen würde. Vorläufig können wir nur die Parallelität der Symptomatik festhalten, ohne zu entscheiden ob es ein zufälliges Zusammentreffen ist, was bei der diffusen Läsion des Hypothalamus möglich wäre, oder ob ein kausaler Zusammenhang besteht.

Fall 6: Unfall im Jahr 1937, fünf Tage bewußtlos, nach einem Jahr bemerkte er ein Größerwerden der Hände und Füße und des ganzen Körpers. In dieser Zeit trank er fünf Liter Flüssigkeit täglich. Hie und da bekam er Anfälle von Heißhunger, daß er einen Laib Brot auf einem Sitz aufaß. Bei seiner Aufnahme ins Lazarett bot er folgendes Bild (Abb. 30): 189 cm großer Patient, früher 176 cm. Der Kopfumfang betrug 62 cm, gegenüber 55 cm früher. Der Schädel vergrößert, mit besonderem Hervortreten der Augenbrauenwülste. Hände und Füße sind ebenfalls vergrößert. Die Stimme war tief und rauh. Die Behandlung normal. Der Röntgenbefund des Schädels war normal, am sonstigen Skelett bestand normaler Kalkgehalt. Besondere Pigmentation war nicht vorhanden, doch gab der Patient an, daß er die letzten Jahre wegen eines rezidivierenden Ausschlages, der als Erysipel angesehen wurde, schon wiederholt in ärztlicher Behandlung gestanden sei. Libido und Potenz waren erloschen. Mit seiner tiefen, schallenden Stimme, seinem unheimlichen Kopf erinnerte er an einen sagenhaften Riesen. Klinisch-neurologisch normaler Befund. Er war aber sehr anfällig für die geringste Infektion. Die vegetativen Befunde ergaben folgendes: Blutbefund: Sahli 98%, F. I. 0,9, Erytro. 5200000, Leuko. 5600, Eosino. 3%, Stab. 3%, Segm. 51%, Lympho. 38%, Mono. 2%, Blutsenkung 3/6/8, Weltmann

0,55%, RR. liegend 130/90, Puls 90, stehend 136/95, Puls 90, I. Stock 140/105, Puls 108. Der Magensaft zeigte einen steilen Anstieg nach dem Probetrunk und einen Höhepunkt nach 30 Minuten mit 60 freier HCl und 76 Gesamtazidität. Die WIDALsche Probe zeigte ein Absinken der Leukozyten von 6400 auf 5300, am zweiten Tag von 5400 auf 5000. Die Eosin. stiegen von 180 über 700 an. Der Wasserversuch (Tab. 26) zeigte in den ersten vier Stunden eine Ausscheidung von 232 ccm, in den anschließenden 20 Stunden, wo er nichts trank, schied er 198 ccm aus. Nach Pituisan betrug die Ausscheidung in den ersten vier Stunden 155 ccm. Die Galaktoseprobe war normal. Die Blutzuckerkurve nach Glukose zeigte einen normalen Anstieg von 79 auf 145 mg% und blieb dann auf diesem Niveau, um allmählich abzusinken und erst nach zweieinhalb Stunden den Wert von 100 mg% zu erreichen. Die Belastung mit 10 E. Insulin zeigt nur eine geringe Verschiebung, nach zwei Stunden sinkt der

Tabelle 26. Wasserversuch: 1500 ccm.

Zeit	Menge	Spez. Gew.	Reaktion
7.30 Uhr	40 ccm	1018	Sauer
8 „	21 „	1021	„
8.30 „	19 „	1021	„
9 „	18 „	1020	„
9.30 „	16 „		„
10 „	20 „	1018	„
10.30 „	29 „	1020	„
11 „	20 „	1020	„
11.30 „	19 „		„
12 „	30 „	1016	„
	232 ccm		
Konzentrationsversuch			
14 Uhr	50 ccm	1023	Sauer
16 „	33 „	1026	„
18 „	48 „	1027	„
20 „	34 „	1029	„
22 „	10 „	—	„
8 „	23 „	1025	„
	198 ccm		

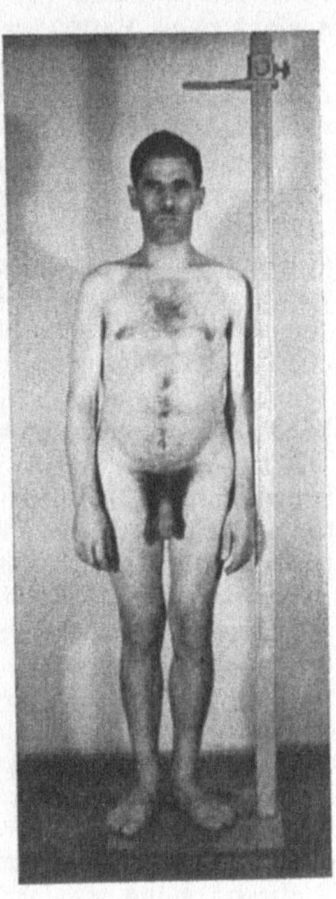

Abb. 30.

Blutzucker von 85 auf 68 mg%. Die Adrenalinbelastung zeigt einen Anstieg des Blutzuckers von 95 auf 118 mg% nach einer halben Stunde und einen sehr verzögerten Abfall. Der Blutdruck fällt von 115 auf 101, die Leukozytenwerte zeigen deutlich eine Linksverschiebung mit Anstieg der Stabkernigen von 5% auf 11%. Bemerkenswert ist, daß die Leukozytenverschiebung bei den übrigen Untersuchungen nach eineinhalb Stunden bereits einen Rückgang zum Ausgangswert zeigen, während hier die Verschiebung nach eineinhalb Stunden noch eine Steigerung erfährt. Der Kaliumwert betrug 21,16, Kalzium 10,11. K/Ca-Quotient ist 2,09. Der Grundumsatz +18%. Die spezifische dynamische Eiweißwirkung eine halbe Stunde nach dem Essen +13%, eine Stunde nachher 21%. Eineinhalb Stunden 23%. Das Ekg. zeigt gehobene ST. in Ableitung II weniger in III. Nach Arbeit senken die ST. in das Niveau der 0-Linie. Die Histaminreaktion dauert 30 Minuten lang und wurde mit ++ bezeichnet.

Der Patient zeigt eine Reihe von klinischen und vegetativen Befunden. Besonders hervorstechend ist das Körperwachstum mit besonderer Bevorzugung der Acren, der anamnestische Diabetes insipidus, die Potenz- und Libidostörung. Vegetativ zeigte er eine Hyperazidität, eine hämoklasische Krise mit starker Eosinophylie. Eine negative Blutdruckschwankung nach Adrenalinbelastung. Das refraktäre Verhalten des Kohlehydratzentrums gegenüber Insulin ist sowohl bei der Insulinbelastung als auch aus der fehlenden oder stark verzögerten Gegenregulation bei der Glukose und Adrenalinbelastung zu sehen. Bei diesem Fall spricht das Kohlehydratzentrum auf das sympathische Hormon an und verhält sich refraktär gegenüber dem parasympathischen. Bemerkenswert ist, daß sowohl bei diesem Fall als auch bei Fall 3 mit der generalisierten Fettsucht eine Verschiebung der vegetativen Grundstimmung nach der parasympathikotonen Seite vorliegt, womit die Beziehungen des trophotropen Arbeitsganges zur gesamten Trophik illustriert ist; der Wasserstoffwechsel bietet folgendes: Er zeigte bei allen Wasserversuchen eine beträchtliche Oligurie. Eine periphäre Ursache durch renale Schädigung kommt nach dem Befund des Internisten nicht in Frage. Es bleibt demnach zu entscheiden, ob es sich um eine Oligurie durch Wasserretention in den Geweben oder um eine Oligurie durch Salzretention handelt (J. BAUER). Die beträchtliche Hyperazidität des Magensaftes spricht nach LAUDA gegen eine Oligurie durch Kochsalzretention im Gewebe. Da in der Anamnese Beschwerden eines Diabetes insipidus angegeben wurden mit täglichen Trink- und Ausscheidungsmengen von 5 Liter und in der Phase unserer Beobachtung eine Oligurie zentraler Genese bestand, können wir darin einen vegetativen Kompensationsmechanismus sehen. Das vegetative Syndrom des Patienten besteht sonach aus einer Wachstumsstörung, einer cerebralen Oligurie, Potenz- und Libidostörungen. Die cerebrale Genese dieser Symptome wird durch die Regulationsstörungen anderer vegetativer Reflexe noch erhärtet. Die unklare Genese seiner rezidivierenden Hauteffloreszenzen, über die leider kein fachärztlicher Befund vorlag, sowie die erhöhte Anfälligkeit des Patienten gegenüber Infekten jeglicher Art paßt ebenfalls in das Syndrom der vegetativen Regulationsstörungen. Störungen des Wachstums cerebraler Genese haben MAHONEY im Tierexperiment, GAGEL und BORGGI bei Tumoren nachgewiesen. Es bestanden daneben noch andere vegetative Symptome. Die Drüsen mit innerer Sekretion waren normal. Während bei diesen Fällen Wachstumshemmungen auftraten, sahen wir bei unserem Fall eine Wachstumsförderung, die sogar nach abgeschlossenem Längenwachstum eintrat. Die Störung des Wachstums verhält sich analog wie die Störung des Fettstoffwechsels, das heißt die Ursachen, wodurch es nach cerebralen Verletzungen das eine Mal zur Magersucht, das andere Mal zur Fettsucht, das eine Mal zum Riesenwuchs, das andere Mal zum Zwergwuchs führt, sind noch ungeklärt. Störungen des Wasserstoffwechsels cerebraler Genese sind heute eine bekannte Tatsache. Die Tierversuche von BAILEY und BREMER, die nach Einstich in das Infundibulum Polyurie erzeugen konnten, sowie die Beobachtungen von FOERSTER und GAGEL bei Operationen der Infundibulargegend weisen eindeutig auf cerebrale Störungen des Wasserhaushaltes hin. Auch nach Schädelbasisbrüchen, bei Tumoren des Zwischenhirnes (GAGEL) und bei Encephalytis epidemica (SMELL-ROWNTREE) sind Störungen des Wasserhaushaltes beschrieben. Während Fälle von cerebralen Diabetes insipidus relativ häufig sind, ist uns eine cerebrale Oligurie nur durch eine Beschreibung LESCHKEs, die mit Hypertonie kombiniert war, bekannt. Die Hypophyse, die fraglos beim Wasserhaushalt eine Rolle spielt, kann aber, wie aus den histologischen Untersuchungen GAGELs hervorgeht, auch völlig intakt sein. Ein Fall mit eigenartiger Verletzung kann dies bestätigen.

Fall 7: Ein zirka bohnengroßer Granatsplitter drang vom Mund aus gegen die Schädelbasis vor und steckte nach dem röntgenologischen Befund in der Fossa sellaris (Abb. 31 a, b). Klinisch bestanden weder subjektiv noch objektiv Ausfallserscheinungen. Die vegetativen Untersuchungen ergaben lauter normale Befunde. Beim Wasserversuch schied er in den ersten vier Stunden 850 ccm (K. 1001) aus. In den folgenden 20 Stunden 670 ccm (K. 1011). Nach Pituisan schied er in den ersten vier Stunden 140 ccm aus (K. 1024). Wir sehen bei einem Splitter, der fraglos die Hypophyse massiv lädiert hat, weder klinische noch experimentell nachweisbare Ausfallserscheinungen. Darnach ist die Funktion der Hypophyse kompensierbar. Auffallend ist nur, daß sich Kompensationsvorgänge im allgemeinen bei langsamer Gewebsschädigung einstellen, hier jedoch trotz des plötzlichen Ausfalles keine faßbaren Symptome auftreten. Betont muß allerdings werden, daß die vegetative Untersuchung erst ein halbes Jahr nach der Verletzung stattgefunden hat und daher die Möglichkeit bestünde, daß kurz nach der Verletzung Ausfallserscheinungen bestanden haben, obwohl anamnestisch keine Anhaltspunkte hierfür vorliegen.

Fall 8: Verwundung 1943 durch Maschinengewehrschuß im linken Scheitelbein. Er war sieben Tage bewußtlos und sah doppelt. Bei seiner Aufnahme in das Lazarett zeigte er eine fünfmarkstückgroße Impressionsfraktur links parietal ohne intracerebrale Knochen- und Metallsplitter. Klinisch bot er eine Konvergenzlähmung, ein Salbengesicht, der Gesichtsausdruck zeigte keinerlei Minenspiel, seine Körperhaltung ist starr, die Bewegungen sind stark gehemmt. Beim Gehen zeigt er einen kurzschrittigen Gang mit Pro- und Retropulsion. Beim Sprechen zeigt er eine deut-

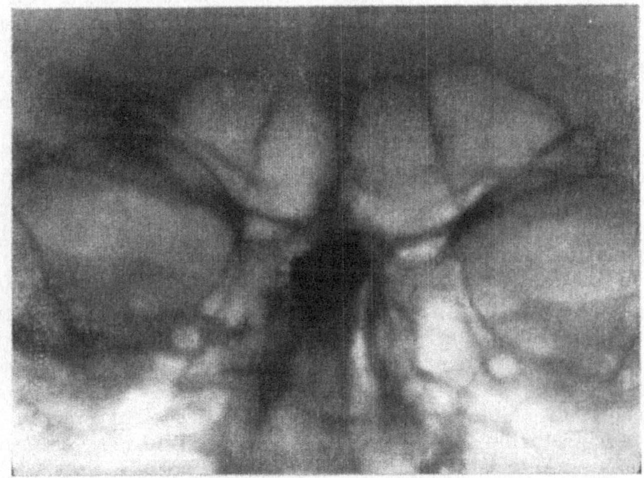

a

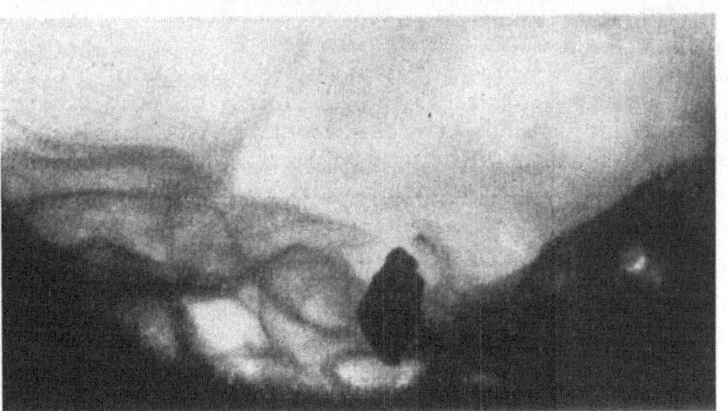

b

Abb. 31a, b.

liche Palilallie. Außerdem bestehen noch Reste einer sensorischen Aphasie mit amnestischen Störungen. Die vegetativen Befunde ergeben folgendes: Blutbild: Sahli 90%, F. I. 1, Erytro. 4222000, Leuko. 10500, Eosin. 2%, Stab. 2%, Segm. 61%, Lympho. 30%, Mono 5%. Blutsenkungsgeschwindigkeit 56/85/100, Weltmann 0,6. Der Blutdruck im Liegen 105/75, Puls 80. Im Stehen 100/75, Puls 85. I. Stock 95/75. Puls 128. Der Magensaft zeigt ungefähr normale Werte, 22 frei und 34 Gesamtazidität. Der Verlauf ist verzögert. Die WIDALsche Probe, die Leuko. fallen von 9700 auf 8500, am zweiten Tag von 10600 auf 9600. Beim Wasserversuch scheidet er nach vier Stunden 114 ccm (K. 1025), beim anschließenden Konzentrationsversuch scheidet er in den nächsten 20 Stunden 555 ccm (K. 1030) aus. Nach Pituisan scheidet er nach vier Stunden 173 ccm (K. 1025) aus. Die Blutzuckerkurve nach Glukose zeigt normalen Anstieg von 89 auf 135 mg%, aber verzögerte Gegenregulation. Der tiefste Wert (69 mg%) wurde erst nach zweieinhalb Stunden erreicht. Nach Insulin kam es nach zwei Stunden zu einer Senkung des Blutzuckers von 95 auf 57 mg%. Auch die Belastungskurve nach Adrenalin zeigt einen normalen Verlauf mit etwas verzögerter Gegenregulation. Der Ausgangswert von 96 steigt nach 45 Minuten auf 126 an und zeigt einen langsamen Abfall, der nach zweieinviertel Stunden 87 mg% erreicht. Blutdruck-, Puls- und Temperaturkurven zeigten einen typischen Anstieg von geringem Ausmaß. Die Verschiebung der Leukozytenwerte war minimal. Der Ausgangswert betrug 10500, nach dreiviertel Stunden 11220, nach eindreiviertel Stunden 11000. Qualitativ kam es zu einer leichten Zunahme der Stabkernigen von 2% (210) auf 5% (550). Der K.-Wert betrug 17,24, der Kalziumwert 9, der K/Ca-Quotient 1,91. Das Ekg. zeigt unscharfen Abgang von ST. I und II. Der Grundumsatz war um 17% gesteigert. Die Histaminreaktion zeigt nach 5 Minuten schon eine stark ausgezackte Quaddel und einen roten Hof von mehr als 5 cm Durchmesser. Die Dauer der Reaktion war 35 Minuten. Die Bewertung + + +.

Ein weiterer Fall (F. 9) hatte klinisch und vegetativ ähnliche Symptome. Es handelt sich bei beiden klinisch um ein Zustandsbild, das an das typische Syndrom des postenzephalitischen Parkinsonismus erinnert. Mit dem Salbengesicht, der Gesichtsstarre, der Antriebsschwäche, der Starre des Körpers, Pro- und Retropulsion, Palilallie der Sprache und psychischer Monotonie gingen gleichzeitig Störungen der vegetativen Regulationen einher. Fall 8 zeigte vor allem eine zentrale Oligurie, die wegen der normalen Magensaftazidität und des negativen Pituisaneffektes auf einer reinen Wasserretention in den Geweben basieren dürfte. Die Glukose- und Adrenalinbelastung zeigt normale initiale Reaktion mit verzögerter Gegenregulation. Die hohen Leukozytenwerte, die erhöhte Senkungsgeschwindigkeit und die Linksverschiebung des WELTMANNschen Koagulationsbandes sprechen für einen floriden entzündlichen Prozeß. Bemerkenswert ist, daß bei dem hohen Ausgangswert der Leukozyten nach Adrenalin eine weitere Vermehrung nicht eintritt, sondern nur eine qualitative Verschiebung. Die cerebrale Oligurie und die verminderte Insulinerregbarkeit könnten korrelativ in Beziehung gesetzt werden.

Wir sehen bei beiden Patienten eine Koppelung von vegetativen Regulationsstörungen an das Bild des postenzephalitischen Parkinsonismus. Daß diese Koppelung keine zwangsmäßige ist, ist uns aus der Klinik der postenzephalitischen Zustände bekannt. Auf der anderen Seite war es gerade die Encephalitis epidemica, die auf Grund ihrer topischen Pathologie die Möglichkeiten zur Untersuchung von vegetativen Ausfallserscheinungen bot. Es sei kurz an die Arbeiten ECONOMOS, GAMPERS, GAGELS, ANDRÉ THOMAS, SMELL-ROWNTREES, PETTES, STERNS und vieler anderer erinnert, in denen bei Encephalitis epidemica alle Formen von vegetativen Störungen beschrieben wurden.

Fall 10: Verwundung 1942 rechts parietal durch Granatsplitter, war einen Tag bewußtlos. Zweimarkstückgroße Impressionsfraktur rechts parietal, Hemiplegie links mit starkem Rigor. Mäßig ausgebildetes Salbengesicht. Der Patient bekam nur im Gesicht periodisch einen Ausschlag. Es entstanden gelbe Bläschen, die dann zu gelben Krusten eintrockneten. Diese Effloreszenzen wurden zunächst als Impetigo angesehen und behandelt. Nachdem die verschiedenen Sulfonamide nichts genützt hatten, wurde auch an eine Sykosis gedacht. Aber auch die eingeleitete Schwefel-Teersalben-Kur brachte keinen Erfolg. Nach ungefähr zwei Monaten heilten diese Effloreszenzen ab, um nach einigen Wochen wieder aufzutreten. Dieses Spiel wiederholte sich einigemal, so daß von uns der Gedanke einer allergischen Erkrankung ausgesprochen wurde. Die Hautklinik der Universität akzeptierte diesen Gedanken und betrachtete die Hautstörung als allergisches Ekzem. Nun führten wir auch vegetative Untersuchungen durch. Blutbefund: Sahli 97%, Färbeindex 0,95, Erythro. 5150000. Leuko. 4700, Eosin. 2, Stab. 2%, Segm. 60%, Lympho. 34%, Mono. 2%. Blutsenkung 1/2/3, Weltmann 0,45, RR. im Liegen 120/70, im Stehen 120/90, I. Stock 130/85. Die Magensaftuntersuchung zeigt einen initialen Abfall und nach 10 Minuten einen Anstieg auf 20 freie und 40 Gesamtazidität. Die WIDALsche Probe ergab einen leichten Anstieg der Leuko. von 4700 auf 4900. Beim Wasserversuch schied er in den ersten vier Stunden 1070 aus (K. 1001). Nach Pituisan 281 (K. 1025). Die Galaktoseprobe war normal. Die Blutzuckerkurve nach Belastung mit Glukose zeigt fast keine Reaktion. Eine leichte Erhebung von 87 auf 101 mg und dann ein minimales Schwanken. Die Insulinkurve zeigt einen charakteristischen Abfall in der ersten halben Stunde und einen langsamen Anstieg, der nach dreieinhalb Stunden annähernd den Ausgangswert erreicht. Die Adrenalinbelastung zeigt einen normalen Anstieg von 89 auf 116 mg% nach dreiviertel Stunden; nach eindreiviertel Stunden ist der Ausgangswert wieder erreicht. Die Leukozyten zeigen einen mäßigen Anstieg von 4520 auf 5420, mit einer Verschiebung der Segmente von 55% auf 61% und einer leichten Linksverschiebung von 90 Stabkernigen auf 216. Blutdruck-, Puls- und Temperaturkurven boten eine adäquate Reaktion. Kalium 14,06, Kalzium 9,00, K/Ca-Quotient 2,63, das Ekg. zeigt sehr hohe T-Zacken in sämtlichen Ableitungen, was für vegetative Übererregbarkeit spricht. Der Grundumsatz ist +27%. Die Histaminreaktion zeigt eine + + +-Reaktion. Schon nach drei Minuten besteht ein roter Hof mit einer Quaddel im Zentrum. Nach 30 Minuten ist die Reaktion noch nicht abgeklungen. Am hervorstechendsten ist bei dem Patienten der hohe K/Ca-Quotient, der nach JESSERER für eine ausgesprochene Verschiebung nach der parasympathischen Seite hin spricht. Die besonders verstärkte Reaktion der Haut auf Histamin liegt in der gleichen Ebene. Bemerkenswert ist ferner die dissoziierte Wirkung von Adrenalin einerseits, Glukose und Insulin anderseits auf das Kohlehydratzentrum. Während die Adrenalinkurve normal ist, zeigt die Glukosebelastung einen minimalen Ausschlag und die Insulinwirkung eine verzögerte Gegenregulation. Die reflektorische Ausschüttung des Adrenalins kommt bei normaler Reizschwelle nur verzögert in Gang. Die Schwelle hat sich nach oben verschoben. Ist Adrenalin in genügender Menge vorhanden, so wie bei der künstlichen Zuführung, dann laufen die Reaktionen normal ab. Die Verschiebung der reflektorischen Reizschwelle der Adrenalinausschüttung ist klinisch eine bekannte Tatsache.

Nach E. FRANK sind Zustände von Menschen mit plötzlichem Bewußtseinsverlust, Ohnmacht und Kollaps auf eine Unfähigkeit zurückzuführen, in genügender Menge Adrenalin zu mobilisieren. Warum bei unserem Fall diese Hyporeflexie der Adrenalinwirkung auftritt, läßt sich möglicherweise durch die Verschiebung des vegetativen Gleichgewichtes nach der parasympathischen Seite hin erklären. Die vorhandene vegetative Grundstimmung verlagert die Reizschwelle. Es wäre auch denkbar, daß bei vorhandener parasympathischen Phase nicht genügend sympathisches Hormon mobilisiert werden kann. Jedenfalls läßt sich auch die verzögerte reflektorische Adrenalinausschüttung mit der vorherrschenden parasympathischen Grundstimmung in Beziehung bringen. Der Patient hat klinisch neben seiner Hemiplegie ein rezidivierendes allergisches Ekzem. Die vegetative Untersuchung weist eine beträchtliche Verschiebung nach der parasympathikotonen Seite hin auf. Es ist demnach naheliegend, die parasympathische Grundstimmung und die allergische Bereitschaft des Patienten als gemeinsame Störung nach seiner Hirnverletzung zu betrachten. VEIL und STURM nehmen nach Hirnverletzungen eine Veränderung der Allergie als bestehende Tatsache an.

Zwei weitere Fälle hatten nach stumpfer Schädelverletzung mehrtägige Bewußtlosigkeit. Nach Witterungswechsel und bei geringen Belastungen traten Anfälle von Bewußtlosigkeit auf ohne Krämpfe, jedoch mit Schweißausbruch, feinem Zittern, weite Pupillen, Tachykardie. Bei beiden Fällen bestand eine Retention. Bei einem Fall war der Grundumsatz um 40% erhöht, der K/Ca-Quotient 1,4. Der zweite Fall zeigte insulinrefraktäres Verhalten und besonders starke Histaminreaktion.

Anfälle von Bewußtlosigkeit mit vegetativen Begleiterscheinungen sehen wir nach Hirnverletzungen in beträchtlicher Zahl. Sie stellen unserer Meinung nach formes frustes der großen epileptischen Anfälle dar. Auch beim großen epileptischen Anfall sehen wir meist die ganze Reihe der vegetativen Begleiterscheinungen. Solche Anfälle von Bewußtlosigkeit mit Schwitzen, Unregelmäßigkeit der Atmung, Kongestion im Gesicht, Pupillenveränderungen nach Hirnverletzungen gehören unserer Meinung nach in den epileptischen Formenkreis. Die von PENFIELD bei Tumoren des 3. Ventrikels beschriebenen Anfälle von Unruhe, Blutdrucksteigerung, Speichel- und Tränensekretion und Pupillenerweiterung, die er als vegetative Zwischenhirnepilepsie (diencephalicautonomic epilepsy) bezeichnet, sowie die vasovagalen Anfälle GOWERS und die epileptoiden Anfälle GRIESINGERS dürften mit den von uns erwähnten Fällen identisch sein. Man kann für diese Anfälle ohneweiters den Namen vegetative Anfälle verwenden (PETTE). Wir sind jedoch der Meinung, daß es sich dabei nicht um ein Geschehen sui generis handelt, sondern um formes frustes der großen epileptischen Anfälle. Von den vasosynkopalen Anfällen SCHULTEs sind sie durch die Tatsache abgegrenzt, daß sie nicht auf konstitutioneller Grundlage, sondern nach Hirnverletzungen auftreten und daß ihre Auslösbarkeit und ihr Rhythmus weitgehend mit dem Auftreten der großen epileptischen Anfälle übereinstimmen. Diese beiden Patienten und ein Fall, den BROSIG in der wehrneurologischen Sitzung in Wien demonstriert hat, zeigen neben diesen vegetativen Anfällen Störungen der vegetativen Regulationen, die man in Analogie zu den Koordinationsstörungen des cerebrospinalen Systems als vegetative Ataxie bezeichnen kann.

Vor der Zusammenfassung des klinischen Teiles fügen wir den zweiten Teil unserer Untersuchungen an, in dem wir eine Zusammenstellung der einzelnen Regulationen geben. Es wurde bei insgesamt 33 Hirnverletzten, die über vegetative Beschwerden klagten, die gesamte vegetative Untersuchungsreihe durchgeführt. Außerdem wurden die Verschiebungen der einzelnen Befunde nach Luftfüllung bei 63 Patienten noch mit einbezogen. Die Beschwerden der Patienten waren ziemlich stereotyp. Sie klagten über starke Ermüdbarkeit bei geistiger und körperlicher Arbeit, über Kopfschmerzen, über Schwindel, Atembeschwerden, Schweißausbrüche, starke Wetterempfindlichkeit, Stimmungslabilität und Gereiztheit.

Wasserstoffwechsel.

Bei 33 Hirnverletzten wurde der VOLHARDsche Wasserversuch durchgeführt und nach Trinken von 1500 ccm Tee die Ausscheidungsmenge und Konzentration in den ersten vier Stunden und anschließend im Durstversuch bei absoluter Flüssigkeitskarenz für die nächsten 20 Stunden gemessen. Der gleiche Versuch wurde nach Injektion von 1 ccm Pituisan wiederholt. Bei pathologischem Ausfall wurde der Wasserversuch mehrmals wiederholt. Von den 33 Patienten zeigten 16 einen normalen Befund. 17 Patienten boten mehr oder minder abweichende Befunde. In Tab. 27 sehen wir die Übersicht. Die ersten sechs Patienten zeigen eine stark gehemmte Ausscheidung mit fehlendem oder stark reduziertem Pituisaneffekt. Die Patienten 7 und 8 zeigen annähernd normale Ausscheidungsverhältnisse, aber einen fehlenden Pituisaneffekt. Die Patienten 9 bis 17 zeigen ebenfalls normale Ausscheidungsverhältnisse, aber einen verstärkten Pituisaneffekt.

Tabelle 27. Ausscheidung nach 1500 ccm Tee.

	in den ersten 4 Stunden	Durstversuch in den anschließenden 20 Stunden	nach 1 ccm Pituisan
1.	515 (1007)	852 (1021)	127 (1018)
2.	195 (1021)	520 (1026)	450 (1015)
3.	478 (1012)	464 (1026)	260 (1020)
4.	468 (1012)	742 (1018)	250 (1019)
5.	114 (1020)	555 (1022)	173 (1021)
6.	232 (1018)	198 (1026)	155 (1024)
7.	941 (1009)	426 (1019)	948 (1007)
8.	745 (1009)	370 (1024)	654 (1007)
9.	1318 (1003)	390 (1019)	395 (1010)
10.	1243 (1006)	556 (1021)	177 (1019)
11.	1046 (1004)	782 (1021)	156 (1025)
12.	732 (1007)	326 (1021)	126 (1026)
13.	820 (1005)	668 (1011)	140 (1018)
14.	818 (1001)	530 (1016)	176 (1024)
15.	1070 (1006)	390 (1025)	281 (1011)
16.	685 (1011)	365 (1023)	245 (1025)
17.	1264 (1006)	318 (1025)	266 (1018)

Die auffälligste Störung des Wasserstoffwechsels zeigten die sechs Patienten mit Oligurie. Nachdem der Internist eine renale Ursache ausgeschlossen hatte, wurde eine zentrale Genese angenommen. Seit GREVING wird allgemein angenommen, daß die Steuerung des Wasserstoffwechsels durch das hypophysär-dienzephale System reguliert wird. Daß die Hypophyse nicht unbedingt hiezu nötig ist, wurde in vielfachen Tierexperimenten belegt. Auch der von uns eben beschriebene Fall mit traumatischer Hypophysenzerstörung zeigte keinerlei Störung des Wasserstoffwechsels. Der Ausfall der Hypophyse ist damit fraglos kompensierbar. Seit wir die Befunde von TRENDELENBURG, SATO, H. BOURQUIN von der Hormonproduktion in der Pars tuberalis kennen, können wir uns diese Kompensation auch erklären. Bei unseren Fällen mit sichergestellter Hirnverletzung ist die Störung des Wasserhaushaltes fraglos auf eine dienzephale Läsion zu beziehen. Auffallend in unserem Krankengut ist, daß wir keinen Diabetes insipidus fanden (mit Ausnahme des einen anamnestischen Falles, der mit Riesenwuchs kombiniert war), hingegen mehrere Fälle mit zentraler Retention, die in der Literatur sehr selten beschrieben sind (LESCHKE). Da die meisten Hirnverletzten erst drei bis sechs Monate nach ihrer Verwundung in unser Lazarett kamen, können wir in der Oligurie einen Kompensationsvorgang auf einen möglicherweise bestandenen Diabetes insipidus erblicken. Die Tatsache, daß wir anamnestisch nichts über Diabetes insipidusartige Symptome in Erfahrung bringen konnten, spricht nur scheinbar gegen diese Annahme. Denn klinisch bemerkten wir ja von der Oligurie auch nichts, sondern sie konnte erst durch die Belastung des Trinkversuches aufgezeigt werden. Die Störung der Wasserstoffwechselregulation beruht sonach in unserer Beobachtungsphase darin, daß der Flüssigkeitsaustausch zwischen Blut und Gewebsflüssigkeit gestört ist. Und zwar in der Form, daß ein Überangebot an Flüssigkeit nicht sofort durch die Niere ausgeschieden, sondern im Gewebe retiniert wird. Über den Mechanismus dieser Retention bei unseren Fällen können wir nichts Näheres aussagen. Bekanntlich besteht eine Form der zentralen Oligurie darin, daß das im Gewebe vorhandene Kochsalz die Flüssigkeit an sich bindet. Bei dieser Form besteht nach J. BAUER und E. LAUDA eine Achlorhydrie des Magensaftes, die wir bei unseren Fällen vermißten. Die Störungen des Wasserstoffwechsels nach Zwischenhirnverletzungen könnten dahin resümiert werden, daß in der akuten Phase das Zwischenhirnzentrum durch den erhöhten Flüssigkeitsgehalt nicht erregt wird und keine reflektorische Ausschüttung von Hinterlappensekret erfolgt. Das Resultat ist der Diabetes insipidus. In der Phase der Kompensation wird der Stoffwechsel derart reguliert, daß schon auf geringe Reize eine Ausscheidung des Hinterlappensekretes erfolgt und als Folge davon eine Oligurie entsteht. Das übergeordnete Zentrum im Zwischenhirn ist durch die Läsion nicht mehr imstande, seine steuernde Funktion auszuüben. Die vermehrte oder verminderte Ausschüttung des Hinterlappensekretes ist Ausdruck eines enthemmten Reflexvorganges und analog den Anomalien der Sehnenreflexe nach Wegfall der zentralen Steuerung. Auch die Fälle 9 bis 17 weisen darauf hin, daß die gestörte Regulation des Wasserhaushaltes mit dem Hinterlappensekret in kausalem Zusammenhang steht. Der Trinkversuch fällt bei ihnen normal aus und auf 1 qcm Pituisan tritt eine hochgradige Retenz ein, als Ausdruck eines überschießenden Effektes. Wir sehen daraus, daß die Steuerung der Flüssigkeitsretention bzw. Ausscheidung nach Läsion des Zwischenhirns in ihrer Koordination gestört ist. Die reflektorische Ausschüttung des Hinterlappensekretes als Vehikel der Reizübertragung zeigt eine Schwellenlabilität, das heißt nach Wegfall der dienzephalen Steuerung wird auf den entsprechenden Reiz entweder zuviel Hormon (Oligurie) oder zuwenig (Polyurie) freigemacht. Wenn wir die Analogie zum cerebrospinalen Reflex noch einmal heranziehen, dann entspricht die Oligurie als zweite Phase der Funktionsstörung der *Hyperreflexie* des motorischen Funktionskreises. Unmittelbar nach der Verletzung des zentralen motorischen Neurons kommt es zur Areflexie. Auch der stärkste Reiz löst keine Reaktion aus. Das wäre das Stadium der Polyurie. Diesem Stadium des fehlenden Reflexes folgt das Stadium des gesteigerten Reflexes. Schon der geringste Reiz löst eine reflektorische Zuckung aus. Diesem Stadium entspricht die Phase der Oligurie. Der Unterschied liegt nur darin, daß die Reizübertragung im cerebrospinalen System auf nervösen Bahnen vor sich geht, während in der Steuerung des Wasserstoffwechsels die Übertragung der Erregung auf humoralem Weg erfolgt. Die Versuche von ASCHER, CAMUS, LESCHKE, die bei entnervter Niere nach zentraler Reizung Polyurie sahen, und die Versuche von STARLING und VERNEY, die bei Einspritzung von Hinterlappensekret in die Arterie renalis Sekretionshemmung beobachten konnten, sprechen jedenfalls für eine humorale Reizübertragung, ebenso der regelrechte Pituisaneffekt nach Halsmarkdurchtrennung (JANSSEN). Die Steuerung dieses humoralen Reflexes erleidet nach Zwischenhirnläsion einen Funktionswandel, und zwar in der Form, daß auf einen definierten Reiz in Form einer bestimmten Flüssigkeitsmenge keine adäquate Reaktion erfolgt. Es wird entweder zuviel Hormon ausgeschüttet *(Hyperreflexie)*, oder es kommt zu einer mangelhaften Ausschüttung *(Hyporeflexie)*. Diese beiden Reaktionsformen entsprechen dann den klinischen Phänomenen der Oligurie und der Polyurie. Die Grundstimmung des vegetativen Systems gibt auch bei diesen Vorgängen wieder den Hintergrund des Reaktionsablaufes. Nach BORNSTEIN und VOGEL kommt es nach Pilocarpin zur Verschiebung des Wassers ins Gewebe. Auch beim Asthma bronchiale besteht eine Oligurie. Ebenso wissen wir, daß eine Verschiebung der Ionenkonzentration nach der alkalischen Seite (parasympathische Erregungslage) eine Quellung der Gewebe und damit eine Verminderung der Flüssigkeitsabgabe bewirkt. Die Oligurie ist somit ein Symptom der Verschiebung des vegetativen Gleichgewichtes nach der parasympathischen Seite hin. Nun ist bei unseren Fällen der gestörte Wasserhaushalt nicht das einzige vegetative Symptom, sondern die Patienten zeigen auch Anomalien des Kohlehydratstoffwechsels und verschiedener anderer vegetativer Regulationen. Die Verschiebung des vegetativen Gleichgewichtes nach der parasympathischen Seite ist jedoch keine generalisierte.

Daß eine Reihe der subjektiven Klagen der Patienten und die objektiv feststellbare Leistungsschwäche zum Teil auf die Störungen des Wasserhaushaltes zurückzuführen sind, geht unter anderem auch daraus hervor, daß die meisten Patienten den Belastungsversuch mit 1,5 Liter Tee als schwere Beeinträchtigung empfinden und noch tagelang über vermehrte Kopfschmerzen, Müdigkeit und Schläfrigkeit klagen. Einzelne reagierten sogar mit Krampfanfällen. Diese Beobachtungen illustrieren die Unfähigkeit des vegetativen Systems, zusätzliche Belastungen zu kompensieren. Die dienzephale Steuerung ist notdürftig durch untergeordnete Reflexvorgänge ausgeglichen, bei der geringsten Belastung tritt jedoch die Insuffizienz in Erscheinung. EIERMANN, GISSEL, WANKE u. a. haben bei frischen traumatischen Hirnschädigungen nicht nur bei Belastungen, sondern in der Mehrzahl der Fälle schon in der Flüssigkeitsbilanz pathologische Abweichungen festgestellt. FROWEIN und HARRER untersuchten Hirnverletzte, deren Verletzungen 2 bis 9 Jahre zurücklagen, und fanden in 40% pathologische Belastungsversuche. Meist mit überschießender Ausscheidung, seltener mit Retention. Teils Mehrphasigkeit des Diureseablaufes, wie Abweichungen bei Kombination des Wasserversuches mit Hypophysin, Thyroxin und Kurzwellendurchflutung des Hypophysenzwischenhirnsystems.

Kohlehydratstoffwechsel.

Die Dynamik des Kohlehydratstoffwechsels bewegt sich zwischen Glykogenabbau und -aufbau. Als meßbaren Grad dieser Bewegung benützt man den Blutzuckerspiegel. Wir beobachteten die Blutzuckerbewegung nach Belastung mit 50 g Glukose, mit 20 E. Insulin und mit 1 mg Adrenalin und registrierten die Abweichungen von der Norm. Als Norm wurde angenommen, daß der Ausgangswert nach ungefähr zwei Stunden wieder erreicht werden sollte und daß

Tabelle 28. Die Regulation des Kohlehydratstoffwechsels.

		Patienten mit klinisch vegetativen Symptomen	Patienten mit allgemein vegetativen Beschwerden
Fehlende Reaktion auf	Glukose	1	—
	Insulin	3	—
	Adrenalin	—	—
Mangelhafte Reaktion auf	Glukose	—	5
	Insulin	3	4
	Adrenalin	1	1
Fehlende Gegenregulation auf	Glukose	1	—
	Insulin	1	—
	Adrenalin	1	—
Mangelhafte Gegenregulation auf	Glukose	2	3
	Insulin	3	8
	Adrenalin	7	3
Fehlendes Auspendeln nach der Gegenregulation auf	Glukose	1	2
	Insulin	—	2
	Adrenalin	—	1
Vorzeitig einsetzende Gegenregulation auf	Glukose	2	—
	Insulin	1	—
	Adrenalin	1	2
Normale Reaktion auf	Glukose	6	8
	Insulin	1	5
	Adrenalin	2	10

Nähere Erklärung im Text.

die Verschiebung ungefähr 50% des Ausgangswertes betrug. In Tab. 28 sehen wir das Ergebnis. In die Rubrik „fehlende Reaktion" teilten wir jene Fälle ein, bei denen der Blutzuckerspiegel nach der entsprechenden Belastung nur Schwankungen unterhalb 10 mg% zeigte. In der Rubrik „mangelhafte Reaktion" wurden die Fälle eingereiht, bei denen die Reaktion unausgiebig oder sehr verzögert eintrat. Die Regel bei der „mangelhaften Reaktion" war, daß nach 20 E. Insulin der Blutzucker nach eineinhalb Stunden von 90 auf 75 mg% absank, eine Stunde auf diesem Niveau blieb und langsam wieder anstieg. In der Rubrik „fehlende Gegenregulation" wurden jene Fälle eingetragen, bei denen die Reaktion auf Glukose, Insulin und Adrenalin prompt und ausgiebig eintrat, aber das erreichte Niveau beibehalten wurde und durch drei Stunden kein wesentliches Absinken erkennen ließ (Plateaubildung). In der Rubrik „mangelhafte Gegenregulation" wurden Fälle eingetragen, wo man das Einsetzen der Gegenregulation wohl beobachten konnte, sie aber derart verzögert war, daß z. B. nach Adrenalin der Blutzucker in einer Viertelstunde von 90 auf 120 mg%

anstieg, dann eine Senkung eintrat, die jedoch nach drei Stunden noch nicht einmal den Ausgangswert erreicht hatte. In der Rubrik „vorzeitig einsetzende Gegenregulation“ wurden die Patienten eingereiht, bei denen auf Adrenalin zunächst eine Steigerung von 80 auf 95 mg⁰/₀ auftrat, dann wieder eine Senkung auf 85 mg⁰/₀ folgte, um schließlich erst den Höhepunkt mit 120 mg⁰/₀ zu erreichen. In der Rubrik „fehlendes Auspendeln“ wurden die Patienten eingereiht, die eine typische Reaktion ohne gegenregulatorisches Pendeln zeigten. Der Blutzucker sank z. B. von 85 auf 55 mg⁰/₀ in einer Stunde, stieg darnach wieder auf 80 mg⁰/₀ an und verharrte auf diesem Niveau. Von einer Wiedergabe der Kurven kann hier abgesehen werden, da die wesentlichsten Bilder schon im Abschnitt der klinischen Fälle gezeigt wurden. Es kommen die mannigfaltigsten Kurvenformen vor. Charakteristisch ist, daß nicht bei allen drei Belastungen gleichsinnige von der Norm abweichende Kurvenformen auftreten, sondern daß die Belastungen auf Glukose und Adrenalin Normalverlauf zeigen, während auf Insulin überhaupt keine Reaktion in Erscheinung trat. Man kann beim Betrachten einer Kurvenform z. B. nach Adrenalin nie sagen, wie die Kurve nach Insulin ausfallen wird. Es gibt Fälle, die auf Insulin keine Reaktion zeigten. Es wäre nun zu erwarten, daß auf Adrenalinbelastung zumindest eine stark verzögerte Gegenregulation eintritt, die durch mangelhafte Insulinausschüttung zustande kommt. Diese Erwartung entspricht nicht immer den Tatsachen. Ein Kennzeichen der Regulationsstörung nach Hirnverletzungen wäre somit, daß auf die verschiedenen Belastungen keine adäquaten Reaktionen auftreten. Rein optisch sieht man bei fehlender Gegenregulation ein Plateau, bei der vorzeitigen Gegenregulation eine zweigipfelige Kurvenform, wobei der Vorgipfel zeitlich vor dem höchsten Punkt der Blutzuckerverschiebung liegt. Es gibt auch Kurvenformen, wo die Gegenregulation eine stärkere Verschiebung macht als die anfängliche Belastung. Auf Glukose steigt z. B. der Blutzuckerspiegel von 90 auf 110 mg⁰/₀ und sinkt dann nach einer Stunde auf 60 mg⁰/₀ herunter, um langsam wieder anzusteigen. Den Fällen mit fehlender oder mangelhafter Reaktion stehen einige wenige gegenüber, wo es zur übernormalen Reaktion kommt. So zeigte ein Patient auf 50 g Glukose nach einer halben Stunde einen Anstieg von 70 auf 174 mg⁰/₀. Eine solche Kurvenform stellt zweifellos eine übernormale starke Reaktion dar. Zahlenmäßig sind aber diese Fälle weitaus seltener als die mit fehlender oder mangelhafter Reaktion. Bei drei Fällen konnten wir auf Adrenalin zunächst ein Absinken und dann erst einen typischen Anstieg sehen. Paradoxe Reaktionen jedoch, wie wir sie im klinischen Abschnitt bei Blutdruck- und Temperaturverschiebungen zeigen konnten, traten hingegen bei den Blutzuckerverschiebungen nie auf. Das heißt nach Insulin kam es zu einer durchgehenden Steigerung, nach Adrenalin nie zu einer Senkung des Blutzuckers. Die Steuerung des Blutzuckerspiegels wird reflektorisch reguliert. Man kann daher die Abweichungen von der Norm mit den gleichen Ausdrücken belegen wie im cerebrospinalen System. Eine fehlende Reaktion auf eine Belastung wäre darnach eine Areflexie, eine mangelhafte Reaktion eine Hyporeflexie und eine vorzeitige oder zu starke Gegenregulation eine Hyperreflexie. Bei einer Störung der Reflextätigkeit kann die Ursache entweder in der Erregungsverschiebung (Schwellenlabilität) der afferenten oder efferenten Bahnen liegen oder die Störung kommt durch insuffiziente Steuerung der übergeordneten Zentren zustande. Das würde auf das vegetative System übertragen heißen, eine Areflexie auf Insulin kann bedingt sein erstens dadurch, daß die Menge des ausgeschütteten oder einverleibten Insulins zu gering ist, um eine Senkung herbeizuführen (Schwellenlabilität des afferenten Schenkels), zweitens dadurch, daß die Leber nicht imstande ist, auf den Insulinreiz

Glykogen aufzubauen (efferenter Schenkel) und drittens dadurch, daß die zentrale Steuerung durch die Zwischenhirnläsion weggefallen ist. Nach den Forschungen von B. ASCHNER, CAMUS, GOURNEY und LE GRAND, die nach Zwischenhirnstich Glykosurie auslösen konnten, ist die Steuerung des Kohlehydratstoffwechsels durch das Zwischenhirn sichergestellt. Die afferente Erregung dieser Steuerung ist der Blutzuckerspiegel (FALTA, HOFF, STURM). Das Zwischenhirnzentrum löst auf nervösem Weg die entsprechende Hormonproduktion aus, die das gestörte Gleichgewicht wiederherzustellen hat. Die Versuche BERTRAMS, der zeigen konnte, daß bei Hyperglykämie die Insulinausschüttung nach Vagusdurchschneidung und bei Hypoglykämie die Adrenalinausschüttung nach Durchschneidung der Splanchnici ausbleibt, beweisen die Annahme einer vegetativen Regulation auf nervösem Weg. Da die Steuerung des Kohlehydratstoffwechsels nach den bisher vorliegenden Ergebnissen über das Zwischenhirn erfolgt, ist es naheliegend, Störungen dieser reflektorischen Regulationen nach Hirnverletzungen auf die Läsion im Zwischenhirn zu beziehen. Die entsprechenden Ganglienzellen sind durch das Trauma derart geschädigt, daß sie eine Schwellenverschiebung ihrer Erregbarkeit zeigen. Meist ist eine Reaktion nur durch einen erhöhten Reiz zu erzielen. Die fehlende oder mangelhafte Gegenregulation kann als Schwellenlabilität infolge Erschöpfung der betreffenden Ganglienzellen aufgefaßt werden. Wie aus Tab. 28 ersichtlich ist, sind die Störungen nach Glukosebelastung seltener als die nach Insulin und Adrenalinbelastung. Die physiologische Reaktion zeigt häufig noch ein normales Verhalten, während die experimentelle Applikation von Hormonen häufiger Regulationsstörungen des vegetativen Systems aufdeckt. Wie aus der Tabelle weiter ersichtlich ist, sind fehlende oder mangelhafte Reaktionen nach Insulinbelastung wesentlich häufiger als nach Adrenalin. Nach E. FRANK sind die Verschiebungen der Blutzuckerwerte nach Insulinbelastung beim Sympathikotoniker stärker ausgeprägt. Man kann daher das fehlende oder mangelhafte Ansprechen des Hirnverletzten auf Insulin als Symptom einer Verschiebung der vegetativen Grundstimmung nach der parasympathikotonen Seite hin verwerten. Diese Verschiebung der vegetativen Grundstimmung ist aber, wie schon öfter betont, keine generalisierte, sondern zeigt sich nur in einer Verschiebung des Kohlehydratstoffwechsels. Patienten, die massive klinische Störungen des vegetativen Systems erkennen lassen (Riesenwuchs, cerebrale Fettsucht, vegetative Anfälle usw.), zeigen auch häufiger und massiver Störungen des Kohlehydratstoffwechsels als die Patienten, die nur über allgemeine vegetative Beschwerden, wie Kopfschmerzen, Schwindel, rasche Ermüdbarkeit usw. klagen. Dies gilt wohl nicht für den einzelnen Fall, zeigt sich jedoch bei einer Übersicht über eine größere Zahl von Patienten.

Zusammenfassend können wir demnach festhalten, daß nach Verletzungen des Zwischenhirns Regulationsstörungen des Kohlehydratstoffwechsels auftreten im Sinne eines Funktionswandels oder einer Schwellenlabilität. Es ist naheliegend, diese Hypo- oder Areflexie der Blutzuckerregulierung mindestens zum Teil für die starke Ermüdbarkeit bei geistiger und körperlicher Arbeit und für die verminderte Leistungsfähigkeit verantwortlich zu machen. EIERMANN, EBERLE, OBERDISSE, FENSTER, GISSEL u. a. fanden bei frischen Hirnverletzten ebenfalls, teils Veränderungen der Nüchtern-Blutzuckerwerte im Sinne einer Erhöhung, teils pathologische Befunde bei Belastungen mit Traubenzucker, Adrenalin oder Insulin. WAWERSIK konnte in der Klinik von STURM bei 33 von 50 Hirnverletzten, deren Verletzung schon längere Zeit zurücklag, bei Adrenalin- und Insulinbelastungen hyporegulatorische Kurven (Hyporeflexie) aufzeigen. FROWEIN und HARRER untersuchten Hirnverletzte, deren

Verletzung noch länger zurücklag und fanden nur in geringem Prozentsatz pathologische Abweichungen.

Fettstoffwechsel.

Die Steuerung des Fettumsatzes durch ein Zentrum im Zwischenhirn am Boden des III. Ventrikels ist durch die Tierexperimente von ASCHNER, CAMUS, BAILEY-BREMER und P. E. SMITH sichergestellt. In der menschlichen Pathologie sind Störungen des Fettstoffwechsels bei Tumoren des Zwischenhirns (BAILEY-GAGEL) bei Enzephalitis (PETTE, BERTOLAIS) und bei Hydrocephalus internus (NAITO) bekannt. Zwischen den Kerngebieten der Infundibulargegend und der Hypophyse besteht ein inniger Konnex, wobei die Beziehung zwischen cerebralem Zentrum und Drüse ähnlich sein dürften wie beim Wasserzentrum und der Hypophyse. Nach RAAB bewirkt ein Hypophysensekret (Lipoitrin) Senkung des Blutfettgehaltes jedoch nur bei Intaktheit der Zwischenhirnzentren. Nach WERTHEIMER hat das Zentrum auch einen Einfluß auf den Fetttransport. Da bei verschiedenen Läsionen der Zwischenhirnzentren Störungen im Fettstoffwechsel beobachtet wurden, ist es naheliegend, bei unseren Fällen (Fall 3 bis Fall 7), die aufgetretenen Störungen des Fettstoffwechsels auf eine traumatische Verletzung dieser Regionen zu beziehen. Eindeutig beweisend für die cerebrale Natur der Stoffwechselstörung sind die Fälle mit halbseitiger Störung des Fettansatzes, die den in der Literatur beschriebenen Fällen sehr ähnlich sind (L. R. MÜLLER, BARTOLOTTI, M. GREGOR). Es wäre zu erwarten, daß bei entsprechenden Belastungsproben auch bei anderen Patienten mit Verletzungen des Zwischenhirns Regulationsstörungen des Fettstoffwechsels gefunden werden. Aus technischen Gründen waren wir dazu nicht in der Lage. Die von Fall zu Fall untersuchten Cholesterinspiegel zeigten keine abnormen Werte. HARRER und LOIBL fanden bei frischen Hirnverletzten, deren Verletzung schon länger zurücklag, erhöhte Werte.

Eiweißstoffwechsel.

GAGEL berichtet, daß über die Pathologie der zentralnervösen Regulation des Eiweißstoffwechsels beim Menschen noch nichts bekannt sei. Das dürfte weniger darin zu suchen sein, daß bei Läsionen im Zwischenhirn nicht auch Störungen des Eiweißstoffwechsels vorkommen, sondern darin, daß die Methodik, die Einblick in den Eiweißstoffwechsel gewährt, nicht so einfach wie beim Kohlehydrat- oder Wasserstoffwechsel ist. Nach FREUND und GRAFE besteht aber kein Zweifel, daß auch der Eiweißstoffwechsel zentral gesteuert wird. Die beiden Forscher nehmen ein Zentrum im Zwischenhirn an, das den Eiweißstoffwechsel vor allem hemmt. Bei Läsionen kommt es zu Regulationsstörungen. HEILIG beschrieb einen klinischen Fall, der dieser Annahme entsprach. Es war dies ein Fall mit Enzephalitis mit fehlender spezifisch-dynamischer Eiweißwirkung. Bei unseren Fällen zeigten zwei Drittel eine Steigerung des Grundumsatzes um 20 bis 40%. Daß diese Steigerung vorwiegend durch erhöhte Eiweißverbrennung zustande kam, machen die Ergebnisse der Aminosäurenausscheidung wahrscheinlich. Die Ausscheidung der Aminosäuren als Endprodukt des Eiweißstoffwechsels gibt ein Maß für die Eiweißverbrennung. Die Menge der in 24 Stunden ausgeschiedenen Aminosäuren zeigte bei unseren Fällen ein paralleles Verhalten zum Grundumsatz. Die Patienten mit besonders gesteigertem Grundumsatz zeigten auch eine vermehrte Ausscheidung der Aminosäuren von 500 bis 700 mg (die Thyrosinmengen schwankten um 305 bis 500 mg)

Diese Befunde passen gut zur Annahme von FREUND und GRAFE. Nach Läsionen im Zwischenhirn kommt es zu einer Steigerung des Eiweißabbaues durch die Leber. Die Folge davon ist, daß bei einem hohen Prozentsatz unserer Patienten ein gesteigerter Grundumsatz mit gesteigerten Aminosäuren Ausscheidung auftritt. Den nervösen Mechanismus dieser Regulation beleuchten die Experimente von FREUND und GRAFE, die nach Halsmarkdurchschneidung eine Steigerung der Stickstoffausscheidung fanden. Ein Weg der Eiweißregulation führt demnach sicher auf nervösen Bahnen zur Leber. Daneben sind Adrenalin und Thyroxin Reizüberträger des gesteigerten Eiweißstoffwechsels, wie aus der klinischen Beobachtung bekannt ist. Wenn auch die einzelnen Faktoren des Eiweißstoffwechsels noch nicht bis in die feinsten Strukturen durchforscht sind, so lassen unsere Befunde die Beziehung des Zwischenhirns zum Eiweißstoffwechsel als sehr wahrscheinlich erscheinen. DWORATSCHEK und FINK konnten im Krankengut von TÖNNIS in zwei Dritteln der Fälle Grundumsatzsteigerungen aufzeigen. FROWEIN-HARRER konnten an ihrem Krankengut nur bei 28% mäßige Steigerungen nachweisen. Diese Diskrepanz läßt sich leicht erklären. DWORATSCHEK und FINK untersuchten ihre Fälle kürzere Zeit nach der Verletzung als FROWEIN und HARRER.

In der ersten Zeit nach der Verletzung (ein bis drei Monate) besteht eine ausgesprochene sympathikotone Reaktionslage, die wir im allgemeinen im gesamten vegetativen Querschnitt finden.

Polyurie, Verkürzung des WELTMANNschen Koagulationsbandes, erhöhter Grundumsatz usw. (BIRKMAYER). Nach dieser Zeit kommt die Reparationsphase (vagoton).

Aus der Höhe des Grundumsatzes kann man daher einen Anhaltspunkt für die vegetative Reaktionslage gewinnen. Daß solche Regulationsstörungen des Eiweißstoffwechsels auch dienzephal gesteuert werden, beweist die Korrelation der Grundumsatzsteigerung zur Dauer der Bewußtlosigkeit. Bei enzephalographisch sichergestellten Erweiterungen des III. Ventrikels und bei langer Bewußtlosigkeit kommt es in erhöhtem Prozentsatz zu Grundumsatzsteigerungen (FROWEIN und HARRER).

Mineralstoffwechsel.

Der Mineralstoffwechsel dient der Aufrechterhaltung der Isotonie, Isojonie und der Isohydrie des Blutes (A. STURM, E. TOENISSEN). Seine Beziehungen zum Wasserstoffwechsel wurden schon im entsprechenden Abschnitt erwähnt. Diese lebenswichtige Funktion wird ebenfalls vom Zwischenhirn aus gesteuert. In letzter Zeit wurde aus der Schule EPPINGERS das Verhältnis der Kalium- und Kalziumionen bei verschiedenen nervösen Erkrankungen untersucht (JESSERER). Der K/Ca-Quotient wurde als Test für den vegetativen Gleichgewichtszustand herangezogen. Normal ist der K/Ca-Quotient 2 (K = 20 mg%, Ca = = 10 mg%). Ein Wert unter 2 entspricht einer Verschiebung der vegetativen Tonuslage nach der sympathischen Seite, ein Wert über 2 einer Verschiebung nach der parasympathischen Seite. Die Ionenformel von GYÖRGY $\frac{\text{K. Phosphat, HCO}_3}{\text{Ca Mg . H}}$ demonstriert die vegetative Gleichgewichtslage des Mineralhaushaltes. Wir haben bei unseren Patienten bei der vegetativen Durchuntersuchung ebenfalls den K/Ca-Quotienten berücksichtigt. Methodisch legten wir wie JESSERER Wert darauf, das Blut sofort nach der Abnahme zu zentrifugieren, um keinen Übertritt von Kalium aus den roten Blutkörperchen eintreten zu lassen. Ein Drittel unserer Patienten zeigten einen normalen K/Ca-Quotienten (1,9 bis 2,1), 44% zeigten einen sympathikotonen K/Ca-Quotienten

(1,4 bis 1,7), 22% zeigten parasympathikotone Werte (2,2 bis 2,6). Der K/Ca-Quotient, der von JESSERER als Test der vegetativen Grundstimmung angesehen wird, stellt bei Hirnverletzten nicht den Ausdruck einer generalisierten Verschiebung der vegetativen Grundstimmung dar. Er zeigt bloß an, daß das Gleichgewicht des Mineralstoffwechsels verschoben ist ohne zwangsmäßige Koppelung der anderen vegetativen Regulationen. Ein K/Ca-Quotient unter 2 hätte einhergehen müssen mit einer Steigerung des Grundumsatzes, Anstieg der Leukozyten, myeloische Tendenz, Azidose usw. Bei unseren Hirnverletzten konnten wir bei keinem einzigen Fall eine derartig gleichsinnige Verschiebung (A-Stellung nach HOFF) aufzeigen. Im Gegenteil, Vergleiche des K/Ca-Quotienten mit dem Grundumsatz, dem Blutbild, dem Blutzuckerspiegel und Blutdruck ergaben, daß diese Regulationen nie gleichsinnig verschoben waren, sondern stets dissoziierte Verschiebungen zeigten. Der K/Ca-Quotient stellt demnach bei Hirnverletzten nur einen Spiegel der vegetativen Grundstimmung des Mineralhaushaltes dar. Daß jedoch der Mineralstoffwechsel nach Hirnverletzungen Regulationsstörungen aufweist, geht daraus hervor, daß bei zwei Dritteln der untersuchten Fälle (22) zum Teil extreme Abweichungen von der Norm in Erscheinung traten. HARRER und LOIBL fanden an frischen Hirnverletzten, die unter den Zeichen einer „sympathikotonen Hirnstammreizung“ ad exitum kamen, abnorm niedrige Werte. Das stimmt insofern mit unseren Ergebnissen überein, als wir in den ersten Phasen der Verletzung und in den Phasen einer aufflackernden Infektion eine Verminderung des K/Ca-Quotienten finden konnten.

Die vasomotorische Reaktionsfähigkeit der Haut untersuchten wir mit der Kältereizapplikationsmethode, über die an anderer Stelle ausführlich berichtet wurde (BIRKMAYER). Es zeigten sich die schon von LEWIS und WEIL beschriebenen Reaktionen an der Haut, die bei Hirnverletzten besonders an der gelähmten Extremität langsamer auftraten, weniger intensiv in der Färbung waren und länger anhielten als bei Normalen. Dieser Funktionswandel wurde in modifizierter Form auch nach intrakutanen Histamininjektionen beobachtet. Auf der gelähmten Seite hielten die Reaktionen länger an und waren auch intensiver. Daraus kann man den Schluß ziehen, daß nach Hirnverletzungen die H-Substanz (LEWIS) Freimachung durch normale Reize unvollständig in Gang kommt (Hyporeflexie), durch übernormale Reize (Histamin) jedoch eine verstärkte Reaktion auftrat (Hyperpathie). Die Art dieses vegetativen Funktionswandels ist ein Analogon zu anderen Läsionen der nervösen Materie.

Vasomotorik.

Normalerweise werden die Blutgefäße von den Vasomotoren in adäquater Weise reguliert. Die Regulierung der Weite und Enge der Blutgefäße vollzieht sich auf nervösem und zweifellos auch auf humoralem Weg. Im Hypothalamus besteht ein übergeordnetes Zentrum, welches diese Regulation steuert. Die Versuche von KARPLUS und KREIDL, sowie die von BEATTIE, BROWN, LONG und LESCHKE beweisen das Vorhandensein einer zentralen Regulation der Gefäßweite. Auch die klinischen Beobachtungen von FOERSTER, CUSHING, GAGEL, PENFIELD und V. BOGAERT zeigen, daß Reizungen des Hypothalamus durch Tumordruck oder bei Operationen stets mit Veränderungen der Gefäßweite einhergehen. Diese Veränderungen der Gefäßlumina können sowohl mit bloßem Auge beobachtet werden, sie können auch aus einer Blutdruckverschiebung erschlossen werden. Es war naheliegend, auch nach Hirnverletzungen die Veränderung der Blutdruckwerte zu untersuchen. Zunächst verglichen wir den Blutdruck im Liegen, Stehen und nach Steigen in den nächsthöheren Stock.

Die Ausgangswerte schwankten zwischen 105 und 140 mm Hg. Der Puls zwischen 64 bis 90. Zwischen Blutdruck und Pulsfrequenz bestand keine konstante Beziehung. Im Stehen stieg bei 55% der Blutdruck und die Pulsfrequenz. Bei 30% fiel er so stark ab, was SCHELLONG als hypotone Regulationsstörung bezeichnet. Die Pulsfrequenz senkte sich nur bei 15%. Bei den übrigen Patienten bleibt der Blutdruck gleich. Nach dem Steigen in den nächsten Stock war der Blutdruck bei 50% gestiegen (Durchschnittswert 14 mm Hg) und bei 50% gefallen (Durchschnittswert 7 mm Hg). Der Puls stieg bei 70% der Patienten an. Aus dieser kurzen Übersicht ersehen wir, daß die Steuerung der Vasomotoren nach Hirnverletzungen bei geringer Belastung keine massiven Ausfallserscheinun-

Tabelle 29. Veränderung von Blutdruck und Puls nach 1 mg Adrenalin.

Steigerung des Blutdruckes um 10 mm Hg	6
„ 20 „ Hg	12
„ 30 „ Hg	3
um mehr als 30 „ Hg	3
Steigerung der Pulsfrequenz um 10	11
„ 20	12
„ 30	0
Senkung des Blutdruckes um 10 mm Hg	—
„ 20 „ Hg	4
„ 30 „ Hg	—
Senkung der Pulsfrequenz um 10	4
„ 20	2

Die größte Verschiebung des Blutdruckes und Pulses trat ein:

Nach	15′	30′	45′	60′	90′	120′
Steigerung des R. R.	10	6	4	1	2	1
Senkung des R. R.	—	2	—	1	1	1
Steigerung des Pulses	9	6	4	1	1	1
Senkung des Pulses	3	3	—	—	—	—

gen zeigen. Die geringen Verschiebungen, die bei diesen einfachen Proben auftreten, bewegen sich innerhalb der Norm. Aus ihnen kann noch keine Fehlsteuerung erschlossen werden. Erwähnenswert ist vielleicht, daß beim Stiegensteigen sowohl Steigerungen als auch Senkungen des Blutdruckes vorkommen (letzteres als Zeichen einer Regulationsstörung nach SCHELLONG). Die Pulsfrequenz nimmt immer zu. Die Zunahme der Pulsfrequenz nach körperlicher Arbeit ist physiologisch. Diese reflektorische Steigerung der Herztätigkeit funktioniert demnach auch nach Hirnverletzungen prompt. Die Blutdruckverschiebungen zeigen jedoch keine einheitlichen Reaktionen.

Wir untersuchten weiterhin die Blutdruckregulationen nach stärkeren Belastungen wie nach Adrenalininjektionen und nach Luftfüllung der Ventrikel. Die Übersicht gibt Tab. 29. Aus ihr sehen wir, daß es nach einer subkutanen Injektion von 1 mg Adrenalin bei 24 Patienten zu einer Blutdrucksteigerung und bei vier zu einer Blutdrucksenkung kommt. Bei den meisten Fällen bewegen sich die Schwankungen in einer Breite von 10 bis 20 mm Hg. Nur sechs Patienten zeigen eine Steigerung des Blutdruckes von mehr als 20 mm Hg. Der Zeitpunkt der maximalsten Amplitudenschwankung ist aus Tab. 29 zu ersehen. Bei zehn Patienten trat der größte Ausschlag nach 15 Minuten auf, bei sechs nach 30, bei vier nach 45 und nur bei vier Patienten trat die größte Steigerung des Blutdruckes später als eine Stunde ein. Bei den Patienten mit Blutdrucksenkung ist das Bild etwas verschoben. Bei zweien tritt die Schwankung nach 30 Minuten ein, bei drei später als eine Stunde. Die normalerweise einsetzende Gegenregulation fehlte bei insgesamt elf Patienten (achtmal bei Steigerungen, dreimal bei Senkungen des Blutdruckes). Bei 19 Patienten war nach einer Stunde der Ausgangswert noch nicht erreicht. Die Verschiebung der Pulsfrequenz zeigen folgende Besonderheiten: Bei elf Patienten steigt die Pulsfrequenz um 10, bei zwölf um 20, bei vier Patienten sinkt sie um 10, bei zwei um 20. Der Zeitpunkt des Auftretens der Pulsfrequenzverschiebung ist allgemein früher als die der Blutdruckverschiebung, nur bei drei Patienten tritt die maximalste Verschiebung später als 60 Minuten ein. Bei 18 Patienten trat die Steigerung der Pulsfrequenz gleichsinnig mit der Blutdrucksteigerung auf, bei sechs Patienten kam es bei Blutdrucksteigerung zur Senkung der Pulsfrequenz und bei vier Patienten trat eine Steigerung der Pulsfrequenz mit Blutdrucksenkung auf. Man sieht daraus, daß Blutdruck und Pulsfrequenz bei zwei Dritteln der Patienten gleichsinnig steigen oder sinken, bei zehn Patienten war dies hingegen nicht der Fall. Man braucht daraus nicht den Schluß zu ziehen, daß Blutdruck und Herzschlagfolge von zwei verschiedenen Zentren reguliert werden, sondern es ist möglich, daß sich die peripheren Organe in verschiedenen Erregungslagen befinden und daher auf den gleichen Reiz gegensinnig reagieren. Das parasympathikotone Reizleistungssystem reagiert auf Adrenalin mit einer Abnahme der Pulsfrequenz (F. KRAUS und E. PICK), während das Gefäßsystem adäquat auf sympathischen Reiz mit Blutdrucksteigerung reagiert. Darüber hinaus können wir die Störung der Vasomotorenregulation nach Hirnverletzungen dahingehend interpretieren, daß die Schwankungsbreite der Verschiebung geringer ist als bei normalen (Hyporeflexie) (E. FRANK), nur sechs Patienten zeigten eine Verschiebung um 30 mm Hg und mehr. Diese Befunde stehen in Übereinstimmung mit denen TEUFELS, der nach Schädigung der vegetativen Zentren ein erschwertes Ansprechen des Blutdruckes auf Adrenalin zeigen konnte. Der Zeitpunkt des Eintretens der Reaktion auf Adrenalin war ungefähr bei zwei Dritteln der Patienten normal (bis zu 30 Minuten). Der Zeitpunkt aber, in dem die Störung der vasomotorischen Gleichgewichtslage wieder kompensiert war, trat verspätet ein. Bei 19 Patienten war nach einer Stunde der Ausgangswert noch nicht erreicht. Die kompensatorische Gegenregulation des Blutdruckes fehlte bei elf Patienten. Bei vier Patienten trat nach Adrenalin eine Senkung des Blutdruckes auf, als Ausdruck einer parasympathikotonen Reaktion im Sinne DRESELS.

Zusammenfassend sehen wir nach Hirnverletzungen die vasomotorische Regulation in der Form gestört, daß 1. die Reaktion auf Adrenalin in geringerem Ausmaß als beim Normalen eintritt, und 2. die gestörte vasomotorische Gleichgewichtslage erst nach längerer Zeit wieder ausgeglichen wird. In die Nomenklatur des cerebrospinalen Systems transponiert, würde das heißen, es kommt zu einem Funktionswandel mit Hyporeflexie und protrahierter Reaktion. Der durch die Hirnverletzung lädierte zentral-vegetative Apparat hat die Fähigkeit, Gleichgewichtsstörungen möglichst rasch zu kompensieren, verloren. Die relativ schnelle Rückbildung der Störungen der Kreislaufregulation gehen aus der Tatsache hervor, daß TÖNNIS bei frischen gedeckten Schädelverletzungen in 72% Regulationsstörungen bei der Funktionsprüfung nach SCHELLONG fand, während DVORATSCHEK und FINK später solche Störungen nur mehr in 30% nachweisen konnten. FROWEIN und HARRER, die Hirnverletzte 2 bis 5 Jahre nach der Verletzung untersuchten, fanden sie nur mehr bei 7% der Verletzten. Auch den von SCHÖNBRUNNER bei frischen intraduralen Hirnverletzungen in

42% gefundenen deutlichen EKG-Veränderungen stehen nur mehr 22% nach 6 Monaten gegenüber (DVORATSCHEK und FINK).

Wärmeregulation.

Die Erhaltung der konstanten Körpertemperatur durch Regulierung der physikalischen Wärmeabgabe und der chemischen Wärmeproduktion unterliegt einer zentralen Steuerung. Seit KREHL und ISENSCHMID wissen wir, daß die Tuberkerne für diese zentrale Steuerung verantwortlich zu machen sind. Erkrankungen dieser Regionen, wie Entzündungen, Blutungen, Tumordruck, oder traumatische Läsionen haben Regulationsstörungen zur Folge. Die Wärmeregulation ist zur Erhaltung des Lebens von solcher Wichtigkeit, daß sie in mehrfacher Weise gesichert ist. Läsionen der Tuberregion lassen nicht stets eine grobklinische Störung der Wärmeregulation erkennen. Erst durch Belastungsproben kann die Insuffizienz aufgedeckt werden. So zeigte KELLER, daß Enzephalitiskranke in überhitzten Räumen eine höhere Temperatur haben als die gesunden, weil sie die Wärmeabgabe unter dieser Belastung nicht richtig in Gang setzen können. Bei unseren Hirnverletzten fanden wir in den Stadien unserer Beobachtung (drei bis zwölf Monate nach der Verwundung) keine groben Störungen der Wärmeregulationen. Bei den Patienten, denen eine bis in den Ventrikel reichende Hirn-Dura-Narbe entfernt wurde, sahen wir allerdings wochenlang nach der Operation Temperatursteigerungen bis zu 40°, ohne daß das bedrohliche Bild, das sonst eine solche Temperatursteigerung begleitet, in Erscheinung trat. Die Patienten waren alle relativ frisch. Es bestanden im Liquor auch keinerlei Zeichen einer septischen Entzündung, die für die Temperatur verantwortlich gemacht hätte werden können. Es bestand allerdings eine enorme Überproduktion an Liquor, der bei der Punktion unter hohem Druck abfloß, so daß man wohl annehmen kann, daß der erhöhte Liquordruck den Reiz für das Wärmezentrum abgab. Das Wärmezentrum ist nicht nur adäquat durch die Bluttemperatur und durch Reizung der Temperaturnerven erregbar, sondern auch inadäquat durch mechanische und chemische Reize. Als solcher Fremdkörperreiz muß zweifellos die bei der Enzephalographie eingeführte Luft gelten. Die Anschauung, daß die Temperatur der eingeführten Luft, die ja stets kühler ist als die Körpertemperatur, einen ähnlichen Reiz auf das Wärmezentrum ausübt wie eine Unterkühlung der Karotiden, scheint nicht zuzutreffen, denn erfahrungsgemäß stellt sich die Temperatursteigerung erst Stunden nach der Luftfüllung ein und dauert einen oder mehrere Tage an, ist also zu einer Zeit noch wirksam, wo entweder schon ein Temperaturausgleich oder eine Resorption der Luft stattgefunden hat. Daß der inadäquate Reiz der Luft das Wärmezentrum erregt, wird durch jede Enzephalographie eindeutig demonstriert. CUSHING konnte zeigen, daß Pilocarpin und auch Pituisan, in den Ventrikel gebracht, die Temperatur senkt. Damit war der Beweis erbracht, daß das Wärmezentrum auf vegetative Reizstoffe spezifisch reagiert. Wir haben bei unseren Hirnverletzten nach Adrenalininjektionen neben dem Blutdruck, Puls und Leukozytenverschiebungen, auch die Temperaturverschiebungen registriert und gefunden (Tab. 30), daß bei 19 Patienten eine Temperatursteigerung in verschiedenem Ausmaß und bei sechs eine Temperatursenkung eintrat. Das Maximum der Verschiebung liegt bei 0,4 bis 0,5°. Der Zeitpunkt der maximalsten Verschiebung trat bei den meisten Patienten zwischen 30 und 75 Minuten ein. Bei 14 Patienten trat innerhalb der beobachteten fünf Stunden keine Rückkehr der Temperatur zum Ausgangswert ein. Bei 19 Patienten traten die Verschiebungen der Temperatur gleichsinnig mit einer Verschiebung des Blutdruckes auf. Bei fünf Patienten kam es bei Blutdrucksteigerung zur Temperatursenkung

Tabelle 30. Verschiebung der Temperatur nach 1 mg Adrenalin.

Steigerung um	1/10°	2/10°	3/10°	4/10°	5/10°	6/10°	7/10°	8/10°
Zahl der Patienten	1	2	5	5	2	2	1	1
Senkung um...............	—	2	2	2	—	—	—	—

Zeitpunkt der maximalsten Temperaturverschiebung.

	15′	30′	45′	60′	75′	90′	120′
Zahl der Patienten	—	8	5	6	6	1	—

und bei einem Patienten bei Blutdrucksenkung zur Temperatursteigerung. Daraus ist zu ersehen, daß Temperatur und Blutdruckregulation in hohem Prozentsatz gekoppelt sind. Zeitlich trat allerdings eine gewisse Verschiebung auf, da bei 14 Patienten das Maximum der Temperatursteigerung später auftrat als das der Blutdrucksteigerung. Nach TOENISSEN komt die Temperatursteigerung nach Adrenalininjektion durch Glykogenabbau zustande. Da das Adrenalin auf das Vasomotorensystem direkt einwirkt, während die Temperatursteigerung erst über den Umweg des Glykogen einsetzt, ist die geringe zeitliche Verschiebung vielleicht zu erklären. Bei der Hälfte der Fälle kehrt die Temperatur nicht mehr zum Ausgangswert zurück, als Zeichen einer gestörten Gegenregulation, wie wir sie bei der Vasomotorenregulation ebenfalls häufig antrafen. Die innige Koppelung zwischen Temperatur und Vasomotorensteuerung weist darauf hin, daß sich das Regulationszentrum zur Steuerung der Körpertemperatur des Vasomotorenapparates bedient. Bei einigen Patienten mit Halbseitenerscheinungen wurde die Temperaturveränderung nach Adrenalin an beiden Seiten gemessen. Sowohl an gesunder als auch an gelähmter Extremität kam es viermal zur Temperatursteigerung und zweimal zu Senkungen, nur graduell waren die Schwankungen verschieden. Bei drei Patienten waren die Temperaturschwankungen nach Adrenalin an den gelähmten Extremitäten stärker und bei drei geringer als an den gesunden Extremitäten. Bei halbseitigen cerebralen Läsionen kommt es zu Störung der vasomotorischen Regulation in der Haut. Wenn wir die Störung der Temperaturregulation nach Hirnverletzung zusammenfassen, können wir nach unseren Untersuchungen festhalten, daß die Ansprechbarkeit des Wärmezentrums auf Hormonreize, wie Adrenalin, in der Art modifiziert ist, daß die Temperaturverschiebung geringer ist, verzögerter in Gang kommt und längere Zeit anhält. Die normalen Reize sind nicht imstande, das Wärmezentrum zu erregen, deshalb sehen wir auch bei Spätabszessen und enzephalitischen Schüben so häufig, daß die normale Temperatursteigerung fehlt, weil der toxische Reiz zur Erregung des Wärmezentrums unterschwellig bleibt. Auf der anderen Seite sehen wir, daß bei stärkeren Reizen, wie ihn die Luftfüllung darstellt, die Reaktion des Wärmezentrums stärker ist als beim normalen und längere Zeit nicht ausgeglichen wird. Das heißt, daß nach Hirnverletzungen das aus seiner Gleichgewichtslage gebrachte Wärmezentrum schwieriger und erst nach längerer Zeit wieder in seine Ausgangslage zurückkehrt. Das schlechte Vertragen von Hitze, über das Hirnverletzte stets klagen, beweist ebenfalls, daß eine Belastung der Wärmeregulation nach Hirnverletzungen schwerer kompensiert werden kann.

Blut.

Die quantitative und qualitative Beschaffenheit des Blutes wird ebenfalls vom vegetativen System gesteuert (F. HOFF, ROSENOW, HEILMEYER u. a.).

Dies trifft sowohl für die korpuskulären Elemente des Blutes als auch für die chemischen und osmotischen Reaktionen des Serums zu. Nach F. HOFF ist das normale Blutbild eine Konstante, die durch feinste Regulationsmechanismen aufrecht erhalten wird. Daß nach traumatischen Läsionen des Zwischenhirns diese feinen Mechanismen einen Funktionswandel erleiden, ist fast selbstverständlich. Die Untersuchung unserer Patienten lassen sich in statische und dynamische teilen. Die statischen Befunde sind Abbilder des jeweiligen Zustandes und die dynamischen geben einen Einblick in die Kompensationsfähigkeit des vegetativen Apparates. Sowie bei allen übrigen Untersuchungen der vegetativen Regulationen ergaben die statischen Befunde keine starken Abweichungen. Die Regulationsstörungen nach Hirnverletzungen zeigen sich, wie schon wiederholt dargelegt wurde, erst nach Belastungen. Die Blutsenkungsgeschwindigkeit als Test des Albumin-Globulin-Verhältnisses erweist sich bei 95% als normal. Auch nach Luftfüllungen sind die Verschiebungen der Blutsenkungsgeschwindigkeit verglichen mit der Vermehrung der Leukozytenzahl als minimal zu bezeichnen. Desgleichen sind die Ergebnisse der Untersuchung des WELTMANNschen Koagulationsbandes normal. Auch die Verschiebungen nach Luftfüllung sind gering, so daß wir annehmen können, daß die Reizschwelle zur Verschiebung des Koagulationsbandes sowie zur Verschiebung des Albumin-Globulin-Verhältnisses nach Hirnverletzung eine Erhöhung erfährt. Vermutlich ist dieser Funktionswandel in Analogie zu setzen mit der schwereren Ansprechbarkeit des Wärmezentrums, die im vorigen Abschnitt erwähnt wurde. Nach Hirnverletzung kommt es bei cerebralen Infektionen schwerer und unvollkommener zu einer Fieberreaktion und auch zu einer Erhöhung der Senkungsgeschwindigkeit und des WELTMANNschen Koagulationsbandes. Dieses Verhalten ist der Ausdruck eines Funktionswandels der vegetativen Regulationen.

Weiterhin untersuchten wir die Leukozytenverschiebung nach Genuß von 200 ccm Milch (WIDALsche Probe). 40% der Patienten zeigten einen Abfall der Leukozyten, also eine hämoklasische Krise nach WIDAL, während 60% mit einer normalen Steigerung reagierten. Nach HEILMEYER, HOFF und WALLER ist die Leukopenie nach Milchgenuß Zeichen einer parasympathischen Reaktionslage. Bei der Mehrzahl unserer Patienten mit hämoklasischer Krise ließen sich auch bei anderen vegetativen Regulationen eine Verschiebung der vegetativen Grundstimmung nach der parasympathischen Seite aufzeigen. Sowie bei den Parkinson-Fällen von A. FUCHS kam es auch bei unseren Fällen zu keiner qualitativen Verschiebung des Blutbildes. Die WIDALsche Probe ist damit imstande, einen Maßstab für die jeweilige vegetative Reaktionslage zu geben. So tritt eine Senkung der Leukozyten erfahrungsgemäß bei vegetativen Neurosen und anderen vegetativen Störungen auf. Man kann jedoch das Ergebnis dieser Probe nach Hirnverletzungen nicht als Maßstab der gesamten vegetativen Grundstimmung nehmen, da die Verschiebung der Reaktionslage keine einheitliche ist.

Als nächstes folgen die normalen statischen Blutbefunde. Die Mittelwerte der Blutbefunde von 30 Hirnverletzten mit vegetativen Beschwerden zeigen bis auf einen relativ hohen Prozentsatz von Lymphozyten nichts Auffälliges. Ein hoher Prozentsatz von Lymphozyten entspricht nach FALTA, BERTELLI und HOFF einer parasympathikotonen qualitativen Reaktionslage. Nach HOFF geht mit dem parasympathikotonen Blutbild auch der Säuregehalt des Blutes parallel, das heißt eine Lymphozytose geht mit einer Alkalose einher. Das p_H des Blutes konnte bei unseren Fällen aus äußeren Gründen nicht untersucht werden, aber das Verhältnis der K/Ca-Ionen, das durch den K/Ca-

Quotienten gegeben ist, zeigte sehr selten eine gleiche Reaktionslage wie das qualitative Blutbild. Die relative Lymphozytose unserer Hirnverletzten ist Ausdruck einer Reparationsphase (HEILMEYER).

Darüber hinaus lieferte uns das statische Blutbild keine Struktureinsicht in die vegetative Regulation. Es wurden daher die Verschiebungen des Blutbildes nach Belastungen mit Adrenalin, Insulin und nach Luftfüllung untersucht. Tab. 31 gibt die entsprechende Übersicht. Es wurden die Verschiebungen

Tabelle 31. Verschiebung der Leukozytenwerte nach 1 mg Adrenalin.

Leukozytose	bei	30	Patienten
Leukopenie	„	2	„
Linksverschiebung	„	17	„
Rechtsverschiebung	„	6	„
Keine Verschiebung	„	9	„
Vermehrung der Segmentierten	„	15	„
Vermehrung der Lymphozyten	„	13	„

der Leukozytenwerte registriert, die nach einer Injektion von 1 mg Adrenalin aufgetreten sind. Die Reaktion trat meist nach 30 bis 45 Minuten ein und war nach zwei Stunden fast immer zum Ausgangswert zurückgegangen, manchmal mit überschießender Gegenregulation. Als Leukozytose oder Leukopenie wurde in der Tabelle nur ein Fall registriert, dessen Verschiebung mindestens 10% des Ausgangswertes betrug. Die maximalen Schwankungen betrugen bis zu 30% des Ausgangswertes. Höhere Werte als 11 000 Leukozyten wurden nie gezählt. Tab. 32 zeigt die Verschiebung der Leukozytenwerte nach 20 Einheiten Insulin.

Tabelle 32. Verschiebung der Leukozytenwerte nach 20 E Insulin.

Leukozytose	bei	5	Patienten
Leukopenie	„	11	„
Linksverschiebung	„	5	„
Rechtsverschiebung	„	3	„
Keine Verschiebung	„	8	„
Vermehrung der Segmentierten	„	6	„
Vermehrung der Lymphozyten	„	4	„

Die Registrierung erfolgte nach dem gleichen Gesichtskunkte wie bei Tab. 31. Wir sehen daraus zunächst, daß die Reaktionen nach Adrenalin eindeutiger und einheitlicher sind als nach Insulin. Das Adrenalin als Wirkstoff des sympathischen Systems bewirkt eine Verschiebung des Blutbildes nach der sympathischen Reaktionslage hin (EPPINGER, HESS, FALTA, F. HOFF). Die dabei auftretende Linksverschiebung deutet nach ARNETH und SCHILLING darauf hin, daß es sich um einen nervösen Reiz auf das Knochenmark und nicht bloß um eine reine Auspressung handelt. Die dabei manchmal auftretende Lymphozytenvermehrung paßt nicht in dieses Reaktionsbild. Sie kommt nach W. FREY durch Auspressen der Lymphozyten aus der Milz zustande. Der durch das Adrenalin gesetzte zentrale Reiz führt im Knochenmark zur Ausschwemmung der Jugendformen und Stabkernigen, die bei unseren Hirnverletzten aber nur in ungefährer Hälfte der Fälle zu beobachten waren. Die Leukozytose ist daher nur bei einem Teil auf den Reiz an den Produktionsstätten zurückzuführen, während bei den übrigen 50% die Vermehrung einer reinen Verteilungs-Leukozytose entspricht. Bei den sechs Fällen mit Rechtsverschiebung nach Adrenalin handelt es sich um eine Umkehrreaktion im Sinne WEZLERS, F. KRAUS' und E. PICKS. Nach Hirnverletzungen erfährt sonach das weiße

Blutbild nur bei der Hälfte der Fälle eine Verschiebung, die auf eine zentrale Erregung zurückzuführen ist. Für die übrigen Fälle reicht scheinbar der Schwellenreiz nicht aus, um eine echte Linksverschiebung zu erzielen (Hyporeflexie). Auch die Regulation des weißen Blutbildes zeigt nach Hirnverletzungen einen ähnlichen Funktionswandel wie die übrigen vegetativen Steuerungen. Bedenklich und ins Gewicht fallend wird die Verschiebung der vegetativen Erregungsschwelle der Blutregulation erst dann, wenn nach einem Infekt oder bei einer toxischen Schädigung die entsprechende Verschiebung des Blutbildes nach der sympathikotonen Seite hin ausbleibt und somit die myeloische Reaktion in der Kampfphase unterbleibt (SCHILLING). Charakteristisch ist, daß bei den Hirnverletzten, bei denen die Linksverschiebung nach Adrenalin ausbleibt, immerhin eine Verteilungsleukozytose auftritt, das heißt der Effekt auf die Produktionsstätten bleibt aus, während sich der sonstige Adrenalineffekt einstellt. Wir haben es auch hier wieder mit der schon öfter erwähnten dissoziierten Adrenalinreaktion zu tun. Einzelne Zentren sprechen auf den sympathischen Wirkstoff an und lösen eine entsprechende Reaktion aus, während andere Zentren sich refraktär verhalten. Die Reaktion des weißen Blutbildes auf Insulin ist nicht so einheitlich als auf Adrenalin. Nach HEILMEYER handelt es sich bei den Verschiebungen des Blutbildes nach Insulin vorwiegend um Verteilungsveränderungen. Die Verschiebung des qualitativen Blutbildes bei unseren Patienten deutet aber wohl an, daß auch das Insulin einen zentralen Angriffspunkt bei der Steuerung des Blutbildes hat. Bei einzelnen Fällen haben wir die Veränderung der vegetativen Regulationen nach Luftfüllung registriert und in diese Phase der zentralen Reizung durch den Fremdkörper Luft noch zusätzlich die Reaktion auf Insulin bzw. Adrenalin untersucht. Es hat sich dabei herausgestellt, daß der Fremdkörperreiz durch die Luftfüllung den vegetativen Reiz durch das entsprechende Hormon übertönt. Die Verschiebung der Leukozyten, die Bewegung des Blutdruckes und der Temperatur blieben durch das Hormon unbeeinflußt und zeigten das gleiche Bild wie nach jeder Luftfüllung. Nur der Blutzuckerwert reagierte adäquat auf den entsprechenden Hormonreiz. Blutsenkungsgeschwindigkeit und WELTMANNsche Reaktion zeigten, wie schon erwähnt, auf die Luftfüllung keine Verschiebung. Wir sehen daraus, daß die Reizung der vegetativen Zentren durch Luft wirksamer ist als der adäquate Reiz durch das vegetative Hormon. Eine analoge Erfahrung machten wir anläßlich einer Fleckfieberepidemie im Jahre 1944 in Wien. Wir wendeten damals gegen den konstant niedrigen Blutdruck eine Luftfüllung von 5 bis 10 ccm an. Diese Epidemie war vorwiegend durch enzephalitische Erscheinungen gekennzeichnet. Rein symptomatisch waren die Patienten von solchen mit Encephalitis epidemica nicht zu unterscheiden, nur das konstant hohe Fieber war für epidemische Enzephalitis uncharakteristisch. Der Blutdruck wies bei allen Patienten Werte von 70 bis 80 mm Hg auf. Nach Luftfüllung trat eine Steigerung auf 110 bis 120 ein, die durch kein Medikament (Adrenalin, Ephedrin, Strychnin usw.) zu erreichen war. Auch diese Erfahrung zeigt, daß die durch die toxischen Produkte des Fleckfiebers geschädigten vegetativen Zentren auf die entsprechenden Hormone auch bei maximaler Überdosierung nicht ansprachen, während sie auf den maximalen Fremdkörperreiz der Luft gut reagierten. In diesem Fall hatte dieser Eingriff auch therapeutische Bedeutung.

Tab. 33 spiegelt das Verhalten der einzelnen vegetativen Regulationen auf einen bestimmten Reizstoff hin. Während normalerweise die vegetativen Regulationen auf Adrenalin mit einer Verschiebung der Erregungslage nach der sympathischen Seite hin reagierten (A-Stellung nach F. HOFF), sehen wir bei einem Drittel der Hirnverletzten ein dissoziiertes Verhalten. 21 Patienten reagierten auf Adrenalin mit einer Erhöhung von Blutzucker, Blutdruck, Temperatur und Leukozyten. Bei elf hingegen fehlte diese gleichsinnige Reaktion. Bei zwei Patienten kam es zu einer Temperatursenkung, bei drei zu einer Senkung von Blutdruck und Temperatur, bei vier zu einer Blutdrucksenkung und bei zwei zu einer Verminderung der Leukozyten. Wir sehen nach Hirnverletzungen das Phänomen, daß ein vegetativer Wirkstoff nur bei einzelnen vegetativen Zentren eine Reaktion auslöst, während andere keine Verschiebung ihrer Erregungsschwelle zeigen und auf den Reiz gar nicht oder gegensinnig reagieren. Diese Dissoziation der vegetativen Erregung tritt nur bei einem Drittel unserer untersuchten Patienten zutage, stellt jedoch einen sicheren Ausdruck einer vegetativen Regulationsstörung dar. Ein analoges Verhalten, nur weniger prägnant, sehen wir nach Insulinverabreichung.

Tabelle 33. Wirkung von Adrenalin und Insulin auf verschiedene vegetative Regulationen.

Gleichsinnige Wirkung von Adrenalin auf Blutzucker, Blutdruck, Temperatur, weißes Blutbild	21 Patienten
Dissoziierte Wirkung	11 „
Gleichsinnige Wirkung von Insulin	10 „
Dissoziierte Wirkung	6 „

Zusammenfassend können wir festhalten, daß auch die Regulation des weißen Blutbildes nach Hirnverletzungen einem Funktionswandel unterliegt, der durch die Verschiebung der zur Steuerung notwendigen Erregungsschwelle verursacht ist. Die Folge davon ist, daß der reflektorische Ablauf der Blutregulation mangelhaft funktioniert, woraus bei den Belastungen einer Infektion oder Intoxikation eine insuffiziente Abwehrreaktion resultiert.

Zusammenfassung und Besprechung.

Die allgemeine vegetative Reaktionslage zeigt in der ersten Zeit nach der Verletzung eine Verschiebung nach der A-Stellung (F. Hoff) bzw. Notfallreaktion (Cannon) als Ausdruck eines entzündlichen oder nekrotisch einschmelzenden Prozesses. In der Reparationsphase (drei bis sechs Monate nach der Verletzung) zeigt der vegetative Querschnitt eine Verschiebung zur parasympathischen Seite, als Ausdruck der Restitutionstendenz des Organismus. Dieser Befund entspricht den allgemein medizinischen Erfahrungen. Er wird nach Hirnverletzungen, im besonderen nach Hirnstammverletzungen insofern modifiziert, als die vegetativen Regulationen einen Funktionswandel erleiden, der, wie unsere Untersuchungen gezeigt haben, zur Folge hat, daß auf Belastungen jeglicher Art keine adäquate vegetative Reaktion auftritt.

Die Grundformel der Veränderung der vegetativen Regulationen nach Hirnverletzung läßt sich dahin zusammenfassen, daß durch Verschiebung der Erregungsschwelle der vegetativen Reflexe ein Funktionswandel entstanden ist. In Analogie zum cerebrospinalen System kann man die Symptome der veränderten vegetativen Funktion als Areflexe, Hypo- oder Hyperreflexie bezeichnen, je nachdem, ob auf einen Reiz gar keine Reaktion eintritt oder eine zu schwache oder eine überschießende. Aus dieser Schwellenlabilität der vegetativen Erregung erklären sich die Befunde unserer Patienten.

Die Regulation des Wasserstoffwechsels ist von Fall zu Fall dadurch gekennzeichnet, daß auf eine Flüssigkeitsbelastung zuviel Pituisan ausgeschwemmt wird und eine Oligurie entsteht, bei künstlicher Einverleibung von

Pituisan ist der retinierende Effekt stärker als in der Norm. Durch Läsion in der obersten Steuerung erfolgt auf einen Reiz eine überschießende Reaktion in Form einer vermehrten Pituisanausschwemmung. Es handelt sich im Wesen um den gleichen Vorgang wie im motorischen Neuron des cerebrospinalen Systems, wo nach Wegfall der zentralen Kontrolle ebenfalls eine Hyperreflexie entsteht. Der Diabetes insipidus als Gegenpol der Oligurie ist dadurch gekennzeichnet, daß auch der größte Reiz keine Pituisanausschwemmung mobilisieren kann. Transponiert würde diese Störung als Areflexie anzusprechen sein. In der Phase, in der unsere Hirnverletzten zur Untersuchung kamen, sahen wir keine Erscheinung eines Diabetes insipidus mehr, sondern nach Belastungen Zeichen einer zentralen Oligurie. Diese ist Ausdruck der Verschiebung der vegetativen Erregungslage nach der parasympathischen Seite hin, die in der Reparationsphase nach Hirnverletzungen angetroffen wird.

Beim Kohlehydratstoffwechsel sahen wir bei einem Teil der Fälle auf Insulin keine Senkung des Blutzuckers und auf Glukose und Adrenalin keine Steigerung. Die insulinrefraktären Fälle waren dabei viel zahlreicher. Als Ursache kann wieder der Wegfall der zentralen Steuerung angenommen werden. Ganz gleich, ob wir annehmen, daß das Insulin auf das Zwischenhirn wirkt und dort den nervösen Reiz zur Blutzuckersenkung auslöst oder direkt die Leber zum Glykogenaufbau anregt, steht eines fest, daß dieser Reflex nach Hirnverletzungen fehlt oder stark abgeschwächt ist. Dieses insulinrefraktäre Verhalten kann als Areflexie oder Hyporeflexie bezeichnet werden. Bei einzelnen Fällen trat auch eine Hyperreflexie auf, die durch stark überschießende Verschiebung der Blutzuckerwerte gekennzeichnet war. Der Funktionswandel des Kohlehydratstoffwechsels wird durch den Wegfall der zentralen Steuerung verursacht. Für die Schwellenverschiebung des vegetativen Reflexes gibt es vorläufig keine bessere Erklärung als die von H. Jackson für das motorische Neuron aufgestellte, wo die Reflexstörungen nach cerebralen Verletzungen auf den „loss of control“ zurückgeführt werden. Die vegetativen Zentren im Zwischenhirn haben eine ähnliche regulierende und tonisierende Beeinflussung auf den peripheren Reflex wie die motorische Rinde auf den Sehnenreflex.

Beim Fettstoffwechsel konnten wir keine Proben ausführen, die über die Dynamik des Fettumsatzes etwas ausgesagt hätten, nur das Resultat dieses Umsatzes fanden wir bei etlichen Fällen gestört. Bei zwei Fällen bestand die Störung in einer cerebralen Fettsucht und bei zwei in einer Magersucht. Besonders die Fälle, bei denen die Störungen halbseitig ausgebildet waren, sprechen für eine cerebrale Genese dieser Regulationsstörung.

Der Eiweißstoffwechsel war in der Form gestört, daß bei zwei Dritteln der untersuchten Patienten der Grundumsatz Steigerungen von 20 bis 40% aufwies. Bei den Fällen mit besonders hoher Steigerung des Grundumsatzes lagen auch die Werte der Aminosäurenausscheidung sehr hoch, so daß anzunehmen ist, daß die Steigerung vorwiegend durch den erhöhten Eiweißstoffwechsel verursacht wurde.

Der Mineralstoffwechsel ist vorwiegend durch das Ionengleichgewicht zwischen Kalzium und Kalium gekennzeichnet. Der K/Ca-Quotient betrug bei 44% der untersuchten Fälle 1,4 bis 1,7, bei 22% 2,2 bis 2,6 bei einem Drittel der Fälle war er normal. Zwei Drittel zeigten demnach eine deutliche Verschiebung der vegetativen Erregungslage nach der sympathischen oder parasympathischen Seite hin, wobei aus dieser Verschiebung des Mineralstoffwechsels kein Schluß auf die gesamte vegetative Grundstimmung gezogen werden darf, wie Jesserer dies bei den allgemeinen vegetativen Neurosen getan hat. Denn bei der Mehrzahl der Fälle stimmten die Verschiebungen der vegetativen Erregungslage nach der sympathischen Seite hin, wie sie sich im Mineralstoffwechsel zeigte, nicht überein mit den Befunden der übrigen vegetativen Regulationen. Es ist dies eine Besonderheit der vegetativen Fehlsteuerung nach Hirnverletzung. Wir fanden selten eine einheitliche gleichsinnige Verschiebung der vegetativen Grundstimmung, die bei allen Regulationen in Erscheinung trat.

Die Vasomotorik der Hautgefäße ist in der Weise modifiziert, daß auf mechanische, thermische, chemische und sonstige Reize der Haut die H-Substanz nur träg und unvollkommen freigemacht wird, weshalb normalerweise für diesen Vorgang eine cerebrale Bahnung angenommen werden muß. Wird aber Histamin der Haut zugeführt in Form intrakutaner Injektionen, dann sind fallweise die Reaktionen nach Hirnverletzungen heftiger und länger andauernd. Das reflektorische Verhalten der Hautgefäße, auf äußere Reize mit Rötung oder Blässe zu reagieren, erleidet nach Hirnverletzungen einen Funktionswandel in der Richtung, daß der Reflex verzögert und unvollständig in Gang kommt (Hyporeflexie), jedoch eine gewisse Nachdauer der Reaktion nach sich zieht.

Die Verschiebung des Blutdruckes nach Adrenalin zeigte bei unseren Patienten, daß die Schwankungsbreite der Verschiebung geringer war als beim Normalen und daß die Ausgangslage erst nach langer Zeit wieder erreicht wurde. Das heißt die Adrenalininjektion war unterschwellig in bezug auf die Blutdruckverschiebung. Wurde der Blutdruck jedoch verändert, dann setzte sich der zentrale Kompensationsmechanismus nur verzögert in Gang. Die Empfindlichkeit der Steuerungs- und Kompensationsfähigkeit ist nach Hirnverletzungen verlorengegangen. Bei der Regulation der Körpertemperatur sehen wir ein ähnliches Verhalten. Die normalen Reize zur Wärmeproduktion lösen nur minimale Verschiebungen der Körpertemperatur aus. Der maximale Reiz in Form von Luft bei der Enzephalographie bewirkt jedoch eine stärkere Temperaturverschiebung als bei Normalen, die ebenfalls erst später zum Ausgangswert zurückkehrt. Als Résumé der Störungen der Temperaturregulation können wir festhalten, daß normale Reize nur geringe Verschiebungen auslösen, daß jedoch das gestörte Gleichgewicht nur zögernd und träge wieder hergestellt wird.

Die quantitative und qualitative Regulation des Blutbildes zeigt nach Hirnverletzungen sowohl in der statischen Beschaffenheit als auch in der dynamischen Regulation einen Funktionswandel. Im statischen Befund ist der hohe Prozentsatz an Lymphozyten charakteristisch als äußeres Zeichen einer Reparationsphase (Heilmeyer). Auf Adrenalin und Luftfüllung kommt es wohl zur Leukozytose, aber nur in der Hälfte der Fälle zu einer typischen Linksverschiebung. Der zentrale Reiz auf das Knochenmark, der die myeloische Reaktion auslöst, fehlt sonach bei der Hälfte der Fälle. Es ist dies eine analoge Areflexie wie das Nichtansprechen des Blutzuckerspiegels auf Insulin. Selbstverständlich hat die mangelhafte myeloische Reaktion in der Abwehrphase einer Infektion oder Intoxikation eine schwerwiegende biologische Bedeutung. Die verminderte Resistenz des Hirnverletzten gegen Infekte aller Art findet teilweise sicher darin ihre Erklärung.

Die von uns untersuchten vegetativen Regulationen nach Hirnverletzungen zeigen einen Funktionswandel in der Form, daß die Schwelle, die zum Ingangkommen einer Reaktion notwendig ist, verschoben ist. Nach Läsionen des Zwischenhirns fehlt die steuernde Wirkung der peripheren vegetativen Reflexe. Das Resultat ist eine Unordnung der normalen Abläufe, die im Vergleich zum motorischen Geschehen als Koordinationsstörungen imponieren und daher als *vegetative Ataxie* bezeichnet wurden. Symptome dieser Unordnung sind, daß die verschiedenen Zentren auf Pharmaka nicht gleichsinnig reagieren. So wie die Reaktion auf vegetative Wirkstoffe nach Hirnverletzungen nicht einheitlich ist, so wenig einheitlich ist die gesamte vegetative Grundstimmung. Eine reine Verschiebung nach der sympathischen oder parasympathischen Seite als generalisierte Reaktion der vegetativen Erregungslage, treffen wir bei Hirnverletzten selten (außer kurz nach der Verletzung). Stets lassen sich z. B. im Wasser- und Kohlehydratstoffwechsel Symptome einer parasympathischen Grundstimmung aufzeigen, während Grundumsatz und Mineralstoffwechsel eine sympathikotone Reaktionslage aufweisen. Dadurch, daß das vegetative System keine gleichsinnige Reaktionslage aufweist, kommt es zu einer Unordnung im Körperhaushalt, als dessen Folge dann eine insuffiziente Leistung der Umwelt gegenüber entsteht, über die fast alle Hirnverletzten klagen. Das vegetative System eines Hirnverletzten ist mit einem Seitengalvanometer zu vergleichen, das nicht mehr auf alle feinsten Stromschwankungen reagiert, sondern nur bei starken Stromstößen einen Ausschlag zeigt, dann aber lange nicht zur Ruhe kommt. Das vegetative System unterliegt im Ablauf der Zeit den gleichen rhythmischen Schwankungen wie die belebte Natur. Als objektivierbare Symptome treten uns diese Schwankungen im Sommer und Winter, Tag und Nacht, Assimilation und Dissimilation entgegen. Dieser Rhythmus des Lebens läßt sich, wie FORSGRENS gezeigt hat, bis in die einzelne Zelle verfolgen. Dieser rhythmische Wechsel von Assimilation und Dissimilation von Schlaf und Wachen, Ruhe und Arbeit, parasympathischem und sympathischem System, von trophotropem und ergotropem Arbeitsgang, bietet erst die Gewähr einer harmonischen Steuerung sämtlicher Lebensvorgänge. Dieser Rhythmus zeigt beim Hirnverletzten einen Funktionswandel. Die Harmonie des täglichen Wechsels ist in Unordnung geraten. Die Verschiebung des vegetativen Schemas nach HOFF ergibt keinen einheitlichen Akkord, sondern schon die Belastung des täglichen Lebens löst eine diskordante Reaktion aus. Viel stärker tritt die Insuffizienz noch in Erscheinung, wenn dem Organismus eine Belastung zugemutet wird. Allen Belastungen des vegetativen Systems steht nach Hirnverletzungen ein recht mangelhafter Kompensationsmechanismus zur Verfügung. Die Belastungen durch die klimatischen Schwankungen, durch körperliche oder geistige Arbeit lösen beim Hirnverletzten eine Dekompensation des vegetativen Apparates aus, die nur schwer wieder ausgeglichen werden kann und daher eine schwere Leistungsverminderung oder zumindest eine schwere Beeinträchtigung des subjektiven Wohlbefindens nach sich zieht. Daß dies fast für alle Belastungen des vegetativen Systems zutrifft, zeigte SACK, der bei 200 Fällen von Commotio cerebri in der Unterdruckkammer eine reduzierte Toleranz der Höhenfestigkeit gefunden hat. Die Folge dieser Diskordanz der vegetativen Regulationen ist eine Insuffizienz in der Bewältigung der täglichen Aufgaben. Ein Organismus, der nicht einmal den Belastungen des Klimas und der seelischen Infekte gewachsen ist, zeigt bei körperlicher und geistiger Arbeit noch schwerere Insuffizienzerscheinungen. Am massivsten treten natürlich die Störungen der vegetativen Regulationen bei Infektionen und Intoxikationen zutage, wo nur ein koordiniert reagierender Apparat die Gefahren beseitigen kann. Die klinische Folge dieser Unordnung oder Diskordanz oder der vegetativen Ataxie sind die Symptome, über die die Hirnverletzten im allgemeinen und die Stammhirnverletzten im besonderen klagen. Die Kopfschmerzen, der Schwindel, die Apathie, die Schlafstörungen, die Arbeitsunlust sind Symptome dieses vegetativen Funktionswandels. Das Gehirn als Ganzes stellt im Verhältnis zu den vegetativen Zentren im Zwischenhirn genau so ein peripheres Organ dar, wie etwa die Leber oder die Niere. Bei den zentralen vegetativen Regulationsstörungen leidet daher auch die cerebrale Funktion. Infolge der hohen Differenziertheit der Gehirnfunktion leidet die Leistungsfähigkeit natürlich wesentlich mehr als in einem anderen Organ. Es gibt aber auch Hirnverletzte, die wenig oder gar nicht klagen, so wie es auch solche gibt, deren psychisches und körperliches Leistungsniveau über dem Durchschnitt liegt. Bei allen Stammhirnverletzten ist aber je nach der Schwere der Läsion die vegetative Ataxie ein zwangsläufiges Symptom. Die im Teil der klinischen Fälle angeführten Patienten weisen alle eine sehr lange Bewußtlosigkeit auf, als Zeichen einer massiven Stammhirnläsion. Aus der klinischen Erfahrung wissen wir anderseits, daß gerade die Traumen, die die Schädelkapsel nicht zerstören, schwere vegetative Beschwerden zur Folge haben. Wie im Kapitel über den Mechanismus der Verletzungen ausgeführt wurde, wird die Energie, die den Schädel trifft, in Strahlungskomponenten zerlegt, die sich nach allen Richtungen in Form potentieller Energie fortpflanzen. An Stellen, wo die physikalische Beschaffenheit der leitenden Medien stark different ist, kommt es zum Freiwerden dieser potentiellen in kinetische Energie und als Folge davon zur Substanzschädigung. Solche Stellen differenter physikalischer Medien sind im Gehirn vor allem die Trennungsflächen, Gehirn-Liquorflüssigkeit, Gehirnsubstanz-Blutgefäße, Markstrahlung-Ganglienzellenhaufen. Das Zwischenhirn liegt nun für die normalen Erschütterungen des Lebens wohl geborgen zwischen den zwei Flüssigkeitsmassen des III. Ventrikels und der basalen Zisternen, die bei langsamen Druckschwankungen und Erschütterungen eine Verletzung verhindern. Bei den Maximalerschütterungen einer Schußverletzung des Gehirns oder eines schweren Schädeltraumas wirkt sich die doppelte Einbettung in Flüssigkeit deletär aus. Denn an beiden Grenzflächen kommt es zur Entfaltung der gesamten Energie, die scheinbar an diesem Punkt des Gehirns von allen Seiten reflektiert wird. Die Schädigungen, die rein substanziell dort gesetzt werden, sind in kleinen Veränderungen der Zellenmembran, etwa eine seröse Exsudation im Sinne EPPINGERS oder eine thixotrope Veränderung (HALLERVORDEN) als erstes Stadium der reduzierten Funktion und im stärksten Fall massive Blutungen und Zerstörungen (VOSS, SPATZ). Die Schädigung der Zellen bei der traumatisch bedingten serösen Exsudation ist an sich rückbildungsfähig, da aber der gesamte vegetative Apparat selten mit Schongang arbeitet, dauert es eine entsprechende Zeit.

Die Hirnverletzung bewirkt demnach in der Mehrzahl der Fälle eine mehr oder minder ausgeprägte traumatische Schädigung der vegetativen Zentren, die zu einer Schwellenverschiebung führt. Dieser vegetative Funktionswandel führt primär zu einer vegetativen Ataxie als Ausdruck einer Koordinationsstörung der verschiedenen vegetativen Regulationen und sekundär wird durch diese Insuffizienz die Senkung des gesamten psychischen, intellektuellen und körperlichen Leistungsniveaus verursacht. Die Beschwerden und Fehlleistungen des Hirnverletzten lassen sich alle auf einen gemeinsamen Nenner, der Diskordanz der Tiefenperson (F. KRAUS), bringen. Von diesem Gesichtspunkt der zentral vegetativ gestörten Funktion aus läßt sich ein Verständnis für alle subjektiven und objektiven Fehlleistungen des Hirnverletzten erbringen. Der Kern der Persönlichkeitsveränderung nach Hirnverletzungen liegt in der gewandelten Funktion des vegetativen Systems.

Therapie.

Das Grundsätzliche zur Behandlung läßt sich in wenigen Worten sagen. Da die Ausfallserscheinungen vor allem bei Belastungen jeglicher Art zutage treten, ist die Einteilung des vegetativen Lebens so zu organisieren, daß der

Ablauf der Regulationen möglichst wenig Belastungen ausgesetzt wird. Das heißt man muß den vegetativen Apparat mit *Schongang* arbeiten lassen. Klimatisch sind z. B. Orte mit möglichst geringen Wetterschwankungen zu wählen. Dem Organismus darf weder ein Übermaß an körperlicher noch geistiger Arbeit zugemutet werden. Auch die Diät hat sich diesem Gesichtspunkt anzupassen und soll reizlos, vor allem kochsalzarm, eingestellt werden. Hat man auf diese Art den Organismus des Hirnverletzten längere Zeit mit minimalsten Energieaufwand arbeiten lassen, ist es zweckmäßig, ihn allmählich an kleine Belastungen zu gewöhnen. Eine Maßnahme, die wir schon bei der Behandlung der traumatischen Epilepsie als *vegetatives Training* erwähnt haben. Es beruht darauf, durch mäßigen Sport und Arbeitstherapie die vegetativen Funktionen zu einer regelmäßigen Arbeitsweise zu erziehen. Die mäßige körperliche und geistige Arbeit erzwingt eine adäquate vegetative Funktion. Hierher gehören auch die verschiedenen Anwendungen der Hydrotherapie, wo auf dem Weg der viszerosensiblen Reflexe eine Regulierung induziert wird. Eine Abstinenz von Alkohol und Nikotin soll dabei angestrebt werden, da diese Mittel eine Belastung für das vegetative System darstellen. Die dritte Möglichkeit der Beeinflussung der vegetativen Funktionen beruht darauf, den Organismus mit Gewalt zu einer gleichsinnigen sympathikotonen oder parasympathikotonen Reaktion zu zwingen. Als eine solche Möglichkeit hat sich uns die Luftfüllung erwiesen. Bei völlig darniederliegender Abwehrkraft und Versagen der vegetativen Regulationen, z. B. beim Fleckfieber, kann dadurch eine einheitliche vegetative Reaktion erzwungen werden. Wir sahen nach Luftfüllungen einen Anstieg des Blutdruckes und eine Belebung der Herz- und Kreislauftätigkeit, die durch kein Medikament zu erzielen war. Man kann also die Luftfüllung oder Fieberkurven als Drastikum in schwer darniederliegenden Fällen von vegetativer Erschöpfung wählen, um durch einen maximalen Reiz die vegetativen Mechanismen wieder in Gang zu bringen. Von medikamentöser Therapie haben wir keine besonderen Erfolge gesehen. Weder Bellergal noch Brom oder Tinct. valeriana bringen auf die Dauer eine harmonische Regulation zustande. Bedingte Erfolge kann man erzielen, wenn man versucht, die irritierte vegetative Funktionslage durch antagonistisch wirkende Pharmaka zu kompensieren. Schlagwortartig lassen sich die Möglichkeiten einer Therapie der vegetativen Regulationsstörungen in drei Punkten zusammenfassen:

1. Vegetativer Schongang (vegetatives Leben ohne Belastung);
2. vegetatives Training (leichte Belastung mit geistiger und körperlicher Arbeit);
3. vegetativer Schock (Maximalreiz für die vegetativen Zentren).

Literatur.

Arneth: Die qualitative Blutlehre. 1920.
Aschner: Pflügers Arch. **146** (1912).
Auersperg: Dtsch. J. Nervenhk. **1943**.
Bartoletti: Zit. nach L. R. Müller, Lebensnerven.
Bauer, J.: Innere Sekretion. Berlin: Springer-Verlag, 1927.
Bayley-Bremer: Arch. int. Med. (Am.) **28**, 773 (1921).
Beattie: Canad. med. Assoc. J. **26** (1932).
Bergmann v.: Das vegetative Nervensystem und seine Störungen. Hdb. inn. Med., Bd. 5.
Bertolais: Zit. nach Gagel, Hdg. Neurol., Bd. 5.
Birkmayer: Wien. med. Wschr. **1943**, Nr. 24/25; **1944**, Nr. 1/2.
— Nervenarzt, **1949**, H. 3/4.
— Wien. med. Wschr. **1947**, Nr. 27/28.

BIRKMAYER: Wien. med. Wschr. **1949**, H. 4.
— Psychiatr.-neur. Wschr. **1944**.
— R ssegna di Neurologia vegetativa. H. 3/1950.
— -HUBER: ZIMMER, Wehrmedizin. Wien: F. Deuticke, 1943.
— -SILBERPFENNIG: Arch. Psych. (D.) **108**, H. 1/2.
BOGAERT: C. r. Soc. Biol. **97**, 751 (1927).
BOURQUIN, H.: Amer. J. Physiol. **83** (1927).
BROSIG, W.: Referat der wehrneur. Sitzung. Wien, 1943.
CAMUS-GOURNAY: C. r. Acad. Sci. **177** (1933).
CANNON: Erg. Physiol. **27** (1928).
CRINIS, DE: Das vegetative System. Leipzig: O. Thieme, 1943.
CUSHING: Arch. int. Med. (Am.) **51**, 487 (1933).
EBERLE E: Ärztl. Wschr. **3**, 679.
EIERMANN H.: Lngenbecks Arch. **261**.
EPPINGER: Vortrag der Wien. med. Ges. 1945.
— -HESS: Die Vagotonie. Berlin: A. Hirschwald, 1910.
— — -PÖTZL: Wien. klin. Wschr. **1910, 1931**.
FALTA: Erkrankung der Blutdrüsen. Berlin, 1913.
FOERSTER, O.: Z. Neur. **149** (1933).
FORSGRENS: Zit. nach FICKER-DE RUDDER, FÖHN, BECKER-ERLER, 1942.
FRANK, E.: Pathologie des vegetativen Systems. Hdb. d. Neur., Bd. 6, 1936.
FREUND: Arch. exper. Path. (D.) **72** (1913).
FROWEIN, R., HARRER G.: Kli. Wo. 1948, H. 5/6,
— med. Klin. **13** (1948).
— dtsch. Z. f. Nervenheilk. **162** (1950).
— Arch. Psych.-Z. Neur. **184** (1950).
— Allg. Z. Psych. **124** (1949).
FUCHS, A.: Z. Neur. **113**, H. 1—3.
GAGEL: Symptomatologie des Hypothalamus. Hdb. d. Neur., Bd. 5., 1936.
— -MAHONEY: Z. Neur. **148** (1933).
GAMPER: Z. Neur. **102**, 104 (1926).
GREGOR: Zit. nach L. R. MÜLLER, Lebensnerven.
GREVING: Klin. Wschr. **1928**, 735.
— Hdb. der mikroskop. Anatomie, Bd. 4.
— In: Lebensnerven, v. L. R. MÜLLER.
HANSEN: Die Allergie.
HEILMEYER: Lehrbuch der speziellen pathologischen Physiologie. Jena: G. Fischer, 1942.
HESS, W. R.: Das Zwischenhirn und die Regulierung des Kreislaufes. Leipzig: G. Thieme, 1938.
— Die funktionelle Organisation des vegetativen Nervensystems. Basel, 1948.
— Die Regulierung des Blutkreislaufes. Leipzig, 1930.
HOFF, F.: Lehrbuch der speziellen pathologischen Physiologie. Jena: G. Fischer, 1942.
— Erg. inn. Med. **33** (1928).
— -LINDHARDT: Z. exper. Med. **63** (1928).
HOFF H., WERMER: Klin. Wschr. **1927** II, 1180.
HARRER, G. und LOIBL, K.: Wien. med. Wschr. **1948**, Nr. 37/38.
ISENSCHMIED-KREHL: Arch. exper. Path. (D.) **70**, 109 (1912).
JANSSEN: Arch. exper. Path. (D.) **107** (1925).
JESSERER: Dtsch. Arch. klin. Med. **191** (1943).
KARPLUS-KREIDL: Pflügers Arch. **215**, 667 (1926).
— Verh. dtsch. Nervenärzte, 1928.
KELLER: Virchows Arch. **257** (1925).
KRAUS-ZONDEK: Klin. Wschr. II, 1793, **1922**.
KRÖTZ: Hdb. der normalen und pathol. Physiologie. Bd. 16, 1931.
KROGH, A.: Anatomie und Physiologie der Kapillaren. Berlin: J. Springer, 1929.
LANGLEY: Das autonome Nervensystem. Berlin: Springer-Verlag, 1922.
LAUDA: Wien. Klin. Wschr. **1934**, Nr. 43.

LESCHKE: Erkrankungen des vegetativen Nervensystems. Leipzig: C. Kubitsch, 1931.
— Z. exper. Med. **87** (1933).
— Zbl. Neur. **37**, H. 5/6.
LESCHKE-SCHNEIDER: Z. exper. Path. u. Ther. **107** (1925).
LEWIS: Die Blutgefäße der Haut. Berlin: S. Karger, 1928.
LUND, A.: Acta psychiatr. (Dän.) **18** (1943).
MEIER, A.-SYNEK, B.: Arch. Kinderhk. **192** (1949).
MÜLLER, L. R.: Die Lebensnerven. Berlin: Springer-Verlag, 1927.
NAITO: Arb. neur. Inst. Wien. Univ. **25** (1924).
NITESCU-URECHIA: Bull. Acad. Méd., Paris **93** (1925).
OBERDISSE, K.: Dtsch. Z. f. Nervenheilk. **162** (1950).
PENFIELD: Zit. nach GAGEL, Hdb. der Neurologie, Bd. 5.
PERITZ: Neue deutsche Klinik, Bd. 11 (1933).
PETTE: Dtsch. Z. Nervenhk. **76**, 22 (1923).
PÖTZL: Wien. med. Wschr. **1938**.
RAAB, W.: Klin. Wschr. **1934**.
— Z. exper. Med. **53** (1926).
SACK, H.: Klin. Wschr. **1944**, Nr. 27—30.
SATO: Zit. nach E. FRANK, Hdb. der Neurologie, Bd. 6.
SCHILLING: Das Blutbild und seine klinische Verwertung. Jena: G. Fischer, 1926.
SCHÖNBRUNNER, E.: Wr. med. Wschr. Nr. 162 (1948).
SPATZ: Physiol. und Pathologie der Stammganglien. Hdb. d. norm. und path. Physiol., Bd. 10, 1927.
STERTZ: Arch. Psychiatr. (D.) 88 (1929).
STURM, A.: Klin. Wschr. **114** (1944).
— Ärztl. Wschr. **353** (1948).
— Med. Klin. Nr. 1/2 (1949).
TEUFEL: Zit. nach DE CRINIS, Das vegetative System. Leipzig: G. Thieme, 1943.
TOENISSEN, E.: Erg. inn. Med. **23**.
TÖNNIS, W.: Nervenarzt **19** (1948).
TRENDELENBURG: Die Hormone. 1934.
WALLER: Münch. med. Wschr. **1923**, 699.
WAIZSÄCKER v.: Der Gestaltkreis. Leipzig: G. Thieme, 1940.
— Referat auf der Ischler Tagung der Hirnverletzten-Lazarette, 1944.
WANKE, R.: Pathol. Physiologie der frischen, geschlossenen Hirnverletzung, G. Thieme, 1948.
WETZLER: Pflügers Arch. **244** (1940).
WILDER: Klin. Wschr. **137** (1931).
— Z. Neur. **1937** (1931).
— Wr. Klin.Wschr. **1360** (1936).
WINKLER, W.: Z. klin. Med. **122**, H. 3/4 (1932).
— Wien. Arch. inn. Med., **32** (1938).
VEIL-STURM: Die Pathologie des Stammhirns. Jena: G. Fischer, 1942.
ZONDEK: Die Elektrolyte. Berlin: Springer-Verlag, 1927.

Siebentes Kapitel.

Die geistige Leistungsfähigkeit des Hirnverletzten.

Der Funktionswandel der geistigen Leistung nach Hirnverletzungen ist so imposant, daß er nicht nur den klinischen Beobachtern auffiel, sondern auch vom Laien im normalen täglichen Leben bemerkt wurde. Das hat in unseren Gegenden zur Bezeichnung „Kopfschüßler“ geführt, worunter ein Mensch mit verlangsamter und erschwerter Auffassung verstanden wird. Die veränderte geistige Leistungsfähigkeit nach Hirnverletzungen wurde denn auch übereinstimmend von allen Untersuchern im ersten Weltkrieg festgestellt und vielfachen Analysen unterzogen (ASCHAFFENBURG, GOLDSTEIN, BUSCH, ISSERLIN,

PFEIFFER, v. ROHDEN, VOSS, POPPELREUTER u. v. a.). Ein genauer Befund über die verminderte geistige Leistungsfähigkeit ließe sich natürlich nur dann gewinnen, wenn man die Hirnverletzten auch vor ihrer Verwundung mit den gleichen Methoden untersucht hätte. Da dies praktisch unmöglich ist, bleibt nur der Weg, die an Hirnverletzten gewonnenen Ergebnisse mit denen normaler Versuchspersonen der gleichen Vorbildung zu vergleichen. Dieser Vergleich wird um so überzeugendere Ergebnisse zutage fördern, je größer die Zahl der Untersuchten ist und je weiter außerhalb der statistischen Streuungsbreite die Ergebnisse liegen. Wenn man bei der biologischen Forschung zur Methode der Statistik greift, muß man sich auch an ihre Gesetze halten. Wenn dies bei allen Untersuchungen im ersten Weltkrieg geschehen wäre, würde man mit größerer Vorsicht Ergebnisse, die man etwa an zehn Stirnhirnverletzten gefunden hat, verallgemeinert haben. Als gesichert können wir nur Befunde werten, die an einer genügenden Zahl von Untersuchten Abweichungen vom Normalen ergeben, die außerhalb der statistischen Fehlerbreite liegen.

Der zweite Weg, den Funktionswandel der Leistungsfähigkeit nach Hirnverletzungen zu erkennen, führt über die exakte Analyse des einzelnen Falles. Diese Methode haben alle namhaften Hirnpathologen verwendet. Das Lebenswerk KLEISTS fußt auf einer Zusammenfassung zahlloser Einzelanalysen. So bestechend die Ergebnisse einer solchen Einzelanalyse sind und so notwendig es immer sein wird, diese Methode zur Erforschung differenzierter Ausfallserscheinungen beizubehalten, müssen wir uns doch vor Augen halten, daß die Verallgemeinerung solcher an einzelnen Fällen gefundenen Ergebnisse Fehler nach sich ziehen muß. Wir verfolgten daher bei der Bearbeitung unseres Krankenguts beide Wege. Die Analyse des Einzelfalles bei besonders differenzierten Funktionsausfällen und daneben große Reihenuntersuchungen von Hirnverletzten. Die in der vorliegenden Zusammenstellung mitgeteilten Befunde wurden im psychologischen Laboratorium unseres Lazarettes von Doz. Dr. L. BOLTERAUER und Dr. E. GLASER an über 1000 Hirnverletzten erhoben. Psychologische Methoden zur Untersuchung der Merkfähigkeit des Gedächtnisses, der Aufmerksamkeit und der Konzentrationsfähigkeit wurden im ersten Weltkrieg allgemein verwendet (POPPELREUTER, GOLDSTEIN, PFEIFFER u. v. a.). Im jetzigen Krieg war die Stellungnahme eine geteilte. WAIZSÄCKER lehnt die psychologischen Untersuchungsmethoden ab. Es bestand vorübergehend sogar ein Verbot, Psychologen an Lazaretten zu beschäftigen. Auf der anderen Seite standen in vielen Speziallazaretten psychologische Laboratorien in Gebrauch. Die Ursache dieser geteilten Einstellung scheint mir darin zu liegen, daß die Psychologen versuchten, aus ihren Befunden Schlüsse zu ziehen, die der praktischen Erprobung nicht standhalten konnten. Abgesehen davon glauben wir, daß bei der Analyse geistiger Defekte die psychologischen Methoden feinere Befunde zu liefern imstande sind, da ihr viele Untersuchungsmöglichkeiten zur Verfügung stehen, die in der normalen psychiatrischen Klinik bis jetzt nicht gebräuchlich waren. Sie fischt, wie sich AUERSPERG einmal ausgedrückt hat, mit einem feineren Netz. So wie sich der Kliniker zur genauen Strukturanalyse der anatomischen Verhältnisse des histologischen Laboratoriums bedient, wird er zur exakteren Erfassung einer geistig-seelischen Abnormität psychologische Methoden heranziehen müssen. Damit ist schon gesagt, daß die Entscheidung zu eingreifenden Handlungen, wie Einleitung einer Therapie oder Berufsberatung, dem Kliniker als oberster und übersehendster Instanz vorbehalten ist. So wie heute für eine moderne psychiatrisch-neurologische Klinik ein histologisches und chemisches Laboratorium eine Notwendigkeit darstellt, wird in Bälde auch ein psychologisches Laboratorium zur Selbstverständlichkeit gehören.

Methode.

Die Untersuchungen wurden fast alle zu einem Zeitpunkt vorgenommen, wo der Hirnverletzte aus dem Lazarett zu einem Arbeitserprobungsversuch geschickt werden sollte oder, falls nach Ansicht des Arztes ein Weiterarbeiten im alten Beruf unmöglich schien, eine Berufsberatung angesetzt war. Die Heilbehandlung war bei diesen Patienten im wesentlichen abgeschlossen und die psychologische Untersuchung wurde im Stadium der Wiedereingliederung des Patienten in die soziale Gemeinschaft vorgenommen. Die Untersuchung dauerte im allgemeinen eine Woche, das zusammenfassende Urteil bildete neben den Berichten der Übungsleiter aus der Werkstätte, Schul- und Sportbetrieb die Unterlage für den Berufsvorschlag des Arztes. Der Einbau der psychologischen Untersuchung in die Berufsberatung, die von allen Patienten als zweckmäßig empfunden wurde, brachte es mit sich, daß sich alle bemühten, ihr Bestes zu geben, da sie dadurch Aussicht hatten, in einen sozial höherstehenden Beruf umgeschult zu werden. Der gute Wille war daher bei allen Patienten vorhanden, so daß die Fehlerquelle einer mangelnden Anteilnahme durch die Versuchspersonen wegfiel. In Tab. 34 sehen wir einen Befundbogen mit den wichtigsten Ergebnissen. Es wurde zunächst die mechanische Merkfähigkeit geprüft, indem den Patienten acht sinnlose Silben zweimal gezeigt wurden und sie unmittelbar nachher die gemerkten aufschreiben mußten. Danach wurden dem Patienten die Silben so oft gezeigt, bis er eine optimale Zahl aufschreiben konnte, die er sich gemerkt hatte. Der gleiche Vorgang wurde mit akustischen Silben wiederholt, nur wurden die Silben zweimal vorgesprochen. Weiters wurden acht sinnlose Figuren zweimal gezeigt, die der Patient unmittelbar nachher aufzuzeichnen hatte. Nach 24 Stunden mußte er wieder die behaltenen Figuren aufzeichnen. Das gleiche wurde mit sieben Zahlen gemacht, die optisch zweimal gezeigt oder akustisch zweimal vorgesprochen wurden. Diese Proben dienten zur Befundung der mechanischen Merkfähigkeit und des Gedächtnisses.

Zur Prüfung des logischen Gedächtnisses wurde eine Meldung von vierzehn Sachverhalten zweimal vorgelesen, die unmittelbar nachher und nach 24 Stunden schriftlich wiedergegeben werden mußte. Bei diesen Untersuchungen war die Aufmerksamkeit und Konzentration der Versuchspersonen bewußt auf die Aufgabe gelenkt. Im Verlaufe der gesamten Untersuchungen wurde dann auch eine Fabel mit vierzehn Sachverhalten erzählt, ohne daß die Patienten darauf aufmerksam gemacht wurden, sich diese Fabel zu merken. Nach 24 Stunden mußte dann die Fabel schriftlich reproduziert werden.

Neben diesen elementaren Funktionen der Intelligenz (BLEULER, V. KUENBURG) wurden dann komplexere Denkleistungen untersucht. Zur sprachgebundenen Intelligenz: Es wurden sechs Sprichwörter schriftlich dargeboten, die schriftlich gedeutet werden mußten, ferner der sogenannte Analogietest, wo zwanzig Analogieverhältnisse (Rose = Pflanze, Löwe = ?) mit steigender Schwierigkeit schriftlich zu lösen waren. Während die Sprichworterklärung Aufschluß gibt über das Verständnis der symbolischen Sprache, gibt der Analogietest darüber Bescheid, ob der Patient Abstraktionen geistig bewältigen kann, in Begriffen zu denken vermag und logische Beziehungen zwischen sprachlich formulierten Begriffen herstellen kann. Der Denkvorgang ist dabei ein sukzessiver. Bei Lückentest „von Speise und Trank“ (Tab. 35) mußten Lücken des Textes sinngemäß ergänzt werden. Er erfordert schon höhere Denkleistungen. Er geht von einfachen kombinatorischen Zusammenhängen aus, verlangt dann Simultandeterminationen und schließlich wird das Ergänzen der Lücken des Textes nur möglich, wenn der ganze Sinn und zahlreiche Einzel-

Tabelle 34. Intelligenzuntersuchung.

Name: Artner Anton, Jg.
Alter: 20 Jahre, geboren am 3. VIII. 1924 in Wien.
Schulbildung: 8 Kl. Volksschule, 3 Kl. Berufsschule.
Bisheriger Beruf: Mechaniker in Wien.
Tag der Intelligenzuntersuchung: 24. I. bis 31. I. 1945.

Gedächtnis (Merkprobe):

	Unmittelbar behalten	Nach 7 Darbietungen erlernt	Nach 24 Stunden
Von 8 sinnlosen Silben akustisch	2, teilweise 3	7, teilweise 1	7, teilweise 1
„ 8 „ Figuren	4, „ 1		5, „ 1
„ 7 Zahlen optisch	6		6
„ 7 „ akustisch	7		2

Meldung: Von 14 Sachverhalten unmittelbar behalten: 10
(absichtliche Einprägung) nach 24 Stunden: 13
Fabel: Von 14 Sachverhalten nach 24 Stunden: 7
(unabsichtliche Einprägung).

Intelligenz:

Sprichwörter: Von 6 Sprichwörtern in 20 Minuten den Sinn von 3 Sprichwörtern richtig erfaßt.

Analogietest: Von 20 Begriffsverhältnissen in 15 Minuten 10 richtig zu Ende gedacht, 1 teilweise richtig.

Eingekleidete Rechenaufgaben: Von 11 Rechenaufgaben 7 gerechnet, davon 4 richtig gelöst.

Rechenaufgaben: Von 12 Rechenaufgaben 11 gerechnet, davon 6 richtig gelöst, 1 teilweise richtig.

Denksport: Von 4 Denksportaufgaben in 30 Minuten 1 richtig.

Lückentest: „Von Speise und Trank“: Von 81 Lücken des siebenteiligen Gesamttextes in 40 Minuten bis zum Abschnitt VI, L. 49 ergänzt 47 L., davon richtig 32 L. (39%).

Riegelbrett I: Übersieht zuerst Einkerbung, aber dann glatte Lösung (1,07 Min.). Zurück: 1,28 Min.

Aufmerksamkeit und geistige Ermüdung:

Arbeitskurve: Summe: 2417,
Fehler: 18 (0,7%),
Verbessert: 21 (0,8%),
Gipfellage: 18. Tlzt.

Bourdon-Testvergleich:
Sinnlose Buchstabenfolge in 3 Minuten 125 Treffer, 1 Fehler (0,8%).
Sinnvoller Text in 3 Minuten 114 Treffer, 7 Fehler (6,1%).
Trefferabfall: 8,8%. Fehlerzunahme: 5,3%.

Bildpostkarten:

„Gesunde deutsche Jugend“ (w. In sichrer Hut).
„Treue Kameradschaft“ (y. Kameraden).
„Pioniere beim Flußübersetzen“ (v. Der 10. Mai 1940).

Sehr kurze, einfache, aber sachlich zutreffende und sprachlich nicht ungewandte Beschreibung. Bildbeschreibung fiel ihm nach seiner Angabe am schwersten.

Beurteilung:

Vitalkräftige Natur von derber Persönlichkeitsstruktur. An sich willentlich zäh und arbeitswillig, braucht aber infolge seines neigungsgebundenen, nicht sehr beherrschten Wesens bei Arbeiten, die ihn wenig interessieren, straffe Führung. Durchschnittliche, schulisch nicht voll entfaltete Intelligenz. Gut durchschnittliche Merk- und Lernfähigkeit. Schulkenntnisse mittel. Ermüdung o. B.

Dr. Bolterauer.

Tabelle 35.

Name: ....

Von Speise und Trank.

1. „Essen und .... erhält den Leib" ist ein altes und sehr .... Sprichwort. Mit dem Bau unseres .... verhält es sich ähnlich wie mit dem .... eines Hauses. Man braucht zu einem Hausbau sehr verschiedene ....: Holz, Steine, Eisen, Lehm u. dgl. Alle diese Dinge müssen erst ihrer Bestimmung gemäß .... werden: das Holz zu Brettern und Balken, das Eisen zu Platten und Nägeln. Erst dann sind sie zur .... von Wänden, Türen, Fenstern, Öfen, Schlössern usw. zu gebrauchen. Ganz dasselbe ist der Fall mit dem Bau des menschlichen .... Es sind dazu ebenfalls verschiedene .... nötig, wie Wasser, Eiweiß, Fette, Salze, Kalk, Eisen usw. Diese Stoffe müssen erst innerhalb unseres .... in ihre Bestandteile zerlegt werden. Erst dann können sie zum .... der Knochen, Knorpel, Muskeln und Nerven dienen.

2. Wie bekannt, muß an jedem Gebäude fortwährend etwas .... werden, da es ja durch die Zeit und den Gebrauch .... wird. Natürlich muß man die beschädigten Teile mit dem Stoffe ...., aus dem sie gearbeitet waren. Ebenso verhält es sich mit unserem.............. Solange wir leben, nutzt sich dieser fortwährend in allen seinen .... ab und er kann nur dann .... bleiben, wenn das Abgenutzte immerfort wieder .... wird, die Knochen durch Leim und Kalk, die Nerven durch Eiweiß und Fett.

3. In einem Gebäude werden wir uns nur dann .... können, wenn in den Räumen eine angenehme .... herrscht. Wir heizen deshalb bei .... Wetter ein. Auch innerhalb unseres Körpers ist stets eine normale .... nötig, wenn er nicht .... werden soll. Um diese Wärme zu ...., heizen wir ebenfalls ein, und zwar mit ...., die dem Verbrennungsmaterial unserer Öfen in ihren Grundbestandteilen entsprechen. Diese Stoffe sind die Nahrungsmittel, die wir dem Körper als .... und Trank zuführen.

4. Das fortwährende Abnutzen unserer Körperteile und das immerwährende .... derselben nennt man den Stoffwechsel. Solange dieser vor sich geht, ... wir; hört er auf, dann .... wir; geht er schlecht vonstatten, dann sind wir .... Der Stoffwechsel wird durch das Blut besorgt. Aus dem Blute bauen sich alle .... unseres Körpers auf. Daher wird das Blut als .... des Lebens bezeichnet.

5. Wir bedürfen sehr .... Nahrungsmittel. Milch und Eier enthalten nun aber schon alle jene Stoffe, die für den Bestand unseres Körpers .... sind, und darum .... der Mensch auch von Milch und Eiern allein .... Alle übrigen Nahrungsmittel dagegen .... nur den einen oder anderen von den ...., die wir dem Körper zuführen müssen. Deshalb ist es am besten, wenn unsere Nahrung eine .... ist. Zu einem gesunden Leben bedürfen wir also der .... in den Nahrungsmitteln. Würden wir z. B. .... von magerem Fleisch, von Käse oder Eiweiß leben wollen, so müßten wir ebenso ...., als wenn unsere Nahrung bloß aus Fett, Butter oder Eidotter bestände. Ebenso können aber auch alle Speisen, die hauptsächlich .... enthalten, besonders das ...., auf die Dauer nur dann als wertvoll gelten, wenn in ihnen .... dem Mehl auch noch eiweißhaltige Stoffe vorhanden sind. Da nun die Kleie viel Eiweiß enthält, so ist Kleienbrot viel .... als das gewöhnliche .... ohne Kleie.

6. Der Körper .... neben der .... Nahrung auch noch .... Diese sollen die .... Bestandteile des Körpers, vor allem des Blutes, ..., die fortwährend durch Haut und Nieren ausgeschieden werden. Außerdem führen aber auch die .... Nahrungsstoffe in sich, die zum .... der .... Körperbestandteile .... können. Obgleich es sehr viele genießbare .... gibt, sind .... zwei für den .... von .... Bedürfnis: Wasser und Milch.

7. Jedoch nicht .... durch die richtige .... der Speisen ist eine erfolgreiche Ernährung .... Vielfach .... auch eine einwandfreie Nahrung allein ...., ... bei manchen Menschen die Art und Weise wie sie .... unvorteilhaft ist. In solchen Fällen werden die ...., besonders die ganz ...., nicht hinreichend .... Wenn dies der Fall ist, wird nicht nur das .... in seinem .... für den .... vermindert, sondern es besteht auch die ...., daß der .... ganz oder teilweise auf die Dauer .... wird.

Wir können also zusammenfassend sagen, daß es zu erfolgreicher .... sowohl einer richtigen .... von .... und .... als auch einer einwandfreien .... bedarf.

heiten dem Untersuchten gegenwärtig sind. Die höchste Anforderung an das produktive Denken stellte die nächste Aufgabe, die sogenannten „Denksportaufgaben". Als Beispiel sei bloß eine Aufgabe angeführt: Ein Wolf, eine Ziege und ein Kohl müssen in einem Boot, das jeweils nur ein Ding faßt, über einen Fluß gebracht werden, ohne daß der Wolf die Ziege oder die Ziege den Kohl fressen kann. Die Lösung besteht bekanntlich darin, daß man zunächst mit der Ziege über den Fluß fährt, beim zweiten Mal den Wolf hinüberführt und die Ziege wieder zurücknimmt, beim dritten Mal den Kohl hinüberführt und beim letzten Mal die Ziege. Hiezu ist schon die Fähigkeit notwendig, einen komplizierten Zusammenhang zu überblicken, das Wesentliche zu erfassen und durch einen produktiven Einfall die Lösung zu finden. Weiters wurden zwölf Rechenaufgaben mit steigender Schwierigkeit gegeben und elf Rechenaufgaben, die in Textform eingekleidet waren. Die bisherigen Aufgaben wurden schriftlich gegeben und mußten schriftlich gelöst werden. Die erhaltenen Befunde gaben über die sprachlich gebundene Intelligenz Aufschluß.

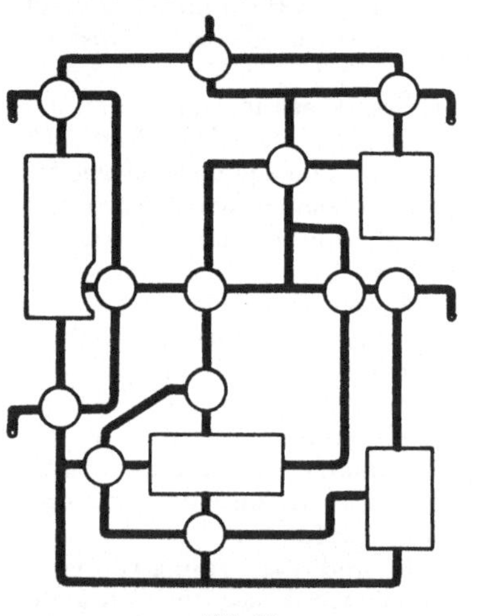

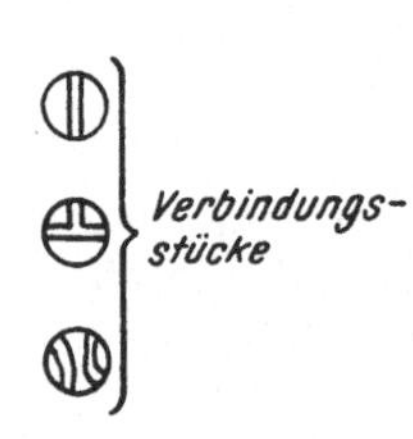

Abb. 32.

Es war nun auch erforderlich, Tests zu verwenden, die über die sprachunabhängige Denkleistung (praktische Intelligenz KÖHLERS) Aufschluß gaben. Wir verwendeten hiezu den sogenannten Leitungstest (Abb. 32) und das Riegelbrett von HEIDER (Abb. 33). Der Leitungstest stellte eine aufgezeichnete Rohrleitung dar, in der einige Apparate eingebaut gedacht sind. Die Aufgabe besteht darin, mit Hilfe verschieden geformter Verbindungsstücke bestimmte Leitungen herzustellen. Beim Leitungstest I wurde eine leicht zu bauende Leitung gefordert, die nur eine sukzessive Weiterführung verlangte und bloß an einer Stelle an das Vorstellungsvermögen einige Anforderungen stellte. Der Leitungstest II war eine schwerere Aufgabe, wobei ein komplizierter Zusammenhang überblickt und kombinierend bewältigt werden mußte. Diese zweite Aufgabe gehört im praktisch-technischen Denken etwa derselben Stufe an wie der Lückentest im sprachlich-begrifflichen Denken. Beim Riegelbrett wurde die Aufgabe gestellt, aus einer Reihe von ineinander gepaßten Holzstücken (gerade, winkelig und

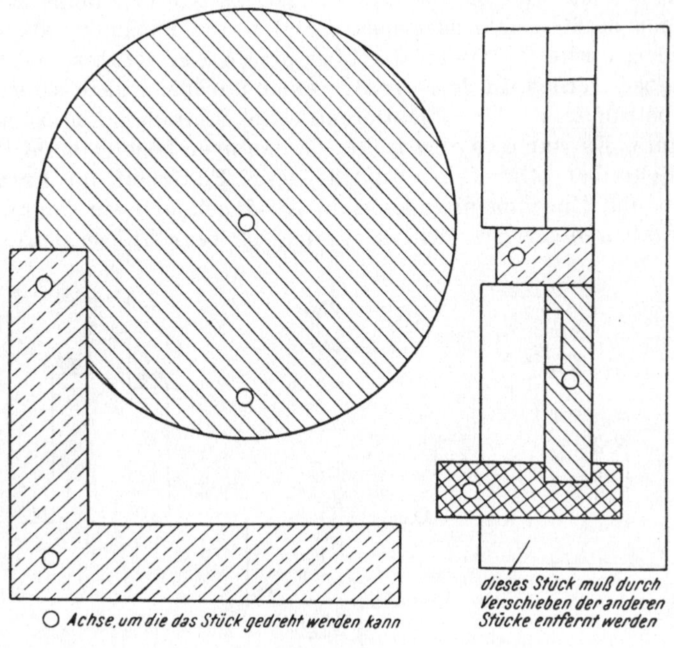

Abb. 33.

rund) ein Holzstückchen herauszunehmen. Der Weg hiezu ist folgender: Man muß zuerst begriffen haben, wie die Stücke ineinander verkeilt sind und dann in einem bestimmten Arbeitsvorgang alle Hemmnisse beseitigen. Die Schwierigkeit ist etwa der des Leitungstest I gleich, er erfordert aber weniger abstrakte Vorstellungskraft und ermöglicht manuelles Probieren.

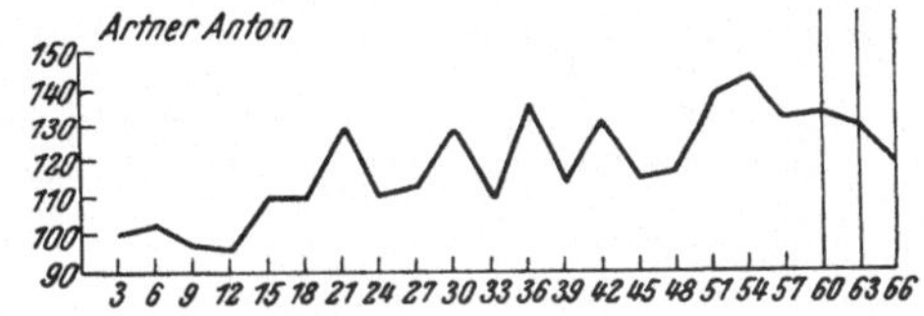

Abb. 34.

Zur Beurteilung der Aufmerksamkeit und geistigen Ermüdung wurde ein einstündiges Rechnen mit dem KRÄPPELIN-PAULIschen Rechenbogen ausgeführt (ähnlich wie bei BUSCH, LANGELÜDDECKE u. v. a.). Die Anordnung bestand bei uns darin, eine Stunde hindurch je zwei einstellige Zahlen zu addieren, alle drei Minuten wurde auf dem Rechenbogen ein Zeichen vermerkt, das das Ablesen der Anzahl der Additionen in dieser Teilzeit ermöglichte. Die Ergebnisse für zwanzig Teilzeiten wurden dann in einer Kurve, der sogenannten *Arbeitskurve*, sichtbar gemacht (Abb. 34). Es wurden die Summe der Additionen, die Zahl der Fehler, die Verbesserungen und der Gipfelpunkt der Leistung registriert. Den Gipfelpunkt der Leistung stellt die größte Summe der in einer Teilzeit gerechneten Additionen dar. Normal liegt er um die 15. Teilzeit.

Ferner wurde der BOURDON-Test, bei dem bekanntlich aus einer sinnlosen Buchstabenreihe bestimmte Buchstaben durchgestrichen werden müssen, verwendet. Es wurden Quantität und Qualität der Durchstreichleistung vor und nach einer einstündigen Rechenarbeit verglichen. Es wurden die Treffer und die Fehler registriert. Schließlich wurde auch ein Vergleich der Durchstreichleistungen an einer sinnlosen Buchstabenreihe und an einem sinnvollen Text vorgenommen. Zum Schluß wurde noch ein Test des sprachgebundenen Denkbereiches verwendet. Der *Bildpostkartentest.* Aus einer Reihe von zwanzig Bildpostkarten mußten eine oder mehrere, die vom Patienten als schön empfunden wurden, ausgewählt werden. Über eine dieser Karten mußte ein Aufsatz geschrieben werden, in dem der Schreiber durchaus nach seinem Belieben schildernd, betrachtend oder reflektierend seine Stellungnahme zum Ausdruck bringen konnte. Es war dies eine mehr oder weniger freie geistige Produktion, in der der Schreiber seine Denkaktivität, seine Fähigkeit zur Erfassung von Sinngehalten und Zusammenhängen zum Ausdruck bringen konnte. Die Beurteilung ergab weniger Einblick in das logisch begriffliche Denken, wie auf

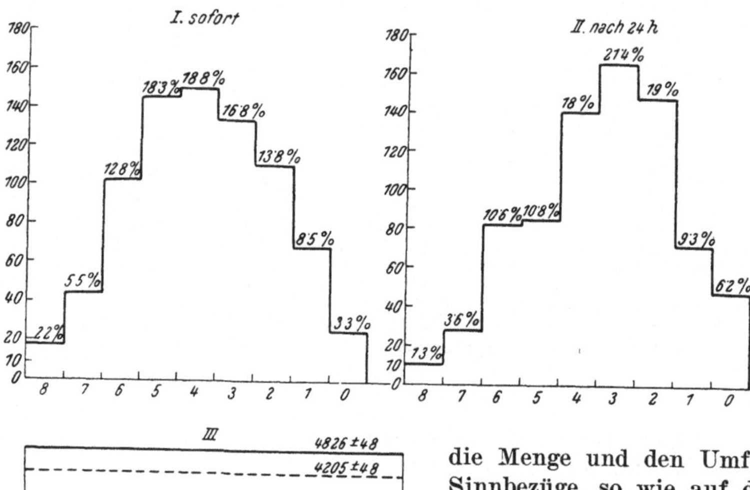

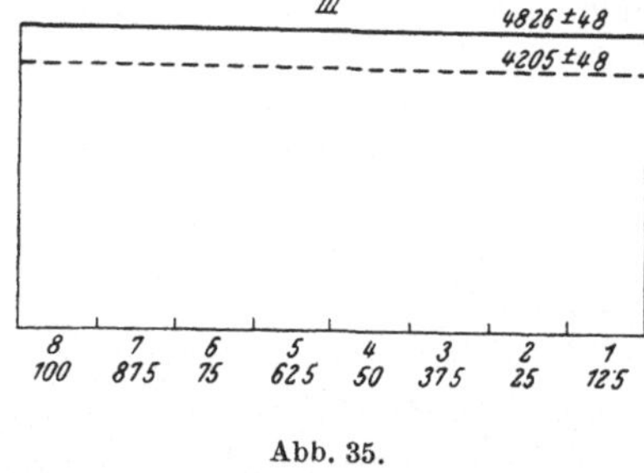

Abb. 35.

die Menge und den Umfang der Sinnbezüge, so wie auf das konkrete Erfassen und Bewältigen eines Sinnganzen.

Auswertung.

Die Erklärung erfolgt am besten an Hand eines praktischen Beispieles. Wir wählen die Merkfähigkeit für optisch dargebotene Figuren. Von den acht dargebotenen Figuren konnten 2,2% aller Untersuchten acht Figuren aufzeichnen. 5,5% sieben, 12,8% sechs Figuren, 18,3% fünf Figuren, 18,8% vier Figuren, 16,8% drei Figuren, 13,8% zwei Figuren, 8,5% eine Figur und 3,3% konnten keine einzige Figur aufzeichnen. Kurvenmäßig dargestellt ist dies in Abb. 69 zu sehen. Auf der Abszisse sind die Zahlen der gemerkten Figuren von 8 bis 0 aufgetragen, auf der Ordinate die absoluten Zahlen der untersuchten Patienten. Da nicht bei allen Versuchspersonen alle Testreihen durchgemacht wurden, kommt nicht bei jedem Test eine Summe von 1000 Versuchspersonen heraus. Um Vergleichswerte zu haben, mußten daher die Prozentsätze ausgerechnet werden. Diese sind für die Merkleistung an optischen Figuren in Abb. 35 zu ersehen. Die Verteilung erfolgt grob nach der GAUSSschen Wahrscheinlichkeitskurve. Die Leistung des Gedächtnisses zeigt die zweite Kurve der Abb. 35, wo die Leistungen 24 Stunden nach der ersten Darbietung festgehalten sind. Wenn man die beiden Kurven vergleicht, fällt sofort auf, daß unmittelbar nach der Darbietung 2,2% acht Figuren zeichnen konnten, nach 24 Stunden konnten nur mehr 1,3% acht Figuren zeichnen. 3,3% konnten unmittelbar nach der Darbietung keine einzige Figur zeichnen, nach 24 Stunden waren es schon 6,2%. Einen exakten Vergleich über das Leistungsmaß der Merkfähigkeit und des Gedächtnisses für optisch dargebotene Figuren läßt diese Kurve nicht zu, außer man würde die Kurven übereinander zeichnen. Selbst dann ist es aber nur möglich, die Leistungen einzelner Tests zu vergleichen, nicht jedoch die Merkfähigkeit für Figuren mit der für Zahlen, da in einem Fall acht Figuren, im anderen nur sieben Zahlen dargeboten wurden. Noch weniger läßt sich ein Vergleich mit den 14 Merkeinheiten der Meldung oder der Fabel oder gar mit den 81 Lücken beim Lückentest herstellen. Wir waren daher bestrebt, einen vergleichbaren Wert für alle Testreihen zu finden und haben zu diesem Zweck folgendes unternommen: Die dargebotenen Details der verschiedenen Tests wurden alle auf 100 bezogen. Im obigen Beispiel entsprechen acht gemerkte Figuren der Leistung 100%; vier gemerkte Figuren entsprechen einer Merkleistung von 50%, keine gemerkte Figuren einer Merkleistung von 0. Nun haben wir die jeweilige Prozentzahl der Versuchspersonen mit der Zahl der Merkleistung multipliziert, die einzelnen Produkte addiert und kamen so zu einer Summe, die die Quantität der Leistung repräsentiert. Es wurde also im obigen Beispiel 2,2mal 100, 5,5mal 87,5, 12,8mal 75 usw. gerechnet und die Produkte dieser Einzelrechnungen addiert. Dabei kommt eine Leistungsfläche heraus, die im dritten Bild der Abb. 35 zu ersehen ist und die durch eine Zahl ausdrückbar ist. Diese Zahl nennen wir im folgenden *Leistungsquote.* Sie ist, wie ersichtlich, für die Merkfähigkeit für optisch dargebotene Figuren 4826, für das Gedächtnis 4205. Daraus ist ein exakter Vergleich der Merkleistung und der Gedächtnisleistung möglich. Da nun bei allen Testreihen die dargebotenen Reize auf 100 bezogen wurden, ermöglicht diese Methode auch einen Vergleich der verschiedenen Leistungen. Die höchst erreichbare Leistungsquote würde 10.000 betragen. Diese Zahl würde dann aufscheinen, wenn 100% der Versuchspersonen 100% der geforderten Leistung erreichen würden ($100 \times 100 = 10.000$). Da diese Annahme bei unseren Versuchen nie eintraf, bleibt eine Leistungsquote von 10.000 die optimalst vorstellbare. Diese Methode ist wohl langwierig und mühsam, sie liefert jedoch exakte Vergleichswerte nicht nur der einzelnen Tests untereinander, sondern auch der verschiedenen Untergruppen der Patienten. Es wurden zunächst die Leistungen von 1000 Hirnverletzten ausgewertet und verglichen mit den Leistungen von über 100 normalen Versuchspersonen der gleichen Vorbildung (achtklassige Volksschulbildung). Um den Einfluß der Dauer der Bewußtlosigkeit auf die geistige Leistungsfähigkeit beurteilen zu können, wurden die Hirnverletzten in Fälle mit langer Bewußtlosigkeit (länger als 24 Stunden), in solche mit mittlerer Bewußtlosigkeit (1 bis 24 Stunden), mit kurzer Bewußtlosigkeit (wenige Minuten bis zu einer Stunde) und mit fehlender Bewußtlosigkeit eingeteilt. Um den Einfluß der Lokalisation der Verletzung beurteilen zu können, wurden ebenfalls alle Hirnverletzten in frontale, parietale, temporale und okzipitale Verletzungsgruppen eingeteilt. Weiter wurden die Leistungen aller linkshirnig Verletzten denen der rechtshirnig Verletzten gegenübergestellt. Um die Regenerationsfähigkeit nach der Verwundung beurteilen zu können, wurden alle Hirnverletzten in drei Gruppen geteilt. Bei der ersten Gruppe lag der Zeitpunkt der psychologischen Untersuchung bis zu sechs Monaten nach der Verwundung. Bei der zweiten Gruppe bis zu zwölf und bei der dritten Gruppe bis zu 24 Monaten und darüber. Schließlich wurden noch die Leistungen der traumatischen Epileptiker, der geheilten Aphatiker und der optisch gestörten Patienten isoliert dargestellt. Hätten wir für alle diese Untergruppen die Leistungen in Kurven darstellen müssen, so wären für alle Leistungsgruppen bei allen Testreihen 558 Kurven notwendig gewesen. Damit wäre jede Übersicht über das Material verlorengegangen. Bei unserer Methode der Errechnung der Leistungsquote erzielten wir statt 558 Kurven 558 einfache Zahlen, die wie normale Zahlenwerte vergleichbar sind. Der Vorteil dieser Methode rechtfertigt die langwierige und umständliche Rechenarbeit. Nun kommt noch hinzu, daß es nach den erwähnten statistischen Grundsätzen nicht gleichgültig ist, ob eine Leistungsquote bei 1000 Hirnverletzten oder bei 100 normalen Versuchspersonen errechnet wurde. Es wurde daher für jede Testreihe der mittlere statistische Fehler nach den Formeln von S. Koller errechnet oder nach den Kurven der mittleren statistischen Abweichung konstruiert. Nach der Schilderung des Weges vom Erheben des Befundes bis zur ausgewerteten vergleichbaren Leistungsquote folgen nun die Ergebnisse.

Ergebnisse.

Da die Auswertung einen Vergleich der verschiedenen Leistungsquoten ermöglicht, wurde in Abb. 36 eine kurvenmäßige Darstellung gezeichnet. Die aus-

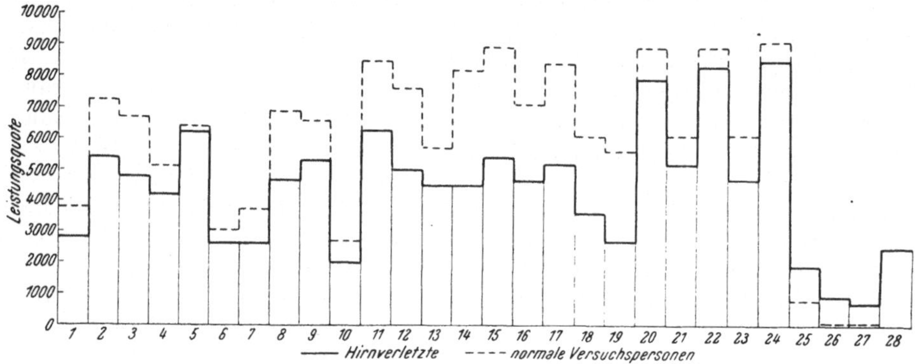

Abb. 36.

gezogene Linie entspricht den Leistungsquoten der Hirnverletzten, die strichlierte Linie denen der normalen Versuchspersonen. Der mittlere statistische Fehler jeder einzelnen Quote wurde errechnet, scheint aber, um die Übersichtlichkeit nicht zu zerstören, in der Kurve nicht auf. In der Textbesprechung wird er aber in Klammer stets hinter der Leistungsquote angegeben.

Die Werte der Merkfähigkeit für optische Silben sind bei Hirnverletzten 2814. Der mittlere statistische Fehler ist (± 4,4). Das heißt, Werte von 2937 bzw. 2691 liegen noch innerhalb der statistischen Fehlerbreite. Die Leistungsquote der normalen Versuchspersonen ist 3802. Der statistische Fehler beträgt, da die Zahl der Versuchspersonen wesentlich geringer ist (± 22). Werte von 4639 bzw. 2967 liegen daher noch innerhalb des statistischen Fehlers. Wie zu sehen ist, liegt die Leistungsquote der Merkfähigkeit für optische Silben beim Normalen um 1000 höher als beim Hirnverletzten. Der Gedächtniswert nach 24 Stunden (zweite Spalte der Kurve, Abb. 36) liegt bei Hirnverletzten bei 5424 (± 4,8). Bei den Normalen bei 7272 (± 16,5). Nach mehrmaliger Einprägung ist die Leistungsquote bei Hirnverletzten unmittelbar nach der Einprägung sogar 7544 und sinkt nach 24 Stunden auf 5424. Das heißt, daß nach wiederholtem Einprägen nicht nur unmittelbar nachher, sondern auch am nächsten Tag mehr reproduziert werden kann als beim einmaligen Einprägen und unmittelbaren Merken. Beim Normalen steigt die Leistungsquote des Gedächtnisses nach dem Einprägen noch stärker. Die Differenz der Leistungsquoten zwischen Hirnverletzten und Normalen ist bei der Merkfähigkeit 1011. Beim Gedächtnis nach der Einprägung jedoch 1848. Das zeigt, daß die Haftfähigkeit neuer optischer Eindrücke nach dem Einprägen beim Normalen größer ist als beim Hirnverletzten. In der nächsten Spalte stehen die Werte für optisch dargebotene Figuren. Der Wert für die Merkfähigkeit ist 4826 (± 4,8), für den Normalen 6697 (± 18). Da hier keine Einprägung vorgenommen wurde, sinkt der Gedächtniswert nach 24 Stunden auf 4205 (± 4,8), beim Normalen auf 5117 (± 21). Aus diesen Werten sieht man zunächst, daß die Merkfähigkeit für Figuren besser ist als für Silben. Die Differenz der Leistungsquoten beim unmittelbaren Merken beträgt über 1800, nach 24 Stunden bloß 900, das heißt, daß der Leistungsabfall nach 24 Stunden beim Normalen größer ist als beim Hirnverletzten. Seine Gedächtnisleistung ist zwar noch immer besser, aber der Abstand zur Leistung des Hirnverletzten ist nicht mehr so groß. Noch geringer wird die Differenz der Leistungsquote bei der Wiedergabe optischer Zahlen. Die Leistungsquote für Hirnverletzte ist 6287 (± 4,4), für Normale 6419 (± 18,5). Dieser Wert ist der höchste Merkwert aller Merkfähigkeitsprüfungen. Diesem hohen Merkwert steht eine sehr geringe Leistungsquote des Gedächtnisses nach 24 Stunden gegenüber. Sie beträgt für Hirnverletzte 2619 (± 4,4), für Normale 3001 (± 22). Die Merkleistung für akustisch dargebotene Silben beträgt für Hirnverletzte 2645 (± 4,4), für Normale 3757 (± 22). Nach Einprägung steigt die Leistung nach 24 Stunden auf 4707 (± 4,8), beim Normalen auf 6952 (± 17). Der unmittelbare Merkwert steht bei akustischen Silben noch tiefer als bei optisch dargebotenen. Durch wiederholtes Einprägen steigt wohl die Haftfähigkeit der dargebotenen Reize, erreicht aber nicht die Höhe der optischen Reizdarbietung. Die Differenz der Merkleistung beim Hirnverletzten und Normalen beträgt 1100, der Gedächtnisleistung 2200, das heißt, daß durch das akustische Einprägen die Gedächtnisleistung beim Normalen viel mehr gesteigert wird als beim Hirnverletzten. Die Gedächtnisleistung nach dem optischen Einprägen ist beim Hirnverletzten besser als nach dem akustischen Einprägen. Die optische Leistungsquote ist 5424, die akustische 4707.

Die Merkfähigkeit für akustische Zahlen zeigt eine Leistungsquote von 5343 (± 4,7), beim Normalen 6646 (± 18). Nach 24 Stunden ist die Quote der Hirnverletzten 1975 (± 4), beim Normalen 2777 (± 22). Die Merkfähigkeit für akustisch dargebotene Zahlen ist sonach wesentlich größer als für akustische Silben, die Gedächtnisleistung für akustische Zahlen ist bei Hirnverletzten und beim Normalen schlecht.

Ein Überblick über die Ergebnisse der mechanischen Merkfähigkeit der Hirnverletzten zeigt uns, daß die Merkfähigkeit für Zahlen am besten ist. Beim Normalen besteht zwischen akustischer und optischer Darbietung kein wesentlicher Unterschied, beim Hirnverletzten ist die Merkfähigkeit für optische Zahlen besser als für akustische. Dann folgt die Merkfähigkeit für optische Figuren. Am schlechtesten ist die Merkleistung für Silben, für akustische noch schlechter als für optisch dargebotene. Das Gedächtnis (Merkleistung nach 24 Stunden) ist am besten für optische Figuren, am schlechtesten für akustisch dargebotene Zahlen. Nach optischer Einprägung steigt die Gedächtnisleistung des Hirnverletzten mehr als bei akustischer Einprägung. Sämtliche Merkleistungen des Hirnverletzten sind schlechter als die der Normalen. Am geringsten ist die Differenz bei den optischen Zahlen, am größten bei den optischen Figuren.

Zum logischen Gedächtnis, wo im Gegensatz zum rein mechanischen logisch zusammenhängende Kriterien zu merken sind. In Spalte 11 sind die Werte der aus 14 Sachverhalten bestehenden Meldung wiedergegeben. Die unmittelbare Merkleistung ist beim Hirnverletzten 6327 (± 4,4) und beim Normalen 8488 (± 12). Die Merkprobe wurde zweimal vorgelesen, also akustisch dargeboten. Die Leistungsquote des Normalen ist um 2200 besser als die des Hirnverletzten. Die Gedächtnisleistung nach 24 Stunden ist für Hirnverletzte 5040 (± 4 8), für Normale 7588 (± 15,5). Die Leistungsquote des Gedächtnisses sinkt beim Hirnverletzten um 1300, beim Normalen bloß um 900 ab. Das heißt, daß die Gedächtnisleistung beim Hirnverletzten stärker reduziert ist als die unmittelbare Merkleistung. In Spalte 13 ist die Gedächtnisleistung bei unabsichtlicher Einprägung festgehalten. Die Fabel wurde ohne Hinweis auf das Merken erzählt. Die Leistungsquote ist für Hirnverletzte 4490 (± 4,8), für Normale 5725 (± 20). Diese Gedächtnisleistung steht nur wenig hinter der bewußten der vorigen Aufgabe und steht über den Gedächtnisleistungen der mechanischen Aufgaben. Die Leistungsquoten bei logischen Merk- und Gedächtnisleistungen sind sonach höher als die der mechanischen Merk- und Gedächtnisleistungen, und zwar sowohl bei Hirnverletzten als auch bei den Normalen. Die Leistungsdifferenz beträgt bei der unmittelbaren Merkarbeit 2150, bei der Gedächtnisleistung 2500, bei der unabsichtlichen Gedächtnisleistung 1200. Daraus ist zu ersehen, daß die Hirnverletzten in der logischen Merk- und Gedächtnisleistung tiefer unter dem Niveau des Normalen stehen als bei den mechanischen Leistungen, gleichwohl die logischen Merk- und Gedächtnisleistungen auch beim Hirnverletzten besser sind als die mechanischen. Der Leistungszuwachs der logischen Merkarbeit ist aber nicht so hoch wie beim Normalen.

Intelligenzleistungen: Die Sprichwörterdeutung ergibt für Hirnverletzte eine Leistungsquote von 4504 (± 4,8), für Normale 8201 (± 12,5). Die Leistungsquote des Hirnverletzten ist damit um 3700 niedriger als beim Normalen. Das Absinken der Leistung des Hirnverletzten gegenüber dem Normalen ist hier besonders hoch, obwohl die Leistung des Hirnverletzten, verglichen mit dem Niveau der anderen Leistungen, nicht wesentlich schlechter ist. In Spalte 15 ist die Leistung des Analogietest festgehalten. Die Werte sind 5452 (± 4,6) für Hirnverletzte, 8880 (± 9) für Normale. Die Differenz ist zirka 3400. In der nächsten Spalte ist das Ergebnis von in Textform eingekleideten Rechenaufgaben zu sehen. Die Leistungsquote der Hirnverletzten beträgt 4698 (± 4,8), bei Normalen 711 (± 16,5). Die Differenz ist 2400. Bei den normalen Rechenaufgaben der nächsten Spalte ist die Leistung der Hirnverletzten 5198 (± 4,7), der Normalen 8465 (± 10). Die Differenz 3200. In Spalte 18 ist das Ergebnis des Lückentests zu sehen. Die Leistung der Hirnverletzten ist 3661 (± 4,7), der Normalen 6100 (± 12), die Differenz 2500. Die nächste Spalte zeigt die Ergebnisse der Denksportaufgaben. Die Leistungsquote der Hirnverletzten beträgt 2700 (± 4,4), der Normalen 5615 (± 20), die Differenz ist 2900. Ein Vergleich der verschiedenen sprachlichen Intelligenzleistungen zeigt folgendes: Die besten Leistungen zeigen der Analogietest und die Rechenaufgaben. Beim Lückentest und bei den Denksportaufgaben sind die Leistungen beträchtlich reduziert. Die Denksportaufgabe stellt die niederste aller Leistungsquoten dar. Das einfache begriffliche Denken, das Herstellen logischer Beziehungen in einem sukzessiven Denkvorgang ist dem Hirnverletzten noch möglich. Wesentlich schlechter ist die Leistung des Lückentests, wo neben kombinatorischen Leistungen auch die Erfassung des Sinnganzen gefordert wird, und ganz schlecht ist die Leistung des Hirnverletzten bei den Denksportaufgaben, wo komplizierte Zusammenhänge zu überblicken sind und das Wesentliche erfaßt werden muß. Die Intelligenzleistungen des Normalen zeigen einen parallelen Kurvenverlauf auf beträchtlich höherem Niveau. Die Differenzen der Leistungsquoten zwischen Hirnverletzten und Normalen schwanken bei den sprachlichen Intelligenztests von 2400 bis 3700, bei den Merk- und Gedächtnisprüfungen von 200 bis 2500. Das kann grob so gedeutet werden: Je größer die Anforderung an die Denkkapazität des Hirnverletzten, um so stärker tritt das reduzierte Leistungsvermögen zutage.

Sprachunabhängige Intelligenzprüfungen: Zunächst der Leitungstest I. Die Leistungsquote für Hirnverletzte ist 7911 (± 3,6), für Normale 8880 (± 9). Überraschend ist die hohe Quote und die geringe Differenz zwischen Hirnverletzten und Normalen. Beim Leitungstest II ist die Leistung der Hirnverletzten 5269 (± 4,7), der Normalen 6069 (± 19). Beim Riegelbrett ist die Quote der Hirnverletzten 8399 (± 3,2), die der Normalen 8930 (± 8,8). Das gemeinsame Kriterium der praktisch-technischen Denkaufgaben ist die relativ hohe Leistungsquote der Hirnverletzten. Es zeigt sich, daß das praktisch-technische Denkvermögen der Hirnverletzten weniger geschädigt ist als das sprachlichbegriffliche. Das einfache Weiterführen eines technischen Gedankenganges, wie im Leitungstest I, zeigt eine vorzügliche Leistung, das sich beim Riegelbrett noch besser auswirkt, da hier das manuelle Probieren eine praktischere und weniger vorstellungsmäßige Lösung zuläßt. Sogar beim Leitungstest II, der im praktisch-technischen Denken etwa auf der gleichen Stufe steht wie der Lückentest im sprachlichen Denkvermögen, zeigt sich eine wesentlich höhere Leistung (Leitungstest 5269, Lückentest 3661). Dieser hohen Leistungsquote der Hirnverletzten entspricht auch die geringe Differenz gegenüber der Leistungsquote der Normalen. Sie schwankt bei den praktisch-technischen Tests von 500 bis 900. Gewiß ließen sich bei den praktisch-technischen Leistungen auch Tests finden, die eine stärkere Differenz der Leistungsquoten zutage fördern würden. Da jedoch ungefähr die Hälfte aller Menschen über eine beachtenswerte technische Anlage nicht verfügt (Hische), würde bei Steigerung der Anforderungen die normale Schwankung der technischen Begabung das Bild zu sehr verwischen. Es war demnach notwendig, bei den technischen Aufgaben ein niedriger gelegenes Leistungsniveau zu wählen.

Nun das Ergebnis der Kräppelin-Paulischen Arbeitskurve (Spalte 23). Abb. 37 zeigt die kurvenmäßige Verteilung. Auffallend ist die enorme Schwankungsbreite, die von 200 Additionen bis 3400 bei einstündiger Arbeit schwankt.

Stundenleistung:	0—1200	1200—2400	über 2400
	Additionen		
Hirnverletzte	19%	73,6%	7,3%
Normale	8%	80,0%	12,0%

Bei einer derartigen Streuungsbreite kann man schwer von einer durchschnittlichen Leistung sprechen. Eines läßt sich jedenfalls klar ersehen, daß viele Hirnverletzte mit ihrer Leistung innerhalb des Leistungsbandes der Normalen liegen. Einen richtigen Vergleich der Leistungskapazität bekommen wir erst, wenn wir die Leistungsquote ausrechnen. Diese beträgt für Hirnverletzte 4755 (± 4,8), für die Normalen 6084 (± 19). Die Leistung der Hirnverletzten ist demnach durchschnittlich um zirka 20% geringer als die der Normalen. Die Quote der Fehler ist bei den Hirnverletzten 8552 (± 3,2), bei den Normalen 9185 (± 7,6). Da sich bei diesen Werten die statistischen Fehlerbreiten überschneiden, ist diese geringe Differenz nicht beweisend. Tatsächlich ist gerade beim Fehlermachen kein wesentlicher Unterschied zwischen Hirnverletzten und Normalen. Ein weiteres Kriterium, das bei der Arbeitskurve verfolgt wurde, ist die Gipfellage (das ist die Teilzeit, in der die meisten Additionen gemacht wurden). Beim Normalen tritt um die 15. Teilzeit das Maximum an Additionen auf. Wir sehen, daß bezüglich der Gipfellage zwischen Hirnverletzten und Normalen kein wesentlicher Unterschied besteht. 52% der Normalen hatte die Gipfellage nach der 15. Teilzeit gegenüber 56% der Hirnverletzten. Wir halten fest, daß die Häufigkeit der Rechenfehler bei diesen einfachen Additionen und der Zeitpunkt der größten Additionsleistung in einer Teilzeit bei Hirnverletzten und normalen Versuchspersonen ungefähr gleich sind.

In der nächsten Spalte ist die Leistungsquote beim BOURDON-Testvergleich gezeichnet. Wie im methodischen Teil schon erwähnt, besteht dieser Test darin, daß vor und nach dem einstündigen Rechnen je eine Viertelstunde verschiedene

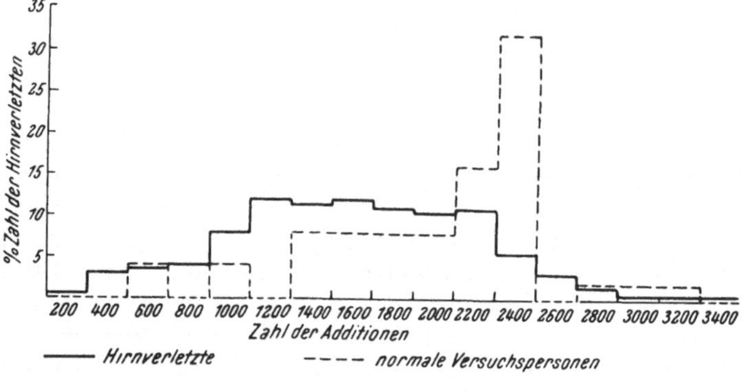

Abb. 37.

Buchstaben durchgestrichen werden. Es gibt Versuchspersonen, die beim zweiten Durchstreichversuch, also nach dem Rechnen, mehr Buchstaben durchstreichen (das heißt mehr Treffer erzielen), und solche, die weniger Treffer erzielen. Genau so ist es mit den dabei gemachten Fehlern. Ein Teil der Versuchspersonen macht beim zweiten Versuch mehr, ein anderer Teil weniger Fehler. Prozentuell ausgedrückt, erzielen 85,5% der Hirnverletzten einen Trefferzuwachs, 14,5% einen Trefferabfall. Bei den Normalen erzielen bloß 75,1% einen Trefferzuwachs und 24,9% einen Trefferabfall. Die prozentuelle Fehlerauswertung ergibt folgendes: 24,9% der Hirnverletzten machen beim zweiten Versuch mehr Fehler, 75,1% weniger Fehler. Bei den Normalen machen 50,2% mehr Fehler, 49,8 weniger Fehler. Daraus läßt sich ersehen, daß Hirnverletzte im Durchschnitt nach einer einstündigen geistigen Arbeitsleistung eine quantitative und qualitative Leistungssteigerung gegenüber dem Normalen zeigen. Diese Leistungsverbesserung der Hirnverletzten zeigt, das sie eine langsamere Anlaufszeit haben und daß der Übungseffekt ausgiebiger ist. Die absolute Zahl der Treffer bleibt natürlich hinter der der Normalen zurück. Dieser Leistungszuwachs beim zweiten BOURDON-Versuch spricht gegen eine vorzeitige Ermüdung, denn sonst müßte die Güte und die Menge der Leistung beim zweiten Durchstreichversuch geringer sein als beim ersten. Es ist nun aber auch wesentlich, nicht nur zu wissen, daß 85,5% der Hirnverletzten beim zweiten Durchstreichversuch einen Trefferzuwachs erzielen, sondern auch die quantitative Größe dieses Trefferzuwachses muß Beachtung finden. Der Trefferzuwachs der Hirnverletzten ist repräsentiert durch die Quotenzahl 2379, der Trefferabfall durch die Zahl 384. Die Differenz dieser beiden Zahlen beträgt 1995. Die entsprechenden Zahlen der normalen Versuchspersonen sind Trefferzuwachs 1476, Trefferabfall 620. Die Differenz 856. Aus dieser Quotenerrechnung ergibt sich klar, daß Hirnverletzte beim zweiten Durchstreichversuch eine weitgehendere Leistungsverbesserung zeigen als die normalen Versuchspersonen. Wenn man die Güte der Leistung mit der gleichen Methode errechnet, zeigt sich, daß die Hirnverletzten beim zweiten Durchstreichversuch einen Fehlerabfall aufweisen, der durch die Zahl 1358 dargestellt wird, während die Fehlerzunahme 449 beträgt. Die Differenz ist somit 909. Diese Zahl ist ein Maß für die Verbesserung der Leistungsgüte. Die normalen Versuchspersonen zeigen eine Fehlerabnahme von 685 und eine Fehlerzunahme von 564. Die Differenz beider Quoten ist 121. Daraus ist zu ersehen, daß auch beim Normalen eine leichte Verbesserung der Güte, die durch die Zahl 121 präsentiert wird, aufscheint. Beim Hirnverletzten ist die Verbesserung der Leistungsgüte durch die Zahl 909 ausdrückbar. Sie ist somit wesentlich höher als beim Normalen. Zusammenfassend läßt sich auf Grund des BOURDON-Vergleichtests sagen, daß Hirnverletzte nach dem einstündigen Rechnen sowohl mengen- wie qualitätsmäßig eine Leistungssteigerung aufweisen, die weit über dem Niveau der normalen Versuchspersonen liegt.

In der nächsten Spalte (27, 28) sind die Quoten des BOURDON-Testvergleiches zwischen sinnlosem und sinnvollem Text wiedergegeben. Die Aufgabe bestand, wie schon erwähnt, darin, zunächst in einer sinnlosen Buchstabenreihe bestimmte Buchstaben durchzustreichen und danach in einem sinnvollen Text das gleiche zu tun. Auch hier gibt es Versuchspersonen, die im sinnvollen Text eine Leistungssteigerung, und solche, die eine Leistungseinbuße zeigen. Bei den Hirnverletzten überwiegen die Personen mit Trefferabfall. Die Quote hiefür beträgt 1796, für den Trefferzuwachs 1087. Es überwiegt die Leistungseinbuße, durch die Zahl 709 ausgedrückt. Noch krasser als der Abfall der Mengenleistung ist die Verschlechterung der Güte. Die Quote für die Fehlerzunahme ist 2844, die für die Fehlerabnahme 315. Die Einbuße der Güte ist durch den Zahlenwert 2529 ausdrückbar. Die normalen Versuchspersonen zeigen eine leichte Leistungszunahme (Trefferzuwachs 1644, Trefferabfall 1500). Diese geringe Leistungssteigerung liegt jedoch innerhalb der statistischen Streuung, so daß man sagen kann, daß beim Normalen die Menge und auch die Güte der Leistung ungefähr gleichbleiben. Hirnverletzte hingegen zeigen bei der Durchstreicharbeit an einer sinnvollen Buchstabenreihe einen quantitativen und einen noch größeren qualitativen Leistungsabfall.

Schließlich sollen noch die Ergebnisse des Bildpostkartentests mitgeteilt werden. Die freie geistige Produktion, zu der durch die ausgewählte Bildpostkarte die Anregung gegeben wird, läßt sich natürlich nicht so mathematisch errechnen und kurvenmäßig zur Darstellung bringen wie die übrigen Testversuche. Trotzdem ist die Deutung nicht allzu subjektiv und nur dem persönlichen Empfinden des Beurteilers überlassen, zumal bei der von uns verwandten Methode der objektivierenden Deutung nach BUSEMANN. Es werden nach ihm bei Stiluntersuchungen aktionale und qualitative Aussagen einander gegenübergestellt und dadurch ein sogenannter Aktionsquotient gefunden. Aktional sind alle Zeitwörter, die das Moment der Tätigkeit enthalten, qualitativ sind Aussagen, die meist durch Eigenschaftswörter ausgedrückt werden. Das Verhältnis zwischen aktionalen und qualitativen Aussagen ergibt den Aktionsquotienten, der bei Menschen mit kräftigem Tätigkeitsdrang hoch ist, das heißt über 1. Bei weniger aktiven Naturen fehlen weitgehend aktionale Aussagen. Bei unseren Hirnverletzten ist nach der Zusammenstellung von E. GLASER der Aktionsquotient niedrig. Er beträgt 0,7. Die Aufsätze der Hirnverletzten sind überdies außerordentlich kurz, was ebenfalls im Gegensatz zu einem aktiven Stil steht. Die Tätigkeitswörter treten dabei oft in passiver Form auf, die von den Hirnverletzten verwendeten Eigenschaftswörter sind unplastisch und abgebraucht. Es macht sich eine mehrmalige Wiederholung der gleichen Ausdrücke bemerkbar. Der gesamte Wortschatz des Hirnverletzten ist ziemlich dürftig. Die Hirnverletzten verwenden mit Vorliebe den sogenannten gegenständlichen Stil (BUSEMANN). Der Aufsatz enthält meist nur eine Schilderung der abgebildeten Gegenstände. Das Bild wird nicht als Bildwert gewertet. Abgeschlossen wird der Aufsatz nur durch die Erschöpfung des Gegenständlichen. Die Adjektiva zeichnen sich durch einen Mangel an Gefühlsbetonung aus. Auch konjunktionale Formen spielen eine große Rolle. Der Hirnverletzte sagt nicht: „Das ist so", sondern: „Das könnte so sein." Es besteht ein Mangel an Selbstbewußtsein, innerer Sicherheit und innerem Schwung. Der gegenständliche Stil des Hirnverletzten ist wegen seiner Gegenständlichkeit ein unpersönlicher. Viele Hirnverletzte benützen das Gegenständliche als Anknüpfung, um auf ihre eigensten Beschwerden einzugehen. Das Bewußtsein ihrer körperlichen, geistigen und sozialen Schädigung durch die Hirnverletzung ist so stark, daß die Verletzten davon nicht loskommen und alle Aussagen darauf beziehen. Der Stil verliert dadurch manchmal die Elemente des Gegenständlichen und wird zum depressiven Stil. Die schriftlichen Aufsätze über ausgewählte Bildpostkarten zeigen sonach ebenfalls, daß die Hirnverletzten in der geistigen Erfassung und Bewältigung ihrer Umwelt Schäden und charakteristische Veränderungen aufweisen.

Besprechung.

Wie aus Abb. 36 ersichtlich ist, bleiben sämtliche Leistungen der Hirnverletzten hinter denen der normalen Versuchspersonen zurück. Es ist dies keine neue Erfahrung, sondern nur eine statistische Bestätigung der schon von ASCHAFFENBURG, BRODMANN, GOLDSTEIN, PFEIFFER, POPPELREUTER, ISSERLIN u. v. a. veröffentlichten Beobachtungen. Diese Bestätigung wird man um so ernster nehmen müssen, als sie an einem zahlenmäßig großen Material (1000 Hirnverletzte) und mit exakt vergleichbaren Untersuchungsmethoden gewonnen wurde. Wesentlich erscheint mir auch, daß diese Ergebnisse nicht von schweren Fällen gewonnen wurden, sondern, wie schon erwähnt, von Patienten, die einer Berufsberatung oder einem Arbeitseinsatz zugeführt werden sollten. Es handelt sich demnach um Hirnverletzte mit geringen Leistungseinbußen. Trotzdem ist das Leistungsniveau eindeutig unter dem Durchschnitt der Normalen.

Nun zu den einzelnen Funktionen. Die Merk- und Gedächtnisleistungen bleiben beträchtlich hinter denen der Normalen zurück. Zunächst wieder eine Bestätigung der Ergebnisse L. CREDNERS, ISSERLINS, KUENBURGS und PFEIFFERS. Von den einzelnen Versuchen ergaben die Merkproben für optisch und akustisch dargebotene Silben die schlechtesten, die für Zahlen und Figuren die besten Resultate, was den EBBINGHAUSschen Ergebnissen an Normalen entspricht. Als Ursache könnte man sich analog den Gedanken ISSERLINS vorstellen, daß die schlechte Merkfähigkeit für Silben Folge einer abgelaufenen aphasischen Störung sei. Da aber unter den 1000 Hirnverletzten nur 52 Patienten waren, die an aphasischen Störungen gelitten hatten, wird man eine andere Erklärung finden müssen. Wenn man sich vor Augen hält, daß beim Merken einer Zahl nur ein Symbol eingeprägt werden muß, während bei einer sinnlosen Silbe, je nach der Buchstabenzahl, drei oder vier Kriterien gemerkt werden müssen, wird man darin leicht eine Erklärung für die differente Leistung erblicken können. Die Tatsache, daß bei sinnlosen Silben das drei- bis vierfache *Merkquantum* eingeprägt werden muß, erklärt die schlechtere Leistung. Schon EBBINGHAUS hat darauf hingewiesen, daß mit zunehmender Zahl der zu merkenden Kriterien die Leistung beträchtlich abnimmt. Wie aus den exakten Analysen ISSERLINS hervorgeht, besteht bei Hirnverletzten unabhängig vom Defekt eine beträchtliche Einschränkung des Gedächtnisumfanges (GREGOR). Ein Resultat, das später durch die Untersuchungen CREDNERS bestätigt wurde. Die besonders schlechte Leistung der Merkfähigkeit für Silben beruht sonach auf der Tatsache, daß der reduzierte Gedächtnisumfang dem größeren Merkquantum der Silben nicht gewachsen ist. Wir stoßen dabei zum erstenmal auf ein Phänomen, dem wir im folgenden immer wieder begegnen werden. Es ist dies die Erfahrung, daß Ausfallserscheinungen des Hirnverletzten um so ausgeprägter in Erscheinung treten, je schwieriger und differenzierter die geforderten Leistungen sind. Da die Merkfähigkeit für Silben die schwierigere Leistung darstellt, ist sie beim Hirnverletzten schwerer gestört bzw. weitgehender reduziert. *Die Leistung des Hirnverletzten steht in verkehrt proportionalem Verhältnis zur Differenziertheit der Funktion.*

Ein weiteres Ergebnis besteht in der besseren Merkfähigkeit für optisch dargebotene Reize. Es ist dies ein Befund, der auch beim Normalen aufscheint. Die Erklärung dürfte darin liegen, daß beim akustischen Darbieten der Reize nur einmal bzw. zweimal vorgesprochen wird, während beim optischen Darbieten das Objekt immerhin einige Sekunden angesehen werden kann. Das zu merkende Kriterium kann bei der optischen Darbietung einige Male eingeprägt werden. Dieses mehrmalige Anschauen des vorgezeigten Objektes bedingt ein besseres Haften als das einmalige Einprägen durch die akustische Reizaufnahme. Die tachystoskopische Reizdarbietung, die von LANGELÜDDECKE, KUENBURG und RHODEN gewählt wurde, zeigt, daß die Expositionszeit bei Hirnverletzten verlängert werden muß, um den Eindruck zum Haften zu bringen. Bei unseren Darbietungen, die ungefähr eine Sekunde dauerten, können Eindrücke mehrmals schauend aufgenommen werden und daher hinreichender zum Haften gebracht werden als bei der akustischen Darbietung, die nur einen einmaligen Eindruck zuläßt.

Die Leistung der logischen Merkfähigkeit ist beim Hirnverletzten und Normalen besser als die der rein mechanischen Merkfähigkeit. Es ist eine bekannte Tatsache, daß die mechanische Merkfähigkeit beim Kind am größten ist und mit zunehmendem Alter abnimmt, wogegen die logische Merkfähigkeit mit dem Alter steigt (GOLDSCHEIDER-PILEK). Bei der mechanischen Merkfähigkeit muß jedes Kriterium für sich zum Haften gebracht werden, während bei der logischen Merkfähigkeit nur einzelne, für den logischen Zusammenhang entscheidende Faktoren einzuprägen sind, um den ganzen Merkkomplex reproduzieren zu können. Die logische Merkfähigkeit ist das Resultat einer ökonomischen Kompensation des nicht mehr so leistungsfähigen nervösen Substrates. Aus dieser Ökonomie heraus erklärt sich die bessere Merkleistung beim Normalen. Beim Hirnverletzten ist die logische Merkfähigkeit an sich auch besser als die mechanische. Sie bleibt jedoch hinter der logischen Merkfähigkeit des Normalen weiter zurück als die mechanische Merkfähigkeit. Das heißt, die Leistung ist wohl absolut besser, aber relativ (zur logischen Merkfähigkeit des Normalen in Beziehung gesetzt) geringer. Die logische Merkfähigkeit erfordert neben dem reinen Haften des Eindruckes, daß die einzelnen Merkquanten in richtige Beziehung zueinander gesetzt werden. Sie ist somit eine differenziertere Denkfunktion als die rein mechanische. Diese zusätzliche Leistung bewirkt beim Hirnverletzten eine größere Reduktion. Es ist dies wieder eine Bestätigung der Erfahrung: Je differenzierter eine Funktion, um so weitgehender deren Reduktion nach Hirnverletzungen. Nach diesem Hinweis nimmt es auch nicht wunder, daß die Gedächtnisleistungen des Hirnverletzten im allgemeinen ein tieferes Leistungsniveau aufweisen als die Merkleistungen, und zwar nicht nur absolut tiefer, sondern auch relativ, in bezug auf die Gedächtnisleistung des Normalen. Absolut genommen, ist die Gedächtnisleistung für Zahlen am geringsten, doch ist auch das Zahlengedächtnis der Normalen relativ gering. Die Erfahrung lehrt, daß Eindrücke, die leicht einprägbar sind, gedächtnismäßig ungenügender reproduziert werden als solche, die eine ausgiebigere Einprägung erfordern. Die Merkfähigkeit für Zahlen ist bei Normalen und Hirnverletzten sehr groß. Man kann daher die geleistete Merkarbeit als relativ gering annehmen. Die Folge davon ist eine schlechte Gedächtnisleistung. In diesem Falle schlecht bei Normalen und Hirnverletzten. Als die schlechteste Gedächtnisleistung der Hirnverletzten kann daher nicht das Zahlengedächtnis angesehen werden, das wohl objektiv das tiefste Niveau zeigt, sondern das logische Gedächtnis, bei dem der Unterschied des Leistungsniveaus zwischen Hirnverletzten und Normalen am größten ist. Die differenzierte Funktion des logischen Gedächtnisses erfordert ein größeres verfügbares Gedächtnismaterial. Sie ist daher beim Hirnverletzten am stärksten reduziert.

Durch mehrmaliges Einprägen wird die Haftfähigkeit auch beim Hirnverletzten gesteigert, was aus der höheren Leistungsquote beim Gedächtnis für optisch und akustisch dargebotene Silben ersichtlich ist. Beim Normalen läßt sich aber durch wiederholtes Einprägen die Gedächtnisleistung weitgehender bessern als beim Hirnverletzten. Das heißt, daß auch die Lernfähigkeit des Hirnverletzten, denn Lernen ist ja nichts anderes als wiederholtes Einprägen, im Vergleich zum Normalen herabgesetzt ist. Die Tatsache, daß beim Hirnverletzten das optische Einprägen bessere Resultate ergibt als das akustische, ist wohl analog der besseren Merkfähigkeit für optische Reize zu erklären und gewinnt für den Unterricht an Hirnverletzten große Bedeutung. Zusammenfassend läßt sich sagen, daß die Merk- und Gedächtnisleistungen der Hirnverletzten gegenüber dem Normalen reduziert sind, und zwar ist der Abstand von der Leistung des Normalen um so größer, je schwieriger und differenzierter die geforderte Leistung ist.

Es ist nun die Frage zu diskutieren, ob die Reduktion dieser elementaren Denkfunktion (KUENBURG) der Merkfähigkeit und des Gedächtnisses die Ursache des Funktionswandels der höheren Intelligenzleistung ist. BERGER unterscheidet z. B. nach Hirnverletzungen eine echte und eine sekundäre Leistungsschwäche, welch letztere nur durch Merk- und Gedächtnisstörungen bedingt ist. Die Merk- und Gedächtnisleistung ist eine spezifische Leistung des nervösen Substrates. Da nach Hirnverletzungen eine quantitativ verschiedene Schädigung des gesamten nervösen Substrates anzunehmen ist, sind selbstverständlich diese elementaren Funktionen geschädigt. Eine ähnliche Reduktion der Merkleistung konnte schon KRÄPPELIN durch Alkoholintoxikation aufzeigen. Die reduzierte Merk- und Gedächtnisleistung ist somit Ausdruck des geschädigten nervösen Substrates, gleichgültig, ob die Noxe mechanischer, chemischer oder toxischer Natur ist (vgl. die verschiedenen Ursachen des KORSAKOFFschen Syndroms). Damit ist noch nicht gesagt, daß eine schlechte Merk- und Gedächtnisleistung allein die Reduktion der gesamten Intelligenz erklären kann. Wäre dies der Fall, dann müßten die Leistungsdifferenzen der höheren Intelligenzleistungen bei Hirnverletzten und Normalen ungefähr so groß sein wie bei den Merkfähigkeits- und Gedächtnisleistungen. Ein Blick auf Abb. 36 zeigt jedoch, daß die Differenzen bei höheren Intelligenzleistungen ungleich größer sind als bei den elementaren Funktionen. Es müssen demnach noch zusätzlich reduzierende Faktoren angenommen werden. Fraglos führen Merk- und Gedächtnisstörungen zur Verarmung des Vorstellungsschatzes (KRÄPPELIN) und beeinträchtigen die Bewältigung höherer Intelligenzleistungen (KUENBURG). Es ist aber nicht anzunehmen, daß die Reduktion der höheren Denkleistungen allein durch Merk- und Gedächtnisstörungen verursacht ist. Die Annahme ISSERLINS, daß Merk- und Gedächtnisstörungen größtenteils Restdefekte aphasischer Störungen sind, läßt sich wohl nicht aufrechterhalten. Erstens sind unter den von uns beurteilten 1000 Hirnverletzten nur 52, die einmal aphasische Störungen aufwiesen, und zweitens sind die Merk- und Gedächtnisstörungen auch bei sprachlich nicht gebundenen Merkproben aufgeschienen.

Es gilt nun bei den Tests für höhere Denkleistungen Faktoren aufzufinden, die für die größere Reduktion dieser cerebralen Funktionen verantwortlich zu machen sind. Abb. 36 zeigt, daß die Differenz der Intelligenzleistungen zwischen Hirnverletzten und Normalen größer ist als bei den Merk- und Gedächtnisproben. Sie schwankt bei diesen zwischen 800 und 2150, bei jenen zwischen 2500 bis 3700. Die schlechte Leistung der Sprichwörterdeutung (Spalte 14) zeigt, daß nicht nur der Aphatiker übertragene Wortbedeutungen nicht erfassen kann, sondern daß dies für den Hirnverletzten an sich gilt. Die Fähigkeit, das Wort als Symbol zu nehmen, es als Ausdruck der kategorialen Einordnung zu gebrauchen (GOLDSTEIN), ist dem Hirnverletzten verlorengegangen. Es müssen beim Sprichwortdeuten früher gewonnene Vorstellungen in neue aktuelle Beziehungen gesetzt werden. Zweifellos spielt bei der Unfähigkeit, diese alten Vorstellungen zu vergegenwärtigen, die Gedächtnisschwäche eine Rolle. Aber selbst wenn diese mobilisiert werden können, müssen sie noch mit den präsenten Anforderungen in Beziehung gebracht werden. Alle diese Leistungen sind vom Hirnverletzten nur mangelhaft aktualisierbar. Schon aus der schlechten Leistung der Sprichwortdeutung ergibt sich die Richtigkeit der GOLDSTEINschen Konzeption von der kategorialen Einordnungsstörung des Hirnverletzten. Das Wort klebt am unmittelbar Erlebten. Der Hirnverletzte wird dadurch, wie schon GOLDSTEIN analysiert hat, reizgebundener, konkreter. Das Sprichwort: Der Apfel fällt nicht weit vom Stamm, deutet der Hirnverletzte eben: Ein Apfel, der vom Baum herunterfällt, liegt immer in der Nähe des Stammes. Es fehlt ihm die Fähigkeit, den symbolischen Gehalt dieser Worte zu erfassen, es fehlt ihm auch die Fähigkeit, aus früher gewonnenen Vorstellungen neue Beziehungen herzustellen. Schon an diesem Beispiel sehen wir, daß zur reinen Merk- und Gedächtnisschwäche noch andere Faktoren hinzukommen, die diese Insuffizienz der Leistung bewirken. Die Frage taucht nun auf, ob dieser Funktionswandel auf rein sprachlichen Schwierigkeiten beruht oder ob ihm auch Denkstörungen zugrunde liegen. ISSERLIN ist geneigt, alle derartigen Störungen aus der sprachlichen Sphäre zu erklären. Auch ROSENBERG und LOTHMAR haben darauf hingewiesen, daß Sprachdefekte zu Denkentgleisungen führen können. Nach den Untersuchungen KUENBURGS ist aber nicht anzunehmen, daß die Unfähigkeit, sprachliche Intelligenzleistungen zu bewältigen, nur auf die Insuffizienz der Sprache zurückzuführen ist. Sie konnte zeigen, daß dem Hirnverletzten auch die Herstellung von gedanklichen Beziehungen sprachlich unabhängiger Gegebenheiten nicht gelingt. Beziehungen, die sechsjährige Kinder herstellen konnten, wurden von Hirnverletzten trotz verlängerter Expositionszeit nicht gefunden. Es ist daher anzunehmen, daß die Hirnverletzung eine Reduktion der gesamten Denkkapazität verursacht, deren generelle Auswirkung das Absinken der geistigen Persönlichkeit auf ein tieferes Niveau darstellt (STERTZ) oder, wie es GOLDSTEIN definierter ausgedrückt hat, daß der Hirnverletzte reizgebundener und konkreter wird.

Der Analogietest zeigt ein etwas besseres Ergebnis. Die Leistungsquote der Hirnverletzten ist 5452 gegen 8880 der Normalen. Prozentual ausgedrückt, sind die Leistungen der Hirnverletzten beim Analogietest um 38% geringer als die der Normalen. Beim Analogietest wird das Denken in Begriffen und das Herstellen logischer Beziehungen gefordert. Dieser einfache sukzessive Denkvorgang mit abstrakten Begriffen ist für den Hirnverletzten eine eben noch mögliche Leistung. Diese Beziehungsfunktion ist nur geringgradig gestört, worauf schon NEBER hingewiesen hat. Beim Lückentest wird schon wesentlich mehr verlangt. Bei unserem Beispiel „von Speise und Trank" werden zunächst einfache kombinatorische Leistungen gefordert, die immer komplizierter werden. Zum Schluß wird das Ergänzen der Textlücken nur möglich, wenn der vorangegangene Inhalt dem Bewußtsein zur Verfügung steht. Dieser höheren Anforderung entsprechend, ist die Leistung des Hirnverletzten wesentlich schlechter. Die Erfassung beziehungs- und sinngeladener Ganzheiten (A. WENZEL) und die gedankliche Operation mit ihnen, mit anderen Wort Simultandeterminationen, bereiten schon größere Schwierigkeiten und weisen daher ein reduzierteres Leistungsniveau auf. Diese Unfähigkeit zu kombinatorischen Leistungen hat viel gemeinsam mit den von PICK und GRÜNTHAL aufgezeigten Einstellstörungen. Hier wie bei unseren Patienten bestand eine Unfähigkeit, einen eingeschlagenen Gedankenkreis zu verlassen und auf außerhalb stehende Vorstellungen einzugehen. BÜRGER PRINZ-KAILA analysierten diese Störung näher und legten ihr eine Aktivitätsstörung zugrunde, die durch eine vorzeitige Absättigung zu einer starken Hemmung des gesamten Denkvorganges führen sollte. Das Resultat ist die Unfähigkeit, Teilaufgaben zum gesamten Resultat zu synthetisieren. Im wesentlichen zeigten Hirnverletzte beim Lückentest die gleiche Störung. Kombinieren heißt ja nichts anderes, als einen Gedankenkreis verlassen und Beziehungen mit außenstehenden Vorstellungen zu schaffen.

Noch deutlicher wird das Absinken der produktiven Denkleistung bei den sogenannten Denksportaufgaben. Sie erfordern die Fähigkeit, einen komplizierten Zusammenhang zu überblicken, das heißt, ihn zu analysieren und zu erfassen. Die in der Aufgabe enthaltenen Einzelheiten müssen in neue Beziehungen gesetzt und durch einen produktiven Einfall zur Lösung gebracht werden. Dieser schwierigen Aufgabe entsprechend, ist der Leistungsabfall bei Hirnverletzten besonders groß. Die Leistungsquote ist 2700, beim Normalen 5615. In Prozenten ausgedrückt, ist die Leistung der Hirnverletzten um 52% geringer als die der Normalen. Die Denksportaufgabe erfordert die Fähigkeit, in einem nicht leicht zu übersehenden Zusammenhang das Wesentliche zu erfassen, festzuhalten und in neue Denkbeziehungen zu bringen. Mit anderen Worten, eine strukturierte Ganzheit (GOLDSTEIN) gegenwärtig zu haben und damit zu operieren. Diese Fähigkeit ist dem Hirnverletzten weitgehend verlorengegangen. Der Funktionswandel der Hirnverletzten bei der Denksportaufgabe stimmt mit den Analysen BOUMANN-GRÜNBAUMS und WOERKOMS überein, deren Patienten ebenfalls einen komplexen Gesamteindruck nicht differenzieren konnten und mit den zergliederten Inhalten nicht neu zu operieren vermochten. Bei der Lösung der Denksportaufgaben ist außer der Analyse der Denkgegebenheiten noch ein produktiver Funke notwendig, der die analysierten Teile sinnvoll zur Lösung aufbaut. Dieser produktive Einfall, den wir beim Hirnverletzten sehr vermissen und der wohl mit dem sogenannten „Aha"-Erlebnis BÜHLERS wesensverwandt ist, entsteht, wie mir scheint, in der ungeordneten chaotischen Phase des zergliederten Gedankenkomplexes, wo die differenzierten Glieder unbewußt oder halbbewußt, gleichsam richtungslos, herumschwirren. Erst der Einfall baut dann bis zur richtigen Lösung Glied um Glied auf. Die Zergliederung der simultan erfaßten Gegebenheiten ist sonach eine Vorbedingung für das Entstehen des produktiven Einfalls oder für das „Erfassen des Wesentlichen", wobei dieser Vorgang nicht absolut bewußt zu sein braucht. Der Hirnverletzte kann nun in jeder dieser drei Phasen steckenbleiben oder versanden. Erstens kann die Zergliederung der komplexen Gegebenheiten nicht gelingen, zweitens kann der produktive Einfall nicht entstehen und drittens kann die Synthese ausbleiben, weil die analysierten Teile nicht präsent verfügbar sind. BOLTERAUER hat nach Analyse einiger schwer geschädigter Hirnverletzter ähnliche Gedanken vertreten, indem er von einer Störung des „mehrgeleisigen Denkens" spricht. Mehrgeleisig ist eine Denkleistung, wenn zur Erreichung des Endresultates ein oder mehrere Gedanken für längere oder kürzere Zeit „abgestellt" werden müssen. Ein typisches Beispiel dafür ist das Multiplizieren einer zweistelligen Zahl im Kopf. Das Zwischenresultat muß abgestellt werden und wird dann mit dem zweiten Teilresultat zum Endresultat addiert. Ein typisches Beispiel für eingeleisiges Denken ist das fortgesetzte Addieren einstelliger Zahlen. Der abgestellte Gedanke muß beim aktuellen Vollzug aus dem Hintergrund des Bewußtseins hervorgeholt werden, um verfügbar zu sein. Diese von BOLTERAUER gezeigte „Abstellstörung" des Hirnverletzten steht in unserer Gliederung des Denkvorganges an der Stelle, wo der Gesamtkomplex schon zergliedert ist und die Phase des Schaffens neuer gedanklicher Beziehungen beginnt. Jetzt müssen die abgestellten Teilresultate zu einer sinnvollen Synthese verfügbar sein. Je mehr Teilresultate abgestellt werden müssen, oder anders ausgedrückt, je umfassender der amorphe primäre Komplex ist und je differenzierter seine analysierten Teile sind, um so schwieriger ist das Vergegenwärtigen und Operieren mit ihnen und um so schwieriger das Erreichen des Endresultates. Daß beim Hirnverletzten solche Leistungen sehr ungenügend vollzogen werden, zeigen die Ergebnisse der Denksportaufgaben besonders eindrucksvoll. Wir wundern uns nach dem Gesagten auch nicht mehr darüber, daß die wesentlichste Störung der GOLDSTEINschen Hirnverletztenanalyse darin bestand, daß seine Patienten aus einzelnen Teilresultaten keine ganzheitlichen Strukturen bilden konnten (Simultanagnosie WOLPERTS), und daß die Analysen der Patienten von BOUMANN-GRÜNBAUM und WOERKOM ergaben, daß sie den amorphen Gedankenkomplex nicht in Teile zu analysieren vermochten. Beide Phänomene zeigen den gleichen Funktionswandel der gedanklichen Leistung des Hirnverletzten, je nachdem, auf welche Phase des Denkvorganges man den Scheinwerferkegel der Beobachtung strahlen läßt. Selbstverständlich kann auch bei einem oder dem anderen Patienten gerade die Analyse oder die Synthese besonders defekt erscheinen, wodurch man geneigt wird, den Funktionswandel der Leistung isoliert darauf zu beziehen. Feststeht, daß, je differenzierter der Vorgang *Analyse — produktiver Einfall — Synthese* ist, um so reduzierter die Leistung des Hirnverletzten wird. Ich glaube nicht, daß dafür eine Grundstörung verantwortlich zu machen ist, wie etwa die Aktivitätsstörung im Sinne BÜRGERS PRINZ-KAILAS. Die Unfähigkeit, den Gedankenaufbau weiterzuführen, kann verschiedene Ursachen haben. Es ist ein Versanden des aktiven Willens denkbar. Das Nichtweiterkommen kann aber auch darauf beruhen, daß die unmittelbare Merkfähigkeit so gestört ist, daß die Teilresultate nicht präsent sind, wenn sie entscheidend in die Synthese eingebaut werden sollen. Es wäre aber auch denkbar, daß es an einer ordnenden Potenz fehlt, die die chaotischen ungeordneten Teilresultate ordnet und zu einem Sinnganzen zusammenbaut. Man darf aus der bloßen Tatsache, daß der Hirnverletzte bei einer Denkaufgabe nicht weiterkommt, nicht schließen, daß dies durch eine Aktivitätsstörrung oder Antriebsschwäche des Willens verursacht ist. Die Analyse des Denkvorganges bei Hirnverletzten soll so weit vorwärts getrieben werden, daß der Funktionswandel der Leistung in seinen einzelnen Komponenten aufzeigbar wird. Als letzte Ursache wird stets das geschädigte nervöse Substrat anzunehmen sein. Wir sind sonach nicht der Ansicht, daß der Funktionswandel der Denkleistung nach Hirnverletzungen auf eine einzige Grundstörung zu beziehen ist, wohl aber glauben wir der Ansicht GOLDSTEINS, einer Veränderung der gesamten seelisch-geistigen Persönlichkeit des Hirnverletzten auf eine bestimmte Bewußtseinshaltung, beipflichten zu können. Die verschiedenen Einwände, unter anderem von ISSERLIN, der feststellte, daß auch Taubstumme eine Störung des kategorialen Verhaltens zeigten, beweist meines Erachtens nur, daß kategoriale Störungen neben Hirnverletzungen auch bei massiven Störungen an peripheren Sinneswerkzeugen auftreten können. Es spricht dies nur für die funktionelle Einheit zwischen Zentralnervensystem und Peripherie.

Die Ergebnisse der Stiluntersuchungen nach den BUSEMANNschen Grundsätzen zeigten neben dem Überwiegen der qualitativen Elemente (Eigenschaften) über die aktionalen (Tätigkeiten) noch eine beträchtliche Armut des Wortschatzes und Hervorkehrung passiver und depressiver Stilformen. Auch diese Untersuchungen zeigen ein Abgleiten des Hirnverletzten ins Konkret-Gegenständliche, wodurch der Funktionswandel der geistigen Erfassung und Bewältigung der Umwelt definiert erscheint.

Nun zum Rechnen, das wohl nicht unmittelbar in die sprachliche Sphäre gehört und nach HENSCHEN eine spezifische Tätigkeit darstellt, das jedoch geistig ähnliche Operationen erfordert wie das sprachlich begriffliche Denken. Die Leistungsquote der reinen Rechenaufgaben ist 5198. Die der in sprachlichen Text eingekleideten Rechenaufgaben 4698, wobei die mathematische Schwierigkeit der beiden Aufgaben ungefähr gleich war. Die niedrigere Leistung bei den Textrechnungen erscheint uns dadurch erklärt, daß bei den Textrechnungen als besondere Schwierigkeit das Finden des sogenannten Ansatzes hinzukommt. Bei den normalen Rechnungen sind es die Beziehungen der Zahlen, die den weiteren Denkverlauf zwingend vorschreiben. Bei den Textrechnungen kommt als Schwierigkeit hinzu, daß nur das Erfassen und simultane Zurverfügunghaben des Sinngehaltes des Textes das Setzen der verschiedenen Zahlen in eine definierte Beziehung ermöglicht. In dieser Forderung nach einer, wenn auch einfachen, produktiven Denkleistung liegt die Ursache der gegenüber dem reinen Rechnen reduzierteren Leistung. In der Literatur wurden Rechenstörungen nach Hirnverletzungen wiederholt mitgeteilt (BAPPERT, KLEIST, POPPELREUTER u. v. a.). Während einzelne Autoren die Meinung vertreten, daß Rechenstörungen nur bei bestimmten lokalen Defekten auftreten, hat vor allem HENSCHEN die Meinung vertreten, daß das Rechnen durch die Zusammenarbeit zahlreicher Rindenregionen zustande kommt. KLEIST fand dementsprechend bei allen Lokalisationen Rechenstörungen unabhängig von der Seite des Hirndefektes. PERITZ und BERGER halten die Rechenstörungen an den linken Hinterhauptlappen gebunden, während POPPELREUTER bei allen Sprachstörungen gleichzeitig Rechenstörungen fand. Auf Grund unserer Ergebnisse, die, wie erwähnt, an 1000 Hirnverletzten der verschiedensten Lokalisation gewonnen wurden, können wir sagen, daß die Rechenleistungen des Hirnverletzten gegenüber denen der Normalen herabgesetzt sind. Es entspricht dies vollkommen den Ergebnissen der sprachlich-begrifflichen Denkproben. Wie wir oben darlegten, zeigte das sukzessive abstrakte Denken beim Hirnverletzten wenig Veränderungen gegenüber dem Normalen. Hingegen sind Kombinationsleistungen und Mehrfachhandlungen besonders stark reduziert. Einfache Rechenaufgaben, die nur einen sukzessiven Denkvorgang erfordern, gelingen hinreichend. Textrechnungen hingegen, die nur durch kombinierende Operationen weitergeführt werden können und wo die Erfassung des Wesentlichen zunächst einen Ansatz produzieren muß, gelingen dem Hirnverletzten besonders schlecht. Die reduzierte Rechenleistung erscheint damit zunächst als einzelnes Mosaiksteinchen im gesamten geistigen Funktionswandel des Hirnverletzten. Wie weit die Lokalisation des Defektes eine graduelle Verschiebung dieser Leistungsreduktion bewirkt, wird weiter unten eingehend darzustellen sein.

Nun zu den Ergebnissen der praktischen Intelligenz. Seit KÖHLER nach seinen bekannten Versuchen mit Anthropoiden diesen Begriff aufgestellt hat, ist man vielfach darangegangen, diese praktische, vom sprachlichen Denken unabhängige Intelligenz auch bei geistigen Defektzuständen zu untersuchen (E. STERN). Wir wählten hierzu technische Beispiele, die zwar eine gewisse technische Begabung voraussetzen, über die jedoch der Durchschnittsmensch zweifellos verfügt. Der Besprechung vorausgeschickt muß noch werden, daß bei der Beurteilung nicht nur die Lösung der Aufgabe, sondern auch die Zeit gewertet wurde. Das statistische Resultat basiert sonach auf zwei Faktoren. Da Hirnverletzte, wie aus allen experimentellen Untersuchungen hervorgegangen ist, langsamer arbeiten, könnte der Zeitfaktor der praktisch-technischen Intelligenzleistungen höchstens eine Senkung der Leistungsquote bewirken. Um so erstaunter ist man, wenn man die Höhen der Leistungsquoten in Abb. 36 betrachtet. Sie sind durchwegs die höchsten, die bei Hirnverletzten zur Beobachtung kommen. Nicht nur die absolute Höhe, die von 5269 bis 8399 schwankt, ist beträchtlich, sondern auch die Differenz zur normalen Leistung ist sehr gering (500 bis 900). Bei der zweiten Aufgabe des Leistungstests (Spalte 21), die im Technischen ungefähr gleiche kombinatorische Leistungen voraussetzt wie der Lückentest, ist die Leistung wohl beträchtlich niedriger als beim Leitungstest I, steht aber noch immer über dem Niveau der sprachlichen Intelligenzleistung. Beim Riegelbrett, wo sukzessive Beziehungen hergestellt werden müssen, und durch manuelles Herumprobieren der produktive Einfall zur Lösung, ich möchte fast sagen herausgeschüttelt werden kann, ist das Leistungsniveau am höchsten. Diese Ergebnisse zeigen, daß der Hirnverletzte praktisch-anschauliche Aufgaben, die nicht im Sprachlich-Begrifflichen verankert sind, sondern ein mehr gegenständliches Beziehungserfassen und manuelles Operieren gestatten, wesentlich besser lösen kann als abstrakte Aufgaben. Die Erfahrungen der Berufsberatung bestätigen diese experimentellen Ergebnisse. Das Absinken der geistig-seelischen Persönlichkeit des Hirnverletzten ins Gegenständliche, Konkrete (GOLDSTEIN) erscheint damit wieder belegt. Ein Faktor dieser besonders guten Leistung ist die Freiheit der Wahl des persönlichen Arbeits- bzw. Denktempos.

Zusammenfassend läßt sich über die Intelligenzleistung der Hirnverletzten sagen, daß sie graduell verschieden reduziert ist. Am meisten an das Niveau des Normalen sind die Leistungen der praktischen Intelligenz angeglichen, die kein abstraktes Denken beinhalten, sondern das Operieren mit anschaulich konkreten Inhalten und die Schaffung sukzessiver Beziehungen gestatten. Auch Kombinationsleistungen mit anschaulichen Vorstellungen werden noch hinreichend gelöst. Das Denken in sprachlich abstrakten Begriffen gelingt dem Hirnverletzten dann noch hinlänglich, wenn ein sukzessiver Denkvorgang zur

Lösung führt (Analogietest). Simultandeterminationen, das Erfassen beziehungsgeladener Ganzheiten und kombinatorische Operationen mit ihnen, wie sie unser Lückentest verlangte, können vom Hirnverletzten nicht oder nur mangelhaft vollzogen werden. Je umfassender und unüberschaubarer der primär zu analysierende Gedankenkomplex ist, und je differenzierter die analysierten Denksubstrate sind, um so schwieriger wird für den Hirnverletzten das Ordnen und Synthetisieren dieser Teile zu einer ganzheitlichen Lösung. Der Hirnverletzte erscheint somit in seiner geistigen Persönlichkeit in definierter Weise verändert. Es ist ihm vor allem die Fähigkeit, komplizierte Zusammenhänge simultan zu überblicken, zu zergliedern, das Wesentliche zu erfassen und zu einer Struktur aufzubauen, verlorengegangen.

Nun zur Auswertung der KRÄPPELIN-PAULIschen Arbeitskurve. Die Mengenleistung der Hirnverletzten ist, wie aus Abb. 36 ersichtlich ist, um 20% geringer als die der Normalen. Diese Arbeitsleistung kann dem geistigen Vermögen des Hirnverletzten ohneweiters zugetraut werden, handelt es sich doch um einen bloßen sukzessiven Denkvorgang, der noch dazu halb automatisiert werden kann. Trotzdem besteht eine beträchtliche Leistungseinbuße, die vor allem auf die verlangsamte Arbeitsweise zurückgeführt werden kann, wie früher schon POPPELREUTER, BUSCH, LANGELÜDDECKE, v. ROHDEN und PFEIFFER dargelegt haben. Die Güte der Leistung, wie aus dem Vergleich der gemachten Fehler hervorgeht, ist zwischen Hirnverletzten und Normalen ungefähr gleich. Erwähnenswert ist, daß ein großer Teil der Hirnverletzten mit ihrer Mengenleistung im Bereich des Normalen liegt. Ein Siebentel der Hirnverletzten hat sogar eine bessere Leistung als die Durchschnittsleistung des Normalen. Dieses Ergebnis einer rein geistigen Arbeit korreliert sonach völlig mit dem Ergebnis der POPPELREUTERschen Eimerhebeprobe, die eine rein körperliche Arbeit darstellte. Man kann daher vermuten, daß die Auswirkung dieses Funktionswandels nicht nur die rein geistigen Funktionen, sondern die gesamte Leistungsfähigkeit des Hirnverletzten einschließt. Es wird sich daher als notwendig erweisen, nach ursächlichen Faktoren zu suchen, die für beide Leistungsstörungen zutreffen. Als Ursache der geringen Mengenleistung wird eine Verlangsamung des Arbeitstempos angenommen. POPPELREUTER, ROHDEN, E. STERN und VOSS haben diese Verlangsamung auch in anderen Experimenten gezeigt (Assoziationsversuch, Reaktionsfähigkeit, Sortierarbeit). Es erhebt sich nun die Frage, wodurch diese Verlangsamung hervorgerufen wird. Von den meisten Autoren (PFEIFFER, POPPELREUTER, ROHDEN, LANGELÜDDECKE, E. STERN, ISSERLIN, PAULI, VOSS und BUSCH) werden hierfür eine starke Ermüdbarkeit und ein ungenügender Willenseinsatz verantwortlich gemacht. Ein Kriterium, die Ermüdbarkeit zu beurteilen, ist der sogenannte Gipfelpunkt der Arbeitskurve. Dieser Gipfelpunkt kommt bei Normalen etwa in der 15. Teilzeit zur Beobachtung. Da jedoch bei unseren Versuchen zirka 50% der Hirnverletzten und Normalen den Gipfelpunkt nach der 15. Teilzeit hatten, kann nicht angenommen werden, daß eine vorzeitige Ermüdung die Ursache der verringerten Mengenleistung ist. Erhärtet wird diese Annahme durch die Ergebnisse des BOURDON-Vergleichtestes. Der Leistungsvergleich der Durchstreicharbeit vor und nach dem einstündigen Rechnen zeigt bei unseren Hirnverletzten sowohl mengenmäßig als auch qualitätsmäßig eine Verbesserung, die sogar prozentual über der Leistungsverbesserung des Normalen steht. Diese Leistungssteigerung spricht gegen eine vorzeitige Ermüdung oder, anders ausgedrückt, gegen den vorzeitigen Verbrauch der vitalen Kraftreserven (die Tatsache, daß der Leistungszuwachs qualitativ und quantitativ beim Hirnverletzten größer ist als beim Normalen), spricht dafür, daß der Hirnverletzte eine langsamere Anlaufzeit hat und nicht sofort seine gesamte Leistungskapazität zum Einsatz bringt. Falls die Kräfte durch die einstündige Additionsarbeit erschöpft worden wären, wäre beim zweiten Durchstreichversuch keine Leistungssteigerung durch den Übungsfortschritt zu erwarten gewesen. Ähnliche Ergebnisse zeigten auch die Arbeitsversuche ROHDENS und LANGELÜDDECKES. Eine Ermüdung im Sinne eines vorzeitigen Verbrauches der Kraftreserven kann sonach nicht als Ursache der reduzierten Mengenleistung angenommen werden. Ein Leistungszuwachs tritt jedoch nur ein, wenn nach dem einstündigen Rechnen eine andere geistige Aufgabe gestellt wird. Bei der gleichen Arbeit (Fortsetzung der Additionsarbeit) sinkt die Leistung mit zunehmender Dauer. Man muß daher annehmen, daß die gleichbleibende Tätigkeit an sich zur Leistungsverminderung für eben diese Tätigkeit, nicht aber für die gesamte geistige Produktion führt. Das heißt, daß nicht eine generalisierte geistige Ermüdung für die verminderte Leistung verantwortlich zu machen ist, sondern nur die vorzeitige „Sättigung“ (A. KARSTEN) der gleichbleibenden Arbeit. Sättigung tritt bei Arbeit dann ein, wenn ein Leistungsabfall aufscheint. Da eine Sättigung dann einzutreten pflegt, wenn der gegen sie ankämpfende Willenseinsatz insuffizient wird, ist die vorzeitige Sättigung bei Hirnverletzten vermutlich durch einen ungenügenden Willenseinsatz bedingt. Für die verminderte Leistungsfähigkeit der Hirnverletzten ist somit nicht eine vorzeitige generelle Ermüdbarkeit, sondern als faßbarer Faktor ein mangelhafter Willenseinsatz anzunehmen, der in ungenügendem Maß gegen diese vorzeitige Sättigung eingesetzt wird. Wenn wir nun versuchen, Belege für den insuffizienten Willenseinsatz aufzufinden, so bestätigen zunächst die Ergebnisse der sogenannten Steighöhe der Arbeitskurve diese Annahme. Als Steighöhe wird die Differenz bezeichnet, die zwischen der Zahl der geringsten und der größten Additionen in einer Teilzeit besteht. Diese Steighöhe beträgt beim Normalen durchschnittlich 33 Additionen, beim Hirnverletzten durchschnittlich 25. Die Hirnverletzten mit schlechter Mengenleistung zeigen sogar nur eine Steighöhe von 15, solche mit überdurchschnittlicher Leistung eine solche von 40 Additionen. Da die Steighöhe beim Normalen (PAULI) als Maß für die Willensstoßkraft angesehen wird, ist anzunehmen, daß beim Hirnverletzten diese Willensstoßkraft herabgesetzt ist. Neben dieser Willensstoßkraft spielt aber für die Leistung noch die Willenszähigkeit (das heißt, ein konstanter Faktor, der gegen die Sättigung ankämpft) eine Rolle. Das Maß der Willenszähigkeit oder der dauernden Willensanspannung einer Arbeit ist ersichtlich aus dem Grad der Ablenkbarkeit bzw. aus der Quantität der Störungsfähigkeit, der Aufmerksamkeit und Konzentration. Die Aufmerksamkeit ist ein Selektionsvorgang (Ziehen), der aus einer Zahl von Bewußtseinsinhalten bestimmte abhebt. Quantitativ erfaßt, kann sie durch das Maß der Ablenkbarkeit werden. Die Ablenkbarkeit von einer geistigen Arbeit ist nun beim Hirnverletzten, wie KUENBURG, ROHDEN und POPPELREUTER mit tachystoskopischen Methoden festgestellt haben, wesentlich gesteigert. Unser Leistungsvergleich des Durchstreichversuches mit sinnlosem und sinnvollem Text läßt, wie ähnliche Versuche ROHDENS, ebenfalls eine gesteigerte Ablenkbarkeit infolge Konzentrations- und Aufmerksamkeitsschwäche erkennen. Eine erhöhte Ablenkbarkeit läßt sich aber auch aus Störversuchen ableiten, die wir bei der KRÄPPELINschen Additionsprobe vorgenommen hatten. Wir ließen durch drei Minuten einen störenden Pfeifton erklingen. Der Leistungsabfall in dieser Teilzeit schwankt beim Hirnverletzten zwischen 5 und 15%, und zwar in verkehrt proportionalem Verhältnis zur Gesamtleistung. Das heißt, Hirnverletzte mit guter Leistung zeigten in der Störungsphase bloß einen Abfall von 5%, solche mit schlechter Leistung einen Abfall um 15%. Damit erscheinen die gestörte Aufmerksamkeit und Konzentrationsfähigkeit des Hirnverletzten als korrelative Faktoren einer insuffizienten Willenszähigkeit. Es wäre nun die Frage zu beantworten, ob die ungenügende Willensstoßkraft und Willenszähigkeit, die beim Hirnverletzten zur Beobachtung kommt, auf einem mangelhaften bewußten Willenseinsatz beruht. Wenn dieses Nachlassen des Willens auf eine bewußte Laxheit zurückzuführen wäre, würde auch die Güte der Leistung darunter leiden. Dies ist jedoch beim Hirnverletzten nicht der Fall. Man muß daher annehmen, daß die mangelhafte Willensstoßkraft und Zähigkeit der Steuerung des Bewußtseins nicht untersteht. Welcher Faktor ist aber dann letzten Endes dafür verantwortlich zu machen? Hier weisen uns die subjektiven Beschwerden der Patienten einen Weg. Eine bestimmte Anzahl von Patienten gab nach dem einstündigen Arbeitsversuch gesteigerte Beschwerden, wie Kopfschmerzen, Flimmern, Benommenheit usw., an. Statistisch ausgewertet, zeigten diese Beschwerden, daß Patienten mit guten Leistungen beschwerdefrei blieben, während solche mit schlechten Leistungen über die schwersten Beschwerden klagten. Es ist dies ein zwingender statistischer Beweis für die Erkenntnis WAIZSÄCKERS, daß „das Beschwerdebild die reziproke Funktion des Leistungsbildes ist“. Dieses Ergebnis, das eine Bestätigung des psychophysischen Äquivalenzprinzips WAIZSÄCKERS bringt, verschiebt die Kausalität des geistigen Funktionswandels in die vegetative Sphäre. Dieser Zusammenhang läßt sich nicht bloß aus der psychophysischen Korrelation konstruieren, sondern läßt sich noch durch folgende Befunde erhärten: Eine statistische Auswertung der jahreszeitlichen Verteilung zeigte nämlich, daß die Verminderung der Leistung nicht gleichmäßig über das ganze Jahr verteilt war, sondern kurvenmäßig schwankte. Im März zeigten 33% der untersuchten Patienten unterdurchschnittliche Leistungen, im August bloß 14%. Aus Abb. 38 ist weiter zu ersehen, daß die Häufigkeit epileptischer Krampfanfälle und schlechte Leistungen der KRÄPPELINschen Arbeitsprobe in einer parallelen Korrelation stehen. Wie im Kapitel über die traumatische Epilepsie ausführlich demonstriert wurde, besteht eine konstante Abhängigkeit der Anfallshäufigkeit von klimatischen Faktoren. Da diese klimatischen Faktoren vorwiegend die vegetative Steuerung affizieren, ist es naheliegend, auch den geistigen Funktionswandel auf die Irritabilität der vegetativen Regulationen zu beziehen. Die Insuffizienz der Willensstoßkraft und Willenszähigkeit als aufzeigbare Faktoren der reduzierten geistigen Arbeit wären somit Ausdruck einer besonders irritierbaren vegetativen Funktion. In letzter Konsequenz sind wir dann zur Annahme gezwungen, daß das Gehirn gleichsam ein peripheres Organ ist, dessen reduzierte Leistung durch eine insuffiziente vegetative Regulation verursacht ist. Die hier vorgebrachte These scheint uns zunächst durch die Abhängigkeit der geistigen Leistung von den vegetativen Regulationen angeregt. Sie wird in der Folge noch weiter zu belegen sein.

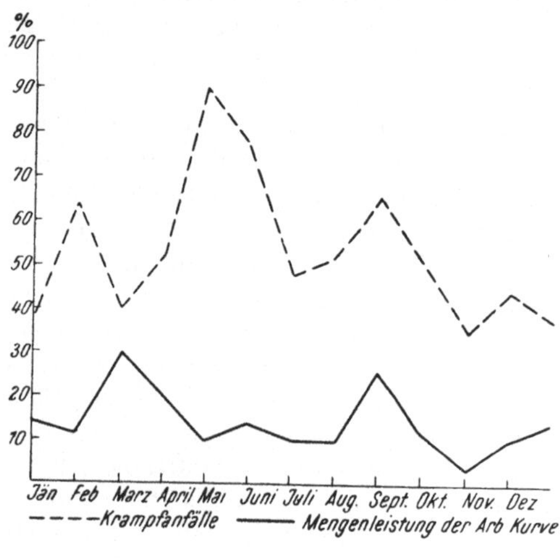

Abb. 38.

Zusammenfassung der Ergebnisse der geistigen Leistungsfähigkeit.

Die Ergebnisse der Untersuchungen der geistigen Leistungsfähigkeit von 1000 Hirnverletzten zeigten auf allen Gebieten eine Leistungseinbuße. Dies gilt natürlich nur als statistische Durchschnittsangabe. Der einzelne Hirnverletzte zeigt, wie schon ASCHAFFENBURG betonte, eine Beeinträchtigung, die graduell von einer kaum merkbaren Behinderung bis zur voll ausgeprägten Demenz reicht. Die Leistungseinbuße ist um so größer, je differenzierter die zu bewältigende geistige Funktion ist. Man kann den allgemein gültigen Satz aufstellen, daß *das Leistungsbild im verkehrtproportionalen Verhältnis zur geistigen Funktion steht.* Ein kurzer Rückblick auf die Ergebnisse wird dies bestätigen. Die rein mechanischen Merk- und Gedächtnisleistungen sind für Silben stärker reduziert als für Zahlen, was dem Ergebnis der Gedächtnisuntersuchungen an Normalen von EBBINGHAUS entspricht. Wir haben dafür die Tatsache, daß bei Silben ein größeres Merkquantum eingeprägt werden muß, verantwortlich gemacht. Während nun Normale bei logischen Merk- und Gedächtnisaufgaben wesentlich bessere Leistungen zeigen (EBBINGHAUS), ist die logische Merk- und Gedächtnisleistung der Hirnverletzten schlechter als ihre mechanische. Dies stellt zunächst einen Beweis der oben vertretenen Ansicht dar, daß die Leistung des Hirnverletzten um so reduzierter ist, je mannigfaltiger und differenzierter sie ist. Die Intelligenzleistungen im engeren Sinn lassen beim Hirnverletzten erkennen, daß er über die Fähigkeit, einfache, abstrakte Beziehungen im sukzessiven Denkvorgang herzustellen, im beschränkten Ausmaß verfügt, daß er aber dort versagt, wo er komplexe Eindrücke analysieren, das Wesentliche erfassen und neue gedankliche Beziehungen, die außerhalb der gegebenen Vorstellung stehen, herstellen soll. Dies ist, wie KUENBURG gezeigt hat, nicht nur auf sprachlich determinierte Denkaufgaben beschränkt, sondern umfaßt die gesamte geistige Produktion. Der produktive Denkvorgang erfordert zunächst eine Analyse der komplexen primären Eindrücke, wobei die Gegebenheiten simultan überschaut werden müssen, das Wesentliche erfaßt werden soll und schließlich eine ordnende Potenz die einzelnen Teile zu sinnvollen neuen Strukturen aufbaut. In jeder Phase dieses Vorganges kann eine Denkstörung aufscheinen. Die Analysen WOERKOMS und BOUMANNS und GRÜNBAUMS zeigen vorwiegend Zergliederungsstörungen, während der von GOLDSTEIN aufgezeigte Funktionswandel als Synthetisierungsstörung imponiert. In jeder Phase des Denkvorganges kann die Störung zur Beobachtung kommen. Der Funktionswandel ist ein ganzheitlicher und betrifft das gesamte geistige Denkvermögen. Je komplexer und differenzierter die primären Eindrücke sind, je vielfältiger die analytischen Vorgänge sind, um so schwerer fällt die Überschaubarkeit und kann das Wesentliche erfaßt werden, um so mangelhafter wird aber auch die ordnende Potenz des Geistes aufscheinen, die die neuen gedanklichen Beziehungen herzustellen hat. Nach dem Gesagten nimmt es nicht wunder, daß Hirnverletzte gerade bei Denkaufgaben, die derartige Fähigkeiten voraussetzen, versagen. Dieser geistige Funktionswandel ist aber nicht auf eine einzige Grundstörung zurückzuführen, sondern ist nur Ausdruck einer das gesamte Bewußtsein betreffenden Grundhaltung. Diese neue Bewußtseinshaltung des Hirnverletzten ist, wie GOLDSTEIN eingehend auseinandergesetzt hat, mehr auf das Gegenständliche, Konkrete und Reizgebundenere gerichtet. Die Beeinträchtigung des „kategorialen Verhaltens“ betrifft nicht nur die Sprachsphäre, sondern alle Denkfunktionen. Denn nicht nur die Ergebnisse der sprachlichen Intelligenzaufgaben und die Stilanalysen zeigen dieses Absinken ins Gegenständliche, sondern auch die sprachunabhängigen Denkaufgaben. Der Hirnverletzte hat infolge seiner veränderten Bewußtseinshaltung die Fähigkeit verloren, komplizierte Zusammenhänge simultan zu überschauen, sie zu zergliedern, das Wesentliche zu erfassen und eine ganzheitliche Struktur aufzubauen. Darüber hinaus zeigen die Ergebnisse der KRÄPPELINschen Arbeitsprobe folgendes: Die Leistung einer geistigen Arbeit, die der Hirnverletzte auf Grund seiner Fähigkeit hinreichend bewältigen könnte, ist mengenmäßig herabgesetzt, während sich die Güte der Leistung von der der Normalen nicht unterscheidet. Diese quantitative Reduktion, die, wie POPPELREUTER gezeigt hat, auch für rein körperliche Arbeiten gilt, ist durch eine Verlangsamung der Arbeit verursacht. Diese Verlangsamung wurde bisher auf Ermüdung und Willensschwäche zurückgeführt. Daß die Ermüdung im Sinne einer vorzeitigen Erschöpfung der vitalen Kraftreserven als kausaler Faktor nicht in Frage kommt, ließ sich durch die Leistungssteigerung beim BOURDON-Vergleichtest zeigen. Als Ursache kann daher nur eine vorzeitige „Sättigung" angenommen werden, die durch mangelhaften Willenseinsatz bedingt ist. Die mangelhafte Willensstoßkraft konnte in der verringerten Steighöhe der Arbeitskurve und die mangelhafte Willenszähigkeit durch die erhöhte Ablenkarbeit und Störbarkeit bei der Arbeit demonstriert werden. Diese Willensinsuffizienz ist nicht durch bewußtes Nachlassen des Willenseinsatzes bedingt, da die Güte der Leistung gleich blieb. Sie ist vielmehr Ausdruck einer Störung oder besonderen Irritabilität des vegetativen Systems. Diese wurde durch die Korrelation der Leistungen mit den vegetativen Beschwerden im Sinne des von WAIZSÄCKER aufgestellten psychophysischen Äquivalenzprinzips und durch die besondere Abhängigkeit der Leistung von klimatischen und anderen, das vegetative System beeinflussenden Faktoren wahrscheinlich gemacht. Das Gehirn wird damit zum peripheren Organ, dessen reduzierte Leistung durch die insuffiziente vegetative Steuerung verursacht wird. Diese These wird näher zu begründen sein. Wir wollen daher im folgenden den Einfluß der Bewußtlosigkeit auf die geistige Leistungsfähigkeit aufzeigen.

Der Einfluß der Bewußtlosigkeit auf die geistige Leistung.

Der Einfluß der Bewußtlosigkeit auf die geistige Leistungsfähigkeit wurde bis jetzt noch nicht systematisch berücksichtigt. Man findet nur sporadische Äußerungen, daß der Einfluß der Bewußtlosigkeit keinen Einfluß auf den Leistungsabfall hat (HEILIG). Die Ergebnisse unserer Untersuchungen lassen darüber keinen Zweifel, daß die Dauer der Bewußtlosigkeit einen entscheidenden Einfluß auf die geistige Leistungsfähigkeit hat. Wie schon im Kapitel über den Mechanismus der Verletzung, haben wir die Patienten in vier Gruppen eingeteilt.

1. Gruppe: Lange Bewußtlosigkeit (Dauer länger als 24 Stunden).
2. Gruppe: Mittlere Bewußtlosikeit (Dauer von 1 bis 24 Stunden).
3. Gruppe: Kurze Bewußtlosigkeit (Dauer wenige Sekunden bis 1 Stunde).
4. Gruppe: Fehlende Bewußtlosigkeit.

Den folgenden Auswertungen liegen Befunde von 220 Fällen mit langer Bewußtlosigkeit (L. B.), 166 mit mittlerer Bewußtlosigkeit (M. B.), 302 mit kurzer Bewußtlosigkeit (K. B.) und 240 mit fehlender Bewußtlosigkeit (F. B.) zugrunde. Ein Blick auf Abb. 39 zeigt nun sehr instruktiv, daß bei allen geistigen Aufgaben die Fälle mit L. B. eine Leistung zeigen, die weit unter dem Niveau der Leistung der Fälle liegt, die keine Bewußtlosigkeit hatten. Mit einigen Ausnahmen ist das Leistungsniveau so abgestuft, daß die Fälle mit L. B. das niedrigste Niveau zeigen, dann folgen die Fälle mit M. B., dann die Fälle mit

K. B. und das höchste Leistungsniveau zeigen die Fälle, die gar keine Bewußtlosigkeit hatten. Es ergeben sich wohl geringe Verschiebungen, bei keiner Aufgabe hingegen ist die Leistung der Fälle mit L. B. und M. B. besser als derer mit K. B. und F. B. Aus der geringeren Zahl der Fälle ergibt sich, daß der mittlere statistische Fehler höher ist als bei den 1000 Fällen der gesamten Untersuchungsreihe. Er schwankt bei der Gruppe der L. B. um ± 9 bis 11%, bei der Gruppe der M. B. um ± 8 bis 12, bei der Gruppe der K. B. um ± 5 bis 9, bei der Gruppe der F. B. um ± 7 bis 10. Die statistische Fehlerbreite wurde bei den einzelnen Aufgaben stets errechnet. Die Unterschiede des Leistungsniveaus liegen bis auf zwei Aufgaben außerhalb der statistischen Streuung.

Nun zu den einzelnen Aufgaben. Bei der Merkfähigkeit für optische Silben liegt die Leistungsquote der Fälle mit L. B. um 900 niedriger als die der F. B.

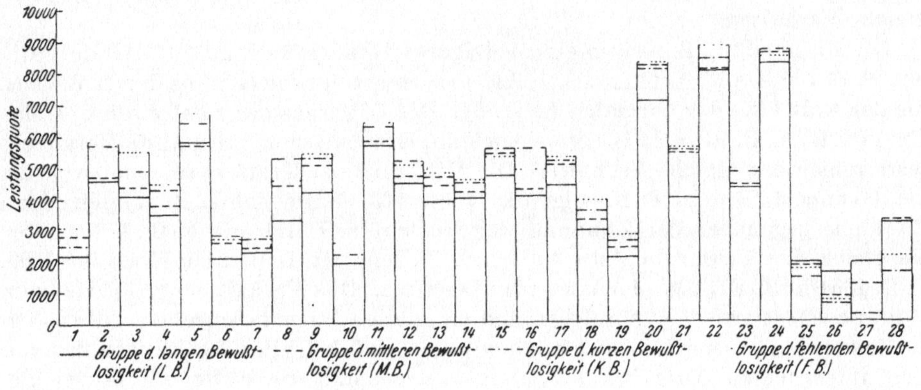

Abb. 39.

Anders ausgedrückt ist die Leistung der Gruppe der L. B. in Prozenten zum Normalen 63%, die der Gruppe mit F. B. 86%. Bei der Merkprobe für optische Figuren ist die Leistungsquote der L. B. um 1400 niedriger als die der F. B. Bei der Merkprobe für optische Zahlen liegt das Niveau der L. B. um 800 niedriger als das der F. B. (L. B. 91%, F. B. 100% bezogen auf die normale Leistung). Im folgenden werden nur die Prozentzahlen genannt. Bezogen sind sie stets auf die entsprechenden Leistungen der Normalen. Die Merkprobe der akustischen Silben zeigt das Niveau der L. B. um 500 niedriger als das der F. B. (L. B. 62%, F. B. 76%). Bei den akustisch dargebotenen Zahlen ist das Niveau der L. B. um 1200 niedriger (L. B. 64%, F. B. 82%). Bei den Gedächtnisproben sind die Ergebnisse analog. Beim Gedächtnis für optische Silben zeigen die Fälle mit L. B. 65, die mit F. B. 81% der normalen Leistung. Bei den optisch dargebotenen Figuren hat die Gruppe der L. B. 69%, die Gruppe der F. B. 89% der normalen Leistung. Bei den Zahlen L. B. 70%, F. B. 93%. Bei den akustisch dargebotenen Silben ist die Leistung der L. B. 48%, der K. B. 77%. Bei den akustisch dargebotenen Zahlen L. B. 58%, F. B. 75%. Die Ergebnisse der Merk- und Gedächtnisprobe demonstrieren zunächst eindeutig, daß die Fälle mit L. B. erheblich schlechtere Leistungen zeigen als die Fälle mit F. B. Die quantitativen Differenzen zwischen den einzelnen Merk- und Gedächtnisproben zeigen gegenüber den schon besprochenen Befunden der Gesamtzahl der Hirnverletzten keine charakteristische Verschiebung. Bei den sprachlichen Intelligenzaufgaben besteht bei der Sprichwörterdeutung zwischen Fällen mit L. B. und solchen mit F. B. eine Differenz der Leistungsquote um 600. (L. B. 49%, F. B. 56%.) Beim Analogietest: L. B. 53%, F. B. 65%. Beim

Lückentest: L. B. 49%, F. B. 64%. Bei den Denksportaufgaben: L. B. 37%, F. B. 50%. Bei den Textrechnungen: L. B. 58%, K. B. 78%. Bei den Rechenaufgaben L. B. 52%, F. B. 63%. Auch hier sieht man eindeutig, daß die Gruppe der Hirnverletzten mit L. B. beträchtlich reduziertere Leistungen zeigt als die mit F. B. Analog den Befunden bei der Gesamtzahl der Hirnverletzten sind die Leistungen beim Analogietest noch relativ gut. Die Fälle mit L. B. zeigen durchschnittlich 53% der Leistung der Normalen. Beim Lückentest sind es nur mehr 49% und bei den Denksportaufgaben gar nur mehr 37% der normalen Leistung. Bei den Fällen mit F. B. sind die Leistungen an sich höher, selbstverständlich noch immer unter dem Leistungsniveau der Normalen. Bei den praktisch-technischen Aufgaben ist die Differenz der Leistungsquoten beim Leitungstest I 900 (L. B. 80%, F. B. 92%). Leitungstest II L. B. 66%, F. B. 92%, Beim Riegelbrett ist die Differenz 800. (L. B. 90%, F. B. 99%.) Wir sehen daraus das gleiche Verhalten.

Die Fälle mit L. B. weisen ein niedrigeres Leistungsniveau auf als die Fälle mit F. B. Bei der KRÄPPELINschen Arbeitsprobe zeigt die Gruppe der L. B. 71%, die der F. B. 81% der normalen Leistung. Die Differenz der Fehler zeigt bei der Gruppe der L. B. 91%, F. B. 98%. Auch die Ergebnisse des BOURDON-Vergleichtests zeigen das gleiche Verhalten. Die Differenz der Trefferzunahme zwischen der Gruppe L. B. und F. B. zeigt die Quote 500. Fälle mit L. B. zeigten 226% Zunahme gegenüber der Zunahme der Normalen, Fälle mit F. B. 173%. Der Vergleich der Fehlerabnahme zwischen Fällen mit L. B. und K. B. ist 1000. L. B. 1364%, K. B. 516% der normalen Leistung. Das Verhalten der Werte beim BOURDON-Test zwischen sinnlosen und sinnvollen Buchstabenreihen ist analog.

Zusammenfassend läßt sich sonach sagen, daß bei allen Leistungen der von uns untersuchten Aufgaben aufgezeigt wurde, daß die Fälle mit langer Bewußtlosigkeit wesentlich schlechtere Leistungen zeigen als die Fälle, die gar keine Bewußtlosigkeit hatten. Die Relation zwischen den einzelnen Aufgaben zeigt gegenüber der Zusammenstellung an der Gesamtzahl der 1000 Hirnverletzten keine wesentliche Verschiebung. Der Zusammenhang der Dauer der Bewußtlosigkeit mit dem Niveau der geistigen Leistung wird somit zu diskutieren sein. Wir haben damit auf bisher noch nicht aufgezeigte Zusammenhänge einzugehen und wollen uns zunächst mit dem Kriterium der Bewußtlosigkeit näher auseinandersetzen. Seit REICHHARDT, KLEIST, GAMPER, KLEIN und KRAL wird die Bewußtlosigkeit auf eine Irritation des Hirnstammes bezogen. KLEIST fand eine Bewußtseinsstörung um so seltener, je ferner die Rindenverletzung vom Mittel- und Zwischenhirn lag. Auch LEMKE zeigt in seiner Zusammenstellung des zweiten Weltkrieges, daß die basalen Verletzungen besonders häufig mit Bewußtlosigkeit einhergingen. Damit und nach den tierexperimentellen Befunden von W. R. HESS darf man die Bewußtlosigkeit wohl auf den Hirnstamm beziehen. Die Frage, die nun auftaucht, ist, ob die Dauer der Bewußtlosigkeit als Maß für die Schwere der Hirnstammläsion anzusehen ist und zweitens, wieso gerade die Läsion des Hirnstammes einen so weitgehenden Einfluß auf das geistige Leistungsvermögen besitzt. Da die Bewußtlosigkeit ein Kardinalsymptom der Commotio ist, kann man auch die Schwere der Commotio mit dem Grad der Hirnstammläsion in Korrelation bringen. PETIT und später LEWANDOWSKY nahmen an, daß es bei der Commotio infolge des mechanischen Traumas zu molekularen Störungen der nervösen Substanz kommt. Damit nehmen sie wie KOCHER an, daß sich die kinetische Energie in garbenförmigen Wellen über die gesamte Hirnsubstanz ausbreite. Diese Annahme der *räumlich ausstrahlenden Energie,* wie wir sie im Kapitel über den Mechanismus der Verletzung nannten, wird weitestgehend unterbaut durch die experimentellen Befunde von SCHWARZACHER, der zeigen konnte, daß bei mechanischen Einwirkungen die Energie in mehreren Wellenzügen über das ganze Gehirn verläuft. Nach DE MORRIER kommt es dabei zu einer besonderen Summation im Hirnstamm. Auch die Ergebnisse der anatomischen Untersuchungen von JAKOB, PETERS, SCHOLZ und SPATZ, die nach Kommotionen in den verschiedensten Teilen des Gehirns mikroskopische Nekroseherde und Nervenfaserdegenerationen demonstrieren konnten, beweisen, daß sich die Energie sphärisch fortpflanzt. Da das Gehirn keine homogene Masse darstellt, müßte es, wie wir schon früher ausführten, gerade an den Stellen zu Zerstörungen kommen, wo die physikalische Substanz des Schädelinhaltes starke Differenzen aufweist. Solche Stellen sind die Grenzgebiete zwischen Hirnsubstanz und umspülendem Liquor, ferner zwischen grauer und weißer Substanz. Tatsächlich zeigen gerade diese Stellen nach den Ergebnissen der obigen Autoren am häufigsten anatomisch-mikroskopisch faßbare Veränderungen. Siehe auch: MINKOWSKI, TILMANN, HÄMÄLÄINEN. TÖNNIS sah bei einem Meningeom nach Sturz besonders starke Blutungen in dem umgebenden Gewebe. Darüber, daß bei einem mechanischen Trauma die gesamte Hirnsubstanz von der einwirkenden Energie getroffen wird, darf kein Zweifel mehr bestehen. Es ist anzunehmen, daß die räumliche Strahlungsenergie das gesamte nervöse Substrat erfaßt. Zu faßbaren Herden kommt es nur an Stellen großer physikalischer Differenziertheit des Gewebes. Darüber hinaus ist es wahrscheinlich, daß die mechanische Energie im gesamten Gehirn Veränderungen setzt, wie sie aus der Tatsache der thixotropen Beschaffenheit des Gehirns zu erwarten sind. Das mechanische Trauma bewirkt im Gehirn, das als thixotropes System anzusprechen ist, nach HALLERVORDEN Veränderungen, die, je nach der Schwere, reversibel oder irreversibel sind. Damit im Einklang steht die Ansicht RAHMS, der annimmt, daß durch ein Schädeltrauma im nervösen Substrat ein Schwerefeld induziert wird, das zu einer Verschiebung des spezifischen Gewichtes des Zellinhaltes führt. Auch EPPINGER, mit dem ich Gelegenheit hatte, über diese Probleme einige Gespräche zu führen, bestätigte mir, daß es im Gehirn genau so eine traumatisch verursachte „seröse Exsudation“ geben müsse, wie er sie als Zeichen der Substanzschädigung in anderen Organen nachgewiesen hat. Wir nehmen somit als sicher an, daß die Energie des mechanischen Traumas über den ganzen Schädelinhalt strahlt und entweder reversible Veränderungen im Sinne der Thixotropie bewirkt oder bei stärkeren Einwirkungen morphologisch faßbare Veränderungen hervorruft.

Die Frage, ob die Dauer der Bewußtlosigkeit ein Maß für die Schwere der Läsion ist, glauben wir im bejahenden Sinn beantworten zu können, denn je größer der traumatische Reiz, um so schwerer ist der reflektorische Schock, und als seine beobachtbare Auswirkung die Bewußtlosigkeit. Umgekehrt ist daher auch die Schwere der Bewußtlosigkeit ein korrelativer Maßstab für die Schwere des Traumas und damit für die Schwere der mechanisch gesetzten Läsion. Das Maß der Leistungsreduktion ist abhängig von der Massivität der morphologischen Schädigung. Schon ANTON wies darauf hin, daß die Schwere der psychischen Alteration nicht von der lokalen Gewebsschädigung, sondern von der allgemeinen Erschütterung abhängt. Unsere Befunde, die statistisch beweisend ergeben, daß eine starke Reduktion der geistigen Leistungsfähigkeit parallel geht mit der Dauer der Bewußtlosigkeit, bestätigen dies. TÖNNIS und Mitarbeiter konnten diese Korrelation mit der SCHELLONG-Prüfung aufzeigen, FROWEIN und HARRER bei vegetativen Regulationsprüfungen.

Wir fassen zusammen: Sowohl die Dauer der Bewußtlosigkeit als auch die Schwere der Beeinträchtigung der geistigen Leistung hängen von der Schwere des mechanischen Traumas ab. Es ist somit auch nicht verwunderlich, daß die Dauer der Bewußtlosigkeit mit dem Grad der Reduktion der geistigen Funktionen in paralleler Korrelation steht, wie unsere Befunde eindeutig belegen. Da die Beziehungen der Bewußtlosigkeit zum Hirnstamm klinisch und experimentell gesichert erscheinen, wäre noch zu erklären, wie man sich den Zusammenhang zwischen der Reduktion der geistigen Leistung und der Hirnstammläsion vorstellen könnte. Da im Hirnstamm nicht nur ein Zentrum für das Bewußtsein anzunehmen ist, sondern auch die zahlreichen Zentren der vegetativen Regulationen vertreten sind, müssen wir für den Grad der geistigen Reduktion neben der morphologischen Schädigung des gesamten nervösen Substrates die Schwere der Irritation dieser vegetativen Regulationszentren verantwortlich machen. Diese Annahme ist um so zwingender, als sich gerade im Bereich des zentralen Höhlengraus und am Boden des IV. Ventrikels nach den Ergebnissen der oben erwähnten morphologischen Befunde häufig nekrotische Herde feststellen lassen. Diese vegetativen Zentren regulieren neben den gesamten Lebensvorgängen im Körper auch die vegetativen Erfordernisse des Gehirns. Bei schweren Alterationen dieser Zentren sehen wir klinisch die ganze Summe der vegetativen Beschwerden, wie sie die Hirnverletzten von den Kopfschmerzen, der Müdigkeit, Konzentrationsschwäche bis zur Unfähigkeit jeder geistigen Anspannung erkennen lassen. Als ein objektiv faßbares Symptom dieser Beschwerden konnte AUERSPERG eine ungleich größere Labilität der intrakraniellen Druckverhältnisse bei Patienten mit sogenannten postkommotionellen Beschwerden demonstrieren lassen. Die Abhängigkeit des subjektiven Wohlbefindens der Hirnverletzten, wie der objektiv darstellbaren geistigen Funktion von der Regulation dieser vegetativen Zentren, stempelt das Gehirn tatsächlich zum peripheren Organ, dessen Funktion von seiner vegetativen Versorgung abhängt. Die im vorigen Abschnitt aufgezeigte Abhängigkeit der geistigen Leistung von klimatischen und anderen Faktoren, die auf die vegetative Sphäre einwirken, findet hiermit ihre Beantwortung. Der dort postulierte Zusammenhang zwischen geistiger Leistungsinsuffizienz und irritierter vegetativer Steuerung findet durch die Ergebnisse der zwangsmäßigen Korrelation zwischen Bewußtlosigkeit und geistigem Funktionswandel seine Bestätigung. Es liegen hier analoge Verhältnisse vor wie bei der traumatischen Epilepsie. Wie im entsprechenden Kapitel gezeigt werden konnte, besteht zwischen dem Auftreten der traumatischen Epilepsie und der Dauer der Bewußtlosigkeit eine gleiche Korrelation wie zwischen der geistigen Leistungsfähigkeit und der Dauer der Bewußtlosigkeit. Das heißt, Hirnverletzte, die eine lange Bewußtlosigkeit hatten, bekommen in viel höherem Prozentsatz eine traumatische Epilepsie als solche, die keine Bewußtlosigkeit hatten. Die lange Bewußtlosigkeit ist ein Maßstab für die Schwere der Läsion des Hirnstammes und damit der vegetativen Regulationszentren. Die bei solchen Fällen besonders labilen irritierten vegetativen Zentren schaffen nun einerseits in den mechanisch lädierten Ganglienzellen des ganzen Gehirns oder in der Umgebung der Verletzung die Voraussetzung für eine Erniedrigung der Krampfschwelle, auf der anderen Seite verursacht die insuffiziente vegetative Versorgung des Gehirns eine reduzierte Leistungsfähigkeit. Die geistige Leistungsfähigkeit ist damit sowohl Abbild als auch Resultat der vegetativen Funktion. In letzter Konsequenz ist damit der Wandel der Persönlichkeit des Hirnverletzten ein Funktionswandel seiner vegetativen Sphäre. Inwieweit nun dieser Funktionswandel durch die Lokalisation der Verletzung an sich modifizierbar ist, wird nun aufzuzeigen sein.

Der Einfluß der Lokalisation der Verletzung auf die geistige Leistungsfähigkeit.

Fast so einheitlich wie die Reduktion der geistigen Leistungsfähigkeit nach Hirnverletzungen beobachtet und beschrieben wurde, wurde auch die quantitative und qualitative Reduktion der Leistungsfähigkeit von der Lokalisation abhängig gemacht (PFEIFFER). Nur GOLDSTEIN sieht den Kern des Funktionswandels nach Hirnverletzungen in einem Absinken auf das gegenständliche Niveau und erkennt der Lokalisation der Verletzung nur eine besondere Tönung dieser Grundstörung zu. Um diese Frage zu entscheiden, haben wir unser statistisches Material nach der Lokalisation der Verletzung durchgesehen. Es waren 300 Frontalverletzte, 442 Parietalverletzte, 88 Temporalverletzte und 98 Okzipitalverletzte. Die geringe Zahl der Temporal- und Okzipitalverletzten bedingte, daß der mittlere statistische Fehler bedeutend größer war als bei den anderen Lokalisationsgruppen. Er beträgt durchschnittlich bei allen Untersuchungen ± 15. Durch diese hohe statistische Streuung liegen die Unterschiede der Leistungsquoten der Temporal- und Okzipitalverletzten fast ausschließlich innerhalb des statistischen Streuungsbandes. Die Ergebnisse sind daher statistisch nicht als beweisend zu bewerten. Immerhin kommt solchen differenten Ergebnissen, die innerhalb des statistischen Fehlers liegen, nach KOLLER eine gewisse Wahrscheinlichkeit zu. Anders ist es bei den Frontal- und Parietalverletzten. Hier liegen die Ergebnisse fast ausschließlich außerhalb der Fehlerbreite.

Die Vergleichswerte sind in Tab. 36 übersichtlich zusammengestellt. Die einzelnen Zahlen sind Prozentwerte, die auf die Leistung der normalen Versuchsperson bezogen sind. In dieser Tabelle sind nicht nur die Werte der Lokalisationsgruppen ersichtlich, sondern auch die entsprechenden Werte von 52 geheilten Aphatikern und 60 Hirnverletzten, die optisch gestört waren (Gesichtsfeldeinschränkung, Sehschwäche, Flimmern usw.). Schließlich noch die Werte von 106 Hirnverletzten, die an traumatischer Epilepsie litten. Was oben über die statistische Verwertung der kleinen Zahlen gesagt wurde, gilt auch für diese Gruppen.

Eindeutig und weit außerhalb der statistischen Fehlerbreite zeichnet sich das Leistungsniveau der Frontalverletzten ab, deren Leistung die der anderen Lokalisationen übertrifft. Dort, wo die Leistung der Frontalverletzten geringer ist als die der anderen Gruppen, ist die Differenz so gering, daß sie innerhalb der Fehlerbreite liegt. Die zweitbeste Gruppe sind die Okzipitalverletzten, während die Parietal- und Temporalverletzten die schlechtesten Leistungen zeigen. Dies nur als Durchschnittsbewertung aller Untersuchungsaufgaben. Bei den einzelnen Tests zeigt sich folgendes: Die Merkfähigkeit für optisch dargebotene Reize ist bei Frontalverletzten am besten, die anderen drei Gruppen stehen auf ungefähr gleicher Höhe, die Gruppen der Aphatiker zeigen ein etwas niedrigeres Niveau. Die Merkfähigkeit für akustisch dargebotene Reize ist wieder bei den Frontalverletzten am besten, ungefähr auf gleicher Höhe wie die optische Merkfähigkeit. An zweiter Stelle folgen hier die Parietalverletzten und dann die Temporal- und Okzipitalverletzten mit gleichtiefem Leistungsniveau. Ein noch geringeres Niveau der akustischen Merkfähigkeit zeigt die Gruppe der Aphatiker. Auffallend ist dabei bloß, daß die akustische Merkfähigkeit der Okzipitalverletzten und der sehgestörten Patienten ebenfalls geringer ist als ihre optische Merkfähigkeit. Die Ergebnisse liegen, wie gesagt, bei diesen Gruppen innerhalb der statistischen Fehlerbreite, so daß es sich um eine Zufallsstreuung handeln könnte. Auch beim gesamten Durchschnitt der Hirn-

Tabelle 36. Die Zahlen sind Prozentwerte, bezogen auf die Leistung des Normalen.

	Frontal	Parietal	Temporal	Okzipital	Aphatiker	Optisch Gestörte	Epileptiker
Mechanische Merkfähigkeit:							
opt. Silben	70	71	66	65	55	82	53
opt. Figuren	77	67	69	73	78	61	63
opt. Zahlen	107	94	94	96	85	81	99
akust. Silben	81	68	69	51	62	49	73
akust. Zahlen	87	78	62	82	59	73	88
Mechanisches Gedächtnis:							
opt. Silben	82	61	82	75	49	71	65
opt. Figuren	85	77	72	85	87	61	71
opt. Zahlen	94	87	73	90	93	73	87
akust. Silben	62	65	73	64	59	74	74
akust. Zahlen	85	77	67	78	59	74	74
Logische Merkfähigkeit:							
Meldung	77	71	64	71	63	78	73
Logisches Gedächtnis:							
Meldung	70	66	50	66	60	69	71
Fabel	81	79	72	77	62	81	76
Sprachliche Intelligenz							
Sprichwörterdeutung	56	51	45	56	42	68	51
Analogietest	65	58	61	68	53	64	55
Lückentest	60	56	52	56	50	59	54
Denksportaufgaben	50	41	46	45	41	34	47
Textrechnungen	69	65	69	63	58	63	59
Rechnen	64	57	62	55	62	60	57
Praktisch-technische Intelligenz:							
I. Leitungstest	93	87	91	99	95	86	84
II. Leitungstest	85	88	97	75	90	69	90
Riegelbrett	96	90	96	84	87	81	86
Aufmerksamkeit, Konzentration:							
Arbeitsprobe nach Kräppelin	80	72	77	75	68	76	70
Fehler	99	93	96	98	94	94	100
Bourdon-Vergleichstest:							
Trefferzuwachs	172	260	235	184	325	198	210
Fehlerabfall	305	990	680	470	940	1240	940

verletzten ist aber die akustische Merkfähigkeit geringer als die optische, was oben mit der Besonderheit der Reizdarbietung erklärt wurde. Die Aufschlüsselung der Gesamtzahl nach Lokalisationsgruppen zeigt jedenfalls keine Verschiebung dieser Relation.

Das Gedächtnis für optische Reize zeigt wieder bei den Frontalverletzten die beste Leistung. Dann folgen in beträchtlichem Abstand der Reihe nach Okzipital-, Temporal- und Parietalverletzte. Das gleiche Ergebnis scheint beim akustischen Gedächtnis auf, wenngleich der Niveauunterschied hier geringer ist. Besonders schlecht ist das akustische Gedächtnis bei den Aphatikern, ein Ergebnis, das den Erwartungen entspricht. Auch bei den Gedächtnisleistungen sind die akustischen Leistungen bei allen vier Gruppen schlechter als die optischen. Es ist daher anzunehmen, daß das tiefere Niveau der akustischen Merk- und Gedächtnisleistung unabhängig von der Lokalisation des Defektes besteht.

Die logische Merk- und Gedächtnisleistung ist wieder bei den Frontalverletzten am größten, deutlich reduziert bei Okzipital- und Parietalverletzten, am stärksten jedoch bei den Temporalverletzten und bei den Aphatikern. Diese wesentlich schlechtere Leistung bei der temporalen Gruppe ist vermutlich darauf zurückzuführen, daß die Reizdarbietung auf akustischem Wege erfolgte (die Meldung und die Fabel wurden vorgesprochen). Die Meldung mußte sonach erstens akustisch aufgenommen und zweitens, da es sich um einen logischen Zusammenhang handelte, auch sprachlich verstanden werden. Diese doppelte Funktion wurde von den Temporalverletzten und Aphatikern weit schlechter bewältigt als von den übrigen Verletzungsgruppen. Der Defekt verursacht hier eine spezifische Senkung des Leistungsniveaus.

Zusammenfassend läßt sich über die Merk- und Gedächtnisleistung festhalten:

1. Die relativ beste Leistung zeigen die Frontalverletzten.

2. Die Differenz des Leistungsniveaus zwischen optischen und akustischen Darbietungen besteht unabhängig von der Lokalisation des Defektes.

3. Die logischen Merk- und Gedächtnisleistungen sind bei den Temporalverletzten und Aphatikern am schlechtesten.

Auch bei den sprachlichen Intelligenzaufgaben zeigen die Frontalverletzten die besten Leistungen. Dann folgen die Okzipitalverletzten und optisch gestörten Patienten. Noch schlechter sind die Leistungen der Parietal- und Temporalverletzten, das tiefste Leistungsniveau zeigen die Aphatiker. Wir halten fest, daß die sprachlich gebundenen Intelligenzleistungen bei Temporal- und Parietalverletzten am stärksten betroffen sind. Bei den Rechenaufgaben zeigen ebenfalls die Frontalverletzten die besten Leistungen. An zweiter Stelle folgen die Temporalverletzten, dann die Parietal- und an letzter Stelle die Okzipitalverletzten und Aphatiker.

Bei den praktisch-technischen Aufgaben zeigen Temporal- und Frontalverletzte die besten Leistungen, die schlechtesten die Okzipitalverletzten. Da bei diesen Aufgaben die Überschaubarkeit und die optische Analyse der Gegebenheiten die Voraussetzung für die richtige Lösung sind, kommt die schlechte Leistung der Okzipitalverletzten erwartungsgemäß. Die gute Leistung der Temporalverletzten und Aphatiker bestätigt die Ergebnisse der ISSERLIN-KUENBURGschen Experimente, die zeigen, daß Sprachgestörte bei sprachunabhängigen Denkaufgaben weniger versagen. Bei unseren sprachunabhängigen Denkaufgaben zeigen Temporalverletzte und Aphatiker eine Leistung, die gegenüber dem Normalen wohl reduziert, aber besser als die der Okzipital- und Parietalverletzten ist.

Bei der KRÄPPELINschen Arbeitsprobe ist bei den Frontalverletzten die Leistung am besten, es folgen Temporal- und Okzipitalverletzte, am schlechtesten ist sie bei den Parietalverletzten. Die Güte der Leistung ist bei allen Gruppen ungefähr gleich. Auch die Ergebnisse des BOURDON-Vergleichtests demonstrieren ein analoges Verhalten.

Die statistische Erfassung der geistigen Leistungsfähigkeit im Hinblick auf die Lokalisation des Defektes ergibt sonach:

1. Die Frontalverletzten zeigen bei allen Proben die besten Leistungen.
2. Die logischen Merk- und Gedächtnisleistungen sind bei Temporalverletzten und Aphatikern am schlechtesten.
3. Bei den sprachlichen Intelligenzaufgaben zeigen Temporal- und Parietalverletzte die schlechtesten Leistungen.
4. Bei den Rechenaufgaben weisen die Okzipitalverletzten das niedrigste Leistungsniveau auf.
5. Die praktisch-technischen Intelligenzaufgaben werden von Frontal- und Temporalverletzten relativ gut, von Okzipital- und Parietalverletzten wesentlich schlechter gelöst.
6. Bei der KRÄPPELINschen Arbeitsprobe zeigen Frontal- und Temporalverletzte die besten Leistungen, die Okzipitalverletzten etwas schlechtere, das reduzierteste Niveau scheint bei den Parietalverletzten auf.

Ein Ergebnis, das allen bisherigen Veröffentlichungen widerspricht, ist die gute Leistung der Frontalverletzten. Von fast allen Untersuchern des ersten Weltkrieges wurden an Frontalverletzten besondere Beeinträchtigungen der geistigen Leistungsfähigkeit beschrieben. KLEIST hat an Frontalverletzten als spezifische Eigenschaft einen Antriebsmangel herausgestellt. Dieser Antriebsmangel betrifft die gesamte Persönlichkeit. Im Denken führt er zur Verarmung, Verlangsamung und Herabsetzung der Produktivität. Für die Denkstörung des Frontalverletzten hat KLEIST den Ausdruck alogische Denkstörung geprägt, im Gegensatz zur paralogischen des Okzipitalverletzten. Er unterscheidet beim Denken, ähnlich wie bei der Sprache, eine ordnend-aufnehmende und eine handelnd-tätige Komponente. Das Stirnhirn macht er für das tätige Denken verantwortlich und sieht in der Denkstörung des Frontalverletzten eine Insuffizienz der motorischen Denkleistung. Die Frontalverletzung behindert sozusagen die Voraussetzung des Denkaktes, worauf auch FEUCHTWANGER hingewiesen hat. POPPELREUTER betonte, daß Frontalverletzte besonders bei körperlichen Hantierungen schlechtere Leistungen zeigen, während GOLDSTEIN auf das Versagen des Frontalverletzten bei schwierigen Aufgaben hinwies. PFEIFFER erwähnt eine besondere Aufmerksamkeitsschwäche bei Frontalverletzten, BUSCH und LANGELÜDDECKE führen die verminderte Leistung des Frontalverletzten bei der KRÄPPELINschen Arbeitsprobe auf mangelnde Willensanspannung, psychische Hemmung und verstärkte Ablenkbarkeit zurück. Kurz, fast alle namhaften Autoren stellten bei Frontalverletzten besondere Leistungsdefekte fest. Nur zwei Autoren wiesen darauf hin, daß Frontalverletzte relativ geringe Ausfallserscheinungen zeigen (BERGER, BRODMANN), was sich mit unseren Ergebnissen deckt. Wie kann diese Diskrepanz der Befunde zustandekommen?

1 Es kann die geringe Zahl der untersuchten Frontalverletzten Schuld daran sein. LANGELÜDDECKE zog seine Schlüsse z. B. aus den Untersuchungsergebnissen von acht Stirnhirnverletzten. Das Ergebnis einer geringen Zahl kann tatsächlich so weit in der Fehlerbreite liegen, daß verallgemeinernde Schlüsse falsche Resultate ergeben.

2. Die beschriebenen Störungen, wie schlechte Abstraktionsleistung (FEUCHTWANGER, ELIASBERG), die schlechte Kombinationsleistung und mangelnde Kritikfähigkeit (POPPELREUTER), der insuffiziente Willenseinsatz (BUSCH, LANGELÜDDECKE), Schwierigkeiten bei der Erfassung des Wesentlichen

(GOLDSTEIN), Störungen der Aufmerksamkeit und verlangsamte Assoziation (PFEIFFER) kommen bei Frontalverletzten zweifellos vor. Die Frage ist jedoch, ob sie nur bei Frontalverletzten vorkommen oder ob sie bei Frontalverletzten in verstärktem Ausmaß vorkommen. Letzteres muß nach unseren Ergebnissen wohl verneint werden.

3. Aus den Angaben von KLEIST, POPPELREUTER und PFEIFFER ist übrigens ersichtlich, daß nur ein geringer Prozentsatz ihrer Frontalverletzten die beschriebenen Symptome aufwies.

4. FEUCHTWANGER und BOSTRÖM sahen die Leistungsschwäche der Frontalverletzten nicht als eine Demenz im engeren Sinn an, sondern machen hierfür eine Beeinträchtigung des Gemütes, des Willens, kurz eine Veränderung der ganzen Persönlichkeit verantwortlich. Diese Veränderung der Persönlichkeit, wie mangelnde Willenszähigkeit, ist aber, wie wir im vorigen Abschnitt beweisen konnten, Ausdruck einer veränderten Situation der vegetativen Regulationen und somit mehr auf das Stammhirn als auf das Frontalhirn zu beziehen. Wir glauben sonach die Diskrepanz der Literaturangaben und unserer Ergebnisse folgendermaßen erklären zu können: Die veröffentlichten spezifischen Leistungsdefekte von Frontalverletzten kommen auch bei anderen Hirnverletzten vor. Die Verallgemeinerung von Ergebnissen, die an geringen Zahlen gewonnen wurden, können ein falsches Resultat ergeben, da sie innerhalb der statistischen Fehlerbreite liegen. Die bei Stirnhirnverletzten beschriebenen massiven Ausfallserscheinungen sind weniger auf den Defekt im Stirnhirn als auf eine Schädigung im Stammhirn bzw. auf eine Beeinträchtigung der vegetativen Regulationen zu beziehen. Als Tatsache muß nach den Untersuchungen an 300 Frontalverletzten angenommen werden, daß bei reinen Stirnhirnverletzungen die Reduktion der geistigen Leistungsfähigkeit wesentlich geringer ist als bei anderen lokalisierten Verletzungen des Gehirns.

Ein weiteres Ergebnis unserer Lokalisationsanalyse ist die Tatsache einer beträchtlichen Leistungseinbuße der Parietalverletzten. Analoge Beobachtungen führten KLEIST dazu, im Scheitellappen ein Denkzentrum anzunehmen und FLECHSIG postulierte im Parietallappen, gewissermaßen der Mode seiner Zeit entsprechend, ein „großes Assoziationszentrum". Unsere Ergebnisse bestätigen diese Konzeption und demonstrieren, daß dem Scheitellappen bei der Bewältigung geistiger Aufgaben eine wichtige Funktion zukommt. Denn die Parietalverletzten zeigen sowohl bei den sprachlichen, als auch bei den praktischen Intelligenzaufgaben das niedrigste Niveau aller Hirnverletzten. Die schlechte Merk- und Gedächtnisleistung unserer Temporalverletzten und Aphatiker steht in Übereinstimmung mit den Beobachtungen ISSERLINS, der hierfür das Fehlen der sprachlichen Hilfen verantwortlich macht, mit denen die Reproduktion der gegebenen Eindrücke vollzogen wird. Die innige Bindung zwischen Sprache und Denkvorgang (LOTHMAR, ISSERLIN), die P. MARIE sogar dazu verführte, alle Sprachstörungen auf Intelligenzdefekte zurückzuführen, macht es verständlich, daß Temporalverletzte und Aphatiker bei sprachlichen Intelligenzaufgaben weitgehender versagen als die übrigen Lokalisationsgruppen. Dieser Funktionswandel der Temporalverletzten und Aphatiker betrifft aber vorwiegend die sprachliche Sphäre der Denkleistungen. Denn bei den sprachunabhängigen Aufgaben der praktisch-technischen Intelligenz zeigen diese Verletzten keine so weitgehende Reduktion ihres Leistungsniveaus. Im Gegensatz hierzu stehen die Parietalverletzten, bei denen, wie oben erwähnt, sowohl bei sprachlichen als auch praktischen Intelligenzprüfungen schwere Leistungseinbußen zutage treten. Die Denkleistung erscheint damit als eine der sprachlichen Leistung übergeordnete Funktion. Sie ist bei Parietalverletzungen in ihrer Gesamtheit betroffen, während bei Temporalverletzungen nur ein Sektor, nämlich der der sprachlichen Sphäre, beeinträchtigt ist. Das Rechnen ist nach unseren Ergebnissen bei den Okzipitalverletzten am stärksten reduziert, was in Einklang mit den Mitteilungen von PERITZ und BERGER steht. KLEIST und GOLDSTEIN fanden Rechenstörungen bei Frontalverletzten, POPPELREUTER bei allen Sprachgestörten. Selbstverständlich kommen Rechenstörungen auch bei solchen Defekten vor, graduell sind aber die Rechenleistungen der Okzipitalverletzten am schwersten betroffen. Man kann daraus wohl den Schluß ableiten, daß die okzipitalen Regionen für die spezifische geistige Tätigkeit des Rechnens eine ausschlaggebende Bedeutung haben. Die schlechten Rechenleistungen der Aphatiker erklären sich aus der Tatsache, daß ein Teil der Aufgaben in Textform eingekleidet war und daher der in Worte gekleidete logische Zusammenhang in mathematische Zahlen transponiert werden mußte. Aufgaben, bei denen eine Übertragung von sprachlichen Gegebenheiten in eine andere Sphäre notwendig ist, mißlingen Aphatikern besonders häufig. Die Okzipitalverletzten versagen im allgemeinen dort, wo der optische Apparat als Aufnahmegerät zur Verfügung stehen muß. So konnte PFEIFFER zeigen, daß die optische Aufmerksamkeit, das optische Hantieren, die optische Merkfähigkeit bei Okzipitalverletzten besonders geschädigt waren. ROHDEN konnte bei tachystoskopischen Versuchen und bei BOURDON-Aufgaben eine besonders reduzierte Leistung der Okzipitalverletzten demonstrieren. Unsere Okzipitalverletzten zeigen ebenfalls bei allen Aufgaben, die ein Überblicken und Überschauen erfordern, schlechte Leistungen (praktisch-technische Intelligenz, Rechenaufgaben, KRÄPPELINsche Arbeitsprobe, BOURDON-Vergleichtest). Die Schwierigkeiten bei Überblicken des Expositionsfeldes (KUENBURG) bewirken eben sekundär bei allen optischen Aufgaben eine Senkung des Leistungsniveaus. Bei Aufgaben, wo optische Wahrnehmungen nicht im Mittelpunkt stehen, ist die Leistung des Okzipitalverletzten besser als die der anderen Verletzungsgruppen (Eimerhebeprobe POPPELREUTERS, unsere sprachlichen Intelligenzaufgaben).

Aus diesen Erwägungen hebt sich die Erkenntnis ab, daß die Lokalisation des Defektes einen spezifischen Einfluß auf die Reduktion der geistigen Leistungsfähigkeit hat. Es gibt sonach sowohl eine Veränderung der gesamten Persönlichkeit des Hirnverletzten im Sinne einer Störung des kategorialen Verhaltens (GOLDSTEIN) mit dem Absinken auf ein konkretes, reizgebundeneres Niveau, wie auch eine spezifische Leistungsschwäche als Resultat eines lokalisierten Defektes. Es ist eine Frage der „Einstellung“, welche Form des geistigen Funktionswandels einem vor Augen kommt. Es ist wie bei den bekannten „Umspring-Bildern“ der Sinnesphysiologie, wo die eine Kontur, die jeweils als „Figur“ gesehen wird, die andere zum „Hintergrund“ verdrängt. Diese zweifache Darstellbarkeit des Funktionswandels nach Hirnverletzungen ist etwa in Analogie zu setzen mit der doppelten Erscheinungsform des Lichtes. Dieses kann physikalisch als Wellenbewegung oder als Materie kleinster Teilchen aufgefaßt werden. Auch hier schließt die Auffassung des Lichtes als Wellenbewegung das Operieren mit materiellen Teilchen als Atome des Lichtphänomens aus. Dieser Standpunkt, den wir auf Grund unserer Ergebnisse und Beobachtungen einnehmen, wird sowohl der Lehre GOLDSTEINS vom generellen Abbau der Persönlichkeit nach Hirnverletzungen gerecht, wie den Anschauungen der übrigen Hirnpathologen, die für den Ausfall einer Leistung den lokalen Defekt verantwortlich machen.

Der Einfluß der Seitenlokalisation der Verletzung auf die geistige Leistungsfähigkeit.

Ein Vergleich der geistigen Leistungsfähigkeit von 394 rechtsseitig und 446 linksseitig Hirnverletzten ergibt eine beträchtlichere Reduktion der linksseitigen Hirnverletzten, was die Ergebnisse GOLDSTEINS, H. FRANKS und PFEIFFERS bestätigt. Im einzelnen sind die Leistungen der akustischen Merkfähigkeit bei linksseitig Verletzten am stärksten betroffen. Es folgt die optische Merkfähigkeit und relativ am geringsten ist die Differenz bei der logischen Merkfähigkeit. Bei den Gedächtnisleistungen ist die optische bei linksseitigen Verletzten am stärksten reduziert, dann die logische, am geringsten die akustische. Da nach HENSCHEN die linke Hemisphäre die Sinneseindrücke beider Sinnesflächen aufnimmt und daraus Vorstellungen bildet, erscheint die größere Reduktion der Merk- und Gedächtnisleistungen bei linksseitig Verletzten nicht absonderlich. Auch bei den sprachlichen Intelligenzaufgaben zeigen die linksseitig Verletzten ein geringeres Niveau. Auffallend ist die relativ geringe Differenz zwischen links und rechts. Es wäre doch eigentlich zu erwarten, daß gerade bei den sprachlichen Aufgaben linksseitige Herde bedeutend größere Ausfallserscheinungen zeigen. Für den einzelnen Fall trifft dies zweifellos zu. Bei einer größeren Zahl sieht man aber, daß wohl eine Differenz aufzeigbar ist, die außerhalb der statistischen Fehlerbreite liegt, sie ist aber gegen alle Erwartung gering. Genauer hätte man diese Frage beantworten können, wenn man die einzelnen Frontal-, Temporal-, Parietal- und Okzipitalverletzten der linken Seite den entsprechenden der rechten Seite gegenübergestellt hätte. Da bei unserem Krankengut die Zahlen der Versuchspersonen zu klein geworden wären, hätten die dabei demonstrierten Ergebnisse wegen der größeren statistischen Streuungsbreite keine sicheren Schlüsse zugelassen. Man kann sich als Erklärung bloß vorstellen, daß nach HENSCHEN die in der linken Hemisphäre gebildeten Vorstellungen als Erfahrungen in die rechte Hemisphäre übergeführt werden und dort die Unterlagen für automatische Leistungen bilden. Statistisch gesehen spielen diese deponierten Erfahrungen beim Deuten der Sprichwörter und bei den anderen sprachlichen Aufgaben fast die gleiche Rolle wie die Vorstellungsarbeit der linken Hemisphäre. Noch deutlicher ist dies bei den Rechenaufgaben ausgeprägt. Die Leistungen der Textrechnungen sind bei Rechts- und Linksverletzten gleich. Bei den reinen Rechenaufgaben sind die Leistungen der linksseitig Verletzten sogar besser. Das einfache Rechnen, und um ein solches handelt es sich bei unseren Aufgaben, scheint demnach als automatische Leistung mehr in der rechten Hemisphäre verankert zu sein. Bei den praktischen Intelligenzaufgaben sind die Leistungen der rechtsseitig Verletzten ebenfalls wesentlich besser als die der linksseitig Verletzten. Das produktive Denken mit sprachlich unabhängigen Begriffen und Vorstellungen erscheint somit durch eine Verletzung der linken Hemisphäre weniger beeinträchtigt als durch eine rechtsseitige. Wir können dies bloß registrieren ohne eine stichhaltige Erklärung dafür abzugeben. Bei der Arbeitsprobe nach KRÄPPELIN und beim BOURDON-Vergleichstest weisen die rechtsseitig Verletzten eine bessere Leistung auf. Dies stimmt mit den Angaben GOLDSTEINS und PFEIFFERS überein, die bei Aufmerksamkeits- und Konzentrationsaufgaben ein stärkeres Betroffensein der linksseitig Verletzten beobachten konnten. Zusammenfassend läßt sich wiederholen, daß im allgemeinen die linksseitig Verletzten eine größere Reduktion der geistigen Leistungsfähigkeit zeigen als die rechtsseitig Verletzten, was mit der im normalen Zustand umfangreicheren und ausgeprägteren geistigen Aktivität erklärt werden kann.

Dauer und Ausmaß der Regeneration der geistigen Leistungsfähigkeit.

Über die Rückbildung der reduzierten geistigen Leistungsfähigkeit wird allgemein berichtet, daß bei jugendlichen Personen eine weitgehende Besserung eintritt, ohne daß darüber empirisch gefundene Ergebnisse mitgeteilt werden. Wir haben die untersuchten 1000 Hirnverletzten in drei Gruppen eingeteilt.

1. Gruppe: Die Untersuchung wurde sechs Monate nach der Verletzung vorgenommen.

2. Gruppe: Die Untersuchung wurde zwölf Monate nach der Verletzung vorgenommen.

3. Gruppe: Die Untersuchung wurde 24 Monate nach der Verletzung vorgenommen.

Allgemein läßt sich sagen, daß die Leistungsfähigkeit sich mit der Dauer der Regenerationszeit wesentlich bessert. Rein zahlenmäßig ist die Differenz der Leistungsquoten zwischen der dritten und ersten Gruppe ungefähr doppelt so groß wie zwischen rechts- und linksseitig Verletzten. Die optische Gedächtnisleistung bessert sich fast zehnmal mehr als die optische Merkleistung. Die akustischen Merk- und Gedächtnisleistungen zeigen als einzige Leistungsaufgaben eine Verschlechterung bei der dritten Gruppe, deren Verwundung schon zwei Jahre zurücklag. Diese Verschlechterung steht in Korrelation zu der oben aufgezeigten schlechteren akustischen Einprägungsfähigkeit. Es ist daraus zu schließen, daß die Regenerationszeit für akustische Sinnes- und Wahrnehmungsleistungen wesentlich länger dauert als für andere geistige Leistungen, möglicherweise auch unvollkommener ist. Bei der Übungsbehandlung der geistigen Störungen wird dies zu beachten sein. Die Verbesserung der logischen Merk- und Gedächtnisleistungen ist weitgehender als bei den mechanischen Proben. Eine große Leistungsverbesserung scheint bei den sprachlich gebundenen Intelligenzaufgaben auf. Sie ist bei den Rechenaufgaben noch ausgeprägter. Das Leistungsniveau der praktisch-technischen Intelligenzaufgaben zeigt hingegen keine wesentliche Verschiebung. Die Leistungen der Hirnverletzten, die nur wenig unter dem Niveau des Normalen liegen, zeigen keine weitere Verbesserung und bleiben auf dem erreichten Niveau stehen. Solche Leistungen von Hirnverletzten, die anfangs weit unter dem Niveau des Normalen liegen, zeigen hingegen mit zunehmender Zeit eine weitgehende Verbesserung, wobei jedoch das Endresultat noch immer beträchtlich hinter den Leistungen der Normalen zurückbleibt. Auch der Vergleich der KRÄPPELINschen Arbeitsproben und des BOURDON-Vergleichtests zeigen eine starke Verbesserung der Leistung und damit eine Angleichung an die Leistung des Normalen. Als Beispiel: Hirnverletzte, deren Verletzung sechs Monate zurücklag, zeigten bei der Arbeitsprobe ein Leistungsquantum von 77% des Normalen. Hirnverletzte, deren Verletzung 24 Monate zurücklag, zeigten schon ein Quantum von 85%. Die Güte der Leistung blieb dabei gleich.

Man darf annehmen, daß diese Leistungsverbesserung im Laufe der Zeit als Resultat einer Stabilisierung der vegetativen Regulationen zu werten ist. Die Reduktion der Leistung ist letzten Endes die Auswirkung einer insuffizienten Versorgung des nervösen Substrates. Mit zunehmender Stabilisierung der vegetativen Steuerungen werden auch die Nervenzellen gleichsam als Erfolgsorgane der vegetativen Regulation normalisiert. Das klinisch beobachtete Resultat ist die Verbesserung der geistigen Leistung. Es ist jedoch nicht anzunehmen, daß diese Leistungsverbesserung mit zunehmender Dauer immer weiter ansteigt und schließlich das Niveau des Normalen erreicht. Schon die Ergebnisse der praktischen Intelligenzprüfungen zeigen, daß nach Erreichen eines gewissen Leistungsniveaus kein weiterer Anstieg mehr erfolgt. Die Kurve der Leistungsverbeserung nimmt sonach einen assymptotischen Verlauf, das heißt, die Höhe der normalen Leistungen wird nie erreicht. Es wäre nun interessant, die geistigen Leistungen nach Jahren wieder zu vergleichen. Die bisherigen Untersuchungen dieser Art (L. Credner) geben wohl nur einen ungenügenden Einblick in diese Verhältnisse, da die Ergebnisse in einem Hirnverletzten-Heim gewonnen wurden, wo erfahrungsgemäß nach Jahren nur die schwersten Patienten Zuflucht nehmen, wogegen die leichteren Fälle, die im Berufsleben stehen, nicht erfaßt werden. Nach den eigenen Erfahrungen treten im späteren Leben der Hirnverletzten Rückfälle dann auf, wenn die Anforderungen des Berufslebens zu hoch sind und dadurch gewissermaßen das reduzierte Leistungskonto des Hirnverletzten überzogen wird. Aus dem Bestreben, die zu hohen Leistungsanforderungen doch zu bewältigen, ergibt sich ein vegetativer Erschöpfungszustand, der einerseits die Leistung wesentlich abbaut, anderseits eine beträchtliche Steigerung des persönlichen Unlust- und Insuffizienzgefühles herbeiführt, was sich auch in einer starken Zunahme der cerebralen Krampfanfälle ausdrückt.

Die Schulung der geistigen Leistungsfähigkeit.

Wie aus den bisherigen Ausführungen hervorgeht, ist die geistige Leistungsfähigkeit der Hirnverletzten reduziert. Diese Verminderung des Leistungsniveaus bessert sich im Lauf der Zeit durch Wiederherstellung der vegetativen Regulationen. Es ist nun zu entscheiden, ob man diesen Regenerationsprozeß durch Üben beschleunigen und bis zu einer höheren Grenze der Leistungsfähigkeit vortreiben kann oder ob durch eine möglichst vollkommene geistige Ruhestellung ein besserer Heilerfolg erzielt wird. C. Schneider rät auf Grund seiner Erfahrungen mit der Arbeitstherapie bei Geisteskranken zu einem frühzeitigen Beginn der Schulung und Arbeitstätigkeit. Unsere Anschauungen hierüber decken sich mit unseren Erfahrungen in der Wiederherstellungsgymnastik der motorischen Ausfallserscheinungen, das heißt, daß im akuten Stadium des Wund- oder postoperativen Verlaufes eine absolute Ruhigstellung notwendig ist, worauf besonders Tönnis und seine Schüler erneut hingewiesen haben. Nach dem abgeklungenen Heilungsvorgang, also in der Reparationsphase, hat aber die geistige Schulung als adäquate Übungstherapie für den Hirnverletzten einzusetzen. Hartmann hat als erster den Wert der pädagogischen Behandlung erkannt und im ersten Weltkrieg seinem Lazarett eine Schule angeschlossen. Diesem Beispiel sind dann die übrigen Fachlazarette gefolgt. Im zweiten Weltkrieg hat die geistige Schulung in allen Sonderlazaretten für Hirnverletzte zum integrierenden Bestandteil der Therapie gehört. Man muß sich darüber im klaren sein, daß die geistige Schulung nicht nur eine Beschäftigungstherapie ist, das heißt, daß sich ihr Zweck darin erschöpft, den langen Tag des Hirnverletzten zu würzen, sondern, daß es sich um eine analoge Wiederherstellungstherapie handelt, wie wir sie bei motorischen Funktionsausfällen als Wiederherstellungsgymnastik entwickelt haben. Die Ergebnisse der experimentellen Untersuchungen von Busch, Langelüddecke, Rohden, Voss und auch unsere Ergebnisse zeigen, daß beim Hirnverletzten eine wohl reduzierte, aber an sich beträchtliche

Übungsfähigkeit vorhanden ist, die zur eindeutigen Verbesserung der geistigen Leistungen führt. Lernen heißt ja nichts anderes als ständig wiederholt Einprägen, bis eine Haftfähigkeit der neuen Eindrücke erreicht ist, die sie zur freien geistigen Produktion verfügbar macht. Der Übungserfolg beim Lernen wird, wie MÖDE ausgeführt hat, auch auf verwandte Funktionen ausgedehnt. Die geistige Schulung bessert alle intellektuellen Leistungen. Die erfolgreiche Anregung PÖTZLs über den Linksschreibeunterricht bei Aphatikern bestätigt die obige Erfahrung. Die geistige Schulung hat nach dem Gesagten den Zweck, den Hirnverletzten an seine Leistungsgrenze heranzubringen. Der im folgenden beschriebene methodische Weg und die dabei erzielten Resultate gelten nur für Hirnverletzte ohne massive sprachliche oder optische Ausfallserscheinungen. Diese wurden gesondert im Sprach-, bzw. Sehschwachenunterricht einer systematischen Schulung unterzogen, ähnlich den Angaben PÖTZLs über die Reduktion der cerebralen Sehschwächen.

Das Lehrziel der geistigen Schulungsbehandlung war die Wiedererreichung einmal besessener geistiger Fähigkeiten. Hatte die Vorschulung den Hirnverletzten aus sozialen Gründen nicht bis an die Grenze seiner geistigen Leistungsfähigkeit gebracht, so bestand durch den Schulungsunterricht im Lazarett die Möglichkeit, ihn trotz seiner verminderten Leistungsfähigkeit auf ein höheres Niveau zu bringen, als er auf Grund seiner Vorbildung eingenommen hatte. Dies war besonders bei Berufsumschulungen ein wesentlicher Faktor, zumal bei Umschulungen von einem körperlich arbeitenden auf einen geistigen Beruf. Im allgemeinen wurde jedoch als Lehrziel das Erreichen des durch die Vorbildung gegebenen geistigen Niveaus angestrebt. Praktisch hatten wir in der Schulungsbehandlung drei Kurse. Einen Grundkurs für die Absolventen der normalen Volkschule, einen zweiten Kurs für Absolventen der Haupt- und Mittelschulen und einen dritten Kurs für die Oberstufe (Oberschule, Maturanten, Hochschule). Zahlenmäßig nahmen die Volksschüler 72% der gesamten Schülerzahl ein. 25% waren Haupt- und Mittelschüler und nur 3% waren Maturanten und Hochschüler. Diese zahlenmäßige Verteilung bestimmte, daß das Schwergewicht auf den Grundunterricht für Volksschüler gelegt wurde. Der Lehrplan, der zur Erreichung des Lehrzieles führen sollte, forderte für den Grundkurs der Volksschüler die Beherrschung der vier Grundrechnungsarten, das Rechnen mit Dezimalzahlen, Bruchrechnen und einfache Schlußrechnungen. Im sprachlichen Rechtschreiben, Diktatschreiben, Nacherzählungen und einfache Aufsätze. Das Lesen fiel weg, da Analphabeten nicht vorhanden waren.

Im zweiten Kurs für Hauptschüler umfaßte der Lehrplan das Bruchrechnen, einfache und zusammengesetzte Schlußrechnungen, Prozent- und Zinsrechnungen, Potenzieren und Radizieren, Umfang und Flächenberechnung einfacher geometrischer Figuren, Oberflächen- und Volumsberechnung einfacher Körper. Im Schreiben schwierigere Beispiele von Rechtschreibübungen, komplizierte Nacherzählungen und das Wichtigste aus der Sprachlehre.

Im Oberstufenkurs wurden die verschiedenen Stoffgebiete, ähnlich wie in Maturalehrgängen durchgenommen. Da jedoch zahlenmäßig dieser Kurs sehr schwach besucht war, wurden die entsprechenden Patienten meist in Universitätskurse eingewiesen. Aus der Erfahrung ergab sich, daß zur Erreichung des Lehrzieles eine dreimonatige Kursdauer zweckmäßig war. Die Schwierigkeit war natürlich dabei das ständige Ankommen neuer und das Entlassen alter Patienten. Diese Schwierigkeit wurde in Einzelunterrichtsstunden, wo der durchgenommene Stoff nachgeholt wurde, behoben. Zeitlich bestand der Unterricht aus neun Wochenstunden, die auf drei Vormittage verteilt waren.

In die Mitte der Unterrichtszeit war eine längere Pause eingeschaltet, die sich besser bewährte als häufigere und kürzere Pausen. Die verlängerte Anlaufszeit der Hirnverletzten erforderte diese Maßnahme. Die optimalste Teilnehmerzahl in einem Kurs war zirka zwölf Personen. Als Ort muß ein Raum gewählt werden, der den verschiedenen vegetativen Störungen und Ablenkungsfaktoren, wie Lärm, Sonne, Hitze, Wind usw., möglichst wenig Angriffsflächen bietet. Interessant ist nun, wie sich das Urteil der Lehrer (Leiter des Schulungsunterrichtes war Dr. K. MAUERBÖCK) mit den ärztlichen Erfahrungen und experimentellen Ergebnissen deckt. Auch den Lehrern fällt eine besondere Ablenkbarkeit und erschwerte Konzentrationsfähigkeit auf. Eine erhöhte Ermüdbarkeit, die den weiteren Fortgang des Unterrichtes blockiert, wenn man nicht sofort das Thema wechselt. Der Unterricht muß nach dem Urteil der Lehrer mit anschaulich-gegenständlichem Material förmlich gespickt sein. Auf abstrakte Denkaufgaben gehen die Hirnverletzten nur sehr unwillig ein. Es ist im Unterricht eine dauernde Führung nötig, da bei den meisten Patienten bei freier Produktion, z. B. bei einem freien Aufsatz, der Impuls sehr bald versandet, während ein halbstündiges Diktatschreiben beschwerdefrei mitgemacht wird. Im allgemeinen ziehen die Lehrer das Rechnen zur Schulung der logischen Denkfunktion allen anderen Gegenständen vor und behaupten auch, daß die Schüler es am liebsten mitmachen. Im Rechnen ist ein systematischer Aufbau vom Leichten zum Schwierigen möglich und außerdem sieht der Schüler konkreter den Erfolg. Er kann einmal Gelerntes immer wieder verwenden. Die gleichen Beobachtungen wie bei unseren experimentellen Rechenaufgaben machten auch die Lehrer bezüglich der eingekleideten Rechenaufgaben. Bei solchen Textrechnungen finden die Lehrer, daß es besondere Schwierigkeiten bereitet, den Ansatz zu finden. Mit den Leistungen ihrer Schüler waren die Lehrer im allgemeinen zufrieden. Zahlenmäßig hat sich als Jahresdurchschnitt ergeben, daß 75,7% der Volksschüler das oben gesteckte Lehrziel erreichten gegen 24,3%, die es nicht schafften. Bei den Haupt- und Mittelschülern erreichten sogar 80,4% das vorgeschriebene Lehrziel und 19,6% kamen nicht so weit. Im allgemeinen passierten jährlich zirka 700 Schüler den Schulungsunterricht. Dadurch, daß die Lehrer ihre Schüler in mindestens zehn Wochenstunden beobachten konnten, trat zur eigentlichen Absicht des Schulungsunterrichtes noch als Bereicherung eine weitreichende Beurteilungsmöglichkeit des Hirnverletzten durch die Lehrer hinzu. So wie die Sportlehrer im Heilturnen ein Urteil über Geschicklichkeit, Ausdauer und Ermüdbarkeit abgeben konnten, waren die Lehrer, deren Beobachtungsgabe durch ihren Beruf sehr geschult ist, imstande, ausführliche Berichte über charakterliche und geistige Fähigkeiten ihrer Patienten sowie über ihre allgemeine Belastbarkeit abzugeben. Diese pädagogischen Urteile waren mit den ärztlichen, sportlichen und Werkstättenbeobachtungen und mit den Ergebnissen der psychologischen Untersuchungen die wichtigsten Unterlagen für die Berufsberatung, die den Hirnverletzten auf möglichst störungsfreie Art in die soziale Gemeinschaft einzugliedern hatte.

Literatur.

ANTON: Psychiatr.-neur. Wschr. **1915**, Bd. 16, S. 365.
ASCHAFFENBURG: Sammlungen zwangl. Abh. Halle, 1916.
AUERSPERG: Monographie über den Schmerz. (Im Erscheinen.)
BAPPERT: Z. Neur. **73** (1921).
BERGER: Münch. med. Wschr. **1916**, Bd. 22.
BIRKMAYER-HUBER: ZIMMER, Wehrmedizin. Wien: F. Deuticke, 1943.
BOLTERAUER, L.: Wien. Z. Phil., Psychol. u. Pädag. **1946**, H. 1.
BOUMANN-GRÜNBAUM: Z. Neur. **96** (1925).

BRODMANN: Psychiatr.-neur. Wschr. **1915**, H. 33/34.
BÜRGER PRINZ-KAILA: Arch. Psychiatr. (D.) **81** (1927).
BUSCH: Z. Neur. **40**, 282.
BUSEMANN: Wehrpsychol. Mitt. 1941 und 1942.
CREDNER, L.: Z. Neur. **126** (1930).
DÜRR: Die Lehre von der Aufmerksamkeit. 1914.
EBBINGHAUS: Über das Gedächtnis. Leipzig, 1885.
ECONOMO-FUCHS-PÖTZL: Z. Neur. **43** (1918).
EPPINGER: Permeabilitätspathologie. Wien, 1949.
FEUCHTWANGER-ELIASBERG: Z. Neur. **75**, 516 (1922).
FLECHSIG: Zit. nach KLEIST, Hirnpathologie. Leipzig: J. A. Barth, 1834.
FRANK, H.: Z. angew. Psychol. **19**, H. 1—3.
GAMPER: Med. Klin. **1931**, Nr. 2.
GLASER, E.: Referat der Wehrneurologen. Wien, 1945.
GOLDSCHEIDER-PILEK-BRUNSWIK: Zur exper. Gedächtnisforschung. Leipzig, 1932.
GOLDSTEIN: Jber. Neur.-Psych., Bd. 19, 1915.
— Die Behandlung, Fürsorge bei Hirnverletzten. Leipzig, 1918.
GRÜNTHAL: Mschr. Psychiatr. **53** (1923).
HALLERVORDEN: Zbl. Neurochir. **1941**. H. 1/2.
HÄMÄLÄINEN: Z. gerichtl. Med. **13** (1929).
HARTMANN: Zit. nach B. PFEIFFER, Hdb. der Geisteskrankheiten **7**.
HEILIG: Z. Neur. **37** (1917).
HENSCHEN: Z. Neur. **52** (1919).
ISSERLIN: Z. Neur. **85** (1923).
— -v. KUENBURG-HOFBAUER: Zbl. Neur. **47** (1927).
JACOB, H.: Z. Neur. **167** (1939).
— Arch. Psych. **179** (1950).
KARSTEN, A.: Psychol. Forsch. **10**.
KLEIST, K.: Hirnpathologie. Leipzig: J. A. Barth, 1934.
KOCHER: Hirnerschütterung usw. Wien, 1901.
KÖHLER, W.: Psychologische Probleme. Berlin, 1933.
KOLLER, S.: Graph. Tafeln zur Beurteilung statistischer Zahlen. Wiesbaden: Th. Steinkopf, 1943.
KRÄPPELIN: Mschr. Psychiatr. **8** (1900).
KUENBURG v.: Z. Neur. **85** (1923).
LANGELÜDDECKE: Z. Neur. **58** (1920).
LEWANDOWSKY: Neur. Zbl. **47** (1915).
LOTMAR: Schweiz. Arch. Neur. **5**, 206 (1919).
MINKOWSKI: Schweiz. med. Wschr. **30** (1930).
MOEDE: Die Untersuchung und Übung Hirngeschädigter. Beitr. z. Kinderforsch. Beyer u. Sohn, 1915.
DE MORSIER, G.: Schweiz. Arch. Neur. **50** (1943).
PAULI: Der Arbeitsversuch als charakter. Prüfverfahren. 1943.
PERITZ: Dtsch. Z. Nervenhk. **61** (1918).
PETERS: Zbl. Neurochir. **1944**. H. 8.
PFEIFFER, B.: Die psychischen Störungen nach Hirnverletzungen. In Hdb. der Geisteskrankheiten. Bumke, Bd. 7.
POPPELREUTER: Die psychischen Schädigungen nach Kopfschüssen im Kriege. Bd. 2. Leipzig, 1918.
— Arch. Psychologie **98** (1937).
RAHM: Bruns' Beitr. **119**, 318.
REICHARDT: Allg. Z. Psychiatr. **61** (1904).
ROHDEN v.: Z. Neur. **46** (1919).
ROSENBERG: Z. Neur. **48**, 235 (1919).
SCHOLZ: Z. Neur. **158** (1937).
SCHWARZACHER: Jb. Psychiatr. (Ö.) **43** (1924).
SCHEID, K. F.: Die psychischen Störungen nach Hirnverletzungen. Erg.-Bd. des Hdb. für Geisteskrankheiten.
SPATZ: Zbl. Neur. **61**, 514 (1931).

STERN, E.: Arch. Psychiatr. (D.) **57** (1917).
STERTZ, G.: Mschr. Psychiatr. **68** (1928).
TILMANN: Arch. Klin. Chir. **59** (1899).
TÖNNIS: Richtlinien zur Behandlung Hirnverletzter. München: J. F. Lehmann, 1942.
— Kirchner-Nordmann, Bd. III.
— Klin. Wschr. **27** (1949).
— Dtsch. Z. Nervenheilk. **159** (1948).
VOSS: Münch. med. Wschr. **1921**, Bd. 68.
WAIZSÄCKER, V. v.: Schriftenreihe f. ärztl. Sonderfürsorge. **1943**, H. 1/2.
WENZEL, A.: Die Theorie der Begabung. 1934.
WOERKOM: Mschr. Psychiatr. **80** (1931).
ZIEHEN: Mschr. Psychiatr. **14** (1903).

Achtes Kapitel.

Der Funktionswandel der Wahrnehmung.

Einleitung.

Nach LEIBNIZ besteht die Grundfunktion jedes Individuums darin, die Welt in seinen (des Individuums) Formgesetzen abzubilden. Während sich nach LEIBNIZ dieser Abbildungsvorgang der gegenständlichen Welt nach individuellen Gesetzen vollzieht, also das Subjekt im Mittelpunkt der Wahrnehmung steht, zerlegte HELMHOLTZ die gegenständliche Welt in Sinnesqualitäten, die vom Subjekt unabhängigen Naturgesetzen unterliegen. Die physiologische Forschung des letzten Jahrhunderts beschritt den HELMHOLTZschen Weg und postulierte die Wahrnehmungsvorgänge als kausal determinierte Ereignisse. Die Gesetze der spezifischen Sinnesenergie und das Alles-oder-Nichts-Gesetz sind Resultate dieser Forschungsrichtung. Der Erfolg einer sinnlichen Wahrnehmung ist darnach durch die vom Reiz freigemachte Erregung entschieden. Der Wahrnehmungsvorgang ist als kausal determinierte Kette von „Empfänger—Übermittler—Empfinder“ (Sinnesfläche—Nervenleitung—kortikale Hirnregion) mathematisch festlegbar. Das wahrnehmende Subjekt ist damit weitgehend ausgeschaltet. Die sinnesphysiologische Forschung der neueren Zeit, besonders durch die Namen UEXKÜLL, WAIZSÄCKER und AUERSPERG vertreten, zeigte zunächst die vielen Widersprüche der Wahrnehmungsvorgänge auf, die durch einen vom wahrnehmenden Subjekt unabhängigen kausal determinierten Vorgang nicht erklärt werden konnten. Der dem Individuum begegnende Gegenstand ist in seiner Erfassung nicht mathematisch determiniert, sondern er erweist sich in seiner Auslegung als vieldeutig, ja widerspruchsvoll (antilogisches Prinzip WAIZSÄCKERS), ähnlich den in der Mikrophysik auftretenden Unstetigkeiten (P. JORDAN). Diese bestehende Freiheit bzw. Variation der gegenständlichen Wahrnehmung schließt eine subjektunabhängige objektive Erfassung aus und fordert zwingend ein Subjekt, das die mehrfache Auflösbarkeit eines Wahrnehmungsbildes ordnet. Erst diese subjektive Ordnung der gegenständlichen Welt ermöglicht dem Individuum ein kohärentes id est zweckentsprechendes und sinngemäßes Verhalten in seiner Umwelt. Damit schließt die neue Wahrnehmungsforschung an LEIBNIZ an und weist dem individuellen Subjekt bei der Erkennung und Bewältigung seiner Umwelt eine integrierende Bedeutung zu. Die Gegenstände sind nach UEXKÜLL Ercheinungen, die ihren Aufbau dem Subjekt verdanken. Die sinnliche Wahrnehmung ist nach KANT eine Synthese des schöpferischen Subjektes. Das Gemüt als Zusammenfassung aller seelischen und geistigen Kräfte (KANT) ist eine Organisation transzendenten Charakters. Das Nervensystem ist das vermittelnde Organ zwischen der materiellen Ordnung der kausal determinierten Reizaufnahme und Empfindung und der transzendenten Ordnung unseres Gemütes. Die Bindung bzw. Ordnung der vom Nervensystem gelieferten Sinnesqualitäten zur Erschaffung der gegenständlichen Welt vollzieht das Gemüt mit Hilfe der Organisation des „Schemas“. Dieses stellt ein die Dinge vergegenwärtigendes Prinzip dar. PLATO vergleicht das Schema eines Gegenstandes mit einem Monogramm, das sich dem Gemüt einprägt. Es ist transzendent zu denken und liegt jenseits der kausalen Determination. Obwohl es nicht materieller Natur ist, ist eine Bindung an die nervöse Struktur anzunehmen. Die Tätigkeit des Schemas ist nicht etwa mit der Tätigkeit einer Rechenmaschine zu vergleichen, in der die einzelnen Zahlen eingetragen werden und nach einer Kurbeldrehung die Summe ablesbar ist, sondern eher der Hand eines Klavierspielers, der aus der Vielfalt der möglichen Tasten (Sinnes-Qualitäten) einen Akkord herausgreift. Einzelne Töne, die wir hören, sind Materie, das Gemüt gestaltet die verschiedenen Töne mit Hilfe des Schemas zur Melodie. Die zentralen Projektionsfelder (hintere Zentralwindung bzw. reg. calcarina) sind einerseits Endstätten der kausal determinierten Erregungsleitung, anderseits stehen sie auch mit der erweiterten Seh- und Fühlsphäre in Konnex, die als morphologische Struktur der Schemata angesehen werden müssen. UEXKÜLL vergleicht diese Regionen mit dem Schnürboden eines Theaters, in dem die Schemata wie Kulissen aufbewahrt sind. Das Individuum regelt die Begegnung mit der gegenständlichen Welt mit Hilfe der Sinnesrezeptoren und motorischen Vollzugsorgane, als Werkzeugen; die sinnvolle Steuerung aller Wahrnehmungen und Handlungen vollzieht es mit Hilfe seiner Schemata. Nicht physikalisch gleiche Reizbedingungen, sondern das Schema schafft dem Gegenstand die Ordnung, die ihn dauernd mit sich identisch bleiben läßt. Der Tisch vor mir bleibt durch die schematische Ordnung, gleichgültig, unter welchen Bedingungen er meine Sinnesorgane erregt, der gleiche Gegenstand. Dadurch schafft die schematische Organisation dem Subjekt die Möglichkeit, sich in seiner Umwelt kohärent zu verhalten. Wahrnehmen heißt gestalten von Sinneseindrücken (J. LANGE). Diese Gestaltung erfolgt mit Hilfe der Schemata. Der geistige Formungsprozeß geht unter Ausschaltung unseres Bewußtseins vor sich. Bewußt ist uns nur der Ansatz und die vollzogene Bildung. Die Einsicht in die Kunst des Gestaltens des „Schematismus“ KANTS ist uns verborgen.

Die Tätigkeit des Schemas nennen wir „Funktion“. Sie baut die materiellen Teile planmäßig zu einem sinnvollen „Gefüge“. UEXKÜLL bringt als Beispiel eines Gefüges die planmäßige Ordnung der Eisenteile bei einer Lokomotive, dem stehen die nicht geordneten Eisenteile als bloße „Struktur“ gegenüber. Die Werkzeuge des Subjektes schaffen die Materie, *die Struktur*, die schematische Organisation formt daraus das *Gefüge*.

Der Weg von der ungeordneten Struktur zum planmäßigen Gefüge des Gegenstandes vollzieht sich nach einem bestimmten Entwicklungsgang, den AUERSPERG *„ontisch-genetisches Prinzip“* nennt. Es entwickelt sich vom sinnfällig Unbestimmten zum sinnfällig Bestimmten, analog der embryonalen Entwicklung, wo sich die Keimentwicklung ebenfalls von der *unbestimmten* Embryonalzelle zur endgültig *bestimmten* ausgereiften Zelle vollzieht. Das ontisch-genetische Prinzip formt aus den unbestimmten Eisenteilchen einer Struktur planmäßig das bestimmte Gefüge der Lokomotive. In der Wahrnehmung entzieht sich dieser Vorgang dem Bewußtsein. Bewußt erlebt wird der Beginn und das Resultat, der Weg selbst ist verborgen. Dieser Wahrnehmungsvorgang rollt nicht ab wie ein Rad, sondern er vollzieht sich in Schritten, wobei der jeweils folgende Schritt vorwegnehmend, proleptisch (WAIZSÄCKER), vom Vollzogenen, durch die „rückläufige Bestimmung“ (AUERSPERG) abgeschlossenen, gesteuert wird. Diesen Vorgang, in dem das Vollzogene als *Bestimmtes* zum werdenden *Unbestimmten* führt, nennt AUERSPERG „dynamisch-genetisches Prinzip“. Schon UEXKÜLL hebt hervor, daß vor jeder Handlung die Impulsfolge für die Funktion fertig ist. WAIZSÄCKER bezeichnet diese vorwegnehmende weitgehend festgelegte Ordnung als „Prolepsis“. AUERSPERG nennt das nach dem Vollzug aufscheinende Phänomen, welches das Vergangene bestätigt und die historische Reaktionsbasis für den nächsten Schritt darstellt, „rückläufige Bestimmung“. Das durch die Prolepsis und rückläufige Bestimmung gesteuerte Fortschreiten vom Bestimmten zum Unbestimmten ist die „dynamische Genese“. Die dynamische Genese vollzieht somit den einzelnen Schritt der Wahrnehmung, während das „ontisch-genetische Prinzip“ die übergreifende Ordnung des Formungsprozesses darstellt. Es überformt als transzendentes Phänomen die materiellen Funktionssubstrate.

Das Analogon zu diesen psychischen Vorgängen tritt im SPEMANN-Effekt der Embryonalentwicklung zutage. Das jeweils differenzierte Gewebe bestimmt das noch Undifferenzierte in seiner weiteren Entwicklung (dynamisch-genetisches Prinzip). Der Keim an sich entwickelt sich von der unbestimmten, undifferenzierten Zelle zum bestimmten differenzierten Gewebe (ontisch-genetisches Prinzip).

Vor dem Einsetzen dieses Entwicklungsganges der Wahrnehmung befindet sich das Individuum auf der Stufe der „petite perception“ (LEIBNIZ), die durch die formale Unbestimmtheit der gegenständlichen Welt charakterisiert ist. So wie die Zellen im Keimling indifferent sind und erst durch einen Anstoß die Richtung ihrer differenzierten Ausbildung erfahren, ist im Wahrnehmungsprozeß ein Moment entscheidend, das den ersten Anstoß zur planmäßigen Steuerung der sinnlichen Wahrnehmung schafft. Wir haben im Tastakt herausstellen können, daß dieser initiale Anstoß der geordneten Wahrnehmung vom sogenannten *kritischen Detail* des Gegenstandes ausgeht (BIRKMAYER). Dieses kritische Detail des Gegenstandes, das die schematische Funktion erst zum Anklingen bringt, wird im folgenden eingehender zu beschreiben sein. Der animistisch postulierte Gegenstand emanzipiert sich vorübergehend zum Subjekt und induziert durch das kritische Detail die transzendente Formung. Dieser nun angebahnte Formungsprozeß vollzieht sich auf dem von AUERSPERG dargestellten ontisch-genetischen bzw. dynamisch-genetischen Entwicklungsgang. Zeitlich fällt dieses Aufblitzen des kritischen Details in ein Moment, das wir mit BÜHLER als „fruchtbaren Augenblick“ bezeichnen wollen. Das *kritische Detail* des subjektivierten Gegenstandes steht als schöpferischer Induktor zwischen der Formunbestimmtheit der petite perception und der planmäßigen Steuerung der Gegenstandsformung durch die Funktion des Schemas. Es gibt demnach in der sinnlichen Wahrnehmung ein „Jetzt“, als kritischen Punkt im zeitlichen Ablauf. Es springt nur nicht so klar in die Augen, wie im physikalischen Experiment, wo z. B. der Farbenumschlag bei einer Titriermethode zwingend und mathematisch festlegbar in Erscheinung tritt. Im normalen Wahrnehmungsvorgang ist das Aufblitzen des kritischen Details als induzierendes Phänomen meist verborgen, aber im pathologisch modifizierten Vorgang zeigt es sich oft der Beobachtung. Auch in der Embryonalentwicklung ist nach HOLFRETTER ein kritisch bestimmbarer Zeitpunkt aufzeigbar, der die spezifische Reaktionsbereitschaft des undifferenzierten Keimgewebes induziert.

Nach unserer Konzeption wäre der Aufbau der gegenständlichen Welt folgendermaßen zu skizzieren: Das intakte Feld der Sinnesrezeptoren und motorischen Vollzugsorgane einschließlich der kortikalen Projektionsfelder schafft auf sich allein gestellt, bloße Empfindungen, identisch der LEIBNIZschen petite perception. Das im aktuellen Moment zum Subjekt gewordene kritische Detail des noch nicht geformten Gegenstandes induziert im fruchtbaren Augenblick die schematische Funktion. Das transzendente Schema, zum Klingen gebracht, formt im übergreifenden ontisch-genetischen Entwicklungsgang bzw. schrittweise in der dynamischen Genese den Gegenstand. Nach diesem Schöpfungsakt sinkt die Begegnung mit der Umwelt ins Nirwana. Dieses Nirwana ist aber nicht das Nichts, sondern der unsichbare, unfaßbare, aber doch notwendig vorhandene Hintergrund, aus dem die gegenständliche Welt herausdifferenziert wird. Es ist latent, tritt aber nicht in Erscheinung.

Nach dem Gesagten ist es einleuchtend, daß eine Läsion des Nervensystems eine Modifikation des Wahrnehmungsprozesses zur Folge hat. Entscheidend ist die besonders von GOLDSTEIN immer wieder betonte Ganzheitlichkeit des Organismus. Das Nervensystem als Funktionsorgan des Organismus ist eine untrennbare Einheit. Die Gesetze der Reperkussion gelten nicht nur für das periphere System, sondern auch für das zentrale Nervensystem, was im besonderen Phänomen der Diaschisis demonstrierbar ist. Nicht nur Läsionen, sondern auch Erregungen in einer bestimmten Hirnregion, verändern die Funktion der übrigen Regionen. Insofern erfolgt unabhängig vom Ort der pathologischen Gewebsstruktur ein „Abbau" der Funktionen, eine Störung des kategorialen Verhaltens GOLDSTEINS. Die Wahrnehmungsvorgänge büßen dabei, ähnlich dem Dressurakt, die individuelle Freiheit und Variationsbreite ihrer Explikation ein. Die Wertigkeit oder Rangordnung der kortikalen Regionen ist aber nicht gleich. Die Fehlleistungen der Wahrnehmung sind klinisch differenzierbar, je nachdem die zentralen Projektionsfelder oder die die schematische Funktion repräsentierenden parasensorischen Felder betroffen sind. Letztere werden besonders die transformativ schematische Funktion modifizieren und im klinischen Bild als Agnosie bzw. Apraxie in Erscheinung treten. Unsere weitere Aufgabe ist es, getreu den Methoden der hirnpathologischen Schule PÖTZLS die Fehlleistungen zu beschreiben und damit zu versuchen, unsere Konzeption der Erfassung und Bewältigung der gegenständlichen Welt zu unterbauen.

Die befruchtendsten Anregungen zur Wahrnehmungsforschung entstammen in letzter Zeit dem „Gestaltkreis" WAIZSÄCKERS. Das Postulat der Einheit von Wahrnehmen und Handeln, die Zwangskorrelation zwischen Wahrnehmung und Bewegung, ihre Verschränkung im aktuellen Ereignis fordern eine Neueinstellung. Die räumliche Wahrnehmung schließt auch die Bewältigung des Raumes in sich. Das Subjekt schafft aus den differenten Sinnesqualitäten — der „Struktur" nach UEXKÜLL — durch die schematische Transformation das sinnvolle „Gefüge" des Raumes. Als solches erfüllt er im wechselvollen Spiel der Begegnung mit dem Subjekt seine Aufgabe. Das „Ich" als abstrakte Konzentration des Subjektes hat gar keine Ausdehnung (UEXKÜLL). Der Raum als objektivierte Form des gesamten Sinnesmaterials ist das Feld der Betätigung und Bewährung des Ich. Er erstreckt sich bis an die Grenzen der sinnlichen Wahrnehmung. Ein absoluter Raum, der nicht durch das Subjekt wahrnehmbar ist, existiert höchstens in der Vorstellung, er ist eine gedankliche Abstraktion, aber keine sinnliche Realität. Schon die aristotelische Auffassung vom Raum als communia sensibilia setzt ein Zusammenwirken aller Sinnesorgane bei der Gestaltung des Raumes voraus. Nach MACH werden verwandte Raumempfindungen zu einer einheitlichen Raumwahrnehmung verschmolzen. HARTMANN hat als erster betont, daß die Wertigkeit der einzelnen Sinnesqualitäten für die Raumwahrnehmung eine verschiedene ist. Seine Einteilung in einen statischen, taktilen, akustischen, optischen Raum halten wir nicht für sehr glücklich, weil sie der lebendigen Wirklichkeit nicht entspricht. Der Raum wird nicht durch Sinnesempfindungen einzelner Qualitäten, sondern durch die Transformation und Zusammenfassung aller für eine Situation adäquaten Empfindungen geschaffen. Der realen Begegnung entsprechend, baut sich die Gliederung des Raumes firmamentisch auf. Wir haben an anderer Stelle (BIRKMAYER) von *Raumschalen* gesprochen, die dem Ich als Begegnungsfeld dienen. Die innerste Schale ist der eigene Körper. Die nächste Schale wäre der Greifraum und die äußerste Schale der Sehraum des Subjektes. In jeder Schale werden die entsprechenden Sinnesqualitäten gleichsam durch heiße Schweißung wie bei der Herstellung einer Legierung verschmolzen und dienen der schematischen Funktion als Struktur bei der Schaffung des sinnlich begrenzten Raumgefüges. Die Fähigkeit des Subjektes, alle Begegnungen in einer Raumschale kohärent zu bewältigen, bezeichnen wir als Orientierung. Es gibt sonach eine Orientierung am eigenen Körper, eine im Greifraum und eine im Sehraum (Landschaft). Das Subjekt verfügt in jeder Raumschale über verschiedene Freiheiten, durch die eine kohärente Orientierung ermöglicht wird. Das Ausmaß der Freiheit ist gegeben durch die Zahl der Schemata. Ein Maler mit besonders differenzierten Sinnesorganen wird über ein größeres Maß an Freiheit oder über eine größere Variationsbreite bei der Gestaltung und Bewältigung des Sehraumes verfügen als ein Durchschnittsmensch. Ein geschickter Taschendieb wird sich in seiner Greifschale besser orientieren als ein normaler Mensch. Die für diese Raumschale höchst entwickelten schematischen Funktionen werden eine Vielfalt an Freiheiten bei der Bewältigung der jeweiligen Begegnung ermöglichen. Es mag zunächst befremdend wirken, daß wir den Körper als morphologische Struktur des Subjektes als innerste Raumschale objektivieren. Wir folgen damit nur der Wirklichkeit. Wenn mich am Knie etwas beißt, so kratze ich mich dort mit der Hand. Ich setze das irritierte Knie als Objekt und begegne ihm mit der Hand als Werkzeug bzw. Willensträger des Subjektes. Einzelne Teile der Körperschale stehen demnach in aktuellen Ereignissen im Objektverhältnis zum Individuum. Dieses hat die induzierende Potenz, einzelne Glieder zu subjektivieren und sie vorübergehend zum Willensträger des Subjektes zu machen. Nach Ablauf der Begegnung sinkt der subjektivierte Teil wieder in den Hintergrund als einer nicht faßbaren aber notwendig vorhandenen Seinsform. Das ständige Wechseln zwischen Subjekt- und Objektsetzung bei aktuellen Begegnungen ist nicht nur für die innerste Raumschale charakteristisch, sondern ereignet sich in allen Raumschalen. Auch der im Greifraum vorhandene Gegenstand wird vom Ich animistisch beseelt passager subjektiviert und induziert als kritisches Detail die Steuerung des Begegnungsereignisses. Das gleiche gilt für kritische Details im landschaftlichen Sehraum, die als Subjekte die Orientierung in dieser Raumschale induzieren, um nach der Begegnung wieder in den Hintergrund zu treten. Die einzelnen Raumschalen sind nicht hermetisch gegeneinander abgeschlossen, sondern sind firmamentisch oder nach dem Atommodell zu denken. Die Grenzen sind nicht konstant, sondern verschieben sich je nach dem aktuellen Ereignis. Die vom Fischer in den Sehraum geschleuderte Angel ist in diesem Moment Willensträger des Subjektes und stellt die äußerste Grenze der Körperschale dar. Die vom Boxer in das Gesicht des Gegners geschleuderte Faust ist, obwohl morphologisch der Körperschale zugehörig, gesetztes Objekt, das seine Erfüllung in der Greifschale findet. Die Grenzen der Raumschalen sind in der aktuellen Begegnung verschiebbar. Die Raumschalen an sich als sinnlich begrenzte Wirkfelder des Subjektes sind jedoch sinnliche Realitäten. Ein gradueller Unterschied, der dazu geführt hat, den Körper als besondere Organisation zu postulieren, besteht darin, daß der innersten Raumschale quantitativ mehr Qualitäten zur Bewältigung der Begegnungen zur Verfügung stehen, als der Greif- oder Sehschale. Als Materie stehen dem Subjekt in der innersten Raumschale sämtliche Empfindungen (proprio-, exterozeptive, optische, labyrinthäre) zur Orientierung zur Verfügung, in der Sehschale sind es bloß die optischen. Dieser Reichtum an Struktur bedingt auch einen Reichtum an Schemata und garantiert damit eine größere Freiheit der Orientierung als in der äußersten Raumschale.

Die Vielfalt der Bezugssysteme wird in der innersten Raumschale die Orientierung vielseitiger und reicher gestalten als in der äußersten Raumschale. Verständlicherweise ist daher die Orientierung in den äußersten Schalen vulnerabler. Rein statistisch können wir dies durch die Zahlen unserer Hirnverletzten belegen. Unter rund 3000 Hirnverletzten konnten wir gegen 150 Orientierungsstörungen im Sehraum gegen 60 im Greifraum und nicht einmal zehn in der Körperschale beobachten. Diesen differenten Grad der Bewältigungsfreiheiten sehen wir als einzigen Unterschied der einzelnen Raumschalen an. Ihr Vorhandensein als Begegnungsfelder des Individuums glauben wir als der Wirklichkeit entsprechend postulieren zu dürfen.

Die alsbald vorhandene Orientierungsfähigkeit in der innersten Raumschale hat dazu geführt, daß die Raumwahrnehmung als philogenetisch erworben hingestellt wurde (Breuer). Der Aufbau der Raumwahrnehmung entwickelt sich ontogenetisch von innen nach außen. Das Kleinkind erobert erst allmählich die äußeren Raumschalen. Wenn ein zweijähriges Kind im Auto fährt, ist seine Raumwelt durch die Fensterscheiben des Autos begrenzt. Das nach dem am Fenster vorüberziehenden Mond greifende Kind hat den erweiterten Sehraum noch nicht bezogen. Die Schaffung der Raumwelt vollzieht sich etappenweise, die Entwicklung der innersten Raumschale eilt den übrigen voraus. Diese Vorzugsstellung der inneren Raumschale hat dazu geführt, sie als besonderes Bezugssystem der Orientierung herauszustellen. Der Begriff des „Körperschema" wurde geschaffen. Die im deutschen Sprachgebrauch populärste Definition stammt von P. Schilder. Er versteht unter Körperschema „das Raumbild, das jeder von sich hat". Wenn darunter das der jeweiligen aktuellen Begegnung enstprechende Raumbild gemeint ist, scheint uns diese Formulierung akzeptabel. Das *Haben* des entsprechenden Raumbildes würden wir nicht als *bewußt* haben, sondern als zur *Verfügung* haben auffassen. Die Conradsche Auffassung des Körperschemas als „Bewußtheit des eigenen Körpers als eines aus den Anschauungs- und Aktionsraum herausgesonderten Ganzen" deckt sich nicht mit unserer Konzeption, da diese Organisation auf das Bewußtsein reduziert erscheint. Bei jeder Begegnung zwischen Subjekt und räumlichem Objekt wird nur der Ansatz und der endgültige Abschluß bewußt. Der übrige zeitliche und räumliche Ablauf der Begegnung ist dem Bewußtsein verborgen. Am ehesten können wir den Begriff unserer innersten Raumschale zum „postural model ourselves" Heads in Analogie setzen. Er postulierte für dieses ein Bezugssystem, das relativ beständig ist und auf das jede neue Gruppe von Sensationen, die durch Änderung der Körperhaltung erweckt werden, bezogen wird. Dieses postural-Schema Heads ist die transzendente Organisation, die in der innersten Raumschale aus der Materie der Sinnesqualitäten die Ordnung schafft, welche die Subjekt-Objektbegegnung kohärent verlaufen läßt. Die „materielle Struktur" zur Objektivierung des Raumes stellen nicht nur die Sinnesempfindungen an sich dar, sondern die erst später entwickelten Elemente der „Lokalzeichen" und „Richtungszeichen", die zur spezifischen Empfindung erst hinzukommen müssen (LOTZE). Nicht die Berührung der Körperoberfläche an sich, sondern erst der lokalisierte Eindruck bringt das tactual-Schema HEADS zum Anklingen. Wir innervieren bei Handlungen nicht Muskeln, sondern wir intendieren Richtungen. Lokal- und Richtungszeichen sind die Bausteine, mit denen die raumschematische Funktion das Wirkfeld der Raumschalen schafft. Der dreidimensionale Raum als Bezugssystem des Subjektes ist das Ergebnis dieser Transformation. Orientierungsstörungen in den verschiedenen Raumschalen treten aber nicht auf, wenn dieses Koordinatensystem als Hilfskonstruktion der räumlichen Objektivierung defekt wird, sondern erst, wenn die Transformation dieser zusammengefaßten Sinnesqualitäten beeinträchtigt ist.

PÖTZL verlegt die raumbildende schematische Funktion, die aus den materiellen Grundlagen der Sinnesqualitäten erst die Raumobjektivierung transformiert in den parieto-okzipitalen Bereich der Großhirnrinde. Die Eigenleistung dieser Region besteht darin, die freie motorische Verfügbarkeit und die freie Zuwendung der Aufmerksamkeit in den Raumschalen zu garantieren.

Beeinträchtigungen der Raumwahrnehmungen in der innersten Raumschale führen zu Autotopagnosie, Allästhesie und zur Orientierungsstörung am eigenen Körper.

Funktionswandel in der Greifschale führt zur Rechts-Links-Orientierungsstörung, zur Tastblindheit und Apraxie.

Wahrnehmungsstörungen in Sehschale führen zu Orientierungsstörungen in der Landschaft und zu optischen Agnosien.

Der Funktionswandel in der Körperschale.

Fall 1: P. J. Am 23. November 1943 Granatsplitterverletzung links parietal (Abb. 40). Kurze Zeit bewußtlos. „Konnte sofort die rechte Hand und den rechten Fuß nicht bewegen, hatte dort auch kein Gefühl." Im Lazarett hatte er das Gefühl, keine rechte Seite zu haben. Wenn das rechte Bein an das linke zu liegen kam, hatte er das Gefühl, von einem fremden Körper berührt zu werden. Die Beweglichkeit der rechten Extremitäten besserte sich bald, er konnte sie aber nur bewegen, wenn er hinschaute. Aus dem Status: Gesichtsfeld nicht eingeschränkt, Augenbewegungen frei, Hirnnerven ohne Auffälligkeit, motorische Kraft in den rechten Extremitäten gegenüber links reduziert, keine Tonus- und Reflexsteigerungen. Die Sensibilität rechts zeigt eine distal zunehmende Hypästhesie für Berührung, Stich und Temperaturreize. Die Lokalisation, Diskrimination und das Lesen auf die Haut beschriebener Ziffern sind massiv gestört. Tiefensensibilität in Finger und Handgelenken massiv gestört, in Ellbogen und Schultergelenken bei groben Exkursionen richtige Angaben, an Zehen und Fußgelenken analoge Befunde, in Knie und Hüfte können die Bewegungen richtig angegeben werden. Finger-Nasen-Versuch (F. N. V.) rechts: Vorbeizeigen nach links, findet die Nase überhaupt nicht, Knie-Hacken-Versuch (K. H. V.) analog. Mit geschlossenen Augen einzelne Körperteile zu ergreifen ist unmöglich (mit der rechten Hand auf die linke Schulter). Sucht zunächst im Raum herum, hat starke Tendenz nach links vorbeizugreifen, kommt nicht an den Körper heran (rechte Hand, rechtes Knie). Er sucht wieder im Raum herum, kommt wohl auf den rechten Oberschenkel, kann sich aber nicht bis zum Knie vor-

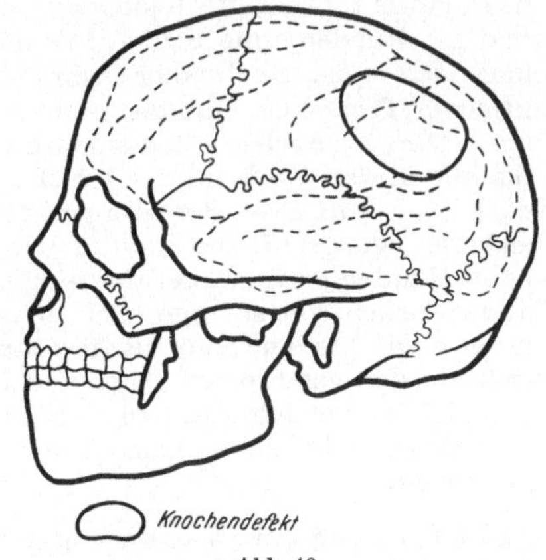

Abb. 40.

arbeiten (linke Hand, rechte Hand), findet den rechten Arm, tastet sich herunter, spielt mit den einzelnen Fingern, ist sehr unschlüssig, öffnet die Augen: „Das ist ja die rechte Hand“ (haben Sie nicht gespürt, daß das die rechte Hand ist). „Daß es eine Hand ist, habe ich schon gedacht, aber daß es meine Hand ist, konnte ich nicht entscheiden.“ Nach Gegenständen, die im Raum vor ihm liegen, greift und zeigt er mit der linken Hand richtig, mit der rechten greift er immer etwas nach links vorbei (Tasten von Gegenständen), links prompt und richtig, rechts tastet er wohl mit differenzierten Bewegungen, aber nicht systematisch und kommt zu keinem Urteil. Beim Gehen automatische Mitbewegungen beider Hände. Mit geschlossenen Augen weicht er nach links ab. Das Einstellen eines 1 m langen Stabes in den drei Achsen des Koordinatensystems mit geschlossenen Augen gelang sowohl mit der rechten wie mit der linken Hand ohne groben Fehler. Auch das Zeichnen von horizontalen und vertikalen Strichen auf einer Tafel war intakt. Aus der motorischen Untersuchung: Führungsbewegungen (gleichmäßig entlang einer horizontalen Linie geführte Bewegungen) werden mit der linken Hand sicher ausgeführt, mit der rechten Hand sakkadiert, ausfahrend und sehr langsam. Von der Körpermediane nach rechts ist die Ausführung unmöglich. Nach links geht es etwas gleichmäßiger und rascher. Bei kreisförmigen und Achterschwüngen „reißt es ihm“, beim Schwung nach rechts, beim Überschreiten der Medianlinie „den rechten Arm immer hoch“. Er kann nicht gleichsinnig nach rechts schwingen. Es kommt zu synkopenartigen Bewegungen, da das Zeitmaß der Schwungbewegung vom rechten und linken Arm nicht übereinstimmen. Beim gerade Vorstoßen der Faust trifft er links stets das gewünschte Ziel, rechts ist der Stoß kräftig, geht aber links am Ziel vorbei. Bemüht er sich das Ziel zu treffen, dann ist der Stoß ohne Energie und Kraft. Die Automatisationsfähigkeit einer sinnlosen Bewegung (Methodik siehe viertes Kapitel, Gruppe IV). Unser Patient benötigte nach dem Einüben dieser Bewegungsfolge mit der linken Hand 2 Sekunden ohne Fehler, mit der rechten 2,4 Sekunden und machte drei Tippfehler nach links. Nach einer Stunde benötigte er mit der linken Hand 2,5 Sekunden und einen Tippfehler, mit der rechten 2,8 Sekunden und drei Tippfehler nach links oben. Beim Zielwerfen mit kleinen Bällen in einen Korb wirft er aus 4 m Entfernung links alle in den Korb, mit der rechten Hand alle drei nach links daneben. Bei der *Kooperation* von zwei Bewegungen (Methodik siehe viertes Kapitel, Gruppe VIII). Diese Bewegungsaufgabe konnte der Patient nicht bezwingen. Der Ballwurf mit beiden Händen gelang, aber das eingeschachtelte Verstellen des Sandsackes mißlang. Entweder suchte er solange nach dem Sack, daß der Ball schon wieder herunterfiel, oder er erwischte den Sack zeitgerecht, dann stellte er ihn zu langsam und vor allem falsch auf den geforderten Platz und kam wieder zu spät zum Ballfangen. Gänzlich unmöglich war es für ihn, den Sandsack mit der rechten Hand von der linken nach der rechten Ecke zu stellen. Die verschiedenen Gleichgewichtsaufgaben löste er hinreichend.

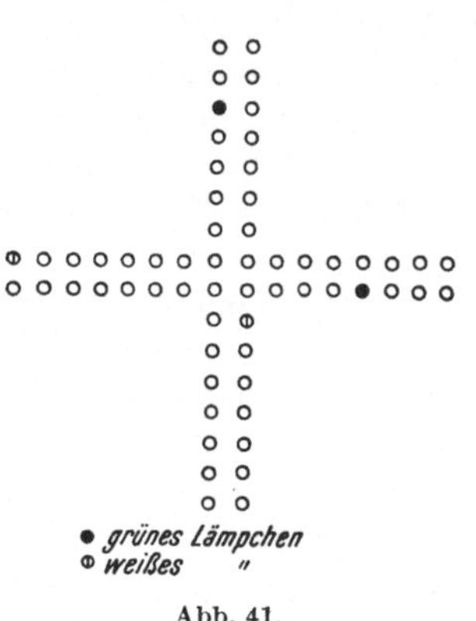

Abb. 41.

Untersuchung am Orientierungsgerät. Das sogenannte Orientierungsgerät stand bei der Fliegertauglichkeitsuntersuchung in Verwendung. Es bestand aus einem schwarzen Brett (Abb. 41), auf dem ein aus einer doppelten Lochreihe bestehendes Kreuz zu sehen war. Das Brett war ungefähr 1 m² groß und auf einer Wand senkrecht aufgehängt. 3 m davor saß die Versuchsperson und hatte zwischen den Beinen einen Steuerknüppel, ähnlich dem bei Segelflugzeugen. Durch Bewegungen des Knüppels nach vor brachte man Lämpchen sukzessive in senkrechter Richtung zum Aufleuchten, durch Bewegungen zum Körper leuchteten die Lämpchen nach unten zu auf der vertikalen Achse des Kreuzes auf. Durch Bewegungen des Knüppels nach rechts brachte man die Lämpchenreihe auf der rechten Seite des waagrechten Kreuzbalken zum Aufleuchten, durch Bewegung nach links analog die linken Lämpchen. Der Mechanismus rollte so ab, daß jeweils auf der horizontalen und auf der vertikalen Achse je ein grünes Lämpchen aufleuchtete. Durch Knüppelbewegungen nach vor- und rückwärts mußte ein weißes Lämpchen genau neben dem auf der vertikalen Achse leuchtenden grünen Lämpchen zum Aufleuchten gebracht werden. Durch Knüppelbewegungen nach rechts und links mußte das analoge parallele Aufleuchten auf der horizontalen Achse hergestellt werden. War der Steuerknüppel so eingestellt, daß neben jedem grünen das gesteuerte weiße Lämpchen aufleuchtete, dann sprang automatisch eine nächste Aufgabe ein. Das heißt, die zwei grünen Lämpchen leuchteten nun an anderen Stellen der beiden Achsen wieder auf und die weißen Lämpchen mußten durch entsprechende Knüppelbewegungen an die grünen Lämpchen herangebracht werden. Die ganze Aufgabenreihe umfaßte zwanzig solche Einstellungen. Die Versuchsperson wurde auf einen Sessel gesetzt und konnte durch orientierende Knüppelbewegungen die weiße Lampenreihe aufeinanderfolgend zum Aufleuchten bringen, um sich einzuprägen. welche Bewegungen die Lämpchenreihe in der gewünschten Folge zum Leuchten brachten. Dann wurde die Aufgabe erklärt und ein paar Probeversuche gemacht. Wenn der Untersucher die Gewißheit hatte. daß die Aufgabe verstanden wurde, dann wurde die automatisch ablaufende Aufgabe eingeschaltet. Die Fehler, die bei der Aufgabe gemacht wurden, bestanden darin, daß die Knüppelbewegungen in der entgegengesetzten Richtung intendiert wurden oder zu weit ausgeführt wurden, wobei das weiße Lämpchen über das Ziel hinausschoß und erst wieder zurückgeleitet werden mußte. Meist kam es dabei noch zu einigen Hin- und Herbewegungen, bis das weiße Lämpchen neben dem grünen konstant zum Aufleuchten kam. Wurden diese überschießenden oder in falscher Richtung intendierten Einstellungsbewegungen auf der vertikalen Achse gemacht, dann wurden sie als obere bzw. untere Richtungsfehler registriert. Analog wurden die Richtungsfehler nach der linken und rechten Seite festgehalten. Daneben gab es noch einen Fehler, den wir Abstellfehler nannten. Wenn durch paralleles Aufleuchten des weißen neben dem grünen Lämpchen ein Teilziel erreicht war und nun durch Bewegungen des Knüppels das Lämpchen in der zweiten Achse bewegt werden mußte, so kam es oft vor, daß die schon erreichte Übereinstimmung der Lämpchen in einer Achse aufgegeben wurde. Dies wurde als Abstellfehler bezeichnet. Fast allgemein konnten wir bei Hirnverletzten beobachten, daß die Einstellung der Lämpchen in beiden Achsen nacheinander erfolgte, das heißt, die Versuchsperson brachte z. B. zuerst die Lämpchen auf der horizontalen Achse zur Übereinstimmung und dann erst auf der vertikalen. Diese sukzessive Bewältigung ist für Hirnverletzte pathognomonisch, während normale Versuchspersonen nach einiger Übung sofort den Knüppel in der resultierenden (id est diagonalen) Richtung bewegen und damit die horizontale und vertikale Lämpchenreihe gleichzeitig auf ihr Ziel zuführten.

Unser Patient benötigte mit der rechten Hand 3 Minuten 45 Sekunden und machte fünf Richtungsfehler nach unten, drei Richtungsfehler nach oben, neun Richtungsfehler nach links, keinen Richtungsfehler nach rechts und 28 Abstellfehler. Mit der linken Hand brauchte er 2 Minuten 13 Sekunden und machte zwei Richtungsfehler nach unten, zwei nach oben, einen nach links, keinen nach rechts und dreizehn Abstellfehler. Es fiel dem Untersucher auf, daß die Bewegungen nach links unten sehr rasch und flüssig vollzogen wurden und sehr häufig ein Überschießen des Zieles in dieser Richtung eintrat. (Die meisten Befunde am Orientierungsgerät wurden von Doz. Dr. Bolterauer erhoben.) Vergleichsweise seien die Durchschnittswerte einer normalen Versuchsperson angegeben. Die Zeit beträgt bei Normalen durchschnittlich 40 Sekunden. In der ganzen Reihe werden zirka ein Richtungsfehler und zwei bis drei Abstellfehler gemacht. Die Aufgabe bei unserem Patienten demonstrierte, daß er Richtungsbewegungen nach links häufiger intendierte als nach rechts, dabei oft überschießend über das Ziel hinausfuhr und das einmal erreichte Ziel nicht fixieren konnte.

Eine weitere Untersuchung am Dauerreaktionsgerät erbrachte folgendes: Das Reaktionsgerät besteht aus einer senkrechten 1 m² messenden weißen Leinenfläche, auf der nacheinander an verschiedenen Stellen farbige Lichter aufleuchten. Gleichzeitig ertönen verschiedene Schnarrlaute. Die Versuchsperson sitzt 2 m vor der weißen Fläche und hat die Aufgabe, verschiedene Hebeln bzw. Pedale zu bewegen. Bei unserer Aufgabe mußte die Versuchsperson bei links aufleuchtenden Lichtern einen linken Hebel mit der linken Hand, bei rechts aufleuchtenden Lichtern, einen rechten Hebel mit der rechten Hand herunterdrücken. Bei Geräuschen von links ein linkes Pedal, bei Geräuschen von rechts ein rechtes Pedal niederdrücken. Die Hebel- und Pedalbewegungen mußten erfolgen, solange das Licht aufleuchtete, bzw. das Schnarrgeräusch ertönte. Die richtigen Leistungen wurden automatisch registriert, so daß nach Ablauf der 20 Aufgaben umfassenden Reihe an einem Zählwerk abgelesen werden konnte, wieviele richtige Lösungen vollbracht wurden. Die Fehler bestanden entweder darin, daß ein falscher Hebel oder ein falsches Pedal bewegt wurden (Richtungsfehler) oder daß der richtige Hebel zu spät betätigt wurde.

Unser Patient bewegte bei zwanzig optischen Reizen fünfmal den linken Hebel statt den rechten und drückte rechts den Hebel fünfmal zu spät nieder. Unter den zehn akustischen Reizen kam er mit dem rechten Fuß viermal zu spät und viermal drückte er statt des rechten das linke Pedal nieder. Mit der linken Hand kam er nur zweimal zu spät. Hirnverletzte ohne Ausfallserscheinungen machten bei dieser Aufgabe kaum Fehler, höchstens einen bis zwei.

Die Aufgabe am Orientierungsgerät erforderte zunächst die Perzeption der beiden grünen Lämpchen. Diese werden mit Lokalzeichen versehen, in den Raum hinaus projiziert und schließlich müssen präzise motorische Richtungsintentionen erteilt werden, die zu den primär wahrgenommenen Lichtpunkten hinsteuern. Zur Lösung dieser Aufgabe ist ein geschlossener Wahrnehmungs- und Handlungsvorgang nötig. Bei der Untersuchung am Reaktionsgerät ist es erforderlich, den Licht- oder akustischen Reiz in die richtige Hälfte des Seh- bzw. Hörraumes grob zu projizieren und dann eine unpräzise motorische Reaktionsbewegung zu vollziehen. Die Schwierigkeit besteht darin, daß die Bewegung rasch intendiert werden muß. Sie erfordert aber keine Präzision. Es sind nur zwei Möglichkeiten zu entscheiden, entweder rechter oder linker Hebel, je nach der Projektion des Reizes in die rechte oder linke Hälfte des Raumes.

Unser Fall zeigt eine massive Orientierungsstörung in der innersten Raumschale. Es besteht eine Entfremdung der rechten Körperseite, zunächst sogar mit Seelenlähmung. Die rechte Körperhälfte ist aus der Körperschale verdrängt. Er empfindet sie nicht wie der Fall PÖTZLs, als gegen die intakte Körperhälfte verdreht, sondern es besteht ein Nichtvorhandensein, gleichsam eine vision nulle für die rechte Körperschale. Das Resultat ist eine fehlende Fusion der beiden seitlichen Halbräume und damit ein Zerfall der Orientierung in dieser innersten Schale. Er findet mit der rechten Hand nicht nur einzelne Körperteile der linken Seite nicht, sondern versagt auch bei Orientierungsaufgaben der linken Hand auf der rechten Seite. Die ontogenetisch am frühesten entwickelte Erfahrung der Orientierung am eigenen Körper ist massiv betroffen. Über diese Störungen hinaus, die im aktuellen Ereignis stets zu einer Katastrophenreaktion GOLDSTEINs führten, besteht eine durchgängige Zwangsablenkung der rechten Körperseite nach links. Er greift nicht nur beim F. N. V. nach links vorbei, weicht beim Gehen mit geschlossenen Augen nach links ab, sondern wirft den Ball links am Korb vorbei, stößt links am Ziel vorbei, kann den Sandsack wohl von rechts nach links, aber nicht umgekehrt verstellen. Bei der schwunghaften Bewegung, die an anderer Stelle (BIRKMAYER) als die einfachste Grundform aller Bewegungen analysiert wurde, schwingt der rechte Arm mit dem linken nur in der linken Greifschale gleichsinnig. Beim Schwingen nach rechts „reißt es ihm" den rechten Arm hoch, gleichsam als resultierendes Kompromiß einer von der linken Hand induzierten rechtsgerichteten Bewegung und dem eigenen Zwangsimpuls nach links. Die geführte Bewegung nach links gelingt hinlänglich, die nach rechts geführte wird in der linken Raumhälfte noch halbwegs ausgeführt und versagt vollkommen beim Überschreiten der Mediane. Er verhält sich ähnlich dem HERMANNschen Fall, der nicht imstande war, mit einer Hand die Körpermediane zu überschreiten. Auch der Fall von ZUTT bot das gleiche Symptom. Am Orientierungsgerät machte er besonders viele Richtungsfehler nach der linken Seite, das heißt, der an sich für die Bewältigung der Aufgabe notwendige Rechtsimpuls wurde in die Gegenrichtung abgelenkt und er steuert das Lämpchen nach links in die falsche Richtung. Am Reaktionsgerät reagiert er auf optische und akustische Reize aus der linken Raumhälfte wesentlich besser. Er vergißt selten den linken Handhebel oder das linke Pedal rechtzeitig zu betätigen. Er entgleitet nicht nur bei motorischen Intentionen nach links (drückt den linken statt rechten Hebel nach unten), sondern hat auch eine erhöhte Aufmerksamkeit für Reize der linken Raumhälfte. Die schon von ANTON und PÖTZL aufgezeigte Einengung der Aufmerksamkeit und Merkfähigkeit im pathologisch veränderten Orientierungsfeld läßt sich sonach an unserem Fall ebenfalls aufzeigen. Die Konzentrationsfähigkeit auf bestimmte Regionen der Körper- und Greifschale, die nach HEAD und HOLMES eine Leistung der sensorischen Rinde darstellt, ist bei ihm einseitig auf die linke Seite beschränkt. Diese Linksdeviation seiner Beziehung zur Umwelt ist in allen Begegnungsereignissen aufzeigbar. Das von PÖTZL auf den Scheitellappen bezogene Phänomen der Deviation in der tonischen Phase eines epileptischen Anfalles, welches von FOERSTER durch Rindenreizungen in der Interparietalregion bestätigt wurde, ist bei unserem Patienten eine sein gesamtes biologisches Verhalten durchziehende Einstellung. Diese Zwangsdeviation seiner Umweltbegegnung ist bei ihm allerdings nur in der Greifschale demonstrierbar. In der Sehschale tritt sie so weit in den Hintergrund, daß er sich in diesem Raum normal orientieren kann. Besonders erwähnenswert ist, daß diese Zwangsdeviation nicht den ganzen Körper erfaßt, sondern nur aufscheint, wenn die rechte Körperseite einem aktuellen Ereignis begegnet. Mit der linken Hand führt er schwunghafte und geführte Bewegungen gut aus, wirft den Ball sicher in den Korb und auch bei Leistungen am Orientierungs- und Reaktionsgerät ist keine Bevorzugung der linken Richtung zu beobachten. Wenn aber die rechte Körperseite in der Greifschale gestaltend eingreift, ist diese Linksdeviation ein durchgängiges Phänomen. PÖTZL macht dafür ein Freiwerden normalerweise von der Interparietalregion gebundener motorischer Erregungen verantwortlich. Normalerweise werden die Erregungen nach dem von PÖTZL aufgezeigten Phänomen der Gegenreaktion der Zentren abgezogen und gespeichert. Die PÖTZLschen Invarianten als unveränderliche Grundeigenschaft der räumlichen Kohärenz sind bei unserem Fall zu einer varianten Ablenkung verändert, die aus cerebellaren, labyrinthären und propriozeptiven Quellen gespeist wird. Diese Zwangsdeviation der rechten Körperseite beschränkt die Verfügbarkeit des wahrnehmenden und handelnden Subjektes und die freie Verteilbarkeit der Aufmerksamkeit auf die linke Greifschale. Die komplementäre Organisation der Richtungsfaktoren ist bei ihm durchbrochen. Die rechte Körperseite versagt in der Körperschale völlig, in der Greifschale kann sie wohl in den Aktionsraum eingeschaltet werden, bewährt sich aber nur halbwegs in der linken Hälfte der Greifschale. Während beim Fall PINÉAS alle Impulse, die für den linken Arm intendiert waren, dem rechten zuflossen, treffen bei unserem Fall die Impulse wohl die rechte Körperseite, die Bewegungen selbst erfahren aber eine Ablenkung in den linken Greifraum. Während bei Allästhesie die Lokalzeichen auf die konträre Seite verlegt werden, gleiten hier die Richtungsfaktoren in die konträre Richtung ab. Durch die fehlende Wahrnehmungs- und Handlungsfähigkeit der rechten Körperschale wird dieser Raum aus dem Aktionsschema des Subjektes gleichsam autotomiert. Diese völlige Ausschaltung bewirkt in dieser Raumschale bei allen aktuellen Begegnungen eine Katastrophenreaktion, das heißt eine vollständige Unfähigkeit der Orientierung. Während in der Körperschale die linke Hand nur auf der linken Hälfte kohärent wahrnimmt und handelt, kann sie dies in den beiden Hälften der Greifschale. Die rechte Körperhälfte ist in der Körperschale überhaupt zu keiner Orientierung fähig, in der Greifschale beschränkt sich ihre Verfügbarkeit durch die Zwangsdeviation auf die linke Hälfte. Selbst in dieser Hälfte verhindern die nach links gerichteten Richtungsimpulse eine kohärente Raumbewältigung. In der Sehschale ist die Orientierung intakt.

Die grün leuchtenden Lämpchen am Orientierungsgerät und die verschiedenen Lichtreize am Reaktionsgerät werden dann richtig lokalisiert, wenn die linke Körperseite zur Raumbewältigung herangezogen wird. Die freie Verfügbarkeit der linken Körperhälfte in der Greifschale bezieht sich auf Richtungsintentionen wie auf Lokalisationen und Aufmerksamkeit. Die Zwangsdeviation der rechten Körperseite betrifft zunächst ebenfalls die Richtungsintentionen, daneben ist aber auch die Zuwendung und Aufmerksamkeit für die rechte Greifschale beeinträchtigt. Dieses Phänomen demonstriert eindringlich die von PÖTZL und HERMANN geforderte Einheitlichkeit zwischen Wahrnehmung und motorisch einstellender Reaktion und weist, allerdings im negativen Sinn, auf die innige Verschränkung dieser beiden Komponenten im normalen Wahrnehmungsgang hin.

Das grüne Lämpchen, mit Lokalzeichen versehen, induziert bei Handlungen der linken Hand als kritisches Detail die entsprechenden Richtungsimpulse. Das durch die Knüppelbewegung gesteuerte weiße Lämpchen wird im dynamisch-genetischen Gang äußerste Grenze und Willensträger des Subjektes, vergleichbar der berühmten Hutfeder HEADS. Es ist gleichsam ein vergegenwärtigtes Körperglied. Die intakte Wahrnehmung gestattet der linken Extremität eine planmäßige Steuerung, während die Zwangsdeviation der rechten Extremität jeden erteilten Impuls nach links zwingt, wodurch die ontisch-genetische Entwicklung nicht zur endgültigen Bestimmung geführt werden kann, damit wird die freie Orientierung der rechten Seite in der Greifschale zum Tropismus (PÖTZL). Neben der unzulänglichen Bewältigung von Rechts-Links zeigt die rechte Hand auch eine mangelhafte Bewältigung von vorn und rückwärts. Die Auf- und Abbewegungen des Lämpchens müssen im Körper in Vor- und Rückwärtsbewegungen des Lämpchens transponiert werden. Die Störungen in dieser Raumrichtung sehen wir auch bei den Fällen von Rechts-Links-Orientierungsstörungen der Literatur (BONNHÖFER, ZUTT, PÖTZL, LANGE u. a.). Das Bezugssystem Vor-Zurück ist meist nur anfänglich und weniger intensiv als Rechts-Links gestört. Neben dieser Zwangsdeviation ist besonders die Verlangsamung der motorischen Vollzüge der rechten Körperseite auffallend. Die Zeit der Lösung am Orientierungsgerät ist bei der rechten Hand wesentlich länger als links. Am Reaktionsgerät kommt die rechte Hand besonders oft zu spät. Die geführte Bewegung nach rechts wird als äußerst langsam beschrieben. Ein paralleles Schwingen der Arme ist nicht durchführbar, weil der rechte Arm langsamer schwingt und daher eine synchrone Bewegung beider Arme unmöglich ist. Es ist naheliegend, diesen veränderten Zeitfaktor zum Funktionswandel der räumlichen Wahrnehmung in Beziehung zu bringen, womit zunächst nur ein Hinweis auf die bekannte Erfahrung der Transformierbarkeit von Veränderungen der Zeit auf Veränderungen des Raumes gegeben sei. Das intakte Koordinatensystem als materielle Struktur der Raumempfindung zeigt, daß bei unserem Fall die transformatorische Funktion des Posturalschemas betroffen ist. Weiter demonstriert der Fall, daß eine massive Orientierungsstörung in der Körperschale von einem Funktionswandel in der Greifschale begleitet ist, womit die labile Grenze der Raumschalen dargestellt ist.

Ein zweiter Fall, der an anderer Stelle ausführlich publiziert wurde, hatte ein verdoppeltes Fühlbild der rechten Hand nach Scheitellappenverletzung. Darüber hinaus zeigte er eine Körperentfremdung der rechten Hand.

Fall 3: Er hatte eine einfach Impressionsfraktur links parietal 4 cm seitlich der Sagittalnaht und 5 cm oral der Lambdanaht ohne Komplikation des Wundverlaufes. Bei ihm traten acht Monate nach der Verwundung Anfälle von Drehschwindel mit vegetativen Begleitsymptomen auf. Er hatte im Anschluß an den Anfall mehrere Stunden das Gefühl für die rechte Körperseite verloren. Sie war ihm fremd. Wenn er sie mit der linken Hand berührte, kam sie ihm fremd, nicht zu ihm gehörig vor. Die klinische Untersuchung in diesem Zustand ergab eine seitengleiche motorische Kraft. Die Sehnenreflexe waren rechts etwas abgeschwächt, Berührung, Stich und Wärmereize empfand er zeitlich und intensitätsmäßig richtig. Die Lokalisation und Diskrimination war fehlerhaft, aber nicht grob gestört, auf die Haut geschriebene Ziffern erkannte er. Er ermüdete jedoch rasch dabei. Die Tiefensensibilität und das Tasten von Gegenständen war fehlerfrei. Am Orientierungsgerät machte er mit der rechten Hand einen Richtungsfehler nach rechts, sechs nach links, drei nach oben und einen nach unten, zehn Abstellfehler, Zeit 2 Minuten 40 Sekunden. Mit der linken Hand einen Richtungsfehler nach rechts, zwei nach links, einen nach oben und keinen nach unten, einen Abstellfehler, Zeit 1 Minute 40 Sekunden. Dabei wurden die Bewegungen der weißen Lämpchen nach links und unten flüssig vollzogen, während die Bewegungen nach rechts und oben von einzelnen Arretierungen und von Hin- und Herpendeln des Lämpchens unterbrochen waren. Wenn er das weiße Lämpchen neben das grüne auf der horizontalen Achse eingestellt hatte und nach diesem Teilziel das zweite weiße Lämpchen auf der vertikalen Achse bewegen sollte, blieb er zunächst in der horizontalen Richtung haften und machte dauernd Bewegungen in der horizontalen Achse. Erst nach mehreren Versuchen konnte er in die vertikale Richtung übergehen. Der Wechsel der Richtungsintention von einer Achse in die andere war beträchtlich erschwert. Am Reaktionsgerät machte er vier falsche Hebelgriffe, und zwar drückte er jedesmal auf einen Lichtreiz aus der rechten Raumhälfte den falschen Hebel mit der linken Hand nieder. Fußfehler am Pedal machte er in der gleichen Art drei. Zu spät kam er mit der rechten Hand viermal, mit dem rechten Fuß zweimal.

Wir sehen, daß das Gefühl der Körperentfremdung, das der Patient nach einem epileptischen Anfall subjektiv erlebte, objektiv bei räumlichen Bewegungsaufgaben zu bestätigen war. Das kinästhetische Sinnesmaterial erwies sich bei objektiver Prüfung nur gering gestört. Die Untersuchung am Orientierungsgerät zeigte, daß die rechte Hand große Schwierigkeiten hatte, das weiße Lämpchen in der richtigen Richtung zu bewegen, daß er weiterhin mit der rechten Hand in einer eingefahrenen Raumrichtung haften blieb und keinen Wechsel auf die dazu senkrecht stehenden Raumachse vollziehen konnte. Wie beim Fall 1, zeigte auch er, daß zahlreiche Impulse, die nach rechts führen sollten, in die linke Richtung entgleisten. Auch am Reaktionsgerät bestanden die wesentlichsten Fehler darin, daß er, statt mit der rechten Hand auf einen Reiz aus der rechten Raumhälfte zu reagieren, falscherweise mit der linken Hand reagierte.

Diese transitorische Störung der Orientierung in der Körperschale war eingeleitet von einem Anfall von Drehschwindel, dem eine Beeinträchtigung der raumschematischen Funktion folgte. Er zeigt einen vestibulär-epileptischen Anfall mit Irritation der materiellen Raumstruktur und im Anschluß daran einen Funktionswandel der schematischen Transformation in der Körperschale.

Die angeführten Fälle weisen einen Funktionswandel der räumlichen Wahrnehmung und Bewältigung in der Körperschale auf, ein Versagen der Funktion des Posturalschemas. Die Sinnesleistungen sind insoweit verwertbar, als sie ein intaktes räumliches Koordinatensystem liefern, das ein aus der materiellen Struktur geschaffenes Bezugssystem darstellt. Ähnlich wie in einigen von H. Lenz beschriebenen Fällen ist daraus zu ersehen, daß das Koordinatensystem verändert sein kann, ohne daß gleichzeitig räumliche Wahrnehmungsstörungen bestehen, wie auch das Koordinatensystem intakt sein kann bei gleichzeitigen schwersten Beeinträchtigungen der räumlichen Wahrnehmung.

Welcher Entwicklungsgang ist bei den Fällen verändert? Das grün aufleuchtende Lämpchen wird in dem Moment zum kritischen Detail, als es mit einem Lokalzeichen versehen wird. Es ist aber nicht imstande, mit Hilfe des jeweiligen Schemas eine proleptisch gesteuerte Intention anzuregen. Das weiße Lämpchen wird nicht der Ontogenese entsprechend von einer unbestimmten zu einer bestimmten Richtung geführt, sondern es wird zwangsmäßig in eine falsche Richtung gesteuert. Die schematische Funktion ist der freien Verfügbarkeit ihrer Intention beraubt. Die Folge davon ist die Unfähigkeit zum übergreifenden ontisch-genetischen Gestaltungsprozeß. Die Bewegung wird in kleinen Sprüngen vom bestimmten zum bestimmten Ort geführt und selbst nach Erreichen des endgültigen Zieles ist der Vorgang nicht abgeschlossen, sondern wirkt zwangsmäßig noch in die neue intendierte Bewegung hinein (häufige Abstellfehler). Der Vorgang stockt, wenn das erreichte Teilziel als historische Reaktionsbasis für den nächsten Schritt einen Wechsel der Richtungsintention in eine andere Richtung aktivieren soll. Dem dynamisch-genetischen Schritt vom bestimmten Teilziel zur neuen unbestimmten Richtung fehlt der Antrieb. Die schematisch gesteuerte Prolepsis scheint nicht auf. Die Führungsbewegung wird sakkadiert und gehemmt ausgeführt. Selbst die Schwungbewegung entgleitet der proleptisch gesteuerten Bahn und führt ein synkopiertes Eigenleben in Raum und Zeit. Das kritische Detail der Aufgabe am Reaktionsgerät wird die in eine Raumhälfte projizierte optische oder akustische

Sinnesqualität. Der Ton oder das farbige Licht wird zum Subjekt beseelt und soll nun als kritisches Detail eine motorische Reaktion steuern. Bei unseren Patienten ist dieser motorische Impuls entweder nach einer Seite verdrängt oder er kommt verspätet in Gang. In der Körperschale selbst kommt es nicht einmal mehr zum Aufblitzen des kritischen Details. Die verdrängte Körperhälfte liegt im Nirwana, im Hintergrund, aus dem das Schema kein Detail differenzierend herausheben kann, weder als geschaffenes Objekt noch als subjektivierter Willensträger des Individuums. Der Vorgang, aus dem Hintergrund Figuren zu differenzieren, nach PÖTZL eine Grundfunktion der cerebralen Leistung, kommt durch das Versagen der transzendenten Organisation nicht in Gang. Die Niveaudifferenz zwischen Figur und Hintergrund ist nach Hirnverletzungen allgemein erniedrigt (GOLDSTEIN). In unseren Fällen ist in der Körperschale oder in bestimmten Bereichen derselben keinerlei Differenzierung möglich. Werden Teile der Körperschale zu subjektivierten Willensträgern für Begegnungsereignisse in der Greifschale, dann ist die Differenzierbarkeit vorhanden, aber ungenügend, was sich in Fehlleistungen zeigt. Ob der in den verschiedenen Aufgaben aufscheinende veränderte zeitliche Faktor eine Folge, gleichsam ein Symptom der gewandelten schematischen Funktion ist oder ob er als kausaler Faktor des Versagens angesehen werden kann, läßt sich nicht entscheiden. Ein Übergreifen der gewandelten Raumwahrnehmung der Körperschale in die Greifschale war an den Fällen deutlich demonstrierbar. Die Grenzen der Raumschalen sind je nach dem aktuellen Ereignis so verschiebbar, daß es nicht notwendig erscheint, die Körperschale als etwas Besonderes von den übrigen Raumschalen abzugrenzen.

Der Funktionswandel in der Greifschale.

Fall 4: K. J. Verwundung am 10. Juli 1943 durch Bombensplitter links parietal (Abb. 42). Drei Stunden bewußtlos. Er konnte die ersten vier Wochen nichts sprechen. Die rechte Seite war gelähmt. Er hat von ihr nichts gespürt, als ob sie nicht zu ihm gehörte. Enzephalogramm: Ausweitung und Ausziehung der linken Cella media und des Hinterhorns. Erste neurologische Untersuchung am 19. Juli 1943. Sensorische Aphasie, Alexie, Agraphie, Hemiparese rechts. Am 26. Oktober 1943 Aufnahme in unser Lazarett. Subjektive Beschwerden: Das Sprechen ist noch ganz „verdreht". Lesen, Schreiben, Rechnen unmöglich, starke Vergeßlichkeit, findet sich im Haus nicht zurecht, steigt in die Straßenbahn in falscher Richtung ein, kann Rechts und Links nicht unterscheiden. Wenn er nicht aufpaßt, vergißt er ganz, daß die rechte Seite zu ihm gehört. Objektiv: Linke Pupille etwas enger, beim Zähnezeigen bleibt der rechte Mundwinkel etwas zurück, an der oberen Extremität motorische Kraft rechts etwas reduziert. Die Sensibilität zeigt rechts eine Schwellenlabilität für Berührung, Stich und Wärmereize. Die Lokalisation ist schlecht. Er irrt sich meist in der Seite, gibt rechts gesetzte Reize als in der linken Hand empfunden an. Diskrimination wenig gestört, Ziffernlesen gut. Tiefensensibilität nicht gestört. Fingererkennen sehr unsicher, macht auch hier unrichtige Seitenangaben, statt den ergriffenen rechten Zeigefinger gibt er den linken an. Keine wesentlichen Taststörungen. Differenzierte Bewegungen der Finger einwandfrei. F. N. V. beiderseits richtig,

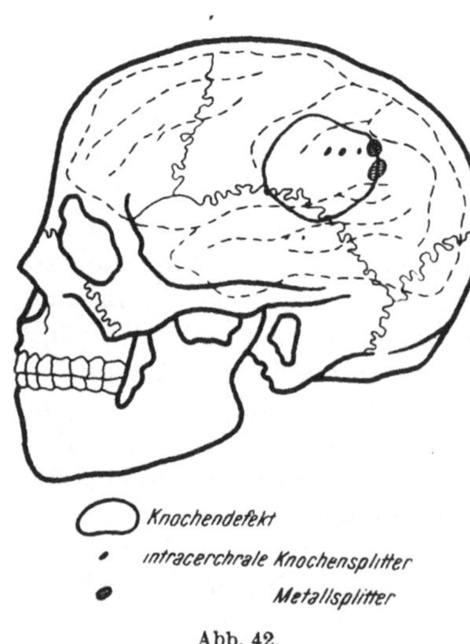

Abb. 42.

Adiadochokinese beiderseits. An den unteren Extremitäten ist die grobe Kraft rechts geringer, es bestehen keine Tonus- und Reflexdifferenzen, keine Pyramidenzeichen. Rhomberg und Blindgang ohne Abweichen. Die Spontansprache ist gehemmt, litterale Paraphrasien, Schreiben, besonders das Diktatschreiben, gestört. (100 — 17) nach langer Zeit 87, (20 : 5) = 5. „Das Rechnen macht mich ganz wirr." Lautlesen gestört. Sinnverständnis und Sprachverständnis ist gut erhalten.

Spätere Ergänzung: In der ersten Zeit nach der Verwundung bemerkte er, daß die rechte Körperhälfte „weg" sei, er spürte sie nicht. Wenn er jedoch die Glieder der rechten Seite anschaute oder in die Hand nahm, dann wußte er, daß es seine Hand sei. Mit der rechten oder linken Hand auf Teile seines eigenen Körpers zu zeigen, mißlingt. Gelegentlich sagt er: „Mit der Hand schreibe ich, also ist es die rechte." Trotzdem findet er mit dieser Hand nicht auf das rechte Knie oder an die linke Schulter, schon gar nicht an eine seitenbestimmte Region am Körper des gegenübersitzenden Untersuchers. Gegenstände, die vor ihm liegen und die er nach ihrer Seite (rechts oder links) klassifizieren soll, bezeichnet er falsch. Aufträge, rechts oder links liegende Gegenstände zu ergreifen, können nicht ausgeführt werden. Rechts- und Linkswendung auf Befehl ist unmöglich. Licht- oder akustische Reize werden richtig projiziert, bei der Seitenbezeichnung wird er sehr unsicher, probiert zuerst am Körper hin und her, mit welcher Hand er hinzeigen kann, bleibt sehr unschlüssig und gibt den Versuch auf. Im umgebenden Raum kann er nicht angeben, ob die Tür und das Fenster links oder rechts von ihm sind. Auf der Straße geht er oft in die entgegengesetzte Richtung oder steigt in die entgegengesetzt fahrende Straßenbahn. Befindet er sich aber in der richtigen Richtung, verirrt er sich nicht.

Bei der Prüfung der Lokalisation auf der linken Seite keine Fehler. Rechts lokalisiert er teilweise falsch, teilweise nach links, teilweise sogar in den Außenraum. Das Lesen geht mit gutem Sinnverständnis, beim Lautlesen macht er litterale Paraphrasien und hat Schwierigkeiten, den Sinn zu verstehen. Das Schreiben einfacher Buchstaben gelingt, ganze Worte schwer. Wi statt Wien, Melie statt Melodie, größere Zusammenhänge gelingen überhaupt nicht. Ziffernschreiben: Er kann höchstens dreistellige Zahlen aufschreiben, bei mehreren Stellenwerten bringt er die Zahlen durcheinander (15.627) 15.670, 15.602. Besonders schlecht ist das Diktatschreiben. Er spricht laut mit, setzt schwungvoll an und versandet nach zwei Buchstaben. Er sagt sich das Wort ständig laut vor und endet schließlich in vollständiger Verständnisblockade, das heißt, er weiß überhaupt nicht mehr, was für eine Aufgabe er hatte. Kopieren geht etwas besser. Das Buchstabenlegen aus Zündhölzchen mißlingt, gelegte Buchstaben liest er fehlerfrei. Das Legen einfacher geometrischer Figuren mit Zündhölzchen mißlingt. Beim Dreieck kann er mit dem dritten Hölzchen die Figur nicht schließen. Bauen mit Bausteinen nach einfachsten Vorlagen gelingt nicht. Er verwechselt links und rechts, vor und zurück, kommt in eine Katastrophenreaktion, hält sich den Kopf und sagt „Jetzt weiß ich überhaupt nichts mehr". Zündhölzchen anzünden, Bleistift spitzen, Knopf auf- und zumachen geht fehlerfrei. Ausdrucksbewegungen, wie Drohen, Winken, Kaffeereiben, Salutieren, Schwören, gehen ohne Schwierigkeit. Die mechanische Merkfähigkeit ist stark reduziert. Von acht Silben merkt er unmittelbar bloß drei. Nach 24 Stunden keine. Von einer Fabel (Biene und Taube) merkt er sich keinen einzigen Sachverhalt. Rechnen: Von zwölf einfachen Grundrechenaufgaben kann er nur eine richtig lösen. Aus einer Reihe von 25 Figuren drei Sorten zu sortieren, gelingt sehr mangelhaft. Bei der KRÄPPELINschen Arbeitskurve zeigt er eine sehr geringe Mengenleistung. 309 Additionen in 60 Minuten. Die beste Teilleistung fällt in die vierte Teilzeit, es besteht demnach eine stark ausgeprägte vorzeitige Ermüdung. Aus der motorischen Untersuchung: Führungsbewegung nach beiden Seiten fließend, einfache Pendelschwünge beiderseits gut, schwunghafte Achterfiguren kann er nicht nachmachen, er kommt zu keinem Anfang und wird gänzlich verwirrt. Stoßen beiderseits kräftig und zielsicher. Zur Automatisationsaufgabe benötigt er mit der rechten Hand 1,2 Sekunden ohne Fehler, links 1,1 Sekunden ebenfalls ohne Fehler. Mit geschlossenen Augen rechts 2 Sekunden mit drei Tippfehlern, links 1,4 Sekunden ebenfalls drei Fehler. Nach einer Stunde mit geschlossenen Augen 2,2 Sekunden fünf Fehler, links 2 Sekunden vier Fehler. Das Zielwerfen in einen kleinen Korb gelingt rechts und links gut.

Bei der Kooperationsaufgabe hat er große Schwierigkeiten. Er kann den Hohlball mit beiden Händen hochwerfen, kann aber mit der rechten Hand den Sack nicht verstellen, er greift nicht zu, weiß nicht, „wie er es anpacken soll". Auch wenn er auf den vor ihm liegenden Sandsack schaut, kann er nicht zugreifen und den Sack verschieben. Die Doppelgeleisigkeit der Aufgabe verwirrt ihn vollkommen. Unvorbereitete Einstellung: Die Versuchsperson steht vor einer 2 m hohen Wand, über die verschiedene Gegenstände aus verschiedenen Richtungen und in verschiedenen zeitlichen Abständen auf ihn zugeflogen kommen. Die Aufgabe besteht darin, diese Gegenstände zu fangen. Diese Aufgabe bewältigt er fehlerfrei. Gleichgewichtsübungen: Die Versuchsperson steht auf einem breiten Brett, welches unregelmäßig geschaukelt wird, die Aufgabe besteht darin, sich auf dem Schaukelbrett im Gleichgewicht zu halten. Unser Patient fällt stets nach rechts herunter. Federbett: Die Versuchsperson muß auf dem Federeinsatz eines Bettes stehen und diesen in Schwingungen versetzen. Unser Patient fällt sofort nach vorne oder nach der rechten Seite. Untersuchung am Orientierungsgerät: Mit der rechten Hand macht er acht Richtungsfehler nach oben, sieben nach unten, vier nach rechts und fünf nach links, fünfzehn Abstellfehler, Dauer 3 Minuten 38 Sekunden. Mit der linken Hand macht er sieben Richtungsfehler nach oben, drei nach unten, einen nach rechts, vier nach links, neun Abstellfehler, Dauer 2 Minuten 50 Sekunden. Er ist dabei sehr fahrig, voreilig, fährt richtungsunsicher mit dem Knüppel hin und her. Aufgefordert, mit dem Hebel nach links zu fahren, zeigt er zunächst mit der linken Hand nach links und meint, dort ist links und fährt dann mit dem Knüppel in diese Richtung. Er macht planlose Probierbewegungen, er kann sich nur bei langsamen Bewegungen des Lämpchens klarmachen, ob er das weiße Lämpchen dem grünen nähert oder nicht. Unterbricht man ihn bei einer solchen Bewegung, dann weiß er nachher nicht mehr, in welcher Richtung er weiterfahren soll. Auch wenn das weiße Lämpchen nur mehr einen Zwischenraum vor dem grünen steht (3 cm), ist er unsicher, in welcher Richtung er es bewegen muß. Untersuchung am Reaktionsgerät links und rechts je einen Richtungsfehler, rechts und links kommt er dreimal zu spät beim Hebelhinunterdrücken. Ohrenuntersuchung (Prof. Dr. L. HOFMANN): Beiderseits normal erregbarer Vestibularis. Einstellung eines 1 m langen Stabes in den drei Achsen des Raumes mit offenen Augen gut, mit geschlossenen leichte „Vergröberungen" ohne systematische Verdrehung nach einer Seite. Zeichnen von vertikalen und horizontalen Linien auf einer Tafel kann er richtig. Der elektro-enzephalographische Befund vom 30. Oktober 1944 (W. HOLZER und ROHRACHER): Rechte Hemisphäre kleinere Alphawellenproduktion als links, Differenz besonders okzipital groß, frontal stark erhöhte Spannungsproduktion (starker Ermüdungseffekt). Okzipital wie frontal vereinzelte große, steile und unrhythmische Spikes.

Zunächst, welche Leistungen gelingen dem Patienten? Die elementaren Bewegungsformen, Führung, Schwung, Stoß gelingen gut. Das Werfen eines Balles in einen Korb und das Fangen verschiedener Gegenstände trifft er gut. Bei der einfachen Hebelreaktion an dem Reaktionsgerät macht er ebenfalls fast keine Fehler, kommt allerdings öfters zu spät. Auch das Einstellen des Koordinatensystems bewältigt er. Einfache Rechenaufgaben, wie das Addieren einstelliger Zahlen, löst er richtig. Es sind dies alles Handlungen, die in einem einfachen Entwicklungsgang bewältigt werden können. Welche Aufgaben gelingen nicht? Die Wahl der rechten oder linken Hand zu einer einfachen oder differenzierten Handlung am eigenen Körper oder am Körper des Untersuchers gelingen nicht. Rechts- oder linksseitig postierte Gegenstände kann er nicht ihrer Raumrichtung zuordnen, das Schreiben von Worten mißlingt ihm vollkommen, ebenso das Legen von Buchstaben, geometrischen Figuren und das Bauen mit Bausteinen. Bewegungsaufgaben, die einen mehrfachen Wechsel der Bewegungsrichtung oder eine „mehrgeleisige" Intention erfordern, kann er nur äußerst mangelhaft bewältigen. Die Automatisationsaufgabe mit ihrem vielfachen Richtungswechsel, die Kooperationsaufgabe mit zwei verschränkten Einzelbewegungen, die Gleichgewichtsübung am Schaukelbrett, wo er die dauernd wechselnde Lage des Brettes, auf dem er steht, durch kompensatorische Körperbewegungen ausgleichen muß, um im Gleichgewicht zu bleiben, das Springen am Federbett, wo er die Schleuderbewegungen, die der Federeinsatz dem darauf springenden Körper erteilt, vorwegnehmend regulieren muß, die Bewältigung der verschiedenen Raumrichtungen am Orientierungsgerät mißlingen ihm ebenfalls. Weiters rechnet er schlecht, lokalisiert Reize an der rechten Körperseite entweder nach links oder in den Außenraum. Die Merkfähigkeit ist stark reduziert, besonders das logische Gedächtnis.

Bolterauer hat die Denkleistungen unserer Hirnverletzten genauer analysiert und spricht von einer Störung des mehrgeleisigen Denkens. Diese entspricht einem ganzheitlichen Funktionsabbau im Sinne Goldsteins. Sie ist, wie unser Fall veranschaulicht, nicht bloß auf das Denken beschränkt, sondern betrifft seine gesamte Wahrnehmungs- und Handlungsfähigkeit. Mehrgeleisige Bewegungsaufgaben, wie bei der Automatisations- oder der Kooperationsaufgabe, mißlingen, während eingeleisige Aufgaben, wie ein einfacher Pendelschwung oder das Werfen des Balles in einen Korb, gut ausgeführt werden. Der Patient zeigt demnach eine Unfähigkeit, Handlungen oder Denkvorgänge zu bewältigen, die nicht in einem einfachen Entwicklungsgang erledigt werden können, sondern wo Teilresultate abgestellt werden müssen. Daneben besteht eine hochgradige Ermüdbarkeit für alle Leistungen, was auch der elektro-enzephalographische Befund illustriert. Neben diesem allgemeinen Abbau der cerebralen Leistung besteht bei diesem Fall eine Unfähigkeit, Richtungen zu intendieren, besonders deutlich für die Richtungen rechts, links, aber auch für vor und zurück, was die vielen Richtungsfehler nach oben und unten am Orientierungsgerät und das Verstellen und Verwechseln von vorn und rückwärts bei den einfachen Bauaufgaben mit Bausteinen demonstrieren. Auch die schlechte Lokalisation von Reizen an der Körperschale, wie die Unfähigkeit zu Schreiben, Buchstaben und geometrische Figuren zu legen, ist auf diese Unsicherheit der Richtungsintentionen zu beziehen. Das Resultat dieses Funktionswandels ist eine Orientierungsstörung in allen drei Raumschalen. In der Körper- und in der Greifschale ist sie besonders schwer, weniger in der Sehschale, wo sie hinlänglich kompensiert wird. Da die Begegnungen des Individuums in der Greifschale einen großen Teil seiner Umweltbeziehungen ausmachen, treten uns die Fehlleistungen in dieser Raumschale besonders deutlich vor Augen. Die Rechts-Links-Störung, Agraphie, konstruktive Apraxie, sind Störungen der räumlichen Gestaltung, die sich vorwiegend in der Greifschale abspielen. Es sind bei ihm nicht die einfachen Grundrichtungen verschoben, wie in den Fällen Waizsäcker, Wilder, Hoff und Schilder, denn er empfindet das Koordinatenkreuz normal, auch Wände, Flächen, Kanten und andere geometrische Qualitäten empfindet er nicht verzerrt oder verstellt. Er kann nur mit diesen richtig empfundenen sinnlichen Qualitäten keine Beziehung zu seinem eigenen Raumschema herstellen. Die vorhandene Sinnesmaterie kann sein Raumschema nicht zum Anklingen bringen. Der ontisch-genetische Entwicklungsgang kommt nicht in Fluß. Die übergreifende Formung vom Unbestimmten zur bestimmten definierten Richtung ist bei ihm nur an einfachen Bewegungen aufzeigbar. Überall, wo eine mehrgeleisige Intention erforderlich ist, entwickelt sich diese Transformation nicht. Welche Aufgaben sind es nun, die durch die schematische Funktion bewältigt werden können und bei welchen versagt er? Wir könnten sagen, einfache Bewegungsaufgaben bewältigt er, komplizierte nicht. Zum Beispiel das Zielwerfen eines kleinen Balles in den Korb gelingt ihm. Der runde obere Rand des Korbes, in den der Ball hineinfliegen soll, wird von ihm richtungsmäßig und entfernungsmäßig adäquat wahrgenommen. Dadurch wird der Korbrand zum kritischen Detail, das sein Aktionsschema anregt, in vorwegnehmender Steuerung den Ball hineinzuwerfen. Die dynamische Genese, die vom „Bestimmten" des Korbrandes zum unbestimmten motorischen Vollzug führt, verläuft bei dieser Aufgabe kohärent. In der Bolterauerschen Konzeption wäre dies ein Beispiel eines eingeleisigen Vorganges. Bei der Automatisationsaufgabe besteht die Bewegung in fünf aufeinanderfolgenden Einzelbewegungen. Jede Einzelbewegung muß in einem begrenzten Raum geführt werden, wo eine Richtungsintention in die neue Richtung erfolgt. Die gesamte Aufgabe erfolgt ontisch-genetisch vom unbestimmten Ausgangspunkt zur endgültig bestimmten Bewegungsfigur. Den einzelnen Schritt von einem Quadrat zum anderen vollzieht er dynamisch-genetisch kohärent. Das vom Subjekt als Raumobjekt lokalisierte Quadrat emanzipiert sich vorübergehend und regt als kritisches Detail die Richtungsintention an. Das erreichte Teilziel verfügt nicht über die „rückläufige Bestimmung", die die vollzogene Richtung bestätigt und gleichzeitig den nächsten Schritt anregt. Das nächst erstrebte Teilziel kann nicht zum kritischen Detail subjektiviert werden, es bleibt daher die Anregung zur proleptischen Steuerung der neuen Richtung aus. Das erreichte Teilziel wird bei ihm zum endgültig Bestimmten und blockiert als solches zumindest für einige Zeit jeden Erregungsablauf, der den nächsten dynamisch-genetischen Schritt induzieren könnte. Das nächstfolgende Quadrat kann nicht zum kritischen Detail vergegenwärtigt werden und bleibt somit im Hintergrund, der die schematische Steuerung nicht anzuregen vermag. Die einzelnen Teilaufgaben sind Tönen vergleichbar, deren zeitliche Aufeinanderfolge erst die Melodie ergibt. Der Patient kann gleichsam an seinem aktionsschematischen Bewegungsklavier einzelne Töne anschlagen, aber keine Melodie gestalten. Einfache Schwung- oder Stoßbewegungen kann er vollziehen. Eine Aufeinanderfolge von Bewegungen, die eine Bewegungsmelodie ergeben, kann er nicht gestalten. Das Teilziel wird bei ihm zum endgültig Bestimmten und blockiert damit die Subjektivierung des nächsten Quadrates zum kritischen Detail. Ein aus dem Hintergrund nicht emanzipiertes kritisches Detail kann keine Richtungsintention anregen. Die Folge ist bei unserem Patienten zu sehen. Er versandet oder perseveriert, das heißt, die neue Richtungsintention kann schematisch nicht formiert werden. In der Musiklehre wird die Aufeinanderfolge von Tönen nach dem kontrapunktischen Gesetz gestaltet. Diese einstimmige Aneinanderreihung von Tönen ist vergleichbar der eingeleisigen Bewegung. In der Antike war diese einstimmige Melodienführung die Regel. Erst im Mittelalter um 1000 kam die Polyphonie hinzu (GUIDO VON AREZZO). Jeder Ton steht nun sowohl als Glied in einer Reihe aufeinanderfolgender Töne, wie als Glied eines gleichzeitigen Akkordes. Der einzelne Ton läßt sich sowohl auf einer Längsachse als auch auf einer Querachse auftragen. Er steht im Schnittpunkt von Melodie und Akkord. Dieser Akkord, der dem einzelnen Ton erst seine bestimmende Funktion in der Melodie gibt, gehorcht den Gesetzen der Harmonielehre. Zum Beispiel ein C-dur-Grundakkord steht entweder am Anfang als kritisches Detail oder am Ende der Melodie, als das endgültig Bestimmte. Im zeitlichen Ablauf der Melodie kann dieser Grundakkord, wenn er einzelnen Tönen beigegeben ist, als unpassend und disharmonisch empfunden werden. Der einfachste Fall einer harmonischen Entsprechung ist die Aufeinanderfolge von Grundakkord und oberem und unterem Quintakkord (BAIER). Das in der Melodie gesetzmäßig festgelegte Ertönen des Quintakkordes stellt ein ausgezeichnetes Moment dar. Es ist dies aber kein Abschluß, sondern der ganze Akkord gibt dem einzelnen Ton eine der Harmonie entsprechende Bedeutung, die erst die Weiterführung der Melodie steuert. Der Grundakkord als bestimmter ist sowohl Beginn (kritischen Detail) als auch das Ende. Der Quintakkord enthält einen dynamischen Faktor, der zur Vollendung treibt. Er ist ein dynamisches Detail, das die Melodienführung induziert und vorwärtstreibt. Er erhebt den einzelnen Ton aus der Monotonie der Kontrapunktik heraus und setzt ihn als dynamisches Detail, das als Bedeutungshaftes, die Melodie ihrer endgültigen Gestalt zutreibt. Der Quintakkord steht in der Melodie an der Stelle, wie das erreichte Teilziel in unserer Automatisationsaufgabe. Der mit einem Quintakkord versehene Ton. als Teilziel, induziert die Weiterführung der Melodie in der ontisch-genetischen Entwicklung. Das erreichte Quadrat unserer Bewegungsaufgabe ist aber bei unserem Patienten mit einem Grundakkord versehen, der einen Abschluß als endgültig bestimmten darstellt. Es besteht somit kein dynamischer Antrieb, der die Bewegungsmelodie in einer bestimmten Richtung weiterführt. Der einzelne Ton wird zum dynamischen Detail durch den ihn teils einschließenden, teils ergänzenden Quintakkord der Harmonielehre. Erst dieser Akkord hebt ihn aus dem kontrapunktischen Hintergrund heraus und verleiht ihm die Potenz, vorübergehend als Subjekt die Melodie weiterzuführen. In der Musiklehre sind diese harmonischen Gesetze weitgehend festgelegt. Die Bedeutung, die ein Ton zur Weiterführung der Melodie bekommt, ist durch den ihn einschließenden Akkord bestimmt. In der Wahrnehmungslehre besteht die gleiche Gesetzmäßigkeit, nur ist die Zusammensetzung der dynamischen Akkorde, die die Weiterführung der Melodie induzieren, noch nicht analysiert oder analog der Harmonielehre festgelegt. Der harmonische Akkord differenziert aus der kontrapunktischen Monotonie das die Melodie bzw. den Gestaltungsprozeß weiterführende dynamische Detail. Bei unserem Patienten ist bei den verschiedensten Bewegungsaufgaben in der Greifschale ein Mangel an harmonischen Akkorden aufzeigbar. Die geforderte Melodie spielt er gleichsam mit Grundakkorden. Er teilt die ganze Gestalt der Begegnung in einzelne, in sich abgeschlossene Schritte. Sein Teilziel repräsentiert nicht einen der Harmonie entsprechenden Quintakkord, der die Gestaltung weitertreibt und zur Vollendung führt, sondern einen Grundakkord, der als endgültig bestimmter, den Ausgleich und die Ruhe darstellt. Diese mangelnde harmonische Entsprechung schränkt die Verfügbarkeit seiner Richtungsintention ein und beraubt ihn der Freiheit der Orientierung. Seine Richtungsstörungen beruhen nicht auf einem Mangel der sinnlichen Materie, denn er kann sein Koordinatensystem vergegenwärtigen. Aber die schematische Funktion schafft ihm zur einzelnen Sinnesqualität nicht den der Harmonie entsprechenden Akkord, der aus der „Struktur" das „Gefüge" der räumlichen Wahrnehmung und Bewältigung bildet. Die harmonische Entsprechung führt zur Subjektivierung des dynamischen Details und belädt es mit Dynamik, die zur weiteren Explizierung der Begegnung treibt. Unser Patient versagt bei allen Aufgaben, die eine harmonische Entsprechung der einzelnen Teilresultate erfordern. Er kann daher einen Ball in einen Korb werfen, kann hingegen im sportlichen Spiel weder eine Finte zum Täuschen des Gegners anbringen noch eine solche abwehren. Die mangelnde harmonische Entsprechung ist eine Grundstörung, aus der sich die Unsicherheit und Unrichtigkeit aller Richtungsintentionen ableiten läßt. Eine Auswirkung dieser Richtungsapraxie ist seine Rechts-Links-Störung. Er kann weder in der Körperschale Rechts und Links unterscheiden, noch einzelne Gliedteile rechts bzw. links zuordnen. Dieser Funktionswandel manifestiert sich auch in der Greifschale. Gegenstände in seiner Greifschale lokalisiert er seitenfalsch (mit der rechten Hand auf das linke Knie), zögert, bewegt die rechte Hand, „Mit der schreibe ich, also ist es die rechte", sucht dann an seinem Körper herum, findet das Knie nicht und endet in einer Katastrophenreaktion. Ähnlich wie der Fall von PICK mit der Hand ein Kreuz macht, um sie dadurch als rechte zu vergegenwärtigen, macht unter Patient Schreibebewegungen, um Gewißheit über die Richtungsbezogenheit zu gewinnen. Er konnte sie nicht vergegenwärtigen, ähnlich einem Fall PÖTZLS, die sagte, „sie habe vergessen, welches ihre linke Hand sei". Diese Rechts-Links-Störung hat unser Fall mit den Fällen ANTONS, HARTMANNS, BONHÖFFERS, SCHILDERS, SCHELLERS und ZUTTS gemeinsam. Während die Fälle BONHÖFFERS und SCHILDERS wie unserer hauptsächlich auf die beiden inneren Raumschalen beschränkt waren, hatten die zwei Fälle ANTONS und HARTMANNS und auch der Fall SCHELLERS die Rechts-Links-Störung in allen drei Raumschalen. Neben der Unmöglichkeit oder Unsicherheit in der Zuordnung einzelner Körperteile oder Gegenstände der Greifschale und Sehschale auf das Richtungssystem Rechts-Links, bestand bei den meisten Fällen eine geringergradige, meist vorübergehende Zuordnungsstörung des Richtungssystems Vor und Zurück. Auch unser Fall hatte am Orientierungsgerät Bewältigungsschwierigkeiten in der Achse Vor und Zurück, wie auch beim Bauen mit Bausteinen. Die besondere Empfindlichkeit des Rechts-Links-Systems legt den Gedanken nahe, daß dieses Richtungssystem eine philo- und ontogenetisch spät erworbene Zuordnung ist und daher leichter vulnerabel ist. Jedenfalls zeigen alle Fälle der Literatur, daß die Störung Vor und Zurück weniger intensiv und kurz dauernder betroffen ist.

Mit dem Fall ZUTT hat unser Patient die Rechts-Links-Störung, die konstruktive Apraxie und die Agraphie gemeinsam. ZUTT hat in seiner eingehenden Analyse Rechts-Links-Störung, konstruktive Apraxie und Agraphie als einheitlich klinisches Syndrom herausgestellt und als Wurzel eine Unfähigkeit, Wegstrecken richtig wahrzunehmen und zu bewältigen, angenommen. Der Fall ZUTT hatte einige Symptome mit unserem Fall 1 gemeinsam, zum Beispiel gelangte er ebenfalls nicht über die Mediane und konnte eine gerade Linie nach links nicht verfolgen. Er hatte ein Entfremdungsgefühl in der linken Greifschale, welches ZUTT als die sensorischen Bausteine seiner versagenden Orientierung ansah. Diese Einschränkung der Aufmerksamkeit und Aufnahmefähigkeit für den linken Begegnungsraum führt dazu, daß er in Räumen alle Wände beschreibt, nur die linke ausläßt. Die Eindrücke aus der linken Greifschale werden bei ihm wahrnehmungsmäßig derart verdrängt, daß er die rechte

Hand nur so lange links empfindet, als sie auf der linken Schulter liegt. Im Moment, wenn er sie von dort löst, ist die Hand im Bewußtsein wieder rechts. Die linke Schulter wird durch den Griff der rechten Hand aktiviert und aus dem Hintergrund der linken verdrängten Körperschale hervorgehoben und induziert als kritisches Detail das linksseitige Wahrnehmungserlebnis der Körperhaltung der rechten Hand. Wird diese Verbindung empfindungsmäßig gelöst, das heißt die Hand etwas abgehoben, sinkt die Schulter in den Hintergrund des Raumerlebens zurück. Es kommt zum Verlust der Linksqualität und die rechte Hand wird wieder der rechten Greifschale zugeordnet, obwohl sie sich real noch in der linken befindet. Bei unserem Patienten war das Wahrnehmungsvermögen der räumlichen Richtung nicht entscheidend gestört, am Reaktionsgerät reagierte er mit adäquaten Hebelreaktionen. Er konnte den Reiz richtig lokalisieren bzw. projizieren und mit der durch die Aufgabe geforderten Extremität eine adäquate Reaktion tätigen. Er konnte sich auch Schall- und optischen Reizen richtig zuwenden. Überall, wo auf einen lokalisierten Reiz eine einfache motorische Reaktion gefordert wurde, kam unser Patient der Aufgabe nach. Es bestand bei ihm keine Zwangsdeviation wie beim Fall 1. Er versagte nur dort, wo eine nach mehreren Richtungen verfügbare und der Harmonie entsprechende Richtungsintention zur Bewältigung des Begegnungsereignisses notwendig war. Darin liegt vor allem der Unterschied zum Fall Zutt, wobei das klinisch feststellbare Syndrom vielerlei Analogien aufweist. Die konstruktive Apraxie unseres Falles läßt sich auf die gleiche Wurzel zurückführen. Einen horizontalen Baustein legt er richtig nach. Die Schwierigkeit beginnt für ihn dort, wo er zu dem horizontalen einen im rechten Winkel nach vorn abgehenden Baustein legen soll. Hier wird er unsicher. Den Wechsel der Richtungsintention bewältigt er nicht. Er probiert herum, legt den Stein einmal in der gleichen Richtung, merkt, daß es falsch ist, dann nach hinten, „das sieht auch anders aus,“ und findet aber nicht den Ansatz zur geforderten Richtung. Das gleiche sieht man, wenn er aus Zündhölzchen ein T legen soll. Ein Stück legt er immer richtig, aber für das zweite und dritte findet er nie die entsprechende Richtung. Mit dem Legen eines Teilstückes ist für ihn das Ereignis abgeschlossen. gleichsam mit einem Grundakkord versehen. Der Winkel, in dem das zweite Stück angelegt werden soll, kann durch den fehlenden harmonischen Akkord nicht zu einem dynamischen Detail komponiert werden, daß dynamisch-genetisch eine Neurichtung anregt. Beim Schreiben, heißt es im Protokoll, findet er den Ansatz nicht. Der Ansatz ist nichts anderes als der vom kritischen Detail induzierte Richtungsimpuls. Verhilft man ihm zu diesem Ansatz, indem man sagt, nach rechts oben, dann geht die erste Linie des zu schreibenden Buchstabens. Der Ansatz ist zeitlich das Moment, in dem die Konstruktion der räumlichen Gestalt beginnt. Er ist der sichtbare Ausdruck des Beginnes der dynamischen Genese. Bei unserem Patienten ist sein Fehlen beim Schreiben wie beim Figurenlegen und beim Bau mit Bausteinen aufzeigbar. Bei der Orientierung in der Körperschale fehlt er ebenfalls, nur ist dies nicht so leicht zu beobachten. Das Knie, das er mit der rechten Hand ergreifen soll, wird vom Subjekt lokalisiert, also aus dem Hintergrund hervorgehoben. Sein Knie wird jedoch mit einem Grundakkord versehen und nicht mit einem dynamischen Akkord, der eine entsprechende Richtungsintention induziert. Die mangelnde Orientierung in der Körperschale ist auf das gleiche Grundsymtom zurückzuführen wie das mangelnde Schreiben und die übrigen konstruktiven Leistungen. Schlesinger bezeichnet bei seinem Fall die Unfähigkeit der Orientierung am eigenen Körper als konstruktive Apraxie und nimmt damit eine Einheitlichkeit der Raumbewältigung an Körper und Objekt an. Was unser Fall, der Fall Zutts und der Fall Behringers und Steins an Richtungsstörungen bei den konstruktiven Leistungen des Figurenlegens und Schreibens hatte, bot ein Patient Engerths beim Zeichnen. Er konnte landschaftliche Bilder fehlerlos zeichnen, aber keine geometrischen Figuren. Die Fehlleistungen unseres Patienten beim Buchstabenlegen, Figurenlegen, Schreiben, seine Unsicherheit bei Rechts-Links-Entscheidungen, seine Richtungsfehler am Orientierungsgerät, seine Unfähigkeit, Bewegungsaufgaben mit mehreren Teilhandlungen auszuführen, und schließlich seine Orientierungsstörungen am eigenen Körper sind Folgen eines einheitlich gestörten Grundfaktors. Dieser gestörte Grundfaktor verhindert, daß die schematische Funktion im aktuellen Moment eine adäquate Richtungsintention verfügbar macht. Er hat wohl die Fähigkeit, einen Akt, der als einzige geschlossene Handlung abläuft, zu bewältigen (Zielwurf), er kann aber keine sukzessive Bewegungsmelodie gestalten. Dem zeitlichen Ablauf der Töne oder der definierten Sinnesqualitäten in der Wahrnehmung ist an kritischen Punkten ein der Harmonielehre entsprechender Akkord zugeordnet. Dieser Akkord hebt aus der betreffenden Materie ein dynamisches Detail heraus und führt damit die Entwicklung der dynamischen Genese weiter. Fehlt dieser dynamische Akkord oder ist es wie bei unserem Fall ein Grundakkord, der den einzelnen Ton umschließt, dann ist die Folge ein Ausgleich, eine Ruhe, in der Wahrnehmung ein endgültiger Abschluß eines an sich noch nicht abzuschließenden Vorgangs. Seine Raumbewältigung entbehrt der harmonischen Entsprechung. Erst diese bringt eine räumliche Gestaltkonstruktion zur Vollendung, sei es im Schreibakt oder in einem anderen. Der einzelne Ton oder die einzelne Sinnesqualität wird nur dann zum kritischen Detail subjektiviert und aus dem kontrapunktischen Ablauf herausgehoben, wenn sie vom Schema mit einem der Harmonie entsprechenden Akkord versehen werden. Daß dabei auch das zeitliche Moment eine wesentliche Rolle spielt, geht daraus hervor, daß unser Patient im langsamen Zeitmaß Aufgaben bewältigen kann, bei denen er sonst versagt. Man kann sich vorstellen, daß in einem langsamen Ablauf für ihn die Möglichkeit besteht, einzelne Töne mit Akkorden zu versehen, die die Bewegungsmelodie kohärent weiterführen. Läuft die Bewegung zu schnell oder erfordert die Aufgabe eine Geschwindigkeit, die ihm nicht gestattet, im aktuellen Moment den harmonischen Akkord auf den Ton zu projizieren, so kommt es zu einer zeitlichen Verschiebung. Es geht, wie er sich ausdrückt, „alles durcheinander". In der klinischen Beobachtung sehen wir dann die sogenannte Katastrophenreaktion. Die Folge dieser Fehlleistung ist eine Unmöglichkeit bzw. mangelnde Fähigkeit, in der Körper- und Greifschale räumliche Begegnungen kohärent zu bewältigen. In der Sehschale tritt die Richtungsunsicherheit wohl in Erscheinung, kann aber bei den meisten Begegnungen durch andere Faktoren hinreichend kompensiert werden. Ein weiteres Symptom seiner Richtungsapraxie ist seine Allästhesie. Er projiziert rechtsgesetzte Reize auf die entsprechende linke Körperseite oder in den Außenraum der rechten Greifschale. Bei den spinalen Fällen taktiler Allästhesien nahm DUSSER DE BARENNE an, daß durch Blockierung der Erregung in den Hinterhornzellen eine Umleitung auf die andere Seite erfolgt, wo dann eine latente Bahn aktiviert wird, die ihrer Entsprechung gemäß den Reiz lokalisiert. Die Fälle von SCHILDER und PICHLER hatten hochzentrale Herde. Beim PICHLERschen Fall bestand ein Herd im Thalamus, der vor allem die Bahnen zum Scheitellappen blockierte. PICHLER nimmt als Ursache der taktilen Allästhesie eine Blockierung der thalamo-parietalen Bahnen an, wodurch die Erregung in den gegenseitigen Thalamus und Scheitellappen fließt und von dort das entsprechende Lokalzeichen projiziert wird. Bei unserem Fall kann man wohl keinen Thalamusherd, wohl aber eine Läsion im zentralen Projektionsfeld im linken Scheitellappen annehmen. Die Zerstörung dieser Hirnregion würde dann eine analoge Umleitung des Reizes auf den gegenseitigen Scheitellappen verursachen wie in den spinalen bzw. thalamischen Fällen von Allästhesien. Wieso kommt es aber manchmal doch zur Lokalisation an der rechten Körperseite und manchmal sogar zur Projektion in den rechten Außenraum der Greifschale? Das Projektionsfeld unseres Falles ist nicht völlig ausgeschaltet und benimmt sich wie ein „*Störsender*". Eine unvollkommen zerstörte Region verhindert den Wiederaufbau der Beweglichkeit mehr als eine völlig ausgefallene, was wir an einigen Beispielen von Narbenexzisionen aufzeigen konnten (BIRKMAYER). Der Wiederaufbau der motorischen Funktion vollzog sich nach der Entfernung der lädierten Hirnregion rascher als vorher, weshalb wir annahmen, daß diese Region gleichsam als *Störsender* den Wiederaufbau der normalen Funktion blockiert hatte. So eine zeitweise einsetzende Störsenderfunktion müssen wir auch bei unserem Fall dafür verantwortlich machen, daß er zeitweise einen rechts gesetzten Reiz auf die linke Seite, in den Außenraum oder an einer falschen Stelle der rechten Seite lokalisierte. Besteht eine Blockade der Erregungsleitung, dann kommt es zur Ableitung auf die rechte Seite und zur Allästhesie. Wird die Erregung noch perzipiert, dann führt die fehlerhafte schematische Funktion zu einer falschen Lokalisation, wobei sogar die Grenze der Körper- und Greifschale undicht geworden ist. Normalerweise ist bei der Allästhesie die Medianebene des Körpers erhalten und bloß die Seite vertauscht. Bei unserem Fall ist nicht nur die Seite der

Projektion vertauscht, sondern auch die Medianebene als Bezugssystem der verschiedenen Raumrichtungen nicht zu vergegenwärtigen.

Fall 5: S. J. Verwundet am 14. Oktober 1943 durch Granatsplitter rechts parietal (Abb. 43). War einige Tage bewußtlos. Linke Körperseite schlaff gelähmt. Patient läßt unter sich. Ein bis zur linken Parietalgegend gedrungener Granatsplitter wurde 14 Tage nach der Verwundung von links parietal entfernt. Der Splitter liegt in einer stinkenden Eiterhöhle, die abgesaugt wird. Die Abszeßhöhle wird noch mehrere Male punktiert. Der Patient ist fast immer tief bewußtlos, der Körper hat eine ständige Drehtendenz nach links. Soweit der Krankenbefund bis zur Aufnahme in unser Lazarett am 16. Mai 1944. Befund: Gesichtsfeld von links eingeengt, optokinetischer Nystagmus nach rechts schlecht auslösbar. Fazialis rechts schwächer innerviert. An den oberen Extremitäten ist die motorische Kraft herabgesetzt. Der Faustschluß rechts 600 mm Hg, links 250. Tonus spastisch gesteigert, Sehnenreflexe links lebhafter. Beim F. N. V. Unsicherheit und Abweichen nach links. Diadochokinese links verlangsamt. Für Berührungs-, Stich- und Temperaturreize links nach distal zunehmende Schwellenerhöhung. Die Empfindung ist jedoch möglich. Tiefensensibilität in den Fingergelenken schwer gestört, aber nicht völlig erloschen. Lokalisation und Diskrimination sehr ungenau, Ziffernlesen und Tasten unmöglich. Die Tastbewegungen sind jedoch differenziert. In den unteren Extremitäten ist die grobe Kraft ebenfalls links herabgesetzt. Keine Tonus- und Reflexdifferenzen, keine Pyramidenzeichen. Höhere Sensibilitätsleistungen, wie Lokalisation und Ziffernlesen, links nicht möglich. Er gibt an, daß er „unerhört langsam in allen Dingen geworden sei". Bei der Aufforderung, mit der linken Hand auf eine Region auf der linken Körperseite zu zeigen, muß der Auftrag einige Male wiederholt werden. Dann intendiert er ganz langsam den Arm, sucht im Raum herum, findet manchmal die gewünschte Region, manchmal versandet er und gibt den Versuch auf.

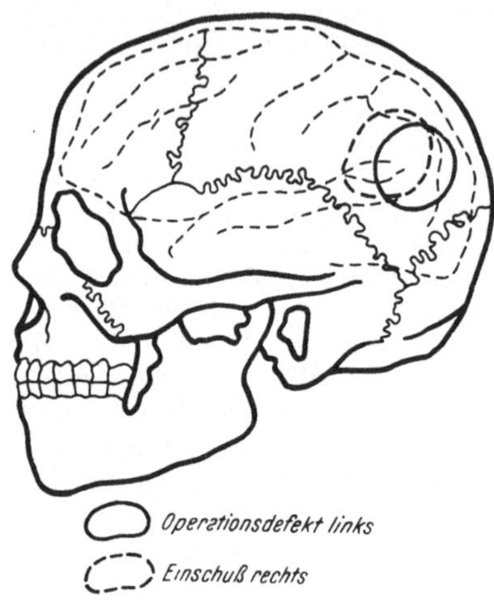

Abb. 43.

Regionen auf der rechten Seite findet er mit der linken Hand nie. Er kommt nicht über die Mittellinie, auch wenn man ihm zunächst die Hand auf die gewünschte Region hinführt, kommt er beim selbständigen Versuch nicht über die Mittellinie. Wenn der Untersucher verschiedene Körperregionen an ihm berührt, kann er auch bei geschlossenen Augen genau angeben, welche Region berührt wurde. Mit der rechten Hand findet er sich auf der rechten Seite verlangsamt, aber meist richtig zurecht. Über die Mittellinie gelangte er ebenfalls schwer, aber bei wiederholter Aufforderung gelingt es hin und wieder. Wenn ausgezeichnete Punkte, wie die linke Hand oder das linke Knie, verlangt werden, gelingt es ihm hin und wieder, die richtige Region zu ergreifen. An dem gegenübersitzenden Untersucher kann er überhaupt nach keiner Region zeigen. Den K. H. V., der ihm zunächst passiv vorgezeigt wurde, kann er aktiv nicht intendieren. Er sagt, „die Beine kommen mir durcheinander". Aus der motorischen Untersuchung: Geführte Bewegungen sind mit jeder Hand langsam, sakkadiert und weichen von der vorgezeichneten Linie ab. Einfache Pendelschwünge mit beiden Armen gleichzeitig vor und zurück kann er ausführen, alternierende sind unmöglich. Von kreisförmigen Schwungbewegungen beider Arme nach rechts im Sinne des Uhrzeigers gelingt der linke Halbkreis, dann sinken die Arme herunter. Stoßen gerade nach vor geht rechts gut, links etwas nach links vorbei. Bei der Automatisationsaufgabe benötigt er sehr lange, bis er die geforderte Bewegungsfigur nachmachen kann. Dann benötigt er mit der rechten Hand 5,5 Sekunden und macht zwei Tippfehler, mit der linken Hand 6,8 Sekunden und zwei Tippfehler nach links unten. Nach einer Stunde hat er die ganze Bewegung vergessen. Beim Ballwerfen in den Korb trifft er mit der rechten Hand zweimal ins Ziel, mit der linken kein einziges Mal. Er legt links den Ball in die Hand, wie in eine offene Schale, und wirft mit gestrecktem Arm, so wie wenn der Arm ein steifer Kochlöffel wäre. Ein Geduldspiel, wo er eine kleine Kugel über eine bestimmte Bahn bewegen muß, gelingt überhaupt nicht, er kann die Kugel mit keinem geordneten Impuls auf ein Ziel zu bewegen. Die Kooperationsaufgabe kann er ebenfalls nicht lösen. Er kann den Ball gerade noch mit beiden Händen hochwerfen, aber zwischen Werfen und Fangen kommt er nicht einmal zum Ansatz der zwischengeschalteten Bewegung. Beim Fangen der Gegenstände, die über eine Wand auf ihn zufliegen, fängt er bis auf einen alle. Bei der Gleichgewichtsübung fällt er stets nach links vom Schaukelbrett herunter. Beim Gehen auf einem Strich am Boden weicht er bei einer Strecke von 4 m schon um einen Meter nach links ab. Am Federbrett dreht es ihn bei jedem Hochsprung um 90° nach links. Gibt er dieser Drehung nach, dann kann er die Aufgabe fortsetzen, bemüht er sich, diese Zwangsdrehung zu hemmen, dann fällt er um. Die Kompensationsbewegung am Schaukelbrett mißlingt völlig, er fällt sofort nach links herunter. Bei allen Bewegungsaufgaben fällt auf, daß es ihn während der Dauer der Bewegung nach links dreht, kommt er diesem Zwang nach, dann kann er die Aufgabe halbwegs bewältigen; bemüht er sich, gegen diesen Zwangsimpuls anzukämpfen, dann ist er zu keiner Intention fähig. Untersuchung am Orientierungsgerät: Rechte Hand Dauer 10 Minuten. Er macht zwölf Richtungsfehler nach oben, fünfzehn nach unten, 23 nach links und drei nach rechts, elf Abstellfehler. Mit der linken Hand ist er überhaupt nicht imstande, eine Richtungsbewegung mit dem Steuerknüppel auszuführen. Er kommt über das Stadium der planlosen Orientierungsbewegung nicht hinaus. Gelingt es ihm zufällig, das Teilziel in einer Achse zu erreichen, dann kann er auf keinen Fall das Lämpchen in der dazu senkrechten Achse bewegen und haftet zwangsläufig in der gleichen Achse. Mit der rechten Hand entgleitet er bei jeder Intention zwangsmäßig nach links. Mit der linken Hand kann er keine richtungsbestimmten Impulse innervieren. Einen Stab in den drei Achsen des Raumes stellt er im Sinne des Uhrzeigers nach rechts verdreht ein. Aus der Apraxieuntersuchung. Faustmachen: Rechts gut, links sehr langsam und unsicher; er muß dazu mehrmals aufgefordert werden und ständig auf seine Hand schauen. Händeklatschen: Geht langsam, die linke Hand kommt stets zu spät und schlägt gleichsam in Synkopen. Zündholzanzünden: Gelingt weder rechts noch links. Schalter andrehen: Rechts langsam nach mehrfachen Aufforderungen, links nicht durchführbar. Fenster aufmachen: Gelingt beidseitig nicht. An der Türe klopfen: Rechts langsam, zaghaft, links nicht durchführbar. Geld zählen: Nicht durchführbar. Fliegenfangen: Fährt mit der rechten Hand ungeordnet im Raum herum, lächelt und sagt „so ähnlich“. Drohen, Winken usw.: Gelingt zunächst weder rechts noch links. Kaffeereiben: Wilde Hin- und Herbewegungen vor dem Körper. Sich kratzen: Rechts langsam, unzweckmäßig und ohne Effekt, links nicht durchführbar. Kämmen mit Kamm: Nimmt rechts den Kamm verkehrt in die Hand, fährt durch die Haare, bemerkt selbst, daß er ihn falsch hält, schaut die Hand an, schiebt ihn ratlos herum, kann ihn aber nicht richtig in die Hand nehmen. Links jeder Ansatz unmöglich. Zähneputzen mit Zahnbürste: Nimmt rechts die Zahnbürste langsam mit vielen Ansätzen in die Hand, hält sie ganz vorne bei den Borsten und reibt nicht mit den Borsten, sondern mit dem Holz die Zähne, kann die Bürste nicht so drehen, daß die Borsten an den Zähnen gleiten. Links kann er die Bürste nicht einmal in die Hand nehmen. Wasser in ein Glas eingießen: Kann weder das Glas in die linke Hand nehmen, noch mit der rechten Wasser eingießen. Aufwickeln eines Fadens auf eine Spule: Nicht möglich. Im Turnsaal soll Patient auf ein festmontiertes Fahrrad aufsteigen und Tretbewegungen machen (konnte früher gut Radfahren). Er steigt von rechts auf, statt mit dem rechten Fuß, steigt er mit dem linken auf das rechte Pedal, hebt den rechten Fuß über die Stange und kommt nach langer Manipulation verkehrt auf das Rad zu sitzen, wundert sich sehr, steigt sehr umständlich herunter, steigt wieder hinauf und macht den gleichen Fehler. Er wird nun auf das Fahrrad gesetzt und soll mit den Füßen die Pedale in Bewegung setzen, was ihm überhaupt nicht gelingt. Seinen Rock kann er nicht allein anziehen, er weiß nicht, in welchen Ärmel die entsprechende Hand kommt. Macht mehrfache Versuche, die er schließlich abbricht und mit dem Rock über die Schulter das Zimmer verläßt. In die Hose schlüpfen kann er ebenfalls nicht, er hält die Hose ratlos vor den Körper, intendiert mehrmals einen Fuß, um hineinzusteigen, es kommt aber nicht so weit. Der Impuls versandet. Das Aufklappen eines Liegestuhles mißlingt ebenfalls völlig, er kann sich weder im Zimmer noch auf dem Gang noch im Freien zurechtfinden und muß immer mit einem Kameraden gehen. Aus einem dreikantigen Bleistück soll er einen vierkantigen Mauerhaken hämmern. Er nimmt den Hammer ganz vorne beim Metallstück, versucht zuzuschlagen und schlägt dabei sehr oft auf die Finger. Er kann aus dem Dreikantstück kein Vierkantstück machen. Er bringt nur eine mangelhafte Spitze zusammen, schließlich biegt er mit der rechten Hand das eine Ende in einem annähernd rechten Winkel um und meint, der Haken sei fertig. Eine Schraube im Holz einschrauben: Er schlägt sie zuerst mit dem Hammer etwas in das Holz, findet dann die Rille der Schraube nicht und dreht in der entgegengesetzten Richtung. Eine Zusammenarbeit zwischen beiden Händen ist unmöglich, er hantiert entweder rechts oder links. Einen gemeinsamen Arbeitsgang mit beiden Händen, und sei er noch so einfach, kann er nicht einmal ansetzen. Am „Bolzenbrett" sind 49 Stück verschieden große Bolzen in für sie bestimmte Öffnungen hineinzustecken. Er arbeitet nur mit der rechten Hand, sucht umständlich die Bolzen heraus, probiert lange herum, steckt sie vielfach in falsche Löcher und benötigt zur gesamten Aufgabe 2 Minuten 18 Sekunden (normale Zeit 30 Sekunden). Die linke Hand setzt er nie ein, während des ganzen Arbeitsganges. Fünf Rohrstücke nach einer Vorlage in Originalgröße zusammenzuschrauben, mißlingt völlig. Er kann nicht einmal die Stücke auf die richtige Vorlage darauflegen, verwechselt die Seiten und hält die Gewindeteile immer schief aneinander beim Versuch, sie zusammenzuschrauben. Er soll eine Metallplatte, die mit zwölf verschiedenen Schraubenmuttern an der Unterlage festgeschraubt ist, mit verschiedenen Schlüsseln abschrauben. Er findet primär den passenden Schlüssel nicht. Wenn man ihm den richtigen Schlüssel in die Hand gibt, hält er ihn wie einen Löffel. Er weiß ihn nicht an die Mutter anzusetzen und legt ihn beiseite. Er probiert nun, mit den Fingern zu drehen und schraubt dabei die Mutter noch fester zu. Schraubt man ihm die einzelnen Schraubenmuttern etwas auf und läßt ihn weiterschrauben, dann kann er mit der rechten Hand, allerdings ohne Schlüssel, diese einfachen Aufschraubbewegungen fortsetzen. Bei der nächsten Schraube aber findet er den Ansatz wieder nicht. Die abgenommene Platte kann er nicht wieder so auf die Unterlage legen, daß die einzelnen Löcher in die entsprechenden Schrauben passen. Er verdreht die Platte stets im Sinne des Uhrzeigers. Das Zuschrauben der Schraubenmuttern mit der rechten Hand gelingt relativ gut. Am DINTERschen Figurenbrett soll er verschiedene flächenhafte Figuren auf die entsprechenden Vorlagen darauflegen. Bei drei Ecken gelingt dies relativ gut, aber bei Rechtecken oder bei Figuren, die einen längeren Längsdurchmesser haben, verdreht er die Figuren mit dem Längsdurchmesser im Sinne des Uhrzeigers um 90°. Die zur Vorlage kongruenten Figuren erkennt er fehlerfrei. Das Einpassen in die Vorlage bereitet bei länglichen Figuren große Schwierigkeiten. Merkfähigkeit: Von acht sinnvollen Worten behält er nach einmaliger optischer Darbietung vier, nach acht Darbietungen behält er sieben, nach 24 Stunden weiß er noch fünf. Von einer militärischen Meldung mit vierzehn Sachverhalten behält er vier, nach 24 Stunden zwei. Beim Figurensortieren in vier verschiedene Schachteln braucht er wohl sehr lange, kann jedoch die Aufgabe zu Ende führen, ohne allzu viele Zuordnungsfehler. Einfache Grundrechenaufgaben, mit Ausnahme des Dividierens, gelingen bei einstelligen Zahlen. Schriftliche Aufträge versteht er. Schreiben geht sehr langsam, aber einfache Worte kann er schreiben. Beim BOURDON-Test (Durchstreicharbeit verschiedener Buchstaben) hat er in 20 Minuten 220 Treffer und 15 Fehler, eine Leistung, die an sich wohl schlecht ist, aber gegenüber seinem sonstigen Leistungsniveau erstaunlich gut anmutet.

Aus der Summe seiner Fehlleistungen sollen zunächst folgende hervorgehoben werden: 1. Die durchgängige Tendenz eines nach links gerichteten Deviationszwanges. 2. Die beträchtliche Verlangsamung aller Handlungen und die zeitliche Verstimmung zwischen rechter und linker Seite. 3. Der Funktionswandel seiner Handlungsfähigkeit in der Greifschale.

Sein Deviationszwang tritt schon in der Krankengeschichte der ersten Zeit auf. Es ist vermerkt, daß der Körper stets eine Drehtendenz nach links gezeigt hat. Wir konnten diese Deviation an zahlreichen Bewegungsversuchen aufzeigen. Am Linksvorbeiwerfen des Balles, Abweichen beim Rhomberg, fallen nach links am Schaukelbrett, zahlreiche Richtungsentgleisungen nach der linken Seite am Orientierungsgerät. Es trat jedoch nicht nur eine Abweichtendenz nach links auf, sondern auch eine Drehtendenz im Sinne des Uhrzeigers. So konnte er figurierte Schwungbewegungen nur nach links und in der linken Greifschale vollziehen. Beim Springen auf dem Federeinsatz dreht es ihn nach jedem Hochspringen automatisch um 90° nach links. Das Koordinatenkreuz stellt er im Sinne des Uhrzeigers verdreht ein. Beim Aufsteigen auf das Fahrrad bewirkt der Drehimpuls nach links, daß er verkehrt auf den Sattel zu sitzen kommt. Schraubenmuttern kann er mit seinem Impuls wohl zuschrauben, er versagt hingegen ganz beim Aufschrauben. Der Fall hat damit viele gemeinsame Eigenschaften mit Fall 1 aus der WAIZSÄCKERschen Untersuchungsreihe. Gemeinsam haben beide Fälle die Schwere der Verletzung (mehrtägige Bewußtlosigkeit). Die Abweichtendenz nach links beim Barany, die Verdrehung des Raumachsensystems nach links. Beide Fälle kommen mit der linken Hand nicht über die Mittellinie. Die Schwellenlabilität der Sensibilität in der linken Körperseite. Während aber die Auswirkung beim Fall WAIZSÄCKERS auf dem optischen Wahrnehmungssystem liegt (Verdreht- und Verzerrtsehen von geometrischen Figuren), weist unser Patient einen beträchtlichen Funktionswandel der Handlungsfähigkeit auf. Unser Patient kommt mit der linken Hand nicht über die Mittellinie. Er kann keine Details der rechten Körperschale mit der linken Hand objektivieren. Die Vergegenwärtigung der rechten Hand bei der Bewältigung von Begegnungen in der Körperschale ist auf die rechte Körperhälfte beschränkt. Auch in dieser Hälfte werden die Aufgaben fehlerhaft und verlangsamt ausgeführt, sie sind aber immerhin bei fortgesetzter Aufforderung möglich. Eine Objektivierung von Regionen der rechten Körperseite mit Hilfe der linken Hand als Instrument ist unmöglich. Die Körperregionen an sich können durch Ergreifen durch einen Untersucher wohl vergegenwärtigt werden, seine Fehlleistungen liegen demnach nicht in der Unmöglichkeit, ein Detail seiner Körperschale wahrnehmend zu vergegenwärtigen, sondern in der Unfähigkeit, mit einer Hand eine Handlung zu vollziehen. Weniger ausgeprägt, aber immerhin aufzeigbar, besteht diese Fehlleistung auch für die rechte Hand. Die Unfähigkeit, die Medianebene des Körpers zu überschreiten, ist nicht nur auf die Körperschale beschränkt, sondern wirkt sich auch in der Greifschale aus. Er kann keine Handlung vollziehen, in der eine Zusammenarbeit der rechten und linken Hand gefordert wird. Das Einordnen der verschiedenen Bolzen vollziehen alle Versuchspersonen mit beiden Händen. Beim Hämmern und Modellieren eines Mauerhakens arbeiten beide Hände zusammen, diese Zusammenarbeit mißlingt ihm vollständig. Schon beim einfachen In-die-Hände-Klatschen kommt die linke Hand immer zu spät und schlägt gleichsam in Synkopen. Der Isochronismus (CAUCHARD) der funktionell zusammenarbeitenden Teile ist bei ihm durchbrochen. Im Vordergrund steht eine Verlangsamung sämtlicher Handlungen. Die Zeitfunktion ist aber für die linke Körperseite noch stärker als für die rechte verändert, das heißt verlangsamt. Die vergleichbaren Leistungen der verschiedenen Bewegungsaufgaben zeigten dies deutlich. Die einfache geführte Bewegung entlang einer vorgezeichneten Linie wird links noch langsamer und sakkadierter und ungenauer vollzogen als rechts, ein gerader Stoß erfolgt links langsamer als rechts, die Aufgabe am Orientierungsgerät kann links überhaupt nicht vollzogen werden. PÖTZL vergleicht die Apraxie mit Reizleitungsstörungen am Herzen. Durch Veränderung der zeitlichen Erregbarkeit am Reizleitungssystem des Herzens kommt es zu Reizbildungen an falscher Stelle. Durch diese Veränderung der zeitlichen Erregbarkeit in der eingeleisigen Bewegungsform des Herzens entsteht die Reizleitungsstörung. Einer analogen Veränderung der zeitlichen Erregbarkeit an den vielseitigen Bewegungsformen des Gehirns entspricht die Apraxie. Den Wandel einer Funktion durch Veränderung der zeitlichen Erregbarkeit konnte STEIN am Tunikatenherz nachweisen. Das Blut schlägt einmal gegen den Magen, das andere Mal gegen die Kiemen. Der die jeweilige Funktion in Gang setzende Reiz geht mit verkürzter Chronaxie einher. Die integrierende Bedeutung des Zeitfaktors ist hiermit demonstriert. Durch seine Veränderung leidet die jeweilige Funktion. Eine Läsion von Ganglienzellen führt zunächst zu einer Veränderung der Zeitfunktion (GOLDSTEIN). Bei unserem Fall ist aber nicht nur eine Verlangsamung sämtlicher

Handlungen aufzuzeigen, sondern eine deutliche Differenz zwischen rechts und links, die bei Begegnungsereignissen ein Überschreiten der Körpermediane unmöglich macht und darüber hinaus jede Zusammenarbeit der beiden Hände als subjektivierte Instrumente des Aktionsschemas verhindert. Einzelne Aufgaben, wie das Sortieren verschiedener Figuren oder das Einordnen verschiedener Bolzen, liegen im Bereich des möglichen Vollzuges, Handlungen jedoch, die eine definierte Zeitgestalt erfordern, kann er nicht ausführen. Die Ungeschicklichkeit, Versteifung und Verlangsamung seiner Bewegungsausführung entspräche nach KLEIST einer gliedkinetischen Apraxie. Darüber hinaus besteht bei unserem Fall eine Erschwerung bzw. Unmöglichkeit, den Bewegungsansatz zu finden, was als ideatorische Apraxie zu klassifizieren wäre.

Über die bei Fall 4 angeführten Fehlleistungen der konstruierenden Handlungen hinaus zeigt dieser Fall eine Unfähigkeit von Alltagshandlungen mit und ohne Objekt, ja sogar von Ausdrucksbewegungen, die nach ZUTT zutiefst im physiognomischen Verband der motorischen Handlungsfähigkeit verankert sind. Er kann die tief eingefahrenen automatischen Bewegungen nicht in Gang setzen oder ihre Bewegungsvorstellung wachrufen (amnestische Apraxie GOLDSTEINS). Nach LIEPMANN ermöglichen die durch Reaktionsverknüpfung gewonnenen kinetischen Engramme eine spielende Ausführung geübter Bewegungen. Das kinetische Engramm als dauernd im Gehirn deponierte morphologische Struktur ist das Resultat der schematischen Funktion. Die Handlung ist genau so wenig ein vom Reiz ausgelöstes automatisch abrollendes Ereignis wie die Wahrnehmung. Der Ablauf vollzieht sich nach dem gleichen ontisch-genetischen Prinzip wie in der Wahrnehmung. Die Handlung erfordert ebenfalls die Subjektivierung eines kritischen Details. Erst dieses bringt das Schema zum Anklingen und schafft den Ansatz für die Bewegung. Das kritische Detail einer Handlung muß vergegenwärtigt werden. Dieser Vergegenwärtigungsakt ist der Ansatz und Beginn, das Ziel ist das endgültig Bestimmte des Ablaufes. Der Weg dorthin entzieht sich unserem Bewußtsein. Er ist dem handelnden Subjekt verborgen. Auf diesem Weg gibt es aber analog den Tönen einer Melodie bestimmte *Eckpfeiler*. In der Melodie sind dies die Töne erster Ordnung, die mit einem der Harmonie entsprechenden Akkord versehen sind. Das Verbindende dieser Tonfolge ist die einheitliche Tonart. Unser Fall 4 hatte die Fähigkeit verloren, diese Eckpfeiler der Bewegungsmelodie mit der Harmonie entsprechenden dynamischen Akkorden zu versehen. Er hatte damit die freie Verfügbarkeit der Richtungsintention verloren. Unser Fall 5 zeigt eine Störung, die tiefere Funktionsschichten betrifft. Er findet gar keine Tonart als Bezugssystem der Teilakte untereinander. Er kann nicht einmal den ersten Ton mit einem Grundakkord versehen und damit die Tonart festlegen, in der sich das weitere Ereignis abspielt. Der Grundakkord grenzt tonartmäßig das Begegnungsfeld ab. Diese Abgrenzung oder Einordnung ist das Resultat einer schematischen Transformation, die Unfähigkeit, einen Grundakkord anzuschlagen, führt bei ihm dazu, daß es zu gar keinem Ansatz der Handlung kommt. So wie der Grundakkord die Tonart für die Melodie festlegt, schafft die schematische Ordnung mit dem kritischen Detail das Begegnungsfeld für die Handlung. Fehlt der Grundakkord des Schemas, kann die Handlung gar nicht beginnen, der Ansatz fehlt. Er kann den Kamm gar nicht richtig ergreifen, geschweige denn differenzierte Bewegungsfolgen des Kämmens durchführen. Er kann die Zahnbürste gar nicht mit dem Grundakkord ihrer Bedeutung versehen und versagt selbstverständlich auch in der weiteren Explikation des Zähnebürstens. Diese fehlende Setzung des Grundakkordes ist bei ihm ein durchgängiges Symptom, das sich beim einfachen Klopfen an die Tür, Öffnen des Fensters, sowie beim Drohen, Winken, Grüßen usw. zeigt. Er kann nur Handlungen bewältigen, wo die Tonart als Bezugssystem der einzelnen Strukturen zwangsmäßig festgelegt ist. Er kann vier verschiedene Figuren in ein bestimmtes Kästchen sortieren, der optische Erkennungsakt ist nicht gestört, er wählt daher die Figuren richtig aus, was er mit ihnen machen soll, ist ebenfalls festgelegt und erfordert keine freie Verfügbarkeit der Handlungsfähigkeit. Diese Bewegungsmelodien haben ein gerichtetes festgelegtes Bezugssystem, die Tonart. Beim Kämmen, Zähneputzen usw. ist dieses Bezugssystem nicht festgelegt, es muß von ihm schematisch geformt werden. Die freie Verfügbarkeit der Setzung von Grundakkorden zu Handlungen und damit die Schaffung einer Tonart als Begegnungsfeld ist bei ihm verlorengegangen. Wird durch die Aufgabe selbst die Tonart festgelegt, kommt er zum Ansatz der Bewegung, z. B. zum Führen des weißen Lämpchens am Orientierungsgerät, aber die einzelnen Eckpfeiler der Handlung werden nicht mit dynamischen Akkorden versehen. Sie können daher die Melodie nicht weiter gestalten und zu Ende führen. Er haftet in einer Raumachse und kann das Lämpchen nach erreichtem Teilziel in der horizontalen Achse nicht in der vertikalen Achse weiterbewegen. Das erreichte Teilziel auf einer Achse ist ein Eckpfeiler, analog dem Ton erster Ordnung in einer Melodie. Er muß mit einem dynamischen Akkord versehen werden, der den Weg in die andere Achse freimacht. Beim Einordnen von geometrischen Figuren in gleiche Vorlagen ordnet er die Figuren richtig zu. Ein Rechteck oder eine längliche Figur kann er nicht richtig auf die Vorlage legen, sondern legt sie um 90° verdreht. Der Deviationsimpuls verhindert beim Hineinlegen eine freie Verfügbarkeit der Richtungsintention und bewirkt eine Drehung um 90°. Der dynamische Akkord, der die adäquate Richtung verfügbar macht, kann nicht zum Eckpfeiler der Handlung hinzugefügt werden. Das Resultat ist die Verdrehung der Figur. Bei der Wahrnehmung wie bei der Handlung muß aus dem Hintergrund ein kritisches Detail differenziert werden. Dieses kritische Detail wird analog dem Ton in der Musik mit Grundakkorden versehen. Es ist damit zu etwas Bedeutungshaftem subjektiviert. Es ist das *Jetzt* in der ontisch-genetischen Entwicklung. Es ist die vom Schema gesetzte Ordnung, die an sich eine weitere Explizierung in der Zeit ermöglicht, aber nicht festlegt. Der weitere Gang der Begegnung wird bestimmt durch die Eckpfeiler der Bewegungsmelodie, die schematisch mit einem der Harmonie entsprechenden dynamischen Akkord versehen werden und als Teilziele das „Bestimmte“ der dynamischen Genese darstellt, das die Intention für den nächsten Schritt ins „Unbestimmte“ induziert. Der erste Akkord legt die Tonart fest und schafft damit die Ordnung, in der sich das Ereignis weiter explizieren kann. Bei unserem Patienten hat die weitgehende Veränderung des Zeitfaktors die Schaffung dieses ersten Akkordes zur Bestimmung der Tonart unmöglich gemacht. Das Bewegungsschema klingt nicht an, es kommt zu keinem Ansatz der Bewegung. Es wird kein kritisches Detail geformt. In den Ereignissen, wo es ihm noch möglich ist, diesen Ansatz zu finden, führt die fehlerhafte Setzung der dynamischen Akkorde an den Eckpfeilern der Bewegungsmelodie entweder zu einer Blockade der weiteren Melodienführung und damit zum Haften im schon Entwickelten und Erreichten (Haften in der jeweiligen Raumachse) oder zum Entgleisen (Drehzwang beim Figurensortieren, Zuschrauben statt Aufschrauben der Schraubenmutter). Das Setzen des Grundakkordes ist eine schematische Funktion. Sie ist bei ihm schon bei einfachen Bewältigungen in der Körperschale nicht aktivierbar. Beim einfachen K. H. V. „kommen ihm die Beine durcheinander“. Die Ferse des einen Beines kann nicht aus dem Hintergrund vergegenwärtigt werden, sie kann nicht als subjektiver Willensträger des Ichs gesetzt werden, sie kann nicht mit dem Grundakkord versehen werden, der sie als kritisches Detail aus der Körperschale differenziert. Die Setzung des Grundakkordes und damit die Bestimmung der Tonart macht den einzelnen Ton oder die einzelne Sinnesqualität zum kritischen Detail und schafft damit den Ansatz zur weiteren Handlung. Dieser Vorgang ist das Grundphänomen der schematischen Transformation. Mit der Subjektivierung der Ferse ist aber noch nicht das Erreichen des Zieles gewährleistet. Er kann das Knie des anderen Beines überhaupt nicht finden oder er zeigt vorbei. Der weitere Weg wird dynamisch-genetisch von der „bestimmten“ Ferse zum „unbestimmten“ Knie vollzogen. Die Eckpfeiler der Melodie müssen nun in der weiteren Explizierung von der schematischen Funktion mit dynamischen Akkorden versehen werden, um die notwendigen Richtungsintentionen freizumachen. So wie in der Tonmelodie zum einzelnen Ton der Grundakkord gesetzt wird, damit die Tonart festgelegt wird und weitere Töne der Melodie mit harmonisch entsprechenden Akkorden vermengt werden, um die Melodie weiterzuführen, so muß das Schema eine einzelne Sinnesqualität durch Beifügung weiterer Sinnesqualitäten und Ausschaltung inadäquater Qualitäten zu einem „Gefüge“, zu einem aus dem undifferenzierten Hintergrund hervorgehobenen kritischen Detail machen, das zunächst den Ansatz für die weitere Fortführung des Ereignisses organisiert. Im weiteren Weg der dynamischen Genese wird an den Eckpfeilern der Handlung oder Wahrnehmung das Schema zu den einzelnen Strukturen einer Qualität andere Qualitäten beifügen müssen und damit einen der Harmonie entsprechenden dynamischen Akkord schaffen, der das Teilziel oder den Eckpfeiler nicht als endgültig Bestimmtes in Ruhe ausklingen läßt, sondern die Begegnung zum nächsten Teilziel weiterleitet. Die Komposition bzw. Schöpfung einzelner Qualitäten zu einem Grund- oder dynamischen Akkord, diese Setzung eines kritischen Details ist eine Funktion des transzendenten Schemas. Es muß aus der Vielfalt der zur Verfügung stehenden Töne bzw. Sinnesqualitäten die auswählen, die die Begegnung erfordert. Die Verdrängung der jeweils nicht brauchbaren Qualitäten bzw. Erregungen wird mit Hilfe einer nervösen Organisation vollzogen, die PÖTZL als Gegenreaktion der Zentren herausgestellt hat. Schon NIETZSCHE meint aphoristisch „Zu allem Handeln gehört Vergessen". Die Gegenreaktion der Zentren anästhesiert oder denerviert (O. VOGT) alle zur jeweiligen Aufgabe nicht erforderlichen Erregungen bzw. Qualitäten. Die Gegenreaktion der Zentren gibt durch passagere Erregungsblockade der schematischen Funktion diejenigen Erregungen als Sinnesqualitäten frei, die sie zur Gestaltung eines Grundakkordes bzw. dynamischen Akkordes benötigt. So wie die einzelnen Töne den musikalischen Akkord sättigen und eine Modulation der Melodie ermöglichen, so schafft das Schema für Handlung und Wahrnehmung Akkorde aus Sinnesqualitäten, die als kritisches Detail die Explizierung des Ereignisses weiterführen. Das nervöse Substrat hat einerseits die Aufgabe der schematischen Funktion, inadäquate Sinnesqualitäten zu versperren, anderseits einzelne Qualitäten bereitzustellen, um die Schaffung eines Akkordes bzw. das Differenzieren eines kritischen Details zu ermöglichen. Die Komposition dieses kritischen Details ist eine schematische Funktion. Bei unserem Patienten ist sie für die handelnde Bewältigung seiner beiden inneren Raumschalen im besonderen Ausmaß gestört. Es gelingt ihm nur mangelhaft, seine Hände zu Instrumenten zu subjektivieren, gänzlich unmöglich ist es für ihn, ein Werkzeug als Erweiterung des Aktionsschemas zu benützen. Er kann mit dem Hammer nicht umgehen, sondern biegt den Mauerhaken mit der Hand zurecht, er findet sich nicht zurecht mit den verschiedenen Mutternschlüsseln und noch mehr. Er kann sein Aktionsschema nicht um das als Willensträger des Subjektes gesetzte Werkzeug erweitern bzw. bereichern. Die hierzu nötige Akkordsetzung kann das Schema nicht komponieren.

Die Apraxie läßt sich sonach als Funktionswandel der Raumbewältigung in der Körper- und Greifschale demonstrieren, bei der die schematische Transformation, die Fähigkeit, aus einzelnen Sinnesqualitäten Akkorde zu formen, verloren hat. Als Resultat dieser fehlenden oder mangelnden Komposition tritt zunächst die Unfähigkeit der Schaffung eines kritischen Details vor Augen. Damit fehlt für die weitere Explizierung des Ereignisses der Faktor, der in der dynamisch-genetischen Entwicklung den Schritt vom Bestimmten zum Unbestimmten weiterführt. Gelingt der erste Ansatz, dann können an den Eckpfeilern später keine der Harmonie entsprechenden dynamischen Akkorde komponiert werden. Das Teilziel wird zum Endgültigen, die Handlung versandet. Das Teilziel kann nicht mit den entsprechenden Akkorden versehen werden. Es entsteht kein weiteres Detail, das die Handlung wieder um einen Schritt weiter zum endgültigen Ziel steuert. Es gibt sonach prinzipiell zwei Formen von Funktionswandel der Handlungsfähigkeit (Apraxien). 1. Die Unfähigkeit, eine Sinnesqualität aus dem Hintergrund hervorzuheben und um sie einen Grundakkord zu komponieren, der dem Begegnungsfeld das Bezugsystem, die Tonart schafft. Das Schema wählt aus Qualitäten (Struktur), die sich noch im Feld der petite perception befinden, einzelne Sinnesqualitäten aus und schafft durch diese Komposition einen Grundakkord. Dadurch wird die Qualität zum kritischen Detail. Es ist das kurze Jetzt des fruchtbaren Augenblickes, das die weitere Fortführung der Handlung steuert. In der klinischen Beobachtung stellt dieses *Jetzt* als zeitliches Moment den Ansatz der handelnden Bewegung dar. Fehlt dieser kompositorische Akt als Grundphänomen der schematischen Funktion, dann kommt es zu keinem Ansatz. Die Handlung kommt gar nicht in Gang. Diese Form des Funktionswandels repräsentiert unser Fall 5 in ziemlich reiner Form.

2. Gelingt dem Schema die Schaffung des kritischen Details durch Komposition eines Grundakkordes aus Sinnesqualitäten, dann ist der Ansatz geschaffen, dem eine weitere Fortführung der Handlung folgt. So wie in der zeitlichen Folge einer Melodie nicht jeder Ton die gleiche Wertigkeit hat und Töne erster, zweiter, dritter Ordnung unterschieden werden, gibt es auch im zeitlichen Ablauf der Handlung sinnliche Strukturen, die als Eckpfeiler aus den gleichen Sinnesempfindungen herausragen. Die Handlung wird von Eckpfeiler zu Eckpfeiler, Schritt für Schritt der dynamischen Genese entsprechend vollzogen. Der Eckpfeiler als Teilziel benötigt ebenfalls einen Akkord. Ist dieser Akkord analog dem Grundakkord, ist also die Zusammensetzung der einzelnen Sinnesqualitäten eine analoge wie beim Ursprung der Handlung, dann wird der Eckpfeiler zum endgültigen Ziel und der Handlung fehlt die vorwärtstreibende

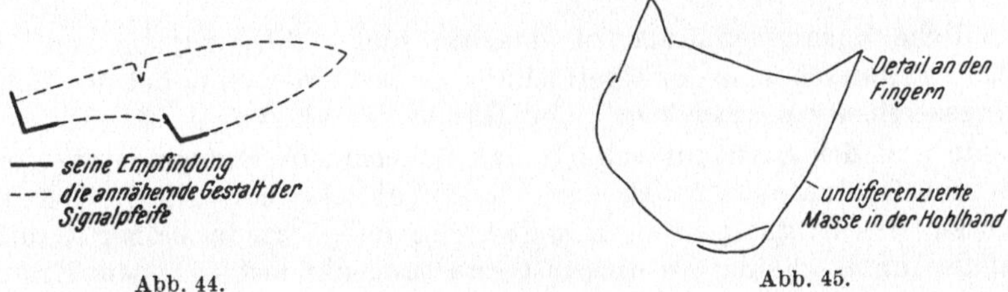

Abb. 44. Abb. 45.

Kraft, die den Schritt zum nächsten Eckpfeiler induziert. Diese Eckpfeiler müssen mit einem der Harmonie entsprechenden dynamischen Akkord versehen werden, der in der Musik die Mèlodie moduliert und in der Handlung den Weg weiterführt. Der einzelne Ton bzw. die einzelne Sinnesqualität werden erst durch den dynamischen Akkord zum Eckpfeiler subjektiviert. Dieser steuert kohärent den weiteren Schritt. Ist dieser Schritt der Harmonie nicht entsprechend falsch komponiert, dann entgleitet die Handlung in eine falsche Richtung. Die Melodie macht einen inkohärenten Sprung, sie verläßt das Firmament. Klinisch manifestiert sich dieses Phänomen als Richtungsstörung, wie sie besonders unser Fall 4 demonstrierte. Wird zu jedem Eckpfeiler der gleiche falsche dynamische Akkord gesetzt, dann tritt dies als Zwangsdeviation in Erscheinung. Die Gegenreaktion der Zentren, die als cerebrale Funktion aus der Summe der Töne bzw. der Sinnesqualitäten diejenigen passager denerviert, die zum jeweiligen Akkord nicht benötigt werden, schafft der schematischen Funktion die Grundlage ihrer Transformation. Sie macht die für den Akkord oder Eckpfeiler nötigen Qualitäten frei und läßt sie aus der petite perception plastisch hervortreten. Der hier aufgezeigte Funktionswandel der räumlichen Bewältigung konnte sowohl in der Körper- als auch in der Greifschale aufgezeigt werden.

Aus der Reihe schon mitgeteilter Fälle von Funktionswandel des Tastens seien kurz einige erwähnt.

Ein Fall konnte mit seiner tastgestörten Hand nur Richtungsimpulse in einer Dimension intendieren (ein Fingerhut war die gleiche Rolle wie eine Kerze). Während er in seinem gesamten motorischen Verhalten adäquate Richtungsintentionen verfügbar hatte, trat bei der Bewältigung einer Tastaufgabe mit seiner rechten Hand eine Beschränkung der freien Richtungsverfügbarkeit auf. Er konnte ein Detail schaffen (Walzenform der Kerze). Dieses konnte aber keine Bewegungsmelodie intendieren, die auf dem Weg der weiteren Explikation zu dynamischen Details geführt hat. Diese gesamte Melodie war mit Grundakkorden versehen, die den nächsten Schritt zur Diagnose nicht intendieren konnte.

Ein weiterer Fall tastete mit globalen monotonen Bewegungen und zeichnete die erkannten Details eines Gegenstandes richtig ein (Abb. 44, die nicht erkannten Verbindungsstücke fehlen). Er konnte aber die einzelnen Teilresultate nicht zur endgültigen Gestalt synthetisieren. Die einzelnen Details waren nach PÖTZL vorzeitig ausgefällt. Bei einer Zahnbürste, die zunächst auch global geknetet wurde, kam er plötzlich mit dem Daumen auf die Borsten. Von diesem Augenblick an entwickelten sich feine differenzierende Bewegungen, die ihn zur Diagnose Zahnbürste führten. Die Schaffung des kritischen Details ermöglichte die differenzierte Aufschließung des Gegenstandes. Ein schönes Beispiel für die innige Verschränkung von Wahrnehmung und Handlung nach WAIZSÄCKER.

Bei einem weiteren Fall stand die adäquate Wahrnehmung der Finger im Wettstreit mit der pathologischen Wahrnehmung der Hohlhand. Er zeichnete als Kompromiß seiner Wahrnehmung einen Gegenstand auf der einen Seite als Zwirnspule, auf der anderen Seite als unförmigen Klumpen (Abb. 45). Die veränderte Wahrnehmung der Hohlhand schaltete sich als Störsender ein und verhinderte eine kohärente Tastleistung.

Räumliche Zusammenhänge zu erfassen und richtig zuzuordnen, ist Aufgabe des Aktionsschemas der Greifschale. Es bedient sich dabei der Lokal- und Richtungszeichen als „Struktur" der Hände als Werkzeug. Mit Hilfe der Instrumente und der Struktur schafft das Schema ein Bezugssystem von Meridianen und Ordinaten ähnlich der Weltkugel als bewegliche Ordnung zur kohärenten Bewältigung aller Begegnungen des Ichs in seiner Greifschale. AUERSPERG unterscheidet an diesem Gestaltungsakt zwei Phasen. Erstens das Erkennen des Gegenstandes im Augenblick der Begegnung und zweitens das ins einzelne gehende Abtasten. Seinem Fall P., der mit der linken gesunden Hand gleich „einen Überschlag vom Ganzen" hat, der „mit dem Akt der Vergegenwärtigung eine Hypothese vom Ganzen setzt", ist mit dem Überschlag das Schema des Ganzen vom ersten Augenblick gegeben. „Alles weitere ist eine Explikation dessen, was im Überschlag schon vorgegeben ist. Dieses Vorgegebensein steuert proleptisch die weiteren Bewegungen, die immer das schon Erwartete treffen bzw. bestätigen. Im Augenblick der ersten Begegnung erfolgt eine schematische Vergegenwärtigung des Gegenstandes. Mit der kranken Hand tastet er sukzessive, gleichsam buchstabierend. Die Prolepsis erfaßt hier nicht den ganzen Gegenstand, sondern ist zum schrittweisen Vorgehen gezwungen. Je unbestimmter die Prolepsis, um so wichtiger wird die rückläufige Bestimmung." Diese Erfahrung AUERSPERGS wurde gewonnen aus Beobachtungen bei Tastversuchen an Kristallmodellen, die im allgemeinen einfache räumliche Konturen aufwiesen. Wir glauben, daß auch die gesunde Hand bei komplizierteren Gegenständen zum sukzessiven Vorgehen gezwungen ist. Erinnern wir uns doch an unser Studium der menschlichen Handwurzelknochen. Wir steckten sie in den Hosensack, um sie durch Betasten zu diagnostizieren. Unser Vorgehen war dabei stets sukzessiv. Bei größerer Erfahrung genügten uns immer weniger Details zur richtigen Diagnose. Aber mit einem Griff festzustellen, ob der Knochen ein Mondbein von rechts oder links sei, gelang uns wohl nie. Ein kritisches Detail bringt das Schema zum Anklingen. Ist es so charakteristisch wie der Haken des Hakenbeins, dann kann das Schema mit diesem kritischen Detail schon den Gegenstand räumlich einordnen, das heißt, wir diagnostizieren sofort Hakenbein, die weiteren Bewegungen bestätigen es bloß. Das mit einem Grundakkord von Sinnesqualitäten versehene kritische Detail aktiviert die proleptische Steuerung der weiteren Bewegungen, die weiteren dynamischen Details bestätigen rückläufig das schon Erkannte. Handelt es sich dabei um ein geläufiges Bild, dann gewinnt das primäre Setzen des Gegenstandes an Schwere und die rückläufige Bestimmung ist nur eine Sicherung. Am

kritischen Detail einer WERNICKE-MANNschen Prädilektionshaltung erkennen wir sofort den Kapselherd, die weiteren Untersuchungen bestätigen nur die primär gesetzte Diagnose. Bei einfachen räumlichen Strukturen, die die schematische Funktion häufig zum Klingen gebracht haben, wird die räumliche Einordnung häufig das Werk eines Augenblickes sein. Ist die räumliche Anordnung komplizierter, das heißt vieldeutiger, mannigfaltiger, dann ist auch beim Gesunden das sukzessive Vorgehen die adäquate Methode. Entscheidend ist hier noch ein Faktor, den besonders J. LANGE betont hat, nämlich die „Einstellung". Wenn der Gesunde auf Kristalle eingestellt ist, wird er wie der Patient AUERSPERGS mit dem einfachen Zugreifen „einen Überschlag", das heißt das Schema des Gegenstandes als Werk eines Augenblickes haben. Gibt man aber zu normalen gebräuchlichen Gegenständen, wie Knöpfen, Münzen, Sicherheitsnadeln usw., einige Kristallmodelle, dann wird er auch beim Kristall sukzessive vorgehen müssen, da er primär auf eine größere Vielfalt eingestellt war.

Als wichtigstes Kriterium bei Begegnungen des Subjektes in der Greifschale erscheint uns die Schaffung eines kritischen Details. Dieses *kritische Detail* entsteht dadurch, daß das Schema aus den Sinnesqualitäten der petite perception einen Grundakkord zusammensetzt, der proleptisch die Bewegungsmelodie zum nächsten Teilziel (Eckpfeiler) id est *dynamisches Detail* aktiviert. Dieses dynamische Detail benötigt vom Schema einen der Harmonie entsprechenden dynamischen Akkord, einerseits um damit den Grundakkord als kritisches Detail rückläufig zu bestimmen (wie in der Musik ein angeschlagener C-dur-Grundakkord nach einzelnen Tönen durch einen oberen Quintakkord von G rückläufig seine Bestimmung als Grundakkord bekommt und damit die Festlegung seiner Tonika erfolgt), anderseits um die Melodie der gestaltenden Bewegung weiterzuführen. Erst die mit dem entsprechenden Akkord versehene Sinnesqualität, die damit zum kritischen Detail geschaffen wird, macht die Richtungsintentionen, die zur weiteren Explizierung der Begegnung notwendig sind, verfügbar. Der primäre Weg der Erfassung und Gestaltung einer räumlichen Begegnung vollzieht sich nach unserer Konzeption stets sukzessiv. Die einzelnen Punkte dieses Weges sind nicht gleichwertig. Im zeitlichen Fluß der einzelnen Sinnesqualitäten, die in einem Längsschnitt auf einer Achse darstellbar sind, kommt es an bestimmten Punkten (Eckpfeilern) zur Akkordbildung, das heißt zur Komposition von Qualitäten bzw. von Tönen auf einer zur Längsachse quer verlaufenden Achse. Die Komposition eines Akkordes, der im zeitlichen Strom der Erregungen notwendig erforderlich ist, ist Aufgabe der schematischen Funktion. Am krankhaften Fall zeigen sich zwei Grundstörungen. Erstens das Schema kommt gar nicht zum Anklingen, dann bleibt die Komposition des Grundakkordes (kritisches Detail) aus. 2. Das Schema schafft wohl den Grundakkord, es fehlt aber die Weiterführung der Melodie durch mit Spannung geladene dynamische Akkorde (dynamisches Detail). Bei einem unserer Patienten war das Schema bloß imstande, jedes Detail mit dem anfangs gesetzten Grundakkord zu versehen. Das aktuell Getastete wurde mit rückwirkender Bestimmung so innig an den primären Eindruck gebunden, daß eine weitere Explikation unmöglich schien. Der Patient haftete in der primär intendierten Dimension. Diese Eigenheit brachte den Gegenstand zum vorzeitigen Ausreifen, nach AUERSPERG das wesentlichste Zeichen einer agnostischen Störung. Die einzelnen Details bzw. die mit Akkorden versehenen Töne einer Melodie müssen durch das Schema zu einem Ganzen verbunden werden. Diesen Entwicklungsgang einer Begegnung stellt das ontisch-genetische Prinzip AUERSPERGS dar, von dem wir nur den Ausgang als kritisches Detail und die endgültige Bestimmung als Abschluß bewußt erleben können. Die schematische Funktion verbindet die einzelnen Teilresultate zu einem Ganzen. Sie überbrückt mit der zukünftig vorwegnehmenden Prolepsis und der rückläufigen Bestimmung den Augenblick der Gegenwart. Diesen Überbrückungsvorgang finden wir auch in der modernen Kunst. A. RODIN sagt einmal: „Die Momentaufnahme, die den Läufer auf einer Fußspitze balancierend zeigt, lügt, denn sie vernachlässigt die Tatsache, daß die Zeit nie stehen bleibt, daß eine solche Phase im Leben nie existieren kann.“ Er verbindet daher in seinen Gestalten, die durch ihren dynamisch-lebendigen Ausdruck charakterisiert sind, z. B. eine Position der Beine, die schon Vergangenes darstellt, mit einer Haltung des Oberkörpers und der Arme, die auf eine Tätigkeit in der Zukunft hinweist. Die Phase der Arme weist proleptisch in die Zukunft, während die andere etwas schon Vergangenes darstellt. Durch die Verbindung dieser beiden Phasen schafft der Künstler den lebendigen Ausdruck seiner Plastiken. Im normalen Leben bedient sich das Schema dieser beiden Phasen der Prolepsis und rückläufigen Bestimmung zur Bewältigung von räumlichen Begegnungen. Wir glauben, damit den Begriff des kritischen Details, soweit er bis jetzt definierbar erscheint, analysiert zu haben. Ausgehend von dem Mangel einer spezifischen Nomenklatur suchten wir eine Anlehnung an die Harmonielehre. Eine Aneinanderreihung von Tönen gibt eine der Kontrapunktik entsprechende Melodie. Seit der Entdeckung der Polyphonie (GUIDO von AREZZO) fordern wir zur Melodie mehrstimmige Akkorde. Die einzelnen Töne haben eine verschiedene Wertigkeit, der durch eine Charakterisierung in Töne erster, zweiter, dritter Ordnung Rechnung getragen wird. Die Töne erster Ordnung sind nicht durch ihren Qualitätscharakter an sich definiert (ein bestimmter Ton kann einmal Ton erster Ordnung, ein andermal Ton zweiter Ordnung sein), sondern durch ihre zeitliche Position im Ablauf der Melodie (BAYER-MARX). Töne erster Ordnung stehen meist am Beginn oder am Ende eines Taktes. Die Position in der ablaufenden Zeit hat somit einen bestimmenden Einfluß auf die Wertigkeit eines Tones in der Melodie. Der Ton erster Ordnung wird mit einem Grundakkord versehen, der einerseits die Melodienführung weiter organisiert und anderseits durch obere und untere Quintakkorde rückläufig als Grundakkord bestätigt wird und damit als grundlegendes Bezugssystem für die Melodienführung in Form der Tonika festgelegt wird. Der letzte Grundakkord der Melodie schafft die endgültige Bestimmung und bringt die Melodie zum Abschluß. Der dem Individuum begegnende Gegenstand entsendet auf dem Empfänger-Vermittler-Empfinder-System des Subjektes von der Sinnesfläche bis zur hinteren Zentralwindung eine regellose Anzahl von Sinnesqualitäten, vergleichbar den vielen Tönen eines Instrumentes. Das schöpferische Moment, das *Jetzt* als fruchtbarer Augenblick, tritt dann ein, wenn die schematische Funktion des Subjektes aus diesen einzelnen Sinnesqualitäten einen Grundakkord komponiert und damit das kritische Detail schafft. Das kritische Detail stellt sonach eine in einem ausgezeichneten Moment aus der Vielheit der petite perception stammenden Sinnesqualitäten von der schematischen Funktion geschaffene Komposition dar. Das kritische Detail ist der Anfang jeder Begegnung zwischen Individuum und Umwelt. Es wird in diesem Augenblick zum Subjekt, das die weitere Entwicklung der Begegnung organisiert. Der weitere Weg vollzieht sich nach dem von AUERSPERG aufgezeichneten ontisch-genetischen Entwicklungsgang. Im ausgezeichneten Ereignis, das durch die häufige Wiederholung der erlebten Situation charakterisiert ist, erfolgt dieser weitere Weg gleichsam in einem Zug oder, wie CAMPORA betont hat, simultan. Diese simultane Erkenntnis im Tastakt (CAMPORA) kann aber nach unserer Konzeption nicht als Charakteristikum des normalen Verhaltens angesprochen werden, im Gegensatz zum sukzessiven Tasten des Kranken. In den meisten räumlichen Begegnungen ist der ontisch-genetische Entwicklungsgang als Weg vom Unbestimmten zum Bestimmten die übergreifende Ordnung, innerhalb derer sich die Begegnung Schritt für Schritt auf dem Weg der dynamischen Genese vollzieht. Die dynamische Genese führt vom Bestimmten zum Unbestimmten. Sie führt vom bestimmten kritischen Detail zum noch unbestimmten dynamischen Detail. Dieses stellt ebenfalls einen aus der Fülle des Sinnesmaterials vom Schema herausgehobenen Akkord dar, der dem Gesetz der Harmonie entsprechend dynamisch geladen sein muß, um einerseits das kritische Detail als Grundakkord rückläufig zu bestimmen, anderseits um als jetzt Bestimmtes einen weiteren Schritt zum noch Unbestimmten zu intendieren. So eindeutig unsere Fälle einen Funktionswandel des Zeitfaktors erkennen ließen, sind wir doch außerstande, die zeitliche Position des kritischen Details exakter zu definieren. Wir können bloß die zeitliche Position im Fluß des Ablaufes als wesentliches Kriterium zur Schaffung eines kritischen Details postulieren, ohne, wie in der Musik, eine nähere Angabe über die physikalische Bestimmung anzugeben. Die dynamischen Details sind wie die Töne zweiter Ordnung dem kritischen Detail untergeordnet. Sie führen an sich nicht zum endgültigen Ziel, sie modulieren die Melodie, das heißt, sie steuern die Richtungsintentionen und die Lokalzeichengebung der Begegnungen und führen schließlich zum Schlußakkord der Melodien als einer Wiederholung des Grundakkordes und damit zum endgültigen Abschluß des Begegnungsereignisses. Der Funktionswandel der schematischen Funktion läßt im wesentlichen zwei Grundstörungen erkennen. 1. Das Ausbleiben der Komposition eines Grundakkordes, eines kritischen Details. Die Bewegung kommt nicht in Gang, es fehlt der Ansatz (Fall 5). 2. Die schematische Funktion ist nicht imstande, im ausgezeichneten Moment durch Komposition eines dynamischen Akkordes aus dem entsprechenden Sinnesmaterial ein dynamisches Detail zu schaffen. Die Handlung versandet, es kommt zum vorzeitigen Ausreifen, ein Teilresultat wird zum endgültigen Ziel (Fall 4). Das Fehlen des kritischen Details als integrierendes Moment ist auch aus den Beschreibungen der meisten Fälle der Literatur ersichtlich (COHEN, EGGER, GERSTMANN, GUILLAIN, KUTNER, RAYMOND u. a.). Vor allem die Zeichnungen der Patienten COHENS lassen erkennen, daß kritische und dynamische Details fehlen und daher der Weg in andere Dimensionen der räumlichen Erfassung versperrt bleibt. Selbst einzelne Fälle BAYS, der die Taststörungen in allen Fällen auf eine Schwellenlabilität der sensiblen Funktion zurückführen will, lassen das Fehlen des entsprechenden kritischen Details erkennen. Erst die durch das Schema im ontisch-genetischen Entwicklungsgang verbundenen Details ergeben das ganze „Gefüge" einer räumlichen Begegnung. Die Aneinanderreihung der einzelnen Details (kritische und dynamische) bezeichneten wir an anderer Stelle als *Funktionsspirale* (BIRKMAYER). In der Musik entspricht dieser Funktionsspirale die Kadenz als eine Aufeinanderfolge verschiedenartiger, harmonisch jedoch zusammengehöriger Akkorde. Die einzelnen Details als Kriterien des einzelnen dynamisch-genetischen Schrittes sind den einzelnen Windungen der Spirale vergleichbar, wo jede Windung für sich allein darstellbar ist und doch in fester Verbindung mit der ganzen Spirale steht. Jede Windung garantiert den Weg zur nächsten. Die ganze Spirale ist dem ontisch-genetischen Entwicklungsgang vergleichbar, wo das eine Ende als zunächst unbestimmter Anfang seine endgültige Bestimmung erst nach dem Durchlaufen der ganzen Spirale vom anderen Ende als Ziel rückläufig bestätigt wird. Jede einzelne Spiralwindung führt zwingend zur nächsten, wie das kritische Detail zum dynamischen. Unsere Funktionsspirale ist eine Modellvorstellung für den Ablauf einer räumlichen Begegnung. So wie die einzelnen Windungen von Spiralen einmal weit und steil und dadurch wenig Windungen haben, das andere Mal flach, eng und dafür zahlreiche Windungen haben, sind auch in der Wahrnehmung steile Funktionsspiralen bekannt, wo nur wenige Details zum endgültigen Ziel führen und umgekehrt flache Funktionsspiralen, wo erst zahlreiche Details das endgültige Ziel bestimmen. Jede räumliche Begegnung benötigt eine spezielle Funktionsspirale, die das funktionelle Geschehen zeitlich durchlaufen muß.

Ein weiterer Fall, dessen Befunde aus Raummangel nicht in extenso wiedergegeben werden, hatte einen Funktionswandel der Orientierung in allen drei Raumschalen. Der Defekt war links parietookzipital. Er hatte eine Rechts-Links-Orientierungsstörung in der Körper- und Greifschale. Eine Besonderheit lag darin, daß er unfähig war, sich eine bestimmte Körperhaltung zu vergegenwärtigen.

Während es beim Doppelgängererlebnis (MENNINGER-LERCHENTHAL) gleichsam zu einer doppelten Aussaat einer vergegenwärtigten Körperhaltung kommt, bot unser Patient die negative Phase dieser Projektion des Körperschemas. Er konnte Bewegungsaufgaben, die er in kleine Teilaufgaben zerstückeln konnte, hinreichend lösen, versagte jedoch vollkommen in der landschaftlichen Orientierung.

Der Funktionswandel in der Sehschale.

Die reinste Form einer veränderten Raumbewältigung in der Sehschale ist die landschaftliche Orientierungsstörung. Während in den übrigen Raumschalen dem Subjekt verschiedene Sinnesorgane als Instrumente zur Bewältigung räumlicher Begegnungen zur Verfügung stehen, erfolgt die Orientierung in der Landschaft fast ausschließlich mit Hilfe seiner optischen Instrumente. Die an den Begegnungen in den inneren Raumschalen gefundenen Gesetzmäßigkeiten lassen sich auch in der Sehschale demonstrieren. Das Bewältigen einer Wegstrecke, die von einem Ausgangspunkt zu einem bestimmten Ziel führt, ist genau so eine Leistung wie das Hervorziehen eines Taschentuches aus dem Hosensack. Der Unterschied liegt nur darin, daß der eine Weg in der Greifschale und der andere in der Sehschale effektuiert werden muß. Als Beispiel einer landschaftlichen Orientierungsaufgabe soll man nicht einen bekannten Weg wählen, sondern am besten eine Orientierungsaufgabe, wie wir sie vom Bergsteigen im Gebirge her kennen. Man orientiert sich beim Klettern und Eisgehen meist durch ein Buch, in dem die Route beschrieben ist. Der Bergsteiger muß sich mit dieser Beschreibung zurechtfinden. Um das Problem anschaulicher zu machen, wählen wir ein praktisches Beispiel. In der Beschreibung steht: Man geht von der Regensburger Hütte auf einem kleinen ausgetretenen Saumpfad über grüne Matten aufwärts. Nach 20 Minuten betritt man eine Schutthalde, die von der Südostwand der großen Fermeda in südöstlicher Richtung herunterzieht. In steilen Serpentinen gewinnt man nach 30 Minuten so viel an Höhe, daß man am Absturz der Südostwand steht, die von zwei mächtigen Schluchten durchzogen wird. In der rechten östlichen Schlucht zieht 5 m vom Grund ein schräger Riß nach rechts oben, der auf eine mäßig geneigte Platte führt. Diese Platte wird überquert, bis man einen Kamin erreicht, der nach links oben zieht. Man verfolgt ihn bis zu einem Felsblock, der den Weiterweg versperrt. Nun gewinnt man unter dem Felsblock links in die freie Wand querend nach 20 m ein schräg nach links aufwärtsführendes Band, das mühelos bis zu den Schrofen unter dem Gipfel führt. Aus dieser einfachen Beschreibung läßt sich folgendes herausgreifen: Aus der undifferenzierten Landschaft werden Details herausgehoben, die die Bewältigung ermöglichen.

Der Einstieg in die Wand ist das kritische Detail. Jeder Bergsteiger weiß, wie wichtig gerade der Einstieg ist. Man sucht oft lange herum, um die in der mündlichen oder schriftlichen Beschreibung gegebene charakteristische Eigenschaft der Einstiegstelle zu finden. Man sucht durch Aneinanderreihung kleinster Details den Einstieg als kritisches Detail zu finden, man bewegt sich noch im Feld der LEIBNIZschen petite perception. Auf einmal blitzt es auf, eine Stelle, die man oft schon einige Male passiert hat, drängt sich als kritisches Detail auf. Ein schmaler Riß in einer Felswand wird vorübergehend zum Subjekt, das den weiteren Weg steuert. Der schmale Riß wird von der schematischen Funktion mit einem Akkord von Sinnesqualitäten versehen und damit als kritisches Detail gesetzt. Als solches bestimmt es die Tonart der weiteren Melodie, das heißt, mit dem kritischen Detail ist eine Grundrichtung als Bezugssystem zwischen Ausgangspunkt und dem endgültigen Ziel geschaffen. Diese Grundrichtung ist als ontisch-genetisches Prinzip vorhanden, ist aber im aktuellen Ereignis nicht zu vergegenwärtigen. Bewußt erlebt wird jeder weitere Schritt, der vom kritischen Detail zu dynamischen Details führt. Im obigen Beispiel wäre die „mäßig geneigte Platte" nach dem ersten Riß das dynamische Detail. Hat man diese Platte durch den Riß erreicht, dann bestätigt sie einerseits rückläufig das kritische Detail als richtigen Einstieg und steuert anderseits den nächsten Schritt ins zunächst Ungewisse. An keinem Beispiel kann man den schrittweisen Gang einer räumlichen Bewältigung so deutlich illustrieren wie an der landschaftlichen Orientierung. Der Weg führt schrittweise nach dynamisch-genetischem Gesetz vorwärts. Die Details (kritisches und dynamische) als Augenblicke einer Vergegenwärtigung sind die definierten Punkte im Ablauf der Strecke. Als Bestimmte bestätigen sie rückläufig das Durchschrittene und induzieren proleptisch den nächsten Schritt ins Ungewisse. Das Übergreifende, Zusammenfassende des ganzen Weges ist die ontisch-genetische Entwicklung. Am Beispiel der landschaftlichen Orientierung sehen wir das Abrollen eines handelnden Vollzuges im ontischgenetischen Entwicklungsgang bzw. dynamisch-genetischen Schritt, markiert durch einzelne Details als an einem definierten zeitlichen Querschnitt stehende Akkorde von Sinnesqualitäten. Der Zeitfaktor hat auch hier ausschlaggebende Bedeutung. Wenn ich z. B. zu einer Teilstrecke, die in der Beschreibung mit 5 Minuten angegeben ist, 30 Minuten benötige, werde ich nicht mehr imstande sein, das richtige kritische Detail zu setzen, da es im zeitlichen Ablauf an einen völlig veränderten Platz kommen würde. ZUTT beschreibt bei seinem Fall eingehend den Zusammenhang der Orientierungsstörung mit der Unfähigkeit, zeitliche Ereignisse in chronologisch richtiger Reihenfolge zu schildern. Es kam dabei zu zeitlich-räumlichen Verdichtungen, wie sie uns auf sprachlichem Gebiet geläufig sind. Der Faktor der Zeit hat bei der Bewältigung einer räumlichen Aufgabe einen bestimmenden Einfluß, da der aus der materiellen Struktur geschaffene Akkord des kritischen Details an definierter Stelle erfolgen muß, um als *Jetzt* Vergangenheit und Zukunft zu verbinden und damit die Kohärenz eines Begegnungsereignisses zu gewährleisten.

Welche Kriterien ließen sich an Hirnverletzten finden, die nicht imstande waren, sich in der Landschaft zu orientieren? Wie wir an anderer Stelle mitgeteilt haben (BIRKMAYER-L. HOFFMANN), befanden sich in einem Krankengut von 1200 Hirnverletzten ungefähr 70 Patienten mit Orientierungsstörungen in der Landschaft. Aus Abb. 46 sind die Knochendefekte zu ersehen. 53 Patienten hatten eine linksseitige, 13 eine rechtsseitige Hemianopsie. Die subjektiven Klagen der Patienten waren im allgemeinen gleich. Sie fanden beim Spazierengehen nicht mehr ins Lazarett zurück, wenn sie auf Urlaub waren, fanden sie den Weg vom Bahnhof zu ihrer Wohnung nicht. Sie wichen auch bei Wegen, die sie häufig gegangen sind, in falsche Richtungen ab. Einige gaben an, daß sie merken, daß es sie nach einer Seite zieht. Andere meinten, sie könnten sich die Aufeinanderfolge von Details nicht merken. Wir waren zunächst bestrebt, diesen Funktionswandel durch objektive Symptome zu analysieren. Wir ließen die Patienten mit verbundenen Augen eine Strecke von 25 m geradeaus gehen und registrierten das Abweichen von der Geraden. Wir sahen dabei, daß normale Versuchspersonen, Hirnverletzte ohne und Hirnverletzte mit Orientierungsstörungen von der Geraden abwichen. Diese Befunde bestätigen die Ergebnisse von SZYMANSKI und LUND, die an normalen Versuchspersonen gezeigt haben, daß sie nicht imstande sind, gerade Richtungen beizubehalten. Dieses Phänomen ist zweifellos Ausdruck einer cerebralen Tonusdifferenz. Nach BRISSAUD steht der rechts ablenkenden Kraft der linken Hemisphäre

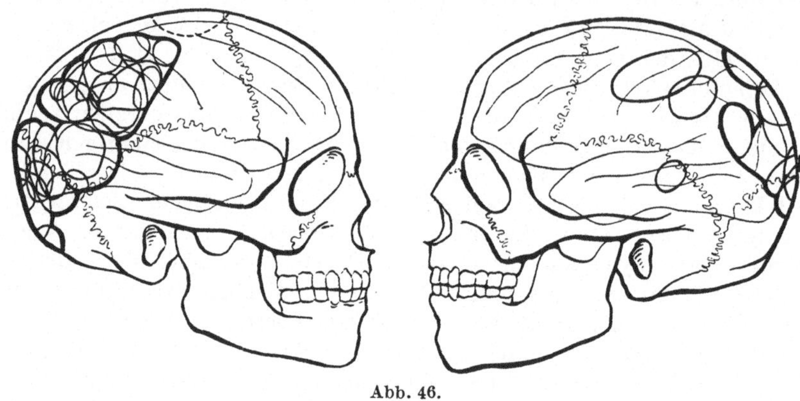

Abb. 46.

eine gleich große Kraft der rechten Hemisphäre, die nach links abweicht, entgegen. Es herrscht hierbei aber kein physikalisches Gleichgewicht, sondern auch physiologisch überwiegt eine Abweichtendenz. Es bestehen wohl zwischen normalen Versuchspersonen und Orientierungsgestörten graduelle Unterschiede im Ausmaß der Deviation, anderseits waren bei vielen Orientierungsgestörten die Deviationen so gering, daß wir uns nicht entschließen konnten, ein Phänomen, das wir praktisch bei allen Hirnverletzten ausgeprägt fanden, als kausalen Faktor anzuschuldigen. Da auch dem gestörten Tiefensehen eine Bedeutung bei der gestörten Orientierung zugesprochen wird, untersuchten wir bei unseren Fällen auch das Tiefensehen. Wir verwendeten drei verschiedene Apparate: 1. Die PULFFRICH-Tafel, 2. das Horontoskop, ein Apparat mit drei verschiebbaren Fäden, 3. das Stereomeßgerät, ein Gerät, das wir von der Luftwaffenuntersuchungsstelle übernommen hatten. 50% unserer Fälle hatten an allen drei Apparaten ein einwandfreies Tiefensehen. 20% zeigten an einem der drei Apparate abnormale Befunde und 30% zeigten bei allen drei Apparaten fehlerhafte Leistungen. Nach diesen Ergebnissen schien es uns nicht angängig, die gestörte landschaftliche Orientierung auf das fehlerhafte Tiefensehen zu beziehen. Nun kam uns ein Zufallsbefund zur Hilfe, den wir bei der kalorischen Untersuchung des Vestibularis erheben konnten. Es trat bei einem Patienten bei Spülung mit 50 ccm Leitungswasser kein typischer Nystagmus mit raschen Zuckungen nach der Gegenrichtung ein, sondern die Augen konnten wohl in die gegengerichtete Endstellung gebracht werden, von dort glitten sie aber langsam in die Mittelstellung zurück. Da wir diese Befunde wiederholt und konstant erheben konnten, bezeichneten wir dieses Phänomen der Spalt-

Tabelle 37. Nach Spülung der Ohren mit 50 ccm Leitungswasser trat auf:

	Blicklähmung nach der Gegenseite der Spülung	Eine besonders deutlich langsame Komponente des Nystagmus zur Spülseite	Im Verlauf des Nystagmus ein besonderes Hervortreten der langsamen Komponente	Ein längeres Andauern der langsamen Komponente oder eines Fallens, während die rasche Komponente des Nystagmus verschwunden ist	Eine besonders deutliche Reaktion bei Spülung der Gegenseite des Hirnherdes	Normaler vestibulärer Befund Gegenseite
Linksseitige Hemianopsien mit Orientierungsstörungen 53	9	30	11	12	20	0
Linksseitige Hemianopsien ohne Orientierungsstörungen 2	—	—	—	—	—	2
Rechtsseitige Hemianopsien mit Orientierungsstörungen 13	—	9	—	4	4	—
Rechtsseitige Hemianopsien ohne Orientierungsstörungen 11	—	—	2	—	—	9

barkeit des Nystagmus in seine langsame und rasche Phase als *Dissoziation des Nystagmus.* Diese Dissoziation konnten wir nun bei allen orientierungsgestörten Patienten mehr oder weniger stark ausgeprägt darstellen (Tab. 37). Der massivste Grad bestand darin, daß die Patienten nicht imstande waren, die Augen in die gegenseitige Endstellung zu bringen (Blicklähmung). Bei anderen Fällen gelang dies wohl, aber die Augen wanderten aus der Endstellung langsam schwimmend zur Mittelstellung. Bei einer anderen Gruppe traten wohl in der gegenseitigen Endstellung einzelne rasche Zuckungen auf, die sich aber nach drei bis vier Frequenzen erschöpften, worauf ein langsames Gleiten der Augen in die Mittelstellung erfolgte. Bei einer anderen Gruppe trat ein typischer Nystagmus zur Gegenseite auf. Gegen Ende der Reaktion sistierten die raschen Zuckungen und es trat nun erst eine langsame Komponente des Nystagmus in Erscheinung. Diese Dissoziation des Nystagmus war bei allen Fällen von Orientierungsstörungen in verschiedenen Graden zu demonstrieren. Barany und C. und O. Vogt haben an Affen die Regionen A 17, 18, 19 entfernt und dann nach kalorischer Vestibularisuntersuchung ähnliche langsame, schwimmende Augenbewegungen beobachtet, wie wir an unseren Hirnverletzten. Die Knochendefekte entsprechen weitestgehend den von diesen Autoren lädierten Rindenfeldern. Wir fassen zusammen: Defekte oder Läsionen in der parieto-okzipitalen Übergangsregion können eine Dissoziation des Nystagmus mit besonderem Hervortreten der langsamen Komponente verursachen, ein Symptom, das der Orientierungsstörung in der Landschaft korreliert erscheint. Den Gedanken Pötzls folgend, kann man diese langsamen Augenbewegungen als Resultate freigewordener Erregungen aus labyrinthären Reflexkreisen ansehen, die normalerweise von der parietalen Region gebunden werden. Die lädierte Hirnstelle ist nicht mehr imstande, die aus den tieferen Reflexkreisen stammenden Erregungen aufzusaugen und zu binden. Die Folge davon ist das Freiwerden von Deviationsimpulsen, die normal eine Absättigung erfahren. Die langsam gleitenden Augenbewegungen sind ein Symptom dieser Zwangsdeviationen. Weitere Symptome sind die Deviationstendenzen des gesamten Motoriums, die eine freie Verfügbarkeit von Richtungsintentionen und Lokalzeichenbildungen verhindern und dadurch die Orientierung in der Landschaft unmöglich machen. Die Dissoziation des Nystagmus mit besonderem Hervortreten der langsamen Komponente ist nur ein sektorenförmig beobachtbarer Ausschnitt aus einer generalisierten Tendenz des Körpers, die charakterisiert ist durch die Unfreiheit, unter allen möglichen Einstellungen eine Auswahl zu treffen. Da die Läsion unserer Fälle alle dem parieto-okzipitalen Übergangsgebiet angehören, ist mit PÖTZL zu schließen, daß gerade diese Region physiologisch die Freiheit der Einstellung und die Freiheit der motorischen Verfügbarkeit garantiert. Da mit dem Hervortreten der langsamen Komponente ein Wegfall der raschen einhergeht, ist man versucht anzunehmen, daß sich der Scheitellappen normalerweise der raschen Komponente als Kompensationsmechanismus bedient, mit der er physiologisch die aus den tiefen Reflexkreisen des Hirnstammes stammenden Richtungsimpulse korrigiert und damit die Freiheit vor Zwangseinstellungen garantiert. Mit dem Wegfall der freien Verfügbarkeit gerichteter Intentionen geht dem Subjekt auch die Identität des Ortes als gleichbleibendem Bezugspunkt der Orientierung verloren. Ein Weg ist normalerweise eine Synthese zusammengefügter Details. Fallweise kann die schematische Funktion aus dem Hintergrund keine Eckpfeiler mit definierten Sinnesqualitäten des Ortes und der Zeit differenzieren, die als Details die dynamisch-genetischen Schritte steuern könnten. Damit ist die Orientierungsstörung im wesentlichen eine Fehlleistung der Bewältigung (Apraxie). Das Erkennen eines Platzes als Platz, einer Hausecke als Hausecke ist möglich. Die Transformation dieser Sinnesrealitäten zu einem landschaftlichen Gefüge ist verlorengegangen. Die schematische Komposition, die aus den erfaßten Sinnesqualitäten erst bedeutungshafte kritische Details schafft, ist nicht aktivierbar. Das Resultat sind die Fehlleistungen der Raumbewältigung in der Sehschale.

Ein Fall zur weiteren Illustration.

Fall 6: W. J. Am 13. August 1942 durch Pakgranate rechts am Scheitel verletzt, war tagelang bewußtlos. Abb. 47 zeigt den Knochendefekt. Wegen schwerer Benommenheit und psychischer Veränderung wurde am 2. September 1942 eine Operation ausgeführt, bei der eine rückwärtige einmarkstückgroße Duralücke, von der Eiter herauskam, eröffnet wurde und ein bohnengroßer Metallsplitter, der 3 cm davor lag, entfernt wurde. Die beiden Lücken waren durch einen Abszeßkanal verbunden. In unserem Lazarett bot er folgende Befunde: Linksseitige Hemiambliopie, optokinetischer Nystagmus beiderseits auslösbar. Linksblick wird unangenehm empfunden und kann nicht lange gehalten werden. Motorische Kraft an oberen und unteren Extremitäten links distal zunehmend herabgesetzt. Sehnenreflexe links lebhafter. Tonus zeigt keine Differenzen. Hypodiadochokinese links. F. N. V. und K. H. V. links ataktisch. Die Empfindung für Berührung, Stich und Temperatur im linken Unterarm distalwärts zunehmend herabgesetzt. Auf die Haut geschriebene Ziffern werden im ulnaren Gebiet nicht erkannt. Lage und Bewegungsempfindung in den Fingergelenken links gestört. Lokalisation und Diskrimination sind ebenfalls grob gestört. Größenunterschiede werden links tastend

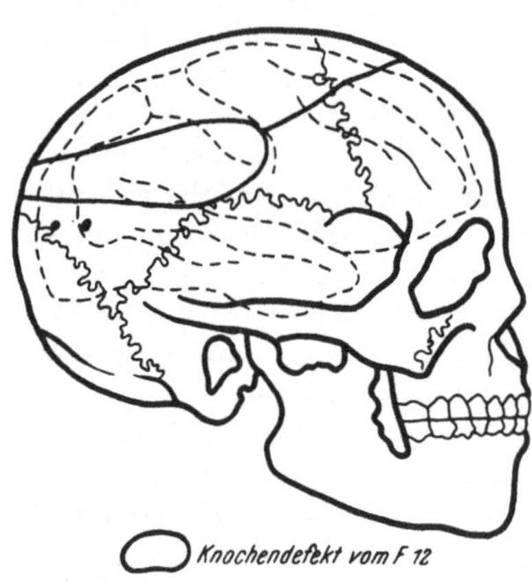

Abb. 47.

erkannt. Material und Form können nicht erkannt werden. Die Tastbewegungen sind dabei gut differenziert. An der unteren Extremität besteht eine analoge Sensibilitätsstörung. Beim Gehen pendelt der linke Arm nicht mit. Mit geschlossenen Augen weicht er nach links ab. Ergänzend gibt Patient an, er habe nach der Verwundung das Gefühl gehabt, überhaupt keine linke Körperseite zu haben, „es war so leer". Auch heute noch kommt sie ihm fremd vor. Wenn er rascher geht, hat er das Gefühl, daß die rechte Körperseite der linken davonläuft, er spürt dann links nur mehr eine Leere. Bis zehn Monate nach der Verwundung erkannte er seine eigene Frau nicht. Er erkannte sie wohl am Inhalt ihrer Rede, weil sie so viel von Bekannten und Verwandten erzählte, aber am Gesichtsausdruck erkannte er sie nicht. Er hatte zunächst seine Schwester für seine Frau gehalten und nur aus der Konversation geschlossen, daß es nicht seine Frau sein könnte. Er konnte sich auch nicht vorstellen, wie seine Frau aussah. Am Ende des ersten zehntägigen Besuches seiner Frau im Lazarett prägte er sich ihr Aussehen etwas ein (Patient wohnte auswärts), aber als er sie nach sechs Wochen wieder sah, kam sie ihm wieder vollkommen fremd vor. Auch Bilder von ihr erkannte er nicht. Auch heute noch kann er sich bekannte Personen optisch nicht vorstellen. Er erkennt sie auch nicht. Bekannte Landschaften kommen ihm heute noch fremd vor, so war ihm bei seinem ersten Besuch zu Hause der Weg, das Haus und die Räume vollkommen fremd. Er verläuft sich dauernd, wenn er spazieren geht. Ohrenbefund: Kaltspülung rechts nach kurzer Latenz Nystagmus 1. bis 2. Grades mit besonderer Betonung der langsamen Komponente. Kaltspülung links Nystagmus 2. Grades mit betonter langsamer Komponente, Sturzneigung nach links. Aus der motorischen Untersuchung: Geführte Bewegungen mit der linken Hand sind stark ausfahrend und sakkadiert. Bei der Automatisationsaufgabe benötigt er mit der rechten Hand 2 Sekunden und macht zwei Tippfehler, links 2,5 Sekunden ebenfalls zwei Fehler. Nach einer Stunde verändert sich wenig. Bälle wirft er mit der linken Hand stets neben den Korb. Die Kooperationsaufgabe löst er nach einigem Üben gut, er wirft den Ball mit beiden Händen hoch, verstellt den Sack nur mit der rechten Hand, kommt aber noch zurecht zum Fangen. Gegenstände, die von links auf ihn zufliegen, fängt er schlecht. Das Schaukeln am Federbett verursacht sofort Drehschwindel. Am Orientierungsgerät macht die rechte Hand drei Richtungsfehler nach oben, einen nach unten, einen nach links, keinen nach rechts, fünfzehn Abstellfehler. Die linke Hand zwei Richtungsfehler nach oben, drei nach unten, zwei nach links und sechs nach rechts, achtzehn Abstellfehler. Er macht mit den Füßen ständig gleichsinnige Mitbewegungen, wenn er den Steuerknüppel bewegt. Die Bewegungen nach rechts werden leichter geführt, er entgleitet leichter nach rechts, er arbeitet stets sukzessive und haftet stets in der primär intendierten Richtung. Beim Abwärtsbewegen des Lämpchens mit der linken Hand kommt er zwangsmäßig zu einer Linksabweichung. Am Reaktionsgerät macht er weder links noch rechts Fehler. Beim Gehen mit geschlossenen Augen weicht er bei 25 m um 9 m nach links ab. Beim zweiten und dritten Versuch ist das Abweichen noch stärker. Er hat dabei das Gefühl, daß die linke Seite leer mitläuft. Das optische Gedächtnis ist sehr gut. Zwei vorgeführte Kurzfilme kann er unmittelbar und am nächsten Tag mit allen wesentlichen Details wiedergeben. Von acht sinnlosen Silben, die optisch dargeboten wurden, behält er vier, von Zahlen sogar sieben. Von acht akustisch dargebotenen Silben behält er nur zwei, von Zahlen fünf. Allgemeine Merk- und Gedächtnisleistung: Von einer Meldung mit vierzehn Sachverhalten behält er unmittelbar acht, nach 24 Stunden dreizehn.

Der Fall zeigt Störungen der Raumwahrnehmung und Bewältigung in allen drei Raumschalen. In der Körperschale ist die linke Seite entfremdet, sie kann nicht vergegenwärtigt werden. In der Greifschale versagt die linke Hand bei der Wahrnehmung räumlicher Gegebenheiten völlig und bei der handelnden Bewältigung der verschiedenen motorischen Aufgaben zeigt sie eine beträchtliche Unfreiheit der Richtungsintentionen, was am Orientierungsgerät zu Richtungsentgleisungen führt. In der Sehschale besteht eine Störung der landschaftlichen Orientierung, die, wie bei den zusammengefaßt beschriebenen Fällen, mit einer Dissoziation des Nystagmus und einem besonderen Hervortreten der langsamen Komponente einhergeht. Diese Fehlleistungen sind an anderen Stellen teils isoliert, teils kombiniert beschrieben worden. Das Besondere an diesem Fall ist, daß er neben diesem Funktionswandel noch eine besonders ausgeprägte Störung beim Erkennen bekannter Physiognomien hat. Die ersten derartigen Fälle von CHARCOT und WILDBRAND erkannten an den Physiognomien früher Bekannter keine Unterschiede, und die jüngst bekannten Personen hinterließen keinerlei optischen Bildeindruck. Bei diesen Fällen war das Physiognomieerkennen ein Symptom im Rahmen eines allgemeinen Abbaues der optischen Wahrnehmung. In jüngerer Zeit teilte PÖTZL einen Fall mit, wo bei einer LISSAUERschen Seelenblindheit nach Rückbildung der Schriftsprache eine Agnosie für bekannte Physiognomien auch für sein eigenes Spiegelbild auftrat. Dieser Fall hatte neben diesen optischen Fehlleistungen auch eine hochgradige Gedächtnis- und Merkfähigkeitsstörung auf optischem Gebiet, im Gegensatz zu unserem Fall, dessen optisches Gedächtnis als für Hirnverletzte überdurchschnittlich bezeichnet werden muß. Auch das Erkennen und Wiedererkennen von Bildern und Gegenständen erfolgte, wie das Lesen und Schreiben, vollkommen normal. Nur das Erkennen und optische Vorstellen von Physiognomien gelang nicht.

Die Physiognomie ist das Resultat einer optisch räumlichen Begegnung. Sie ist durch bestimmte Details zur definierten Figur geworden. Gerade bei der Physiognomie sind die Details besonders hervortretend als Eckpfeiler, als Bezugspunkte erster Ordnung. Es genügt doch manchmal ein kritisches Detail, z. B. eine besondere Nasenform oder eine bestimmte Augenstellung, um ein Gesicht wieder zu erkennen. Besonders hervorstechend wird das kritische Detail eines Gesichtes in der Karikatur verwendet, wo ein einziges Detail zur Darstellung wie zum Erkennen ausreicht. Kritische Details aus Gesichtern schaffen uns häufig mit dem Ausspruch „sie kommen mir so bekannt vor“ ein sinnesphysiologisches Erlebnis eines Déjà vue, da ein kritisches Detail des neuen Gesichtes ein kritisches Detail eines schon einmal aufgenommenen Gesichtes zum Anklingen bringt. Das kritische Detail an den Physiognomien ist aber anders als bei einem Gegenstand. Ein Würfel ist durch die senkrechten aufeinanderstehenden Flächen und Kanten definiert. Er zwingt mit diesen Eigenschaften alle Beobachter zur Schaffung der gleichen Details, die ihn schließlich für alle Menschen zum identischen Würfel machen. Ein kritisches Detail einer Physiognomie ist jedoch nicht nur definiert durch den Winkel oder die Breite der Nase als gegenständliche Eigenschaften, sondern ein Akkord aus Sinnesqualitäten eines Gesichtes wird vom Beschauer erst auf sein schematisch vergegenwärtigtes eigenes Körperschema aufgetragen und dadurch zum kritischen Detail der anderen Physiognomie. Das Erkennen und Merken von Physiognomien ist, wie schon PÖTZL betont hat, eine ausschließliche Sonderbegabung. Die besondere Fähigkeit besteht darin, seine eigene Körperschale schematisch zu vergegenwärtigen und in dieses in die Vorstellung projizierte Körperschema den optisch wahrgenommenen Sinnesakkord einzugravieren. Dieser Fixierungsvorgang eines Akkordes von Sinnesqualitäten eines fremden Gesichtes in der eigenen schematisch vergegenwärtigten Körperschale schafft das zum Erkennen einer Physiognomie notwendige kritische Detail. Die Unfähigkeit, das Gesicht als Teil der Körperschale zu vergegenwärtigen, bewirkt bei den Patienten WILDBRANDS und PÖTZLS, daß sie ihr eigenes Spiegelbild nicht erkennen. PÖTZL erwähnt schon den Zusammenhang zwischen der Anosognosie und der linksseitigen Hemiparese seines Falles mit der Agnosie für Physiognomien. Er meint, die Fähigkeit, das Körperschema auf die Umwelt zu projizieren, hat an Unmittelbarkeit eingebüßt. Bei unserem Fall ist einerseits die schematische Vergegenwärtigung der linken Körperschale und anderseits die Differenzierung optischer Begegnungen betroffen. Unser Patient kann seine linke Körperschale bei Begegnungen mit der Umwelt nicht adäquat vergegenwärtigen. Er kann dies nicht einmal in der gedanklichen Vorstellung. Auf diese mangelhaft reproduzierbare Körperschale kann er die mit optischen Instrumenten komponierten Akkorde, von Einzelheiten eines anderen Gesichtes stammend, nicht auftragen. Er kann daher ein Gesicht nicht erkennen. Alle Fälle erkennen den Betreffenden sofort, wenn er den Mund aufmacht und spricht. Das Erkennen einer Physiognomie ist sonach ein gekoppelter Vorgang. Das vom Schema aus den optisch gegebenen Sinnesreizen geschaffene Detail muß erst auf das vergegenwärtigte eigene Gesichtsbild projiziert werden. Es erfolgt eine Projektion von räumlichen Gegebenheiten der Sehschale auf die Körperschale. Diese Transformation ist eine schematische Funktion, vergleichbar dem Transponieren einer Melodie von einem Register in ein anderes. Erst durch diese Projektion wird der komponierte Sinnesakkord zum kritischen Detail und organisiert die weitere Bestätigung oder Widerlegung als bekanntes oder unbekanntes Gesicht. Durch Einbeziehung des eigenen Körperbildes als Bezugssystem in das Erkennen einer Physiognomie wird diese Wahrnehmungsleistung zu einer ausgesprochenen individuellen Begegnung. Sie stellt eine besonders reine Form des LEIBNIZschen Grundsatzes dar, wonach jedes Individuum die Welt nach seinen persönlichen Formgesetzen abbildet. Der Wandel der Schönheitsideale in den verschiedenen Zeiten und die Verschiedenheit des individuellen Schönheitsideals sind Ausdruck der persönlichen Verschiedenheit und Eigenart des individuellen Körperbildes. Schön wird stets etwas empfunden, was zum vergegenwärtigten eigenen Körperbild in einer harmonischen Beziehung steht, oder das eigene Körperbild zur vollen Harmonie ergänzt. Da die sinnlichen Erfahrungen in der Körperschale philogenetisch und ontogenetisch am frühesten entwickelt sind, stellt das Physiognomieerkennen eine frühzeitige Beziehung zwischen dem Subjekt und seiner Umwelt her. Die Gnosis für Physiognomien ist viel früher da als die sprachliche Identifikation eines Gegenüber. Der RIBOTschen Regel entsprechend, ist diese frühentwickelte Fähigkeit selten massiv gestört. Tatsächlich gehören Fälle, bei denen das Erkennen der Physiognomie isoliert betroffen ist, zu den größten Seltenheiten. Unser Fall zeigt bei gut erhaltenen optischen Wahrnehmungsleistungen für Gegenstände, Buchstaben und bildliche Darstellungen eine Störung der landschaftlichen Orientierung, verbunden mit einer Störung der räumlichen Orientierung der linken Körper- und Greifschale. Die nicht verfügbare Projektion der eigenen Körperschale, gepaart mit einer gestörten Differenzierungsfähigkeit optischer Begegnungen, schafft bei ihm die Unfähigkeit des Erkennens bekannter Physiognomien. Die Physiognomie ist sowohl eine objektiv-sinnliche Gegebenheit der Sehschale als auch ein Bestandteil des eigenen Körperbildes des Betrachtenden. Daher ist ein Gesicht für jeden Beschauer ein eigenes durch die Transformation über das eigene Körperbild wieder in die Umwelt projiziertes. Die individuellen Schwankungen dieser Transformation treten uns in der Malerei und darstellenden Kunst deutlich vor Augen. Wir sehen ein dargestelltes Gesicht nie so, wie uns das Original erscheint, sondern stets ein Gesicht, das durch das Schema des Malers persönlich transformiert wurde.

Beim Erkennen einer Physiognomie muß 1. das eigene Gesichtsbild mit allen Lokal- und Richtungszeichen verfügbar sein, was nicht heißt, daß es bis zum Bewußtsein vordringen muß. 2. Das Schema projiziert auf dieses vergegenwärtigte Bild des eigenen Gesichtes optisch wahrgenommene Sinnesqualitäten und komponiert damit ein kritisches Detail, das das Erkennen bis zur endgültigen Bestimmung weiterführt. Die Agnosie für Physiognomien ist eine Kombination eines Funktionswandels in der innersten und äußersten Raumschale.

Bei einem weiteren Fall steht der Funktionswandel der gegenständlichen Wahrnehmung in der Sehschale im Vordergrund.

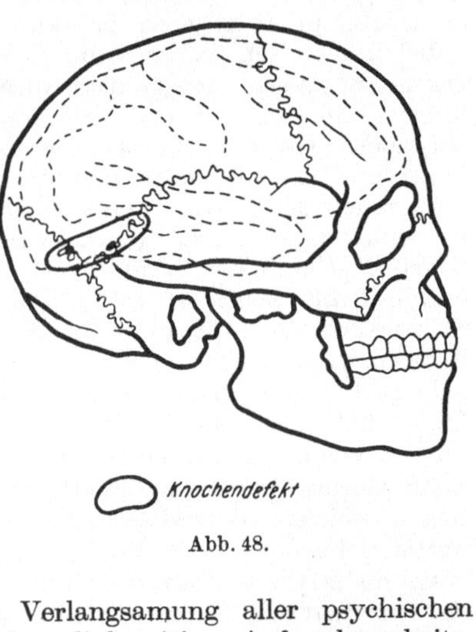

Knochendefekt

Abb. 48.

Fall 7: Am 14. November 1942 durch einen Rinnenschuß rechts okzipital verwundet (Abbildung 48). Sofort nach der Verwundung hat er nichts mehr gesehen. Im Krankenblatt des ersten Lazarettes, wo auch eine operative Versorgung vorgenommen wurde, ist nur eine Seelenblindheit vermerkt und eine besondere Verlangsamung aller psychischen Reaktionen. In unserem Lazarett bot er eine linksseitige Aufmerksamkeitsschwäche, extremer Linksblick ist ihm unangenehm, und er kann nicht lang dorthin schauen. Adiadochokinese rechts, F. N. V. Vorbeizeigen nach rechts. Beim Stehen muß er sich rechts anhalten, sonst fällt er nach rechts um, beim Gehen starkes Abweichen nach rechts. Er tastet sich an der Wand rechts vorwärts. Er kann mit offenen Augen eine Stellung der linken Hand mit der rechten nicht imitieren und vorgemachte Bewegungen mit der anderen Hand nicht nachmachen. Er findet mit der rechten und linken Hand stark verzögert bestimmte Regionen am eigenen Körper. Bei allen Alltagshandlungen, wie Essen, Anziehen usw., zeigt er keinerlei Störung der Ausführung, jedoch eine verlängerte Anlaufszeit. Einen 1 m langen Stab stellt er 30° im Sinne des Uhrzeigers verdreht als senkrecht ein. Die horizontale Achse wird 30° nach rechts geneigt. Die Vestibularisuntersuchung zeigt beiderseits nach 30 Sekunden einen drittgradigen Nystagmus mit besonderer Betonung der langsamen Komponente. Bei Linksspülung kann die Fallneigung nach rechts weder aufgehoben noch verringert werden. Visus: 6/12, stark ermüdbar (untersucht an der 1. Universitäts-Augenklinik). Subjektiv gibt er an: Alles komme ihm verändert vor, er kann sich nicht einmal in seinem Zimmer orientieren, findet sein eigenes Bett nicht, wenn er am Gang spazierengeht, findet er nicht mehr in sein Zimmer zurück. Auch zu Hause im Urlaub sind ihm alte bekannte Wege und Häuser ganz fremd erschienen. In der Stadt kennt er sich überhaupt nicht aus. Die Kirchen und Häuser sind nicht so, wie sie sein sollen. Jedesmal, wenn er sie ansieht, schauen sie wieder anders aus. Auch Eltern und gute Bekannte erkennt er nicht mehr. Erst wenn sie sprechen, bekommt er eine Vorstellung, wie sie aussehen. Wenn sie aber wieder weg sind, kann er sie sich nicht mehr vorstellen. In einer Landschaft (Patient ist vom Lande) sieht er keine Unterschiede und kann nicht angeben, ob etwas ferner oder näher liegt, er sieht alles in einer Ebene. Für Bewegung ist das Gesichtsfeld nicht eingeengt. Farben und Gegenstände erkennt er links nicht. Das Erkennen von Gegenständen: Signalpfeife, Tintenfaß, Hammer, Zange, Taschenmesser werden nicht erkannt, er möchte die Gegenstände sofort ergreifen, weil er sie dann sofort erkennt. Wenn der Untersucher mit den Gegenständen die für sie charakteristischen Bewegungen macht, erkennt er sie ebenfalls (Hämmern in die Luft). Bildliche Darstellung (Gans, Pferd) nicht erkannt, (Ziege) Hund, aufmerksam gemacht auf den Ziegenbart, kommt er zum richtigen Urteil. Er gibt an, daß er mit den Augen so lange nachfahre bis er eine bekannte Stelle finde, dann geht es besser. Bei bildlichen Darstellungen von Zusammenhängen (Fensterpromenade) erkennt er einzelne Details, aber keine Zusammenhänge. Buchstaben: Zusammenhängende Wörter kann er überhaupt nicht lesen, er kann bloß einzelne Buchstaben identifizieren, er muß dabei immer den rechten und linken Buchstaben abdecken, um den mittleren zu erkennen, „sonst bewegt sich alles durcheinander“. Die horizontalen Buchstabenlinien sieht und erkennt er richtig. Sie bleiben ruhig, z. B. der waagrechte Strich bei einem großen L, der senkrechte Strich aber wandert, wenn er ihn ansieht, nach links, und er sieht dann mehrere senkrechte Striche. Wenn mehrere Buchstaben beisammen sind, dann bewegen sich die senkrechten Striche nach links und alle Buchstaben zusammen gegeneinander. „Das Ganze schaut aus wie eine russische Schrift.“ Ein W hält er für ein M. Er fährt dann mit dem Finger die Konturen nach und erkennt richtig das W. Das Legen kurzer Silben mit Buchstaben gelingt. Spontanschreiben ist möglich, Kopieren unmöglich. Zeichnen von geometrischen Figuren und das Figurenlegen mit Zündhölzern kann er langsam ausführen. Zwischen jedem Akt macht er eine Pause, „weil sich sonst alles bewegt“. Beim Halbieren von Linien halbiert er stets zu weit nach links. Wenn man ihm den Buchstaben in die Luft vorschreibt, am besten mit einem leuchtenden Lämpchen, oder wenn man einen Gegenstand zeichnet, erkennt er ihn prompt, „weil sich da nichts bewegt“. (Dieses sukzessive Darbieten wurde im Sehschwachenunterricht systematisch verwertet.) Farben: Im linken Gesichtsfeld kommen ihm die Farben verändert vor, Blau mehr grün, Rosa wie Gelb. Beim Ordnen des OSWALDschen Farbenkreises (64 Farbnuancen, die sukzessive ineinander übergehen und einen Farbenkreis bilden). Die Rotnuancen ordnet er richtig, bei den blauen Farbtönen macht er grobe Fehler und legt blau getönte Farbenblättchen mitten unter rein grüne hinein. Aus der optischen Untersuchungsreihe. 1. *Optischer Analogietest für geometrische Figuren*

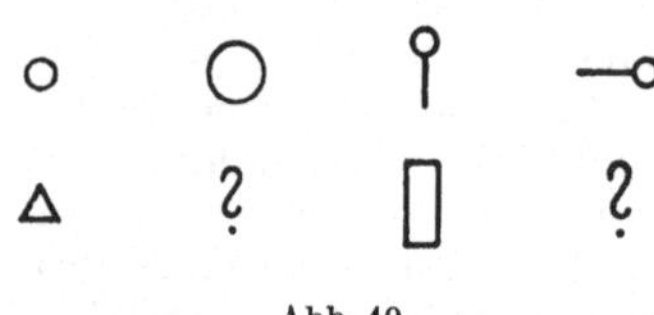

Abb. 49.

(Abb. 49): Einfache Beispiele, wo nur eine einzige Analogiebeziehung besteht, kann er lösen. Bestehen aber zwei oder mehrere Kriterien, die durch Analogieschluß erschlossen werden sollen, dann versagt er. 2. *Optischer Analogietest mit Bildern:* Es wird auf dem ersten und zweiten Bild eine ähnliche logische Beziehung hergestellt wie bei den geometrischen Figuren. Es wird ihm nun ein drittes Bild in die Hand gegeben und er muß aus einer Reihe von Bildern dasjenige heraussuchen, das zum dritten Bild in der gleichen Analogiebeziehung steht wie das zweite zum ersten. Er kann nun sprachlich wohl ausdrücken, wie das vierte Bild aussehen müßte, findet es aber aus der Reihe nicht heraus. Er hat es manchmal schon in der Hand, kann sich jedoch nicht entscheiden, ob es richtig ist oder nicht. 3. *Bilderauswahltest:* Dieser Test besteht darin, daß bildliche Darstellungen verschiedener Gegenstände (Einrichtungsgegenstände, Musikinstrumente, Kinderspielsachen, Fahrzeuge) von der Versuchsperson in der Zusammengehörigkeit geordnet werden sollen, wie sie nach ihrer Ansicht zusammenpassen. Unser Patient ordnet die Bilder, die er richtig erkennt, richtig zu. In einer Werkzeugreihe, Hammer, Meißel, Zange, Geige, erkennt er sofort, daß die Geige nicht hineinpaßt. 4. *Bilderordnen:* Die Aufgabe besteht darin, aus einer großen Zahl bildlicher Darstellungen von Gegenständen die zusammenzulegen, die nach der Meinung der Versuchsperson zusammengehören. Er erkennt dabei zu wenig Bilder, die er aber erkennt, ordnet er richtig nach Kategorien zu (Musikinstrumente, Einrichtungsgegenstände). 5. *Der Gestaltentwirrungstest* (Abb. 50): Der Versuchsperson wird ein Bild in die Hand gegeben, auf dem zwei bis sechs Figuren ineinander gezeichnet sind, die er optisch entwirren muß, um alle dargestellten Gegenstände zu erkennen. Unser Patient erkannte dabei keinen einzigen Gegenstand, ebenso war es für ihn unmöglich, Bildergeschichten oder Bilderwitze zu enträtseln. Wir verwendeten dabei die bekannten schwedischen Bilderwitze von Adamson. 6. *Tachystoskopische Untersuchung:* Die Versuchspersonen hatten vor sich ein Blatt Papier mit Unterlage, wo sie nach jedem Aufleuchten aufzeichnen mußten, was sie gesehen hatten. Erste Darbietung die Ziffer 8. $^1/_{200}$ Sekunde etwas Graues, $^1/_{100}$ grauer Fleck, $^1/_{50}$ lichter Fleck, $^1/_{25}$ eine Bewegung wie eine 3, $^1/_{10}$ das gleiche, $^1/_5$ ein Dreier, der sich bewegt, $^1/_2$ Sekunde ein richtiger Dreier, ganz ruhig ist er nicht gewesen. 1 Sekunde eine 9, die sich im Sinne des Uhrzeigers dreht. Nach der dritten Darbietung eine 8, die sich von rechts nach links bewegt.

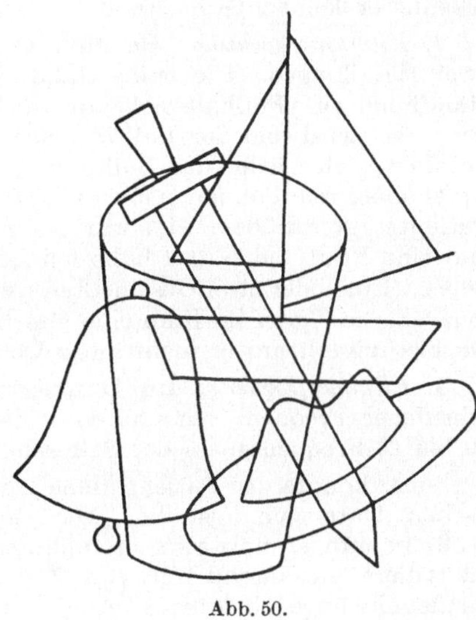

Abb. 50.

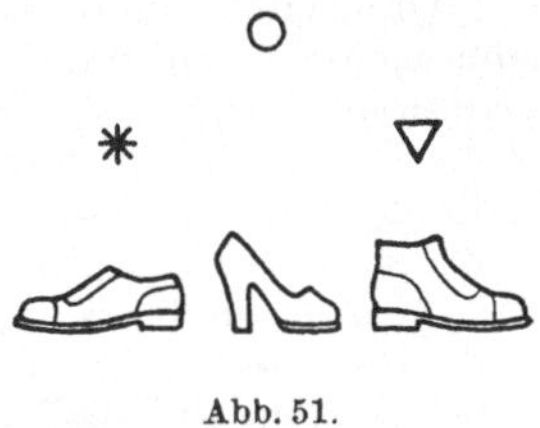

Abb. 51.

Zweite Darbietung (Abb. 51): Drei geometrische Figuren, in der Mitte oben ein Kreis, links unten ein Stern, rechts unten ein auf die Spitze gestelltes Dreieck. Die Entfernung dieser Figuren voneinander beträgt 1 cm, die räumliche Anordnung entspricht einem gleichseitigen Dreieck, dessen Eckpunkte durch die drei Figuren markiert sind. $^1/_{200}$ Sekunde ein grauer Blitzer, $^1/_{100}$ etwa Graues und ein schwarzer Punkt, $^1/_{50}$ ein auf den Kopf gestelltes Trapez. Er zeichnet das Ganze ungefähr so groß ein, wie die drei einzelnen Figuren. $^1/_{25}$ eine einfache horizontale Spirale, die sich nach links bewegt. $^1/_{10}$ ein nach oben offener Winkel, der sich nicht bewegt, $^1/_5$ oben zwei Kreise, die sich nicht bewegen, unten ein Dreieck, das sich nach links bewegt, aber nicht parallel mit dem Kreis, sondern so, daß die beiden Kreise und das Dreieck in einem spitzen Winkel zusammenführen würden, $^1/_2$ Sekunde das gleiche, 1 Sekunde zwei Kreise, die sich hin und her bewegen. Links unten ein paar Striche, rechts unten ein Dreieck. 1 Sekunde zweite Darbietung, links unten von den zwei Kreisen sieht er einen Stern, dessen Zacken etwas flimmern. Sie bewegen sich aber nicht vom Platz, das Dreieck rechts ist ruhig, nur die beiden Kreise in der Mitte bewegen sich nach links. Auch bei Dauerdarbietung kann er nicht alle drei Figuren erkennen, weil sich alles bewegt. Er deckt mit der Hand so ab, daß nur eine Figur frei bleibt, und zählt dann zusammen. Wenn er beide unteren Figuren abdeckt, bleibt der Kreis ruhig.

Dritte Darbietung (Abb. 51): Drei verschiedenfarbige Schuhe in bestimmter räumlicher Anordnung. Er erkennt bei $^1/_{25}$ etwas Rotes. Aber selbst bei Dauerdarbietung erkennt er keinen Gegenstand.

7. *Filmuntersuchung:* Geboten werden zwei Kurzfilme, Dauer 5 Minuten, mit zwei Handlungen. Die erste Handlung ist eine ländliche Brautschau. Die zweite Handlung ein Fußballspiel von Straßenjungen, wobei eine Fensterscheibe zertrümmert wird und der Ball in einen Kaufladen hineinfällt. Die Knaben versuchen mit List, sich wieder des Balles zu bemächtigen, der Kaufmann hält sie jedoch für Apfeldiebe, rennt ihnen nach und erst ein Wachmann klärt das Ganze auf. Unser Patient sagt darüber: „Es war ein Fußballspiel, ein Pferd habe ich auch gesehen und eine Frau, am Kittel habe ich sie erkannt. Einen Polizisten habe ich auch gesehen. (Eine oder zwei Geschichten im Film?) Es wird wohl eine Geschichte gewesen sein, aber ich kann im Film eine Geschichte nicht begreifen.“ Auch bei einer zweiten Darbietung erkennt er nicht mehr Details und kann keine Zusammenhänge erfassen.

8. *Flimmerfrequenz:* Im Dunkelzimmer wird ein Lichtreiz periodisch mit verschiedener Frequenz dargeboten. Die Flimmerzone bei unserem Patienten lag bei 10 bis 12 Frequenzen in der Sekunde (normal 18 bis 20 Perioden).

Sonst konnte der Patient keine Aufgaben bewältigen. Auch nicht aus der motorischen Untersuchungsreihe. Die elementaren Bewegungen, Führung, Schwung, Stoß, konnte er nur sehr unvollkommen ausführen. Die Führungsbewegung war sakkadiert, ausfahrend und vom Ziel abweichend. Er konnte nicht einmal einfache Pendelschwünge ausführen. Auch die Stoßbewegungen waren mehr ein zaghaftes Nachvortasten mit der Faust, aber kein richtiger Stoß. Der elektroenzephalographische Befund (W. Holzer-H. Rohracher). Okzipital links beträchtlich regelmäßigere und größere Spannungsproduktion als rechts. Frontal große träge Schwankungen. Auffallend sind die Unregelmäßigkeit und die abnorm hohen Schwankungen rechts.

Der Fall demonstriert: 1. Eine durch eine Kleinhirnläsion verursachte Zwangsdeviation nach rechts, die ein Gehen, Stehen und Sitzen verhindert.

2. Es besteht eine Verlangsamung bzw. eine Unfähigkeit, sich in der Körper- und Greifschale zu orientieren. Er kann einfache, vorgezeigte Bewegungen nicht nachmachen, kann nicht einmal eine Haltung der linken oberen Extremität mit der rechten bei offenen Augen kopieren.

3. Schwerste Störung der Orientierung im ihn umgebenden Raum und in der Landschaft (findet sein Bett nicht und verirrt sich auf der Straße).

4. Er erkennt optisch weder Gegenstände noch bildliche Darstellungen noch bildlich dargestellte Vorgänge.

5. Buchstaben im Wortzusammenhang werden nicht erkannt, einzelne Buchstaben erkennt er besser. Das Schreiben geht einigermaßen, Kopieren ist unmöglich. Buchstabenlegen und Legen einfacher geometrischer Figuren und Zeichen gelingt.

6. Veränderte Farbwahrnehmung im linken Gesichtsfeld und schlechte Zuordnung der Blautöne im Farbenkreis.

7. Am Tachystoskop erkennt er Details sehr spät, erst bei $^1/_{25}$ Sekunde im Gegensatz zu normalen Personen und zu Hirnverletzten ohne optische Ausfallserscheinungen, die schon bei einer $^1/_{100}$ Sekunde einzelne Ziffern bzw. einzelne Teile geometrischer Figuren erkennen. Ferner tritt im Moment des Erfassens eines Details eine Scheinbewegung auf, die die weitere Gestalterfassung stark beeinträchtigt.

8. Die Grenze der Flimmerfrequenz ist nach unten verschoben.

Damit könnte man den Fall als reine Form einer Lissauerschen Seelenblindheit ansehen. Da Patient Linkshänder ist, stört der rechtshirnige Herd nicht. Er erkennt weder Gegenstände und bildliche Darstellungen noch Buchstaben noch Zusammenhänge bildlich dargestellter Vorgänge. Eine genauere Analyse ergibt jedoch, daß der Fall in die dritte Gruppe, der von Pötzl aufgestellten optischen Agnosien einzuordnen ist. Das Erkennen eines Gegenstandes oder eines Buchstabens oder einer bildlichen Darstellung wurde einerseits verhindert durch eine polyope Aussaat, anderseits durch Scheinbewegungen der Konturen gegeneinander. Im Tachystoskop sah er zunächst nur amorphe Lichterscheinungen. In dem Augenblick, wo er eine Kontur als erstes kritisches Detail erkannte ($^1/_{25}$ Sekunde), setzt der Mechanismus der Scheinbewegung ein, analog der Metamorphopsie, die ebenfalls erst beim Betrachten eines Gegenstandes auftritt (Pötzl). Es wird erst die erfaßte Kontur verzerrt gesehen oder sie erscheint, wie in unserem Fall, mehrfach oder bewegt. Normal regt auch im Tachystoskop das kritische Detail die weitere Organisation der räumlichen Erfassung oder Bewältigung an. Die erste erfaßte Kontur steuert als kritisches Detail die Richtungsimpulse zur Erfassung und Erschließung weiterer Details. Bei unserem Patienten werden die Richtungsimpulse, die den Augenmuskelapparat treffen sollten, auf die zentralen Projektionsfelder abgelenkt, analog den Angaben Pötzls in der Richtung des Gesichtsfelddefektes. Bei unserem Fall bestand zur Zeit der Untersuchung eine linksseitige Hemiamblyopie, die Scheinbewegung aller erkannten Konturen wanderte zunächst nach links. Die vom kritischen Detail induzierten Richtungsimpulse wurden durch eine falsche Weichenstellung dem motorischen System entzogen und dem sensorischen zugeleitet mit dem Resultat einer fehlerhaften mehrfachen Projektion. Die Unfähigkeit, räumliche Gegebenheiten zu erfassen, basiert bei unserem Fall auf einer Unmöglichkeit, die vom kritischen Detail induzierten Richtungsimpulse real zu intendieren. Poppelreuter spricht in ähnlichen Fällen von Blickapraxie, Pötzl von aperzeptiven Blicklähmungen. Das gemeinsame aller dieser Fehlleistungen besteht darin, daß die zur Erschließung und Erfassung einer räumlichen Gegebenheit erforderlichen motorischen Impulse fehlgesteuert werden. Bei unserem Fall ist an den tachystoskopischen Befunden exakt zu sehen, wann diese Fehlsteuerung einsetzt. Im Augenblick, wo die erste Kontur erfaßt wird, erfolgt die Fehlsteuerung. Bei unserem Fall traten zwei Formen von Scheinbewegungen auf, eine nach links und unten gerichtete und eine Rotationsbewegung im Sinne des Uhrzeigers, die aus einem Kreis eine horizontal liegende Spirale und aus einem Detail der Ziffer 8 eine 3 macht. Da die Zeit der tachystoskopischen Belichtung zu kurz ist für Augenbewegungen, ist anzunehmen, daß die Scheinbewegungen nicht durch ausgereifte Augenbewegungen, sondern durch auf die Projektionsfelder abgelenkte Impulse zustande gekommen sind. Welche Mechanismen können diese Fehlsteuerung verursachen? 1. Als unmittelbare Folge der Schädigung der nervösen Substanz sehen wir, daß das erste Erfassen eines Details im Tachystoskop sehr spät erfolgt. Dieser Verschiebung des Zeitwertes ist wohl eine ursächliche Bedeutung zuzusprechen. Es kommt dadurch zu einer Phasenverschiebung. Die schematische Transformation arbeitet in zwei Phasen. In einer Phase werden zentrifugale Impulse ausgesandt, in der zweiten Phase wird auf dem Projektionsfeld als der Klaviatur der Sinnesqualitäten ein Akkord angeschlagen, der als nun geschaffenes kritisches Detail in der nächsten Phase die Steuerung der motorischen Intention induziert. Durch zeitliche Modifikation kommt es zur Phasenverschiebung, die gleich einer Interferenzerscheinung in der Physik eine Synthese einer ganzheitlichen Gestalt verhindert und nur Teilqualitäten ausreifen läßt. Eine solche Phasenverschiebung hat Pötzl als Ursache der Metamorphopsie angenommen. Unser Fall hat wohl keine Metamorphopsie im strengen Sinn, sondern zeigt einerseits gerichtete, anderseits wirre Scheinbewegungen der erfaßten Konturen. Nun liegt der Unterschied zwischen einer Metamorphopsie und der Scheinbewegung von Objekten oder Polyopie darin, daß bei der Metamorphopsie die Figur als ganze erhalten bleibt und durch inadäquate Impulse verzerrt wird, während bei der Scheinbewegung die Figur durch Impulse zerstückelt wird. Es besteht demnach nur ein gradueller Unterschied zwischen diesen beiden optischen Wahrnehmungsstörungen.

Eine zweite Möglichkeit der Erklärung bestünde darin, daß man die massive cerebellare Zwangsdeviation, die sich im gesamten Motorium des Patienten auswirkte, als kausalen Faktor der gerichteten Scheinbewegungen ansieht. Alle motorischen Vollzüge des Patienten sind durch eine Deviationstendenz nach rechts charakterisiert, die schon beim Sitzen auftrat und sich im Verlaufe von Bewegungen beträchtlich verstärkte. Man könnte sich vorstellen, daß das kritische Detail eine gerichtete Intention zur weiteren Erfassung der Figur induzierte, und diese gerichtete Intention sich nicht durchsetzen konnte und durch den cerebellaren Deviationszwang entglitt. Die Scheinbewegung wäre dann das Wahrnehmungsresultat dieser gerichteten Zwangsimpulse. PÖTZL konnte durch Reizung des vestibulären Systems einen richtenden Einfluß auf die optische Wahrnehmung erzielen. Er schloß daraus, daß das labyrinthäre System an der Bildung der Lokalzeichen und Raumwerte in der Sehschale beteiligt sei. Ein Fall von MAYRHOFER und ein aus unserem Lazarett von L. BEICHL veröffentlichter Fall demonstrieren ebenfalls eine Ablenkbarkeit richtender Wirkungen durch vestibuläre Reizungen. Die kalorische Reizung bei unserem Patienten führte wohl zu einem besonders starken Hervortreten der langsamen Komponente des Nystagmus, jedoch ohne Scheinbewegung der Objekte oder Eigenbewegung des Patienten. Das Auftreten der Scheinbewegungen und Gestaltverzerrung im Tachystoskop ließe eher darauf schließen, daß die cerebellare Deviation am Zustandekommen der Scheinbewegung nicht beteiligt ist.

Die Fehlleitungen unseres Patienten haben ihre Wurzeln 1. in der Verschiebung der zeitlichen Erregungsphase (massive Verlangsamung sämtlicher Reaktionen), 2. durch diese Phasenverschiebung kommt es zu einer Fehlsteuerung der Energieverteilung. Gerichtete Intentionen, die für den motorischen Apparat bestimmt sind, werden auf das sensorische Projektionsfeld abgelenkt. 3. Die cerebellaren Zwangsdeviationen lenken die erfassenden Impulse für die Augenmuskeln zwangsmäßig ab und schränken damit ihre freie Verfügbarkeit ein. Was folgt daraus? Das Subjekt kann erst bei lang einwirkender Reizdauer einen Akkord komponieren und als kritisches Detail setzen. Mit dem Moment der Schöpfung des kritischen Details setzt einerseits eine Zwangsablenkung jeglicher Richtungsintention ein und anderseits kommt es durch die Verlangsamung des Erregungsablaufes zu einer Phasenverschiebung mit einer Fehlschaltung der Energieverteilung. Das Resultat davon ist die Ablenkung der für das motorisch erfassende System der Augenmuskeln bestimmten Impulse auf die sensorischen Projektionsfelder. Das kritische Detail kann unter besonderen Bedingungen von der schematischen Funktion komponiert werden. Der Patient erfaßt den Ziegenbart und korrigiert mit diesem kritischen Detail die erste Diagnose Hund. Auf die Füße der Ente aufmerksam gemacht, sieht er die Schwimmhäute und kommt mit diesem Detail zur Feststellung Ente. Kritische Details aus räumlichen Begegnungen zu differenzieren, ist ihm möglich, es wird nur die weitere Explikation der dynamischen Genese fehlgesteuert. Die zum weiteren Aufschließen notwendigen motorischen Intentionen sind der schematischen Steuerung nicht frei verfügbar, sondern werden einerseits zwangsmäßig in einer bestimmten Richtung abgelenkt, anderseits in einzelne Stücke gespalten. Diese Zerstückelung der Impulse, die aus einem gesehenen Kreis nicht eine Ellipse, sondern mehrere bewegte Kreise macht, die sich nach links und gegeneinander bewegen, kommt zustande durch eine Frequenzdifferenz zwischen rechter und linker Hemisphäre. Die Läsion der rechten Okzipitalrinde verursacht eine Verlangsamung aller Erregungsabläufe, die linke arbeitet mit annähernd normalen Erregungsfrequenzen. Durch die Zusammenarbeit kommt es zu einer Interferenz, deren Resultat, wie in der Physik eine Aufspaltung des weißen Lichtes in Spektralfarben, die Aufspaltung eines einheitlichen Impulses in einzelne Mosaikteile optisch-räumlicher Objekte ist. Diese Aufspaltung bzw. Zerstückelung einer einheitlichen Intention führt im gegebenen Fall zum Zeitraffer oder Zeitlupenerlebnis oder zur polyopen Aussaat (HOFF-PÖTZL). Die besondere Langsamkeit der zeitlichen Erregungsphasen ist durch die geringe Flimmerfrequenz belegt. Die ausgeprägte Differenz zwischen rechter und linker Okzipitalrinde zeigt sich auch im elektroenzephalographischen Befund, der eine weit über die Norm reichende Differenz der Wellenproduktion ergibt. Die Wurzel des Funktionswandels bei unserem Patienten liegt demnach weniger in der Wahrnehmung im engeren Sinn als in der Besonderheit der Zwangsablenkung und Sakkadierung der motorischen Intention. Die Störung ist vorwiegend eine Beeinträchtigung der Handlungsfähigkeit in der Sehschale. Jede von ihm erfaßte Kontur einer räumlichen Figur, die durch die Besonderheit ihrer zeitlichen und räumlichen Struktur zum kritischen Detail geschaffen wird, regt die weitere Steuerung der einzelnen dynamisch-genetischen Schritte, die von Teilziel zu Teilziel führen, an.

Der schematischen Funktion sind jedoch adäquate motorische Funktionen nicht verfügbar, sondern nur die zwangsmäßig abgelenkten und zerstückelten Impulse. Diese beiden motorischen Fehlleistungen verhindern jeden gesteuerten Schritt zum dynamischen Detail. In der Musik wäre dieses Phänomen vergleichbar einer Melodie, die C-dur als Tonika hat, jeder Ton der Melodie mit einem oberen Quintakkord versetzt wird und jeder dieser Akkorde noch pizzicato gezupft wird. Ein kritisches Detail kann er aus jedem Hintergrund differenzieren. Sowohl die Schwimmhäute der Ente, als auch der Ziegenbart der Ziege, als auch die einzelnen Teile von Buchstaben. Diese erfaßten kritischen Details führen aber zu keiner weiteren Explikation, da sie nur das Chaos einer verwirrenden Scheinbewegung intendieren. Die Schrift wird danach zu einem Durcheinander „wie russische Buchstaben". Die Konturen der Gegenstände bewegen sich gegeneinander, so daß er sie mit den Augen schwer verfolgen kann. Sukzessiv vorgezeichnete Gegenstände oder Buchstaben werden prompt erkannt. Er selbst sagt, er muß, um etwas zu erkennen, mit den Fingern oder mit den Augen nachfahren, ähnlich dem berühmten Fall GOLDSTEINS. Aus dem oben Angeführten wäre das Gelingen dieser Leistung fast zu fordern. Wenn man einen Gegenstand oder Buchstaben langsam zeichnet, verfolgt er mit den Augen jeweils nur eine Linie. Die notwendigen Impulse werden vom Untersucher gesteuert oder gelenkt. Seine Augen werden gleichsam an der Hand geführt und können dabei nicht in die Zwangsdeviation entgleiten. Das dynamische Detail als Eckpfeiler der Bewegungsmelodie braucht in diesem entscheidenden Querschnitt aus vielen Richtungen nicht eine adäquate intendieren, sondern die Bewegung des Untersuchers führt die Augen in die gewünschte Richtung zum nächsten Teilziel. Auf der gleichen Linie liegt auch seine Fähigkeit, Gegenstände zu erkennen, wenn man die für sie charakteristische Tätigkeit ausführt (Klopfen mit dem Hammer). Er hat ein kritisches Detail erfaßt, das jedoch durch die Scheinbewegung der Kontur nicht zur endgültigen Bestimmung führt. Eine geordnete dynamisch-genetische Erschließung ist unmöglich, aber das kritische Detail der charakteristischen Tätigkeit mit dem Instrument kann mittels sekundärer Identifikation zum logischen Erschließen des Gegenstandes führen. Wenn man durch eine besondere Anordnung die Begegnung zwischen Subjekt und räumlicher Gegebenheit in der Sehschale derart modifiziert, daß man dem Subjekt die Freiheit der motorischen Intention nicht überläßt, sondern ihm die Richtungsimpulse vom Untersucher vorzeichnet, dann kommt es zu einem kohärenten Wahrnehmungserlebnis. Diese Unfähigkeit, im Rahmen einer räumlichen Begegnung mit motorischen Intentionen Unbestimmtes zu erschließen, führt in der Landschaft zur Unfähigkeit, Details aus der landschaftlichen Sehschale zu differenzieren. Er sieht alles „in einer Ebene", gleich dem Kind, das nach dem Mond am Fenster greift, oder dem Patienten BIELSCHOWSKYS, der alle wahrgenommenen Gegenstände in den Greifraum lokalisierte und nach ihnen griff.

Die Grundstörung unseres Patienten ist die beträchtliche Verlangsamung des zeitlichen Erregungsablaufes und die Unfähigkeit, gerichtete motorische Intentionen frei verfügbar zu haben. Entsprechend der okzipitalen Verletzung bestehen die massivsten Fehlleistungen in der Sehschale, aber auch in den übrigen Raumschalen treten Fehlleistungen bei der Bewältigung räumlicher Begegnungen auf.

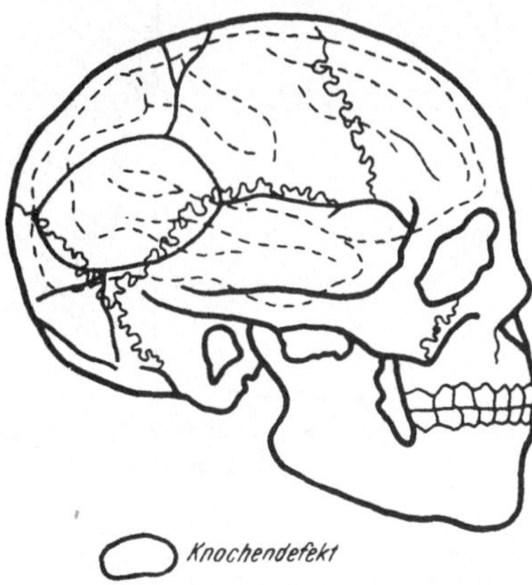

Abb. 52.

Ein weiterer Fall mit Funktionswandel in der Sehschale:

Fall 8: M. P. Verletzung am 13. August 1943 durch Granatsplitter rechts okzipital (Abb. 52). Drei Tage bewußtlos. Nach der Verwundung war es ganz dunkel um ihn, wie wenn ihm jemand die Augen zuhalten würde. Zuerst sah er dann, daß man im Zimmer Licht machte, nicht genau, so wie wenn Wolken fliegen würden. Dann besserte sich das Sehvermögen allmählich. 17. Februar

1944 Aufnahme in unser Lazarett. Aus dem Status: Optokinetischer Nystagmus nach links abge- schwächt auslösbar. Wenn er den Untersucher anschaut, schaut er 40° nach links vorbei. Beim F. N. V. und vorgestreckten Händen besteht eine Abweichtendenz nach links. Sonst waren keine krankhaften Befunde zu erheben. Seine Sehleitungen: Gesichtsfeld Abb. 53 (aufgenommen an der I. Universitäts-Augenklinik): Sehschärfe 6/36 beiderseits. Von den LANDOLTschen Ringen bemerkt er erst in 7 cm Entfernung die unterbrochene Linie des Kreises. Auf einer schwarzen Tafel kann er in 6 m Entfernung Figuren oder Ziffern, die in 10 cm Größe aufgeschrieben werden, erkennen. Bei ruhender Darbietung erkennt er schon bei 2 m Entfernung keine Figuren mehr. Dunkeladaptation normal. Tiefensehen: An den PULFRICH-Tafeln nicht durchführbar, weil die Marken zu klein sind. Auch am Dreifadenapparat sieht er die dünnen Fäden nicht. Am Stereomeßgerät hat er eine Tiefenlokalisation, wenn das Flugzeug bewegt wird. Am sogenannten Fallapparat, wo Kugeln in verschiedener Entfernung vom Auge herunterfallen, hat Patient eine gute Tiefenlokalisation. Er kann durchwegs richtig angeben, welche Kugel näher und welche weiter weg vom Auge heruntergefallen ist. Erkennen von Gegenständen: (Krug) Flasche, (Hammer) Bleistift, (Zange) Öffnung mit zwei Griffen, (Hobel) beschreibt den Gegenstand ziemlich genau, was es ist, kann er nicht sagen. (Zigarette) Zigarette. Das ist ein Gegenstand, den man sehr oft sieht. (Bild mit Rahmen) Spiegel. (Würfel aus Holz) Würfel. Bildliche Darstellung: (Ein Hahn) Das kann ein Tier sein, (woran erkannt) am Bein, Hier scheint ein Kopf zu sein, Kuh ist es keine. (Hund) Ist auch ein Tier, das erkenne ich an den zwei Strichen vorne und hinten, hier geht es so hoch, unten ist Gras, was es sein soll, weiß ich nicht. Details, die Patient einmal aufgezeigt hat, findet er stets wieder. (Kuh) Patient zeigt richtig die Beine und den Kopf, erkennt das Tier aber nicht. Man hat den Eindruck, daß der Patient bei seinen Suchbewegungen immer wieder die Richtung nach links unten intendiert. Wenn er mit dem Finger zeigen soll, was er gesehen hat, dann zeigt er stets etwas nach rechts oben, was der Stelle der Blickachse entsprechen würde, vorbei. Wenn der Patient ein Detail erkannt hat,

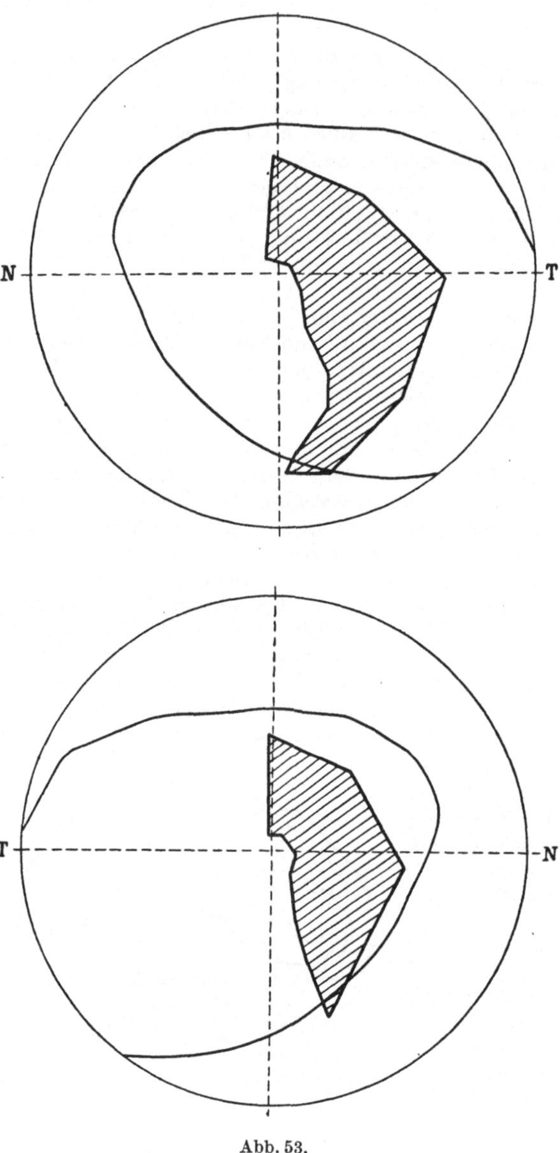

Abb. 53.

wirft er den Blick ins Leere, das heißt, wenn er die Hinterbeine erkannt hat, wirft er den Blick nach rechts und grast dann mit kleinen Blicksprüngen das Gebiet ab, um ein neues Detail zu finden. Kleine Details, wie die Augen im Kopf oder die Ohren, bemerkt er nicht. Details, die er mit weiten Blicksprüngen erschließt, werden aneinandergefügt. Details, die er durch kleine Blicksprünge erschließt, führen scheinbar nicht zu einem geordneten Nebeneinander von Wahrnehmungen. Bei diesen kleinen Blicksprüngen sind die Augen auch nicht in der für ihn optimalen Blickachse. Wenn er einen Gegenstand fixiert und mit dem Finger die Konturen nachfahren soll, fährt der Finger in großen Sprüngen größere Strecken ab. Buchstaben: (W in 2-cm-Blockschrift) kann ein N sein, es besteht aus drei Zacken, (Z) großes L, (O) kein Buchstabe, sondern ein Kreis, (V) zwei Striche, die nach unten zusammenlaufen. Als man ihm das Wort Vogel zurief, schnappte er ein und sagte richtig, das ist ein V. Auch beim Betasten plastischer Buchstaben hat er Erkennungsschwierigkeiten: (Z) wieder L, (L) L, (U) das ist ein I, nein das ist ja breiter, erkennt ihn aber nicht richtig. Je mehr Konturen ein Buchstabe hat, um so schwieriger ist für ihn das Erkennen. Das Schreiben geht fehlerlos, auch das Zeichnen und Legen einfacher geometrischer Figuren gelingt. Kopieren mißlingt vollkommen. Farbensehen: Normale, kräftige Farben werden richtig benannt. (Aus einer Serie rote Farben heraussuchen), er findet nur ein helles Rot und ein Violett. Violett bezeichnet er als die hellere Farbe. Gegenstände mit roter Farbe kann er nicht nennen. In der blauen Farbenreihe gibt er ein mittleres Blau als heller an als das wirklich hellere Blau. (Orange) kennt er nicht. Auf die Frage, schaut eine Orange so aus, verneint er dies. (Grün) das ist wie frisches Gras. Bei leichter Abdunkelung des Untersuchungsraumes empfindet er Blau als hellste Farbe, während Rot blässer und schwächer zu sehen ist. Die Abdunkelung ist dabei noch nicht so stark, daß die Helligkeitsunterschiede auch vom Normalen wahrgenommen würden. Aus einer Summe von Farbenplättchen die gleichfarbigen herauszusortieren, ist sehr schwierig für ihn. Er legt nur immer zwei gleichfarbige beiseite, sucht weiter, findet aber nie mehr als zwei gleichfarbige Farbenplättchen zusammengehörig. Das gleiche Verhalten zeigt er bei großen Farbtafeln. Er ist nicht imstande, mehr als zwei Farben miteinander zu vergleichen und einzuordnen. Er legt die zwei hellsten Gelb zusammen, ein etwas dunkleres Gelb legt er nicht zur Gelbkategorie, sondern sagt, das ist rötlich. Er ordnet nach dem Prinzip der Ähnlichkeit zwei Farbnuancen zusammen, aber nicht nach der Grundkategorie. Wenn er längere Zeit die Farben anschaut, bewegen sie sich und überziehen sich mit einem Nebel. Alle Gegenstände, die er längere Zeit ansieht, bewegen sich durcheinander. Wenn sie sich wirklich bewegen, sieht er sie besser. Einfache Beispiele bildlich dargestellter scherzhafter Vorgänge kann er nicht auflösen. Film: Eine Landschaft war da, Wolken, eine Frau ist gekommen, Kühe waren da, ein Mann hat Wein getrunken, ein Krämerladen war da und einer hat etwas gekauft, dann haben sie Fußball gespielt, ein Junge hat etwas geklaut im Geschäft, da ist ihm einer nachgerannt und ein Polizist ist auf dem Weg gestanden und hat ihn aufgehalten. Zuletzt hat ein Mann gesprochen. „Einen Zusammenhang kann ich mir nicht machen, ich kann nur die Bewegungen sehen, aber nicht die Gesichtszüge." Auch nach der zweiten Darbietung, bei der er wohl mehr Details erkennt, kann er keine Zusammenhänge erkennen, weder daß es sich um zwei Filme handelt noch die Handlung eines einzelnen Films.

Beim Rohrschach-Test fällt auf, daß er eine verlängerte Reaktionszeit hat (2 Minuten pro Antwort). Der Versuch muß in zwei Teilen durchgeführt werden, da ihm nach der fünften Tafel die Augen wehtun. Er zeigt 25% Ganzdeutungen, 67% Detaildeutungen. Er neigt zunächst zu Detaildeutungen und geht dann zu Ganzdeutungen über. 65% Formdeutung und 35% Farbdeutungen. Die Farbantworten sind relativ hoch. Er gibt vor allem Pflanzen- und Tierdeutungen, bei denen die Farbe überwiegt und die Formschärfe eine untergeordnete Rolle spielt.

Erkennen und Nachzeichnen geometrischer Figuren: Dreieck und Viereck erkennt er. Er sieht aber ein gleichschenkeliges Dreieck immer nach links unten ausgezogen (Abb. 54). Auch bei einem Halbkreis meint er, daß die linke Spitze zu weit nach links und unten verläuft. Die linksseitigen Konturen sieht er schwächer und dünner gezeichnet. Beim Halbieren von horizontalen Linien halbiert er stets mit einer Verlagerung nach links. Wenn in einem Quadrat diagonale oder Halbierungsstriche hineingezeichnet werden, erkennt er sie nicht. Wenn er darauf aufmerksam gemacht wird, sieht er nur wirre Striche. Zwei ineinander gezeichnete Figuren kann er nicht differenzieren, sondern nur dem gesamten Umriß nachfahren. Einfache geometrische Figuren, Quadrat, Dreieck, Kreis, die durch einen oder höchstens zwei Striche geteilt sind, kann er erkennen. Umrißfiguren: Einen gezeichneten Hammer hält er für einen nach links gebogenen Haken. „Wenn er nach rechts auch so einen Haken hätte, dann wäre es ein T.“ An einem gezeichneten Sessel erkennt er einen langen vertikalen Strich links, einen Querstrich und einen kürzeren Strich rechts. Daß es sich um einen Sessel handelt, erkennt er nicht. (Stiefel) Er fährt mit dem Finger die eine senkrechte Kontur herunter, verfolgt sie richtig weiter bis zur Fußspitze, wie er dann zur zweiten senkrechten Linie kommt, weiß er nicht, ob diese identisch ist mit der soeben nachgefahrenen und erkennt daher nicht den Stiefel. Beim Nachfahren von geometrischen Figuren (Spiralen, Labyrinthe) beginnt er stets links unten. Der Ansatz ist meist 1 bis 2 cm zu weit links unten. Die Linienführung bevorzugt eine Richtung von links unten nach rechts oben. Gerade Linien, die nicht oder nur einmal unterbrochen sind, kann er ohne Beschwerde verfolgen. Bei zweimaliger Unterbrechung durch quere Striche verliert er die Richtung. Den Umriß findet er bei allen Figuren ziemlich genau, nicht aber das Innere. Bei einer Spirale ergänzt er die offene Lücke zum Kreis. (Was ist im Inneren?) Im Inneren sind Striche. Das Verfolgen einer krummen Linie macht ihm wesentlich mehr Schwierigkeiten, er verliert ständig die Führung, da er keine Ruhepunkte hat. Er sagt: „Da sind keine Enden, die muß ich haben.“ Er sieht von Ecke zu Ecke, bei einer Kurve gelingt dies nicht. Räumliche Vorlagen oder räumlich gezeichnete Vorlagen zeichnet er flächenhaft in einer Dimension. Einen Würfel (Abb. 54) zeichnet er als drei Quadrate. Werden ihm zwei Objekte, Würfel oder Pyramide, in verschiedener Entfernung dargeboten, kann er die ruhenden Objekte nur innerhalb einer Grenze von $1^1/_2$ m als verschieden fern oder nah beurteilen. Außer dieser Zone ist alles gleich weit in einer Ebene. Auch innerhalb dieser Zone sieht er den linksstehenden von zwei gleichweiten Gegenständen näher und präziser. Der rechte Gegenstand ist amorpher und befindet sich zirka 40 cm weiter entfernt als der linke. Diese Grenze schwankt bei verschiedenen Versuchen zwischen 20 und 40 cm. (Untersuchung bei fixiertem Kopf.) Ein kleiner Holzkegel in 3 m Entfernung. Er sagt: Es ist etwas da, was es ist, weiß ich nicht. 2 m Entfernung: Es ist ein Körper, der unten breiter ist, nach links etwas ausgezogen. 1 m Entfernung: Es ist ein Körper, gleich groß mit dem vorigen, Kegel ist es keiner, weil er unten nicht rund ist. (Mit freier Kopfbewegung.) Ein dunkler Ball in 3 m Entfernung. Er sagt: Aschenbecher sehen manchmal so aus. 2 m Entfernung: Jetzt ist es anders. 10 cm hoch: Es ist wie ein Osterei, das in die Höhe und nach rechts geneigt steht. In 1 m Entfernung: Es kommt mir wieder anders vor, unten liegt es breit auf, wie ein angeschlagenes Ei oder wie eine Bergkuppe. Der Untersucher rollt nun den Ball hin und her. Er sagt darauf: Es ist eine Kugel (ist sie denn rund). „Wie sie gerollt ist, war sie rund, jetzt ist sie nicht ganz rund, sondern so wie ein Ei.“ Nach neuerlichem Rollen des Balles gibt er an, daß er ihn beim Rollen auch nicht richtig rund sieht, da er keine Gestalt sieht. Er sieht nur hin- und herbewegen. „Ich denke halt, daß es rund ist, weil es rollt.“ In Entfernung von $^1/_2$ m sieht er bei Bewegung deutlich die runde Form, in Ruhe die verzerrte Form wie ein nach rechts geneigtes und an der Unterlage angeschlagenes Ei. Rechtsseitige Linien und Flächen sieht Patient immer kürzer. Nur wenn die Figur links durch einen rechten Winkel begrenzt ist (Quadrat), sieht er sie nicht spitz nach unten zulaufend. Er kann die Identität einer Umrißfigur nach

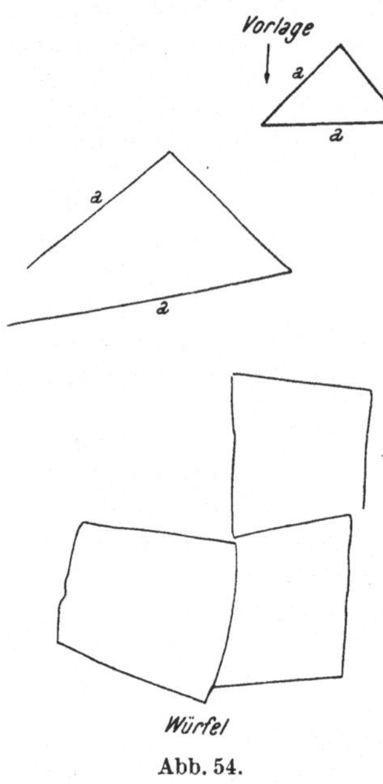

Abb. 54.

Lageveränderung nicht aufrechterhalten. Ein Dreieck sieht er stets als einen nach links offenen Winkel, nur bei einer optimalen Größe von 3 cm kann er durch Nachfahren feststellen, daß es ein geschlossenes Dreieck ist. Kleinere Figuren regen zu keinen Nachfahrbewegungen an. Mit den großen Blicksprüngen kommt er schon außerhalb der Figur und mit den kleinen erschließt er nichts. Wird er bei kleinen Figuren zum Schauen angeregt, dann sieht er die untere Linie stets konvex nach unten gebogen. Rechtsseitige Begrenzungslinien sieht er stets stärker gezeichnet. Erst wenn die linke Linie fünfmal so stark ausgezogen ist als die rechte, sieht er sie gleich. In Umrißfiguren hineingezeichnete Striche sind für ihn nur wirre Striche. Erst die Striche, die über die Figur hinausgehen, erkennt er und kann sie in die Figur hineinverfolgen. Das Erkennen einer Figur kommt durch Nachfahren mit dem Finger zustande. Beim Nachfahren von Linien oder Figuren beginnt er stets links unten und hat eine bevorzugte Richtung nach rechts oben. Eine zweimalige Unterbrechung einer Linie macht es ihm unmöglich, sie mit dem Finger oder mit den Augen zu verfolgen. Umriß von Figuren findet er richtig. Sind die Umrißkonturen für einen Gegenstand sehr charakteristisch, dann erkennt er manchmal dadurch auch den Gegenstand. Meist hält er ihn aber für eine flächenhafte Figur. Wenn er einen Gegenstand fixiert und den Konturen mit dem Finger nachfahren soll, sind die Kopfbewegungen besonders bestimmt und folgen einander in lückenloser Serie. Der Finger fährt dabei Sprung für Sprung, Punkt für Punkt große Strecken ab. Die kleinen Blicksprünge, die man bei ihm ebenfalls beobachten kann, erfolgen nicht in der optimalen Blickrichtung von links unten nach rechts oben. Das Ergebnis ihrer Wahrnehmung kann nicht so wie bei den weiten Blicksprüngen aneinandergereiht werden. Mit einem Glühlämpchen in die Luft oder auf eine Tafel gezeichnete Buchstaben, Figuren oder Gegenstände erkennt er prompt. Im Belastungssport kann er bei verschiedenen Kampfspielen, wie Korbball und Hockey, fast als vollwertiger Partner mitspielen. Er hat richtiges Spielverständnis, kann den Ball verfolgen, den Gegner täuschen und den Ball richtig abspielen. Nur wenn der Ball irgendwo ruhig liegt, wird er unsicher, weil er ihn dann nicht sieht.

Einen 1 m langen Stab stellt er statt vertikal zirka 30° nach rechts geneigt ein. Statt horizontal links etwas tiefer, statt sagital von links nach rechts ein.

Zusammenfassend zeigt der Patient folgende Befunde:

1. Die räumliche Grenze für Aufschließbarkeit ruhender Objekte ist zirka $1^1/_2$ m (Grenze der normalen Greifschale). Nur innerhalb dieser Schale kann er räumliche Konturen differenzieren. Richtig wahrnehmen kann er auch in dieser Schale nur Umrißfiguren. Distanzen werden in dieser Schale fehl geschätzt, linksseitig gelagerte Gegenstände erscheinen prägnanter und näher. Der Schwellenwert ist zirka 40 cm. Auch in dieser Zone werden Gegenstände flächenhaft nachgezeichnet. Einfache Körper oder Figuren, die er innerhalb dieser Zone wahrnimmt, erscheinen verzerrt, und zwar nach links unten ausgezogen. Dreiecke zeigen einen nach links offenen Winkel, Quadrate sind Rechtecke, ein Halbkreis ist links spitzer. Ein runder Ball ist ein nach rechts oben geneigtes, auf der Unterlage aufgesetztes Ei. Dieses verzerrte Sehen von Konturen entsteht erst, wenn er überhaupt eine Kontur sieht. In Entfernungen über 2 m tritt noch keine Verzerrung der Gestalt auf. Striche oder Details flächenhafter oder körperlicher Figuren kann er nur ins Innere verfolgen, wenn sie über die Umrißkontur hinausragen. Details an bildlichen Darstellungen, die zu weit auseinanderliegen, kann er nicht synthetisieren. Er versteht daher bildlich dargestellte Vorgänge so wenig wie bildlich dargestellte Witze. Das gleiche gilt für Filme. Die einzelnen Kriterien, die er erkennt, reichen nicht aus, um die fadenförmige Verknüpfung zu gewährleisten. Bei der Einordnung von Farben zeigt er eine kategoriale Einordnungsstörung. Er kann immer nur zwei Farbnuancen vergleichen, eine Farbe ihrer Kategorie nach einzuordnen (Gelb, Blau usw.), gelingt ihm nicht. Er ordnet die Farben nach der Helligkeit.

2. Für bewegte Vorgänge hat seine Sehschale fast die normalen Grenzen. Er spielt Kampfspiele, wie Hockey und Korbball, wie ein Gesunder, hat sehr gutes Spielverständnis, gibt den Ball richtig und zeitgerecht ab. Er verfolgt den Ball und seine Mitspieler während des Spieles. Gegenstände, wie eine Kugel, die in Ruhe verzerrt gesehen werden, verlieren in der Bewegung diese verzerrte Form. Er sieht

in der Bewegung die Form ungenau. Aus der Tatsache der rollenden Bewegung, die er wahrnimmt, schließt er, daß es eine Kugel sein muß. Der bewegte Gegenstand verliert seine verzerrte Gestalt und zeigt zumindest eine normale Bewegung, wenn schon keine scharf konturierte Form. Die normale Bewegung eines Vorganges genügt, um einen richtigen Schluß auf die Form des Bewegten zu ziehen. In die Luft gezeichnete Figuren und Buchstaben erkennt er richtig.

3. Bei seinen Betrachtungen macht er teils große Blicksprünge, das heißt Blicksprünge über große Strecken, deren bevorzugte Achse von links unten nach rechts oben geht. Durch diese großen Blicksprünge bekommt er kritische Details in seine Apperzeption, die aneinandergefügt werden können. Daneben bestehen kleine ungerichtete Blicksprünge, mit denen er kleine Flächen gleichsam abgrast. Die hiermit erschlossenen Details können nicht aneinandergereiht vergegenwärtigt werden. Wenn er eine Bewegungsfigur nachfahren soll, beginnt er stets links unten und zeigt als bevorzugte Richtung, die er leicht findet oder in die er leicht abgleitet, die gleiche Richtung von links unten nach rechts oben. Bei fixiertem Kopf erkennt er auch innerhalb der Zweimeterzone nicht einmal einfache Figuren. Man kann daher annehmen, daß die begleitenden Kopfbewegungen, die normalerweise in seinem Wahrnehmungsakt enthalten sind, aufschließende Kraft haben. Er wirft mit großen Blicksprüngen Augen und Kopf von einem erkannten Detail ins unbestimmte Nichts, dorthin, wo er mit logisch gedanklicher, sekundärer Identifikation ein weiteres Detail vermutet. Seine Nachfahrbewegungen mit den Fingern erfolgen ebenfalls über räumlich weit auseinanderliegende Eckpunkte.

Beim Gesunden garantieren die Zentren der okzipitalen Konvexität das Überschauen des Raumes. Diese Regionen ermöglichen nach Pötzl eine freie Verteilung von Blick und Aufmerksamkeit. Die vom kritischen Detail induzierten Blickbewegungen führen je nach dem entsprechenden Akkord nach allen Richtungen des Raumes. Bei unserem Fall ist diese Freiheit wesentlich eingeschränkt. Das kritische Detail wird schematisch geschaffen, der von ihm induzierte Richtungsimpuls wird aber zwangsmäßig abgelenkt. Dieser Fall gehört insofern in die Gruppe der Poppelreuterschen Blickapraxien bzw. Seelenlähmungen des Schauens, als die Freiheit der erfassenden Blickrichtung eingeengt bzw. aufgehoben ist. Die Richtung von links unten nach rechts oben ist die einzige, die ihm sowohl für die aktiv erfassenden Blicksprünge wie für das Nachfahren von Konturen frei verfügbar ist. Es ist wie bei einer Filmkamera, die nur nach einer Richtung schwenkbar ist und daher dargestellte Vorgänge nur nach dieser Richtung verfolgen kann. Wie kommt diese zwangsmäßige Bewegungsbahn zustande? Die Richtungsfaktoren sind normalerweise paarig angeordnet. Die Zuwendung und Erfassung der linken Sehschale ist von der rechten parieto-okzipitalen Region aus gesteuert. Durch die Läsion dieser Region bei unserem Patienten ist das normale Gleichgewicht der Raumbildung und Bewältigung durch das optomotorische System gestört. Der Zuwendung des Blickes und Aufmerksamkeit nach rechts fehlt der entsprechende Gegenzügel, daher gleiten Aufmerksamkeit, Blicksprünge und Nachfahrbewegungen unkontrolliert und hemmungslos in diese Richtung von links unten nach rechts oben, dem längsten Durchmesser des Gesichtsfelddefektes entsprechend. Die Grenze des Gesichtsfelddefektes zeigt nicht nur die Grenzen der optischen Wahrnehmung, sondern auch die Einengung der optomotorischen Impulse an. Bei unserem Fall ist die Richtung nach links unten. Es überwiegen daher die antagonistischen Richtungsfaktoren derart, daß alle ausgereiften Richtungsimpulse in die Richtung nach rechts oben gleiten. Das kritische Detail induziert gerichtete, erfassende Blickbewegungen, die zum nächsten Teilziel führen sollen, um rückläufig die primäre Konzeption zu bestätigen. Die Freiheit dieser erfassenden Blickbewegungen ist aber beschränkt auf die eine Richtung von links unten nach rechts oben. Mit dieser eingeengten Blickmotorik wird er nur in den Ereignissen zum nächsten Teilziel gelangen, wo es ihm gelingt, mit einem weiten Blicksprung in der bevorzugten Achse ein dynamisches Detail zu erhaschen. Die Details müssen gewissermaßen auf einer geraden Linie liegen, um perlschnurartig aneinandergereiht zu werden. Trifft der ins Leere geworfene Blick kein dynamisches Detail und sucht er mit kleinen Blicksprügen das neue Feld ab, dann fehlt die ordnende Kraft, die diese erfaßten Sinnesqualitäten mit Akkorden versieht und als dynamische Details herausdifferenziert. Die eine bevorzugte Achse seiner erfassenden Blicksprünge bedingt eine analoge Einengung der Melodienführung, wie eine Bauernharmonika, auf der man nur auf einer Tonart spielen kann. Man muß sämtliche Melodien in diese Tonart transponieren, unser Patient muß sämtliche Details mit den Richtungsakkorden dieser einzigen verfügbaren Richtung versehen. Die kleinen Blicksprünge, die zu keinem Wahrnehmungserlebnis führen, sind, analog den elementaren Empfindungen auf dem sensorischen Schenkel, Phänomene der petite perception. Die schematische Steuerung, die aus diesen ungerichteten motorischen Impulsen erst den erfassenden gerichteten Impuls schafft, ist auf die bevorzugte Richtungsachse eingeengt. Die kleinen motorischen Blicksprünge entsprechen den elementaren Sinnesqualitäten. Erst die transzendente Ordnung des Schemas kann aus dieser Vielfalt der kleinen Blicksprünge jene auswählen und zu einem Richtungsakkord komponieren, der die Strecke vom kritischen Detail zum dynamischen zuwege bringt. Der parieto-okzipitale Herd bewirkt bei unserem Fall eine Asymmetrie der Richtungsfaktoren mit einer bevorzugten Richtungsachse als Rest des motorischen Vollzuges, vergleichbar dem Sprachrest des Aphatikers oder der Flügelschlagkoordination der oberen Extremität des Hemiplegikers, der bei jedem Auftrag nur eine Abduktion in der Schulter, Beugung im Ellbogen, Hand- und Fingergelenken intendieren kann. Im Gegensatz zur BALINTschen Seelenlähmung, wo der zentrale Antrieb zu jeglicher Blickbewegung eine Einbuße erleidet (KLEIST), ist bei unserem Fall eine bevorzugte Richtungsachse für erfassende Blickbewegungen freigeblieben. In diese verfügbare Achse gleiten alle Impulse ab. Die Asymmetrie der räumlichen Bewältigung beschränkt sich nicht nur auf die Blickbewegung, sondern, wenn auch abgeschwächt, auf die gesamte Raumbewältigung. Das Koordinatensystem stellt er auf diese Richtungsachse bezogen ein und auch die Vollzüge der tastenden Hand weisen analoge Fehlleistungen auf, die zum Verkennen der Buchstaben führen. Diese Einengung der Blickbewegungen unseres Patienten bezieht sich nur auf eine bestimmte Kategorie von Blickbewegungen. Über Auftrag kann er nach allen Richtungen bis in die Endstellung schauen, aber das Anblicken eines Sehdinges, das durch Farbe oder Bewegung den Blick anzieht (BEST), ist auf die bevorzugte Achse beschränkt. Die induzierende Wirkung des Indirektgesehenen fehlt dem Patienten. Daraus resultiert, daß seine Nachfahrbewegungen bei geometrischen Umrißfiguren sowohl mit den Augen als auch mit dem Kopf und mit der Hand in großen Sprüngen mit besonderer Bevorzugung der verfügbaren Richtung erfolgen. Es gelingt damit manchmal, die Eckpunkte der Gestalt zu erfassen und aus der verarmten Melodie dieser Richtungszeichen einen Gegenstand aufzubauen. Die erkannte räumliche Gegebenheit ist fast durchwegs zweidimensional, wie im Traum, da zum Aufbau der dritten Dimension die freie Verfügbarkeit aller Richtungsimpulse nötig ist. Das unbewegte Auge liefert nach UEXKÜLL eine Sehfläche und keinen Raum. An unserem Patienten sehen wir, daß es nicht die Bewegungslosigkeit des Auges an sich ist, sondern die Unfähigkeit, gerichtete optomotorische Impulse verfügbar zu haben, die einen räumlichen Aufbau in der Sehschale unmöglich macht. Selbst im kleinen Firmamentsystem der Greifschale ist unserem Patienten das räumliche Sehen für ruhende Dinge versagt, die Asymmetrie der motorischen Richtungsintentionen verhindert eine Fusion der beiden Raumhälften und bewirkt damit eine Fusionsstörung einzelner Anteile des Gesichtsfeldes. Die Folge davon ist einerseits die Unmöglichkeit, Objekte als räumliche Gegebenheiten zu differenzieren, und anderseits das Verzerrtsehen in bestimmten Anteilen des Gesichtsfeldes. Die Lage und Richtung des verzerrt gesehenen Details entsprechen auch in unserem Fall der Hauptrichtung der Gesichtsfeldeinschränkung (PÖTZL). Die Verzerrung der erfaßten Sehdinge nach links unten ist durch die richtende Wirkung der Vorzugsachse (links unten — rechts oben) verursacht. Durch die veränderten optomotorischen Impulse ist die Fusion identischer Punkte mangelhaft, der normale Zwang, die Doppeleindrücke der Netzhauteindrücke einheitlich zu verschmelzen, ist verlorengegangen. Das Resultat ist, daß die Gegenstände nach links unten bzw. rechts oben verzerrt erscheinen. Die Fusionsstörung ist auch Ursache des mangelhaften Tiefensehens in der Greifschale. Die räumlichen Gegebenheiten der linken Raumhälfte scheinen innerhalb der Greifschale näher und schärfer konturiert als die der rechten, ähnlich einem Fall aus der POPPELREUTERschen Untersuchungsreihe. Die Folge dieser Asymmetrie ist eine fehlerhafte Tiefenlokalisation für ruhende Objekte innerhalb der Greifschale. Das Verzerrtsehen und das fehlende Tiefensehen sind korrelierte Symptome einer Fusionsstörung, die bei unserem Fall auf die Unfähigkeit, gerichtete optomotorische Impulse zu intendieren, zurückzuführen ist. Unser Patient gibt an, alle Gegenstände bewegt zu sehen. SANDER untersuchte den Gestaltzerfall durch Verstellen von Prismen eines Stereoskops. Er zeigte, daß vor dem Zerfall einer Gestalt dieselbe unruhig wird und bewegt gesehen wird. Unser Fall zeigt das umgekehrte Verhalten. Nicht beim Gestaltzerfall, sondern beim Gestaltaufbau sind die Konturen bewegt, dynamisch geladen. Diese ungerichtete Bewegung der gesehenen Konturen sind möglicherweise das Wahrnehmungskorrelat der ungerichteten kleinen Blicksprünge. Die Situation, die SANDER durch Verstellen eines Stereoskops experimentell herbeiführen konnte, besteht bei unserem Patienten durch die Gehirnverletzung dauernd. Phasen der Scheinbewegung wechseln mit Phasen des Verzerrtsehens. Das Verzerrtsehen tritt bei unserem Fall erst innerhalb der Greifschale auf, also erst dann, wenn er eine Kontur als kritisches Detail geschaffen hat. Während es bei Fall 7 die zeitliche Qualität ist, die in definierter Form die Komposition eines kritischen Details ermöglicht (er sieht erst bei $^1/_{25}$ Sekunde Konturen), ist es bei diesem Fall der räumliche Faktor, der eine Differenzierung eines kritischen Details erst in der Greifschale entstehen läßt. Diese vom Schema in zeitlich bzw. räumlich definierter Relation geschaffenen kritischen Details induzieren blickmotorische Richtungsintentionen zur weiteren Erfassung der räumlichen Gegebenheiten. Diese gerichteten Intentionen führen zum dynamischen Detail als nächstem Teilziel, das rückläufig das kritische Detail in seiner Bedeutung bestätigt und nach Komposition eines Akkordes von Sinnesqualitäten den weiteren Richtungsimpuls intendiert. Der einzig verfügbare gerichtete Impuls unseres Patienten führt von links unten nach rechts oben. Es wird daher jeder Impuls in diese Richtung abgeleitet. Kommt es dabei zu einer ausgereiften Blickbewegung, den schon geschilderten großen Blicksprüngen, dann entsteht kein Verzerrtsehen der Konturen. Er hat mit dem großen Blicksprung entweder ein kritisches Detail eingefangen oder er sucht mit kleinen Blicksprüngen das Feld ab, ohne damit ein kritisches Detail komponieren zu können. Kommen diese zentrifugalen Impulse nicht zur Auswirkung und werden sie durch einen pathologisch veränderten zentralen Schaltmechanismus der Energieverteilung fehlgesteuert (PÖTZL), dann ist das optische Wahrnehmungskorrelat eine verzerrte Kontur mit dem größten Durchmesser der Verzerrung in der gleichen Richtung der bevorzugten Zwangsrichtung. Tatsächlich sieht unser Patient alle differenzierten Konturen in dieser Richtung verzerrt. Wie beim Vorschalten verschiedener Prismengläser, ist es der quantitative Faktor, der die Gestalt zunächst verzerrt erscheinen und bei stärkerer optischer Ablenkung zwei Figuren entstehen läßt. Die Metamorphopsie entspricht sonach dem geringeren Grad der Fusionsstörung, während bei der Polyopie in erheblicherem Maße die Herstellung der Identität zweier Netzhautpunkte aufgehoben ist. Ob ein Objekt verzerrt oder mehrfach gesehen wird, ist letzten Endes abhängig vom Grad der Phasenverschiebung der beiden Hemisphären. Der starken Phasenverschiebung entspricht die Polyopie, der geringeren das Verzerrtsehen. In beiden von uns angeführten Fällen liegt die Ursache der fehlerhaften optischen Wahrnehmung in einer Unfähigkeit, gerichtete Impulse frei verfügbar zu haben. Mit den Fällen der Literatur besteht vor allem eine Beziehung unseres letzten Falles zum Fall MERK aus der POPPELREUTERschen Untersuchungsreihe, mit dem er das Suchen mit zufälligem Finden, das sakkadierte Nachfahren von Figuren, das Erkennen geometrischer Umrißfiguren und das Verkennen von Objekten gemeinsam hat. POPPELREUTER bezeichnet seinen Fall als optische Apraxie, worunter auch unser Fall zu klassifizieren wäre, mit dem Unterschied, daß er einen dem Sprachrest des Aphatikers analogen Rest einer freien Richtungsbewegung verfügbar hat. Auch mit dem klassischen Fall GOLDSTEINS bestehen mehrfache Parallelen, das Erkennen einer Umrißfigur durch Nachfahren der Kontur mit dem Kopf, aber auch die kategoriale Einordnungsstörung für Farbnuancen, die er nach der Helligkeit in Beziehung bringt, nicht aber nach ihrer Grundkategorie Rot, Grün usw. einordnet. Nach den anamnestischen Erhebungen bestand vorerst zweifellos eine Rindenblindheit, die in der Rückbildung alle Kriterien der von PÖTZL und POPPELREUTER aufgezeigten Phänomene aufwies. Der Wiederaufbau der Wahrnehmung und Bewältigung der räumlichen Gegebenheiten vollzieht sich im optischen System wie in den anderen sensorischen Systemen von der innersten Raumschale nach außen. Der Wiederaufbau der Differenzierbarkeit für ruhende Objekte machte in der Greifschale halt und schritt nicht bis zum eigentlichen Feld der optischen Umwelterfassung der Sehschale fort. Selbst in diesem Raumfeld der Greifschale ist das Erkennen von Figuren auf Umrißfiguren (BÜHLER) beschränkt, während Flächengestalten nicht auflösbar sind. Der Wiederaufbau der optischen Umwelterschließung in der Sehschale wurde bei ihm bloß bis zur Stufe des Bewegungssehens entwickelt. Diese Organisationsform wurde jedoch so hochgradig organisiert, daß der Patient verschiedene Leistungen kohärent ausführen konnte (Kampfspiele), die man ihm auf Grund der Untersuchungsergebnisse niemals zugetraut hätte. Diese Diskrepanz zwischen insuffizientem Figurendifferenzieren und kohärentem Bewegungssehen kann man nicht durch eine lokalosatorische Besonderheit des Hirndefektes erklären, sondern man wird sich vorstellen müssen, daß die durch die Läsion verursachte Phasenverschiebung der Erregungsfrequenzen für die primitivere Funktion des Bewegungssehens eine kohärente Leistung ermöglichen. Diese Vorstellung entspräche auch der RIBOTschen Regel.

Die Fehlleistungen, die die beiden zuletzt beschriebenen Patienten in der Sehschale zeigten, haben ihre wesentlichen Störungsfaktoren im motorischen Schenkel. Die schematische Grundfunktion kann aus der mangelhaften Summe von Sinnesqualitäten wohl kritische Details schaffen, aber die zur Weiterführung der dynamischen Genese notwendigen Richtungsimpulse standen nicht zur Verfügung. Die vom Schema gesetzten Grund- und dynamischen Akkorde konnten nicht zu einer Melodienfolge verbunden werden, wodurch der Aufbau des „Gefüges“ einer räumlichen Begegnung nicht gelang oder in pathologisch veränderter Form vor sich ging.

Abschließend noch eine Zusammenfassung über die Ergebnisse einer Untersuchungsreihe, die gemeinsam mit Doz. Dr. BOLTERAUER an 150 Okzipitalhirnverletzten vorgenommen wurde.

1. Optische Analogie (Abb. 49): War die Analogiebeziehung durch ein einziges Kriterium definiert, dann konnten fast alle Patienten die Aufgabe lösen. Je mehr Kriterien aber in analoge Beziehungen gesetzt wurden, um so zahlreicher versagten die Okzipitalverletzten. Je höher differenziert und mannigfacher die Aufgabe wurde, um so mangelhafter waren die Leistungen der Hirnverletzten, was der Konzeption GOLDSTEINS vom ganzheitlichen Abbau des Organismus insofern entspricht, als dieser allgemeine Grundsatz bei allen Hirnverletzten unabhängig von der Lokalisation aufschien. Besonders schwer und eindeutig waren aber die Fehlleistungen der Sehhirngeschädigten. Diese Ergebnisse trafen für Analogiebeziehungen von geometrischen Figuren und von sinnvollen Darstellungen zu.

2. Bilderauswahl und Bilderordnen: Bei der Bilderauswahl mußten aus einer Reihe von zirka 100 Bildern bestimmte ausgewählt werden, z. B. alle Möbel, alle Musikinstrumente usw. Beim Bilderordnen mußten alle Bilder, die nach der Ansicht der Versuchsperson zusammengehörten, zusammengelegt werden. Im allgemeinen ergab auch diese Untersuchungsreihe eine Bestätigung der GOLDSTEINschen Befunde. Die meisten Patienten trafen die Auswahl nach konkreten Gesichtspunkten und nicht nach einer abstrakten Einteilung, z. B. wurde ein Bett, ein Tisch und ein Klavier nebeneinander gelegt, „weil das ein Zimmer ist“ und nicht das Klavier zu den Musikinstrumenten. Ein Lastwagen, Eisenbahn, Schiff und Flugzeug wurden absolut nicht als eine Kategorie von Beförderungsmitteln akzeptiert, sondern jeder Zusammenhang abgelehnt.

3. Gestaltentwirrung (Abb. 50): Es wurden bis zu acht Figuren ineinander gezeichnet, so daß einzelne Details aus dem Linien- und Strichwirrwarr heraus-

ragten. Die Linien waren für die Patienten so lange ein wirres Knäuel und ihre Blickbewegungen ungeordnet, so lange sie nichts erkannten. Blitzte es aber an einer Stelle auf, das heißt, konnten sie ein aus dem Umriß herausragendes Detail als kritisches Detail komponieren, dann vermochte dieses kritische Detail die Richtungsimpulse der Augen so adäquat zu steuern, daß die Kreuz- und Querstriche die Melodie der Richtungszeichen nicht mehr zu unterbrechen vermochten und die Figur mit aktiven Blicken erschlossen werden konnte. Je massiver die cerebrale Läsion, um so massiver die Fehlleistung. Bei acht ineinander gezeichneten Figuren vermochte aber kein Okzipitalverletzter alle acht Figuren zu differenzieren. Bei drei Figuren konnten es alle. Auch für den durchschnittlichen Hirnverletzten war es schwierig, alle acht Figuren zu entziffern. Für den Sehhirngeschädigten war es meist gänzlich unmöglich. Es bestand also auch bei dieser Aufgabe nur ein gradueller Unterschied des Funktionswandels.

4. Bildergeschichten: Verwendet wurden Bildergeschichten aus den BÜHLERschen Kleinkindertests und aus Witzblättern. Die Aufgabe bestand entweder darin, mehrere Bilder einer Bilderreihe (Apfeldieb) in der richtigen Reihe nebeneinanderzulegen oder aus einer fix zusammengelegten Bilderreihe die Handlung zu erkennen. Bei dieser Leistungsprüfung zeigten die Sehhirngeschädigten die größte Einbuße gegenüber den Normalen. Die zum Verständnis des Witzes oder des bildlich dargestellten Vorganges nötigen kritischen Details konnten teils nicht erfaßt, teils nicht aneinandergereiht werden. Das Wesen des Witzes besteht darin, daß ein großer Gedankensprung von einem kritischen Detail zum anderen gemacht werden muß. Die gedankliche Richtung wird durch ein kritisches Detail in eine bestimmte Richtung lanciert und dann eine unerwartete Wendung vollzogen, die das Wesen des Witzes ausmacht. Auch im rein Sprachlichen gehört das Witzverständnis zu den letzten Feinheiten beim Beherrschen einer Fremdsprache. Diese letzten Feinheiten der optischen Wahrnehmung sind bei Okzipitalhirnverletzten generell reduziert.

5. Film: Gezeigt wurden die schon geschilderten zwei aneinandergereihten Kurzfilme, die eine einfache Handlungsfolge aufwiesen. Daß es sich um zwei Filme handelte, konnte der Großteil der Okzipitalverletzten erkennen. Den ersten Film als Brautschau zu erkennen mit Aneinanderreihung an sich nicht logisch verknüpfter Szenen, gelang dem größten Teil der Patienten. Die Fehlleistungen bestanden nur darin, daß sie mehr oder weniger Szenen vergessen hatten. Beim zweiten Film, wo die Szene des kritischen Erkennens darin bestand, daß der Zuschauer die Finte der Buben durchschauen mußte, die, um den Kaufmann vom Fußball wegzulocken, so taten, als ob sie Äpfel stehlen wollten, waren die Fehlleistungen des Erkennens viel häufiger. Nur ein Drittel der Okzipitalhirnverletzten konnte den Inhalt des zweiten Films richtig wiedergeben.

6. Flimmerfrequenz: Die Flimmerfrequenz war herabgesetzt. die Flimmerzone verbreitert und außerdem bestand eine hochgradige Ermüdbarkeit mit rapider Senkung der Flimmergrenze. Auch bei der Untersuchung der Flimmerfrequenz trat bei allen Hirnverletzten unabhängig von der Lokalisation ihrer Verletzung eine Senkung der Flimmergrenze in Erscheinung. Bei den Sehhirngeschädigten aber war sie wesentlich stärker ausgeprägt und konstanter zu finden. Flimmergrenzen von zehn Frequenzen in der Sekunde waren bei Sehhirngeschädigten fallweise aufzeigbar. Bei zwölf Frequenzen erfolgte schon eine Verschmelzung (vgl. die Befunde von P. CHRISTIAN und SCHMITZ).

7. Tiefensehen: Das Tiefensehen wurde untersucht an den PULFFRICH-Tafeln, am Stereomeßgerät der Luftwaffe, am Dreifadenapparat und am Fall-

gerät. Auch die Patienten mit schwersten Ausfallserscheinungen der optischen Wahrnehmung zeigten nicht an allen vier Apparaten die gleichen Fehlleistungen. Der oben beschriebene Fall 7 konnte am Fallapparat genau angeben, in welcher Entfernung die Kugel herabgefallen war, während er an den PULFFRICH-Tafeln vollkommen versagte. Unter allen untersuchten Fällen war kein einziger, der bei allen Tiefensehproben versagte, es war aber auch keiner, der an allen Apparaten gute Leistungen aufwies. Der höchste Prozentsatz versagte an den PULFFRICH-Tafeln (55%). Es handelt sich dabei bekanntlich um Stereobilder von Gebäuden oder Landschaften mit bestimmten eingezeichneten Marken, deren Lokalisation von der Versuchsperson gefordert wird. Diese Aufgabe erfordert zur Lösung die Erfassung und Bewältigung mehrerer Kriterien, die miteinander in Beziehung gesetzt werden müssen, während am Dreifadenapparat nur ein Faden in Beziehung zum anderen eingestellt werden muß. Die meisten richtigen Angaben erfolgten am Fallgerät, woraus der Schluß berechtigt ist, daß die Tiefenlokalisation bewegter Gegenstände leichter zu bewältigen ist.

8. Dunkeladaptation: Geprüft am HEINSIUSschen Adaptometer. Nur bei 25% ergab sich eine massive Störung der Dunkeladaptation. Diese Versuchspersonen erkannten nur den ersten Buchstaben. Bei 50% bestand eine leichte Störung. Vor allem war die Adaptationszeit verlängert und von den vier Figuren wurden nur zwei oder drei erkannt. Bei 25% war die Dunkeladaptation normal.

Bei allen diesen Proben zeigte sich, daß nicht alle optischen Leistungen gleichmäßig reduziert waren. Versuchspersonen, die den Film richtig erkannten, konnten ein schlechtes Tiefensehen haben. Die optischen Analogietests wurden gut gelöst, während der Patient bei der Gestaltentwirrung gänzlich versagte. Zusammenfassend kann zunächst festgehalten werden, daß die fein differenzierten, hochentwickelten optischen Wahrnehmungsleistungen früher und stärker gelitten hatten und daher massivere Fehlleistungen aufschienen als bei den primitiveren Reaktionen. Der von GOLDSTEIN aufgestellte Grundsatz des allgemeinen Abbaues jeglicher Leistung nach Hirnverletzungen stimmt insofern, als unabhängig vom Defekt hochdifferenzierte Leistungen, wie auch im Kapitel über die allgemeine Reduktion der geistigen Leistungsfähigkeit ausgeführt ist, eine Reduktion auf ein tieferes Leistungsniveau erfahren. Diese Senkung einer Wahrnehmungs- oder Denkleistung ist aber von der Lokalisation der Hirnläsion abhängig.

Tachystoskopische Untersuchung: Gegeben wurden zwei Aufgaben: 1. Drei kleine geometrische Figuren. Ein Kreis, links unten ein Stern, rechts unten ein auf die Spitze gestelltes Dreieck in gleicher Entfernung. 2. Drei Schuhe in bestimmter räumlicher Anordnung und von bestimmter Farbe. Die Tafel, auf der das Bild projiziert wurde, wurde zunächst ohne Bild beleuchtet, damit sich die Versuchspersonen darauf einstellen konnten. Die Exposition begann mit $^1/_{200}$ Sekunde und stieg über $^1/_{100}$, $^1/_{50}$, $^1/_{25}$, $^1/_{10}$, $^1/_5$, $^1/_2$ bis zu einer Sekunde. Die Versuchspersonen hatten ein Papier vor sich liegen und mußten nach jeder Belichtung bei schwacher Taschenlampenbeleuchtung einzeichnen, was sie gesehen hatten, und das Gesehene beschreiben. Zunächst die Ergebnisse des Erkennens der geometrischen Figuren. Es gibt gewissermaßen einen Standardaufbau der Wahrnehmung, der bei den meisten Patienten aufschien. Bei $^1/_{200}$ Sekunde sahen sie ein Licht, manchmal mit einer räumlichen Erstreckung, ohne bestimmte Form, „eine amorphe Fläche“, „etwas Graues“. Bei $^1/_{100}$ Sekunde sahen sie drei Figuren, die meist in richtig räumlicher Anordnung gesehen wurden, aber nicht genau definiert werden konnten. Bei $^1/_{50}$ Sekunde wurde der

Kreis fast regelmäßig erkannt, dazu noch meistens eine Figur, entweder das rechte Dreieck oder den linken Stern. Nach diesem Seitenbefund konnte man eindeutig die Seite der Hemiamblyopie oder Aufmerksamkeitsschwäche feststellen. Die dritte Figur im hemianopischen Feld wurde noch nicht erkannt, aber schon als etwas Vorhandenes angegeben. Bei der weiteren Verlängerung der Expositionszeit dauert es dann verschieden lang, von $^1/_5$ bis 2 Sekunden, bis alle drei Figuren an sich und in der richtigen räumlichen Anordnung erkannt wurden. Dies war der Aufbau bei den meisten Versuchspersonen. Es gab aber verschiedene Varianten. Ein Patient sah bei $^1/_{200}$ Sekunde das Dreieck rechts, trotz steigender Belichtungszeit sah er erst bei einer Belichtungszeit von 2 Sekunden den Kreis und den Stern. Am häufigsten wurde der Kreis als erstes Detail erkannt, einige Male als 0 eingezeichnet, oder mit dem Stern zu einer Figur wie ein Steuerrad verdichtet, oder bei $^1/_{200}$ Sekunde wurde rechts ein Dreieck gesehen, bei $^1/_{100}$ Sekunde das Dreieck und in der Mitte ein Viereck und erst bei $^1/_{50}$ Sekunde ein Kreis in der Mitte. Die Versuchsperson sah z. B. bei $^1/_{100}$ Sekunde den Kreis und das rechte Dreieck, bei $^1/_{50}$ Sekunde wurde auch der Stern links gesehen, aber in der Fortsetzung der Linie vom unteren rechten Dreieck zum Kreis nach links oben projiziert. Auch Seitenverlagerung des Dreiecks nach links oder des Sternes nach rechts kamen vor. Die erkannte Figur wurde dabei stets in das hemianopische Gesichtsfeld verlagert. Die Entfernung zwischen Stern und Kreis erschien manchmal doppelt so groß als zwischen Kreis und Dreieck, oder der Stern bzw. das Dreieck wurden tieferstehend und nicht auf gleicher Höhe mit der korrespondierenden Figur gesehen. Bei $^1/_{100}$ Sekunde wurden die drei Figuren in richtiger räumlicher Anordnung, aber ungenau gesehen. Bei $^1/_{50}$ Sekunde werden das rechte Dreieck und der mittlere Kreis exakt gesehen, aber auf einer horizontalen Linie. Ein Patient sah bei $^1/_{200}$ Sekunde den Kreis und bei 2 Sekunden noch immer den Kreis allein (BALINTsche Einengung des Überschauens).

Bei den drei Schuhen: Bei $^1/_{200}$ Sekunde gaben die meisten Patienten nur einen verschwommenen Lichteindruck an. Einige einen farbigen oder roten Fleck. Bei $^1/_{100}$ Sekunde waren es mehrere Sachen, was es sei, könne man noch nicht sagen. Bei $^1/_{50}$ Sekunde „es sind drei Sachen in bestimmter räumlicher Anordnung". $^1/_{25}$ Sekunde „der mittlere Gegenstand ist rot, der rechte ist dunkel, der linke undeutlich". Bei $^1/_{10}$ oder $^1/_5$ Sekunde „das Rote in der Mitte ist ein Damenschuh", und dann je nach der Sehschwäche wurde rechts oder links noch ein Schuh dazu gesehen. Erst bei 1 Sekunde wurden bei der Mehrzahl der Fälle alle drei Schuhe erkannt, bei 2 bis 5 Sekunden auch in der richtigen räumlichen Anordnung gezeichnet. Zwei Patienten aus der gesamten Untersuchungsreihe erkannten schon bei $^1/_{100}$ Sekunde alle drei Schuhe in richtiger Anordnung. Nun die Varianten: Manche Versuchspersonen erkannten schon bei $^1/_{200}$ bzw. $^1/_{100}$ Sekunde deutlich eine rote Fläche. Dieses frühzeitige Erkennen der Farbe versperrte das Figurenerkennen sehr lange. Erst bei $^1/_2$ bis 2 Sekunden konnten Details der Figuren erkannt werden, die zur Diagnose Schuh führten. Die rote Farbe wurde immer als erste, Blau als letzte erkannt. Die blaue Farbe wurde manchmal vom linken Schuh, der noch nicht erkannt wurde, auf den rechts stehenden schwarzen Schuh projiziert. Der rechte Schnürschuh wurde bei $^1/_{100}$ Sekunde erkannt und erst bei einer Belichtungszeit von 1 Sekunde als nächste Figur der rote Damenschuh erkannt. Auch hier, wie bei den geometrischen Figuren, das Phänomen, daß ein vorzeitig erkanntes Detail das Erkennen weiterer Figuren versperrt. Ein sehr häufiger Fehler war weiterhin die fehlerhafte räumliche Anordnung. Die drei Schuhe wurden parallel in einer Richtung gezeichnet. Innerhalb der wechselnden Belichtungszeit wechselte auch die Richtungsangabe der einzelnen Figuren. So wurde der Absatz eines erkannten Schuhes bei $^1/_{50}$ vorne und bei $^1/_{25}$ Sekunde rückwärts gesehen. Diese Projektionsfehler wechselten öfters. Je nach der Halbseitensehschwäche wurden nur die rechten oder linken Figuren erkannt. Je vorzeitiger eine Figur exakt erkannt wurde, um so unvollkommener glückte die gesamte Lösung der Erkennung aller drei Figuren. Nach zwei Schuhen, die bei $^1/_{50}$ Sekunde schon erkannt wurden, erfolgte bis zu einer Belichtungszeit von 5 Sekunden kein weiteres Detail. Erst dann merkte er, daß links auch noch etwas da sei. Recht häufig bestand auch eine Tendenz, die Verlaufsrichtung der ersten erkannten Figur auf die später erkannten Figuren zu projizieren, die dann alle parallel gezeichnet bzw. gesehen wurden. Nicht nur die Farbe eines Schuhes, sondern auch der Schuh selbst wurden manchmal auf die falsche Seite projiziert.

Der Aufbau der Gestaltbildung vollzieht sich demnach auch bei den meisten unserer Patienten in den von POPPELREUTER an Sehhirngeschädigten und von SANDER bzw. WOHLFAHRT an Normalen aufgezeigten Stufen. Völlig einheitlich ist die erste Phase, die BUTZMANN als Urnebel bezeichnet. Es ist nichts weiter als ein amorpher Helligkeitseindruck. In unserer Konzeption ist dies die Phase der petite perception. Daß das Amorphe schlechthin am Beginn jeder Wahrnehmung steht und nicht, wie GOLDSTEIN glaubte, die „Gerade", scheint nach Analyse so zahlreicher Fälle gesetzmäßig fixierbar. In der zweiten Phase WOHLFAHRTS erkennen die Personen eine kreisrunde Kontur, die er als Embryonalhülle bezeichnet. Wir konnten diese Phase an unseren Patienten nicht analysieren, sondern fanden bei der Mehrzahl der Fälle als Kriterium der nächsten Phase eine Gerichtetheit des Eindruckes. Der amorphe Eindruck bekam irgend eine Ausdehnung (die drei Schuhe wurden als Ellipse gesehen). Bei WOHLFAHRT bildet sich zunächst eine Asymmetrie, eine gequetschte Gestalt und dann erst eine Richtung aus. Bei der Mehrzahl der Fälle ging der Aufbau so vor sich, daß zunächst die räumliche Anordnung grob erkannt wurde, während die Figur noch undifferenziert blieb (wie bei CONRAD K.). War dies der Fall, dann konnten nach dem Erkennen des kritischen Details mit steigender Belichtungszeit sukzessive auch die weiteren Figuren differenziert werden. Ein Sehhirngeschädigter erkannte als ersten exakten Eindruck eine Teilfigur. Dabei blieb es dann, bis zu ganz hohen Belichtungszeiten, so daß man den Eindruck bekam, daß das vorzeitige Erkennen einer Teilfigur die weitere Differenzierung hemmt. Auch das vorzeitige Erkennen einer Farbe hemmt die weitere Explikation der gegenständlichen Wahrnehmung. Die vorzeitig ausgereifte Figur wurde vom Schema als endgültig Bestimmtes gesetzt und mit einem Grundakkord von Sinnesqualitäten versehen. Zur weiteren Erfassung fehlte diesem kritischen Detail der dynamische Akkord, der die weiteren erfassenden Intentionen steuern sollte. Während bei der POPPELREUTERschen als auch bei der WOHLFAHRTschen Untersuchungsreihe protokollmäßig nun einzelne Details hervortreten, z. B. Ecken, gerade Linien usw., sehen wir bei unseren Versuchspersonen diese Sukzession nie. Auf die Phase des amorphen Sinneseindruckes folgte ein Eindruck der groben räumlichen Anordnung mit der richtigen Zahlangabe der gesehenen Figuren ohne Angabe der exakten Form der Figur. Schlagartig war aber dann die ganze Figur da. Nie sah die Versuchsperson einen Teil eines Kreises oder einen halben Stern, sondern immer die ganze Figur. Diese erkannte Teilfigur war das kritische Detail. Sie regte in weiterer Folge die weitere Erfassung der undeutlichen, unklaren, aber immerhin schon wahrgenommenen räumlichen Beziehungen an. In dieser Phase des räumlichen Erfassens treten nun bei den Sehhirngeschädigten die mannigfachsten Fehlleistungen zutage. Entweder konnte sich die Richtungsintention nach der Seite der Sehschwäche nicht durchsetzen (die in dieser Gesichtshälfte liegenden Figuren blieben bis zu hohen Belichtungszeiten versperrt), oder der Richtungsimpuls wurde nicht richtig gesteuert. Der links unten liegende Stern wurde nach links oben in die Fortsetzung der Linie rechtes Dreieck—Kreis projiziert. Oder der Richtungsimpuls von der rechts erkannten Figur des Dreieckes führte richtig nach links in das ungewisse Feld, wo der Stern lag. Dieser wurde als solcher noch nicht erkannt, auf dieser optomotorischen Wanderung wurde aber das Wahrnehmungskorrelat mitgeschleppt und das Dreieck an den linken Platz, wo in Wirklichkeit der Stern lag, projiziert. Auch die Farbe wurde allästhetisch verlagert und auf die falsche Figur projiziert. Auch Gestaltverzerrungen treten nach dem Erkennen des kritischen Details erster Ordnung auf. Nach dem Erkennen des Kreises als der mittleren Figur wird die Strecke zum linken Stern länger als zum rechten Dreieck gesehen. Es ist dies nichts anderes als eine geometrische Metamorphopsie. Das Haften eines kritischen Eindruckes ist ebenfalls demonstrierbar. Das kritische Detail ist das rechtsseitige Dreieck. In der nächsten Phase wird in der Mitte ein Viereck gesehen, das vom Kreis die grobe Form und vom primär erkannten Dreieck noch das Detail der Ecken an sich hat. Oder der Kreis wird primär erkannt und bei der nächsten längeren Belichtungszeit mit dem linksseitigen Stern zu einem Steuerrad verdichtet. Es sind dies im wesentlichen Fehlleistungen der Motorik. Die vom kritischen Detail induzierten Richtungsintentionen sind fehlgesteuert oder in eine Zwangsrichtung abgelenkt, jedenfalls sind sie der schematischen Ordnung nicht frei verfügbar. Die Phase der Wohlfahrtschen Aufbaureihe, in der die Binnenfläche der Gestalt sich abhebt, trat bei den Sehhirngeschädigten, wenn überhaupt, sehr spät auf. Die Differenzierung der Innenfläche ist die höchstentwickelte Wahrnehmungsleistung und ist bei den Sehhirngeschädigten empfindlich gestört. Gemeinsam mit Wohlfahrt können wir hervorheben, daß die endgültige Gestalt plötzlich auftritt, womit die Aufgabe abgeschlossen ist und ihre Spannung verliert. Sie wird mit einem Grundakkord versehen, der das endgültig Bestimmte abschließt. Wird hingegen eine vorzeitig ausgereifte Teilfigur vom Schema als Endgültiges gesetzt, mit Grundakkord und nicht mit dynamischem Akkord versehen, dann fehlt jede weitere Anregung zur Erfassung der gesamten Figur und die Wahrnehmung bleibt auf der Stufe der Detailerkenntnis stecken. Das vorzeitig Ausgereifte wird zum endgültig Bestimmten, womit der Wahrnehmungsvorgang abgeschlossen scheint. Ein vorzeitig erfaßtes Detail fördert nicht den schöpferischen Entwicklungsgang, sondern blockiert ihn geradezu. Der plötzliche Sprung aus der petite perception, das *Jetzt,* mit dem die planvoll gesteuerte dynamisch-genetische Entwicklung beginnt, ließ sich an den tachystoskopischen Befunden demonstrieren. Das kritische Detail organisiert die Intention der nötigen Richtungsimpulse, die zu weiteren Teilzielen führen. Besteht jedoch eine Beschränkung der freien Verfügbarkeit dieser Richtungsintentionen, dann wird das kritische Detail nicht mit dem entsprechenden dynamischen Akkord versehen, sondern mit dem gleichsam adynamischen Grundakkord, der das Teilziel zum endgültig Bestimmten werden läßt, wodurch die weitere Explikation blockiert erscheint. Selbst wenn es nicht zur völligen Blockade der weiteren optischen Erfassung kommt, sind die Richtungsimpulse der einzelnen dynamisch-genetischen Wahrnehmungsschritte durch die cerebrale Läsion derart modifiziert, daß in den einzelnen Phasen Verlagerungen im Sinne von Allästhesien, oder Verzerrungen im Sinne von Metamorphopsien, oder Perseverationen im Sinne von Haften an intendierten Richtungen, oder Balint-artige Einschränkungen der Überschaubarkeit eintreten, als durch die besondere Anordnung aufzeigbare Formen von Fehlleistungen der räumlichen Wahrnehmung in der Sehschale.

Zusammenfassung.

An Hand hirnpathologischer Fälle wurde versucht, die Beziehungen des Individuums zu seiner Umwelt zu analysieren. Das Ich als abstrakte Konzentration ist von drei Raumschalen umgeben, 1. der Körperschale, 2. der Greifschale, 3. der Sehschale. In diesen drei Raumschalen spielen sich die Begegnungsereignisse des Ichs mit der Umwelt ab. Diese Raumschalen sind durch sinnliche Gegebenheiten abgegrenzt. Die innerste Raumschale ist ontogenetisch als erste entwickelt und sinnesmaterialmäßig am ausgiebigsten ausgestattet. In ihr sind die Begegnungsereignisse mehrfach gesichert. Es kommt daher seltener als in den anderen Raumschalen zu Funktionsstörungen. In der Sehschale steht dem Individuum nur ein Sinnessystem zur Verfügung. Störungen der Orientierung in der Sehschale sind daher wesentlich häufiger zu beobachten.

Die Beziehungen des Individuums zu seiner Umwelt werden individuell gesteuert. Die Organisationsform dieser Funktionssteuerung ist das „Schema" des Gehirns. Diese Potenz bildet aus der Fülle der einströmenden Sinnesleistungen, aus der petite perception einen Akkord einander entsprechender Sinnesqualitäten. Diesen Augenblick der ersten schematischen Aktivität bezeichnen wir zeitlich als *kritisches Moment,* handlungsmäßig als *kritischen Akt.* Das Resultat ist das kritische Detail. Dieses kritische Moment ist vergleichbar der Entstehung des Kristallisationskernes bei der Kristallwerdung. In der weiteren Folge läuft das Geschehen nach der inneren Gesetzlichkeit des Individuums ab, wobei auch die anorganische Materie (Kristall) ihre festgelegte Gesetzlichkeit hat. In der belebten Welt läuft der weitere Weg der Begegnung nach dem ontisch-genetischen bzw. dynamisch-genetischen Prinzip (AUERSPERG) ab. Der aus der Fülle der Sinnesqualitäten vom Schema gesetzte Akkord wurde von uns als *kritisches Detail* bezeichnet. Mit der Schaffung des kritischen Details wird vom Schema ein Grundakkord gesetzt, der die Tonika festlegt. Zur weiteren Explikation werden wie bei einer Melodie bestimmte Eckpfeiler (Töne) herausgehoben und vom Schema mit dynamischen Akkorden versehen. Diese ausgezeichneten Punkte wurden von uns als dynamisches Detail bezeichnet. Sie bestätigen in ihrer Funktion das kritische Detail als Grundakkord und steuern dynamisch die weitere Explikation bis zur endgültigen Bestimmung. Nach Hirnverletzungen treten im wesentlichen zwei Formen des Funktionswandels auf. Bei den schweren Läsionen geht die Fähigkeit verloren, kritische Details als Grundakkord für das Begegnungsereignis zu setzen. Es fehlt der Ansatz zur Begegnung mit der Umwelt, der kritische Akt wird nicht gesetzt. Bei den geringeren Läsionen kann wohl im kritischen Moment der Grundakkord als kritisches Detail komponiert werden, aber in der folgenden Explikation kann die schematische Funktion keine Eckpfeiler aus der Bewegungs- oder Empfindungsmelodie herausdifferenzieren und mit dynamischen Akkorden versehen, die das Vergangene bestätigen und dem Zukünftigen zusteuern. Die Folge davon ist ein Haften, ein Perseverieren, ein Versanden bzw. ein Fehlsteuerung der dynamisch-genetischen Entwicklung. Als Ursache konnten wir eine zeitliche Phasenverschiebung der Erregungsvorgänge demonstrieren, die eine Folge der Läsion des nervösen Substrates ist.

Literatur.

ANTON: Arch. Psychiatr. (D.) **32** (1899).
AUERSPERG: Das Schema. (Im Erscheinen.)

BALINT, R.: Mschr. Psychiatr. **25**, 51 (1909).
BARANY, C. und O. VOGT: J. Psychiatr. und Neur. **30** (1923).
BAY, E.: Dtsch. Z. Nervenhk. **156** (1944).
BEICHL, L.: Z. Neur. **177**, H. 4 (1944).
BEYER, E.: Zit. nach PÖTZL, Die optische Allästhesie.
BEHRINGER-STEIN: Z. Neur. **23**, 472 (1931).
BEST: Neur. Zbl. **38**, 427.
BIELSCHOWSKY: Ber. 35. Vers. Ophthalmoskop. Ges. 1909.
BIRKMAYER, W.: Arch. Psychiatr. (D.) **117** (1944).
— Dtsch. Z. Nervenhk. **155** (1943).
— Z. Neur. **176** (1943).
— Pötzl-Festschrift. Innsbruck: Wagnersche Verlagsbuchhandlung, 1948.
BOLTERAUER, L.: Wien. Z. Phil. Psychol. u. Pädag. **1946**, H. 1.
BONHÖFFER: Mschr. Psychiatr. **37** (1915); **54** (1923).
BÜHLER, K.: Sprachlehre. Wien, 1932.
CAMPORA: Brain **48** (1925).
CHARCOT: Oeuvre compl. **3** (1890).
COHEN: Dtsch. Z. Nervenhk. **93** (1926).
CONRAD, K.: Fschr. Neur. **1943**, H. 5.
— Vortrag am Kongreß dtsch. Neurologen. 1949.
CHRISTIAN-SCHMITZ: Dtsch. Z. Nervenhk. **154** (1943).
ENGERTH: Z. Neur. **149**.
FOERSTER, O.: Hdb. der Neurologie. Bd. 6.
GELB-GOLDSTEIN: Z. Neur. **41** (1918).
— Psychologische Untersuchungen hirnpathologischer Fälle. Leipzig, 1920.
GERSTMANN: Mschr. Psychiatr. **44** (1918).
— Z. Neur. **108** (1930).
GOLDSTEIN: Der Aufbau des Organismus. M. Nyhoff, 1934.
—-REICHMANN: Arch. Psychiatr. (D.) **56** (1916).
GRÜNBAUM: Zbl. Neur. **55** (1930).
GUILLAIN: Rev. neur. **39** (1932).
HARTMANN: Die Orientierung. Leipzig, 1902.
HOFF-SCHILDER dtsch.: Z. Nervenhk. **103** (1928).
—-PÖTZL: Z. Neur. **151** (1934).
— — Mschr. Psychiatr. **90** (305).
JACKSON, H.: Über den Aufbau und Abbau des Nervensystems. Berlin: S. Karger, 1927.
JORDAN, P.: Die Physik und das Geheimnis des organischen Lebens. Braunschweig, 1941.
KLEIST, K.: Gehirnpathologie Leipzig: J. A. Barth, 1934.
KUTNER, R.: Mschr. Psychiatr. **21** (1907).
LANGE, J.: Hdb. der Neurologie, Bd. 6.
LENZ, H.: Dtsch. Z. Nervenhk. **157** (1944).
— Arch. Psychiatr. (D.) **117** (1944).
LIEPMANN, H.: Über Störungen des Handelns. Berlin: S. Karger, 1905.
LUND: Amer. J. Psychiatry **42**, 51 (1930).
MACH: Analyse der Empfindungen. Jena, 1902.
MARX-BAYER: Harmonielehre. Universal-Edition, 1933.
MAYRHOFER, J.: Z. Neur. **174** (1942).
PICHLER, E.: Dtsch. Z. Nervenhk. **157** (1944).
PICK: Neur. Zbl. **26** (1907).
PINEAS: Z. Neur. **133** (1931).
PÖTZL, O.: Jb. Psychiatr. **50** (1933).
— Jb. Psychiatr. **54** (1937).
— Mschr. Psychiatr. **62**, H. 1.
— Z. Neur. **174**.
— Z. Neur. **95** (1925).
— Mschr. Psychiatr. **60** (1925).
— Dtsch. Z. Nervenhk. **145** (1938).

PÖTZL, O.: Wien. klin. Wschr. **1942**, Nr. 47.
— Die optisch-agnostischen Störungen. Wien: F. Deuticke, 1928.
—-HERMANN: Über die Agraphie. Berlin, 1926.
—-Die optische Allästhesie. Berlin: S. Karger, 1928.
—-URBAN: Mschr. Psychiatr. **92** (1936).
POPPELREUTER, W.: Die psychischen Schädigungen nach Kopfschuß im Kriege. Berlin: L. Voß, 1914.
— Z. Neur. **83** (1923).
RAYMOND: Zit. nach REVESZ, Z. Neur. **115** (1928).
SANDER, F.: Arch. Psychol. (D.) **65**, 191 (1928).
SCHELLER-SEIDEMANN: Mschr. Psychiatr. **81** (1931).
SCHILDER, P.: Z. Neur. **149** (1934).
— Das Körperschema. Berlin: Springer-Verlag, 1923.
— J. nerv. Dis. (Am.) **71** (1930).
SCHLESINGER: Z. Neur. **117** (1928).
SZYMANSKI: Pflügers Arch. **151** (1913).
UEXKÜLL: Theoretische Biologie. Berlin, 1928.
—-KRISZAT: Streifzüge durch die Umwelt usw. Berlin: Springer-Verlag, 1934.
WEIZSÄCKER, V.: Dtsch. Z. Nervenhk. **84** (1925).
— Dtsch. Z. Nervenhk. **117** (1931).
— Z. Sinnesphysiol. **64** (1933).
— Der Gestaltkreis. Leipzig: G. Thieme, 1940.
WERNICKE: Mschr. Psychiatr. **13** (1903).
WILDBRAND: Die Seelenblindheit. München: J. F. Bergmann, 1887.
WILDER: Dtsch. Z. Nervenhk. **104** (1928).
WOHLFAHRT: Neue psychol. Studien **4** (1928).
WOLPERT: Zbl. Neur. **55**, 786.
ZUTT: Mschr. Psychiatr. **82** (1932).

Neuntes Kapitel.

Die Wiedereingliederung des Hirnverletzten in die soziale Gemeinschaft.

WEIZSÄCKER sieht die Lösung der sozialen Frage als die vordringlichste Aufgabe eines Hirnverletztenlazarettes an. Diese Erkenntnis erscheint, wie alle grundlegenden Ideen, selbstverständlich. Die praktische Verwirklichung dieses Prinzips ist allerdings nicht so einfach. Wir haben in den vorausgehenden Kapiteln gesehen, daß die körperliche und geistige Leistungsfähigkeit des Hirnverletzten herabgesetzt ist. Der Hirnverletzte soll in die normale menschliche Gemeinschaft mit einer reduzierten Leistungskapazität eingegliedert werden. Dieser ärztliche Grundsatz muß dem Hirnverletzten schon bei der Aufnahme in das Lazarett induziert werden und alle seine Reservekräfte mobilisieren und vor das gesteckte Ziel spannen. Die Entlassung eines Hirnverletzten aus dem Lazarettverband ohne eindeutige Klärung seiner zukünftigen Lebensverhältnisse ist als ärztlicher Kunstfehler anzusprechen. Der Lazarettaufenthalt hat somit neben der Förderung des cerebralen Gesundungsprozesses die Vorbereitung und langsame Einschleusung in das normale Leben zur Aufgabe. WEIZSÄCKER steht auf dem Standpunkt, daß von der Übung der geschädigten Funktionen keine Besserung zu erwarten ist und der Hirnverletzte bloß an ein neues Arbeitsmilieu gewöhnt werden soll. Im Gegensatz hierzu fanden wir, daß ein möglichst vielseitiges funktionelles Üben eine beträchtliche Leistungsverbesserung mit sich bringt. Unsere Ergebnisse stehen in Übereinstimmung mit den Erfahrungen ähnlicher Lazarette (HELSPER, RÜSKEN, SCHUSTER u. a.). Diese Diskrepanz ergibt sich vermutlich aus der Verschieden heit des Patientenmaterials. WEIZSÄCKER hatte in seinem Lazarett, ähnlich wie L. CREDNER im Münchener Hirnverletztenheim, Patienten, deren Verletzung lange Zeit zurücklag. Nach abgeschlossener cerebraler Reparationsphase scheint eine Funktionsverbesserung tatsächlich wenig aussichtsreich und die Gewöhnung an ein dem Defekt adäquates Milieu angepaßter. Wir hingegen bekamen unsere Patienten relativ früh von den neurochirurgischen Stationen. In diesem frischen Verletzungsstadium wirkten sich die verschiedenen Funktionsübungen vorteilhaft aus und brachten den Hirnverletzten rascher und weitgehender an seine Leistungsgrenze heran als eine spontane Remission ohne Übungstherapie. Die Funktionsübungen gliedern sich in zwei Gruppen. In der ersten Gruppe versuchten wir direkt den durch den lokalen Defekt hervorgerufenen Schaden zu beseitigen (Sprachunterricht, Sehunterricht, Wiederherstellungsgymnastik). In der zweiten Gruppe war der Schwerpunkt der Übungen auf die Wiederherstellung der gestörten vegetativen Regulationen abgestimmt, die ja, wie wir oben darstellen konnten, als das faßbare Substrat der veränderten Grundhaltung des Hirnverletzten anzusprechen sind. In diese Gruppe gehörten die sportlichen Übungen, der Schulunterricht und der Werkstättenbetrieb. Diese Arbeitsleistungen führten zu einer Belebung der allgemeinbiologischen Funktionen. Wesentlich bei diesem vegetativen Gesundungsprozeß ist der seelische Faktor. Die einzelnen Beschäftigungen müssen einen lustbetonten Grundton haben, dessen Vorhandensein vom Arzt aus der Stimmung der Patienten bei den einzelnen Übungsbetrieben zu beobachten ist. Daneben stellen der Urlaub im familiären Milieu und die verschiedenen Zerstreuungen (Theater, Kino usw.) fördernde Faktoren dar. Diese Maßnahmen fördern nicht nur den Gesundheitsprozeß im weitesten Sinn, sondern geben dem Arzt auch die Möglichkeit, die jeweilige Belastbarkeit des Hirnverletzten zu beurteilen. Die Begutachtung der verschiedenen Übungsbetriebe, die Ergebnisse der psychologischen Untersuchungen und das zusammenfassende Urteil des Arztes bilden die Grundlagen für die sogenannte Berufsberatung. Der Zeitpunkt dieser Berufsberatung wurde vom Arzt dann angesetzt, wenn der Heilvorgang als abgeschlossen angesehen werden konnte. Für den Patienten war dieser Termin ein Wendepunkt. Er wurde aus der ärztlichen Fürsorge der Obhut der zivilen Versorgungsstellen (Landesinvalidenamt und Arbeitsamt) überantwortet. Die ersten Phasen dieses neuen Weges standen jedoch noch unter ärztlicher Kontrolle. Wir hatten zu diesem Zweck dem eigentlichen Hirnverletztenlazarett eine Übungsabteilung angegliedert, die unter der Führung von Doktor SOLMS stand. Die disziplinäre Führung in dieser Abteilung war entsprechend aufgelockert. Da die besten Untersuchungsergebnisse noch keine Gewähr dafür bieten können, ob der Patient tatsächlich imstande ist, eine geregelte Tätigkeit auszuüben, wurden die Patienten in einen Betrieb eingewiesen, wo sie sich in ihrem alten Beruf oder in verwandter Tätigkeit erproben konnten. Je länger und weitgehender diese Erprobung unter ärztlicher Führung stand, um so geringer war der Mißerfolg und um so dauerhafter glückte die Einordnung in ein neues Milieu. Der Aufenthalt des Patienten im Lazarett während dieser Arbeitserprobung ermöglichte einerseits eine dauernde Aussprache mit dem Arzt, anderseits eine dauernde ärztliche Kontrolle des Gesundheitszustandes. Ein zu früh oder zu intensiv eingeleiteter Arbeitsversuch konnte vom Arzt noch vor einer Katastrophenreaktion abgebrochen und damit ein beträchtlicher Schaden am Leistungsgefühl und der gesamten Persönlichkeit des Verletzten hintangehalten werden. Die stets auftretenden Schwierigkeiten bei den ersten tastenden beruflichen Gehversuchen des Patienten wurden noch mit ärztlicher Unterstützung ausgeführt.

Tabelle 38.

Reserve-Lazarett XVIa
Sonderlazarett für Hirnverletzte
Chefarzt

Wien VIII, Pfeilg. 4—6, den 9. II. 45
A 23-4-16

Wiener Fleischerwerke,

Wien III, Baumgarten 31.

Wir haben unseren Patienten St.-Gefr. Fußthaler Franz weiterhin vom 10. II. 45 bis 24. II. 45 in Ihren Betrieb zur Arbeit eingewiesen. Er ist Hirnverletzter und wir bitten Sie, ihm die Möglichkeit zu langsamer Wiedereingewöhnung in die Arbeit zu geben. Er hat den Auftrag, täglich dort zu erscheinen. Es wird gebeten, auf die Einhaltung dieser Anordnung zu achten und dem Lazarett Mitteilung zu geben, wenn der Patient fernbleibt.

Er wird demnächst aus der Wehrmacht entlassen werden; vorher müssen wir uns klar werden über seine Leistungsfähigkeit im Beruf, darum bitten wir Sie, uns nach einer Erprobung von ...... Wochen folgende Fragen zu beantworten:

Wie lange hat er gearbeitet? ....

Wie sind seine Leistungen? ....

Welche Schwierigkeiten ergaben sich? Zeigte sich der Patient besonders nervös?
....

Glauben Sie, daß er in dieser Tätigkeit bleiben könnte oder schlagen Sie eine andere Tätigkeit vor? ....
....

Wieviel könnte er jetzt in dieser Tätigkeit verdienen und in welchem Verhältnis steht dieser Verdienst zu dem eines gesunden Arbeitskameraden? ....
....
....
....
....
....

Wir bitten Sie, uns diesen Bogen nach Ablauf von .... Wochen zurückzusenden.

Dr. Birkmayer, Chefarzt.

Stand von vornherein fest, daß der Patient seinen Beruf nicht würde ausüben können, so wurde eine Berufsumschulung beschlossen. Auch hierbei konnten die Schwierigkeiten, die das Einprägen eines neuen Wissensstoffes für den Hirnverletzten bietet, unter ärztlicher Fürsorge auf ein Minimum reduziert werden. Der von WEIZSÄCKER betonte Idealzustand einer ständigen Fühlungnahme zwischen Betrieb, Patienten und Arzt konnte bei uns wegen der großen Zahl der Patienten und dem allgemeinen Mangel geschulter Ärzte nicht durchgeführt werden. Wir bemühten uns daher, diesen Schwierigkeiten mit Hilfe eines Fragebogens aus dem Wege zu gehen. Jeder Betrieb, in den ein Hirnverletzter zur Arbeitserprobung eingewiesen wurde, bekam nach Ablauf von acht Wochen einen Fragebogen (Tab. 38), in dem die betreffenden Betriebsvorgesetzten ein Urteil über die Leistungen und das Verhalten des Patienten abgaben. Erst wenn die Antwort des Betriebes, die Angaben des Patienten und das ärztliche Urteil eine Wiedereingliederung des Patienten in das Berufsleben gefahrlos erscheinen ließen, wurde der Patient aus dem Lazarett entlassen. Der Erfolg der sozialen Wiedereingliederung des Verletzten war um so dauerhafter und zufriedenstellender, je sorgfältiger und gediegener die aufgewendete ärztliche Kontrolle war. Auch für die späteren Lebensphasen des Hirnverletzten war eine dauernde Zusammenarbeit zwischen Arzt, Fürsorgestellen und Familie notwendig. Organisatorisch schufen wir zu diesem Zweck eine Beratungsstelle für ins Zivilleben entlassene Hirnverletzte, die ebenfalls von Dr. SOLMS geleitet wurde. Das Bewußtsein, sich an verständnisvolle Helfer wenden zu können, brachte für den Hirnverletzten und seine Angehörigen eine wesentliche Erleichterung bei der Bewältigung der normalen Lebensanforderungen. Selbstverständlich ist auch eine Wiederaufnahme in eine zivile Hirnverletztenabteilung mit der Möglichkeit einer neurochirurgischen Versorgung vorgesehen. Auch diese Voraussetzungen waren und sind in Wien durch die Klinik Prof. SCHÖNBAUERS gegeben. Verhindert muß auf alle Fälle werden, daß der Hirnverletzte auf Grund eines beruflichen und familiären Versagens in eine gänzlich negativistische, mit sich und der Welt unzufriedene seelische Grundstimmung abgleitet, aus der er nur sehr schwer wieder herauszuheben ist. Derartige fachärztlich geführte zivile Stellen können gleichermaßen durch Beratung des Verletzten wie des Betriebes aufklärend wirken. Eine vom Betrieb häufig geäußerte Ansicht ist die, daß die Hirnverletzten wenig Arbeitslust zeigen, stark ermüdbar, reizbar und schwer verträglich sind. Die Verletzten selbst fühlen sich nicht verstanden und zu wenig berücksichtigt. Der kundige Arzt sieht in diesen geäußerten Beschwerden den Ausdruck einer zu hohen Belastung der vegetativen Kapazität. Schon WEIZSÄCKER wies darauf hin, daß beim Hirnverletzten zwischen Arbeitsfähigkeit und Arbeitsbereitschaft kein scharfer Trennungsstrich zu ziehen sei. Auch die verminderte Arbeitsbereitschaft ist Ausdruck einer mangelnden Leistungskapazität und muß als vegetativer Funktionswandel und nicht als böswillige Charaktereigenschaft gewertet werden. Ein in derartigen Fragen geschulter Arzt wird oft Mißverständnisse auf beiden Seiten beseitigen können. Das soll nun nicht heißen, daß man dem Hirnverletzten alle Schwierigkeiten seiner Umstellung aus dem Weg räumen kann. Auch bei der Schulung und Berufsausbildung des Normalen treten Schwierigkeiten auf, die durch den besten Lehrer nicht umgangen werden können. Die anfangs auftretenden quälenden subjektiven Beschwerden, die körperliche und geistige Ermüdung, müssen mit pädagogisch-ärztlichem Einsatz überwunden werden, wie jüngst auch RÜSKEN hervorgehoben hat. Mit dem Durchhalten bessern sich Leistung und subjektive Beschwerden, getreu dem psychophysischen Äquivalenzprinzip (WEIZSÄCKER).

Ein wesentlicher Grundsatz ist noch zu beachten. Die Arbeit ist auch für den Hirnverletzten nur dann lustbetont und freudig, wenn sie sinnvoll und zweckgerichtet ist. Kartoffelschälen, Papiersäckekleben sowie die modernen Fließbandarbeiten sind seelisch so arm und eindruckslos, daß sie sich für den Hirnverletzten nicht eignen. Wir konnten darüber auch eigene Erfahrungen sammeln, als wir im Rahmen des Arbeitseinsatzes der Verwundeten eine bestimmte Anzahl von Drucksorten gummieren lassen mußten. Die Patienten empfanden diese Beschäftigung als Strafarbeit, erledigten unmutig ihr Arbeitspensum, um sich dann einer sinnvolleren Werkstättenarbeit zuzuwenden.

Da der erste Arbeitsversuch für das Schicksal des leistungsbehinderten Hirnverletzten große Bedeutung hat, scheint uns die aufgewendete Mühe keinesfalls fehl am Platz.

Der Erfolg dieser Arbeit ist aus den folgenden Tabellen ersichtlich. Tab. 39 enthält die Angaben von 400 Patienten, die länger als zwölf Monate aus dem Lazarett entlassen waren. 181 arbeiteten in ihrem alten Beruf, 197 hatten den Beruf gewechselt und 22 arbeiteten nicht. Zufrieden mit ihrer Berufsarbeit waren 298, unzufrieden 80 (21%). 35 verbesserten ihr Einkommen, 218 hatten ein gleich hohes Einkommen wie vor der Verletzung und 147 sanken ab (39%). 54 verbesserten ihre soziale Stellung, 271 blieben in gleicher Stellung und 75 sanken ab. Die Verbesserung des Einkommens und der sozialen Stellung ist

Tabelle 39. Auskunft der Patienten.

400 Patienten, die schon über 12 Monate aus dem Lazarett entlassen sind, wurden befragt.

22 sind versehrt nach V. S. I.
135 „ „ „ V. S. II.
241 „ „ „ V. S. III.
2 „ „ „ V. S. IV.

Im alten Beruf blieben	14 mit V. S. I.		
	67 „ V. S. II.		
	100 „ V. S. III.	Zusammen **181**	
Den Beruf wechselten	8 mit V. S. I.		
	61 „ V. S. II.		
	128 „ V. S. III.	Zusammen **197**	
Nicht arbeiten	7 mit V. S. II.		
	13 „ V. S. III.		
	2 „ V. S. IV.	Zusammen **22**	

Im alten Beruf sind zufrieden .... 144, unzufrieden 37

Im neuen Beruf sind zufrieden .... 154, unzufrieden 43

35 verbesserten ihr Einkommen,
218 blieben im wesentlichen gleich,
147 haben ein geringeres Einkommen als vor dem Einrücken,
54 verbesserten ihre soziale Stellung,
271 blieben in gleicher Situation,
75 sanken ab.

Gesundheitliche Klagen: 211 klagten über Kopfschmerzen,
61 „ „ Schwindelanfälle,
20 „ „ allgemeine Schwäche,
11 „ „ Schlaflosigkeit,
9 „ „ Vergeßlichkeit,
5 „ „ Müdigkeit,
13 „ „ Nervosität,
25 berichteten über das Auftreten von Anfällen.

an sich nicht zu erwarten. Es erklärt sich daraus, daß ein Teil der Patienten vor ihrer Verwundung aus sozialer oder familiärer Ursache keine ihren Fähigkeiten entsprechende Ausbildung genossen hatten und daher keine ihren tatsächlichen Fähigkeiten angepaßte Stellung innehatten. Wir waren grundsätzlich der Ansicht, daß der Hirnverletzte, der auf Grund unserer Beurteilung imstande war, sich eine höhere Bildung und Ausbildung anzueignen, auf ein höheres Niveau umzuschulen sei. Wir stießen dabei auf das weitestgehende Verständnis der zuständigen Behörden. Daraus erklärt sich, daß ein Teil der Patienten nach ihrer Verwundung sogar in sozial gehobenere Stellung aufrückte. Diesen erfreulichen Erfolgen steht eine erhebliche Zahl von Patienten gegenüber, die über Beschwerden klagten. Es läßt sich allerdings nicht entscheiden, ob die Beschwerden der Patienten nicht noch größer gewesen wären, wenn sie nicht gearbeitet hätten. Die bei einem Teil der Patienten aufgetretenen Krampfanfälle zeigen jedoch sicher an, daß ihre vegetative Belastbarkeit überschritten wurde. Nur in Parenthese sei vermerkt, daß Anfallskranke selbstverständlich nur auf Arbeitsplätzen verwendet werden können, wo durch das Auftreten eines Anfalles weder sie noch ihre Arbeitskollegen gefährdet werden können. Ein Arbeitseinsatz an sich ist aber für Anfallskranke mit seltenen Anfällen erstrebenswert.

Tabelle 40. Beurteilung durch die Betriebe.

Befragt wurden 340 Betriebe, in denen entlassene Hirnverletzte arbeiteten.

Arbeitsdauer:	*Arbeitsleistung:*
164 arbeiteten ganztägig,	41 sehr gut,
153 „ halbtägig,	181 gut,
23 „ weniger als halbtägig	103 ausreichend,
	15 unzureichend.

Beschwerden bei der Arbeit: 204 hatten verschiedene Beschwerden,
130 „ keine Beschwerden.

Führung bei der Arbeit: 260 waren sehr verträglich und hatten keinerlei Anstände,
34 mußten berücksichtigt werden,
10 waren reizbar, streitsüchtig und unverträglich.

Verdienst: 130 hatten den gleichen Verdienst wie Gesunde,
208 „ einen geringeren Verdienst als Gesunde.

In Tab. 40 sind die Antworten von 340 Betrieben zusammengestellt, in denen Hirnverletzte arbeiteten. Danach arbeiteten 164 ganztägig, 153 halbtägig und 23 nur einige Stunden täglich. Die Arbeitsleistung wurde vom Betrieb bei 41 sehr gut, bei 181 gut, bei 103 ausreichend und bei 15 unzureichend bezeichnet. 204 klagten im Betrieb über gesundheitliche Beschwerden, 130 äußerten keine Beschwerden. Die vom Betrieb mitgeteilten Beschwerden decken sich völlig mit denen der ärztlichen Beobachtung. Es sind vor allem die vorzeitige Ermüdung, die dabei auftretenden Kopfschmerzen, eine mit gesteigerter Leistungsverminderung auftretende Nervosität und die Unverträglichkeit für Wärme- und Lärmentwicklung. 260 waren verträglich und boten keinerlei Anstände, 34 mußten berücksichtig werden und bloß zehn waren streitsüchtig, reizbar und unverträglich. 130 hatten den gleichen Verdienst wie Gesunde, 208 hatten einen geringeren Verdienst. Angestellte hatten im allgemeinen den gleichen Lohn wie Gesunde. Handwerker und Akkordarbeiter hatten erwartungsgemäß einen wesentlich geringeren Verdienst. Diese Zusammenstellung, die, wie erwähnt, aus Betriebsantworten stammt, ist als überaus günstig anzusehen. Wenn wir diese Ergebnisse mit den Zusammenstellungen L. CREDNERS aus dem Münchener Hirnverletztenheim vergleichen, ergibt sich eine beträchtliche Diskrepanz. Von 382 Patienten aus dem Münchener Hirnverletztenheim bezogen 197 die A. V. U.-Rente (Arbeitsverwendungsunfähigkeitsrente). Sie waren damit praktisch arbeitsunfähig und mußten erhalten werden. Die Differenz ergibt sich daraus, daß die Zusammenstellungen CREDNERS aus dem Jahr 1930 stammen, also zwölf Jahre nach Beendigung des ersten Weltkrieges. Wir können noch nicht sagen, wie sich unsere Ergebnisse nach so langer Zeit verschieben werden. Der Umstand, daß unsere Ergebnisse aus den Jahren 1943 bis 1945 stammen, also aus einer Zeit, wo die Arbeitsleistung infolge der Kriegsereignisse eine große Mangelware war, bewirkte zweifellos eine günstige Verschiebung. Es ist allerdings zu sagen, daß das Bestreben der Betriebe, Kriegsversehrte, zumal Hirnverletzte, aufzunehmen, nicht sehr groß war, da sie dadurch Gefahr liefen, gesunde Arbeitskräfte der Wehrmacht abtreten zu müssen. Zweifellos wird in einer Zeit der wirtschaftlichen Hochkonjunktur auch auf weniger hochwertige Kräfte zurückgegriffen werden, während in einer Zeit der wirtschaftlichen Stagnation vorerst die weniger Leistungsfähigen aus dem Arbeitsprozeß ausgeschieden werden. Das betrifft naturgemäß zunächst die Versehrten, wenn keine entsprechenden gesetzlichen Sicherungsmaßnahmen vorhanden sind.

Tabelle 41. Berufsentwicklung.

	Vor dem Einrücken	Nach der Entlassung
1. *Landwirtschaftliche Berufe:*		
a) Selbständige Landwirte	55	52
b) Spezialverwendung in der Landwirtschaft	12	15
c) Landarbeiter	42	2
2. *Selbständige Berufe:*		
a) Selbständige Unternehmer und Kaufleute	5	8
b) Selbständige Handwerksmeister	14	14
c) Freier Beruf (Musiker)	1	—
3. *Akademiker:*		
a) Studenten	14	20
b) Lehrer	6	2
c) Sonstige Akademiker (mit abgeschlossener Ausbildung in entsprechender Stellung)	13	11
4. *Beamte* (nicht akademisch) *und Angestellte:*		
a) Im öffentlichen Dienst	12	41
b) In technischen Berufen	8	25
c) In sonstigem Bürodienst	24	57
d) Kaufmännische Angestellte	9	6
5. *Militärischer oder politischer Einsatz* (Heer, Polizei, Partei, Werkschutz)	4	21
6. *Überwiegend manuelle Tätigkeit:*		
a) Handwerker (unselbständig)	89	23
b) Facharbeiter	30	8
c) Ungelernte Arbeiter	59	18
7. *Versorgungsstellen und Aufsichtsposten:*	3	55
8. *Ohne Beruf:*		
a) Nicht in Arbeit	—	9
b) Arbeitsunfähig	—	13

Tab. 41 zeigt die berufliche Umschichtung. Selbständige Landwirte und Spezialarbeiter in der Landwirtschaft blieben meist im gleichen Beruf. Die gewöhnlichen Landarbeiter mußten hingegen fast alle ihren Beruf aufgeben. Das ist so zu verstehen, daß beim selbständigen Landwirt die Angehörigen oder angestellte Knechte einen Teil der Arbeit des Hofbesitzers auf sich nehmen; die handwerkliche Arbeit an sich ist beim selbständigen Landwirt natürlich genau so beschränkt wie beim Landarbeiter. Praktisch lösten wir die Frage meist in der Form, daß der selbständige Landwirt eine entsprechende Rente bekam, für die er sich zusätzlich einen Knecht anstellen könnte. In den übrigen selbständigen Berufen erfolgte ebenfalls keine wesentliche Umschichtung. Die Beamten- und Angestelltenberufe zeigten eine beträchtliche Zuwanderung. Das gleiche wie bei der Landwirtschaft war bei den Handwerkern zu sehen. Selbständige Handwerker blieben im wesentlichen bei ihrem Gewerbe, während unselbständige Handwerker und Facharbeiter in andere Berufe abwanderten.

Diese Umschichtung der Berufsverhältnisse dürfte allgemeine Gültigkeit haben. Auch nach den Ergebnissen CREDNERS wechselten zwei Drittel der handwerklichen und landwirtschaftlichen Arbeiter ihren Beruf und gingen zu Beamten- oder Angestelltenberufen im Staats- oder Polizeidienst über. Feinspezialisierte Arbeiten, wie bei Uhrmachern, Feinmechanikern und ähnlichen Berufen, konnten von Hirnverletzten überhaupt nicht bewältigt werden. WEIZSÄCKER führte das Scheitern der handwerklich arbeitenden Hirnverletzten auf die hochspezialisierten Formen unserer technischen Zivilisation zurück.

Es ergibt sich sonach, daß für Hirnverletzte eine leichte, gemischte, körperlichen und geistigen Einsatz abwechselnd erfordernde Arbeit am geeignetsten ist. Für Hirnverletzte mit geringer geistiger Leistungsfähigkeit sind dies Posten wie Portier, Kanzlei- oder Bürodiener, Botengänger, Aufzugswärter usw. Für Hirnverletzte mit höherer geistiger Leistungskapazität kommen Angestellten- und Beamtenposten in Frage, die wohl eine gewissenhafte, geregelte, aber nicht aufbrauchende Tätigkeit erfordern. In Berufen, wo selbständige Initiative und großangelegtes Disponieren gefordert wird, erweisen sich Hirnverletzte als unterdurchschnittlich. Hingegen kommt ihnen ein durch die Verletzung erworbener Ordnungssinn und eine gewisse Pedanterie (GOLDSTEIN) beim gewissenhaften Erledigen verantwortlicher Arbeiten sehr zustatten.

Wie gesagt, ist diese reibungslose Wiedereingliederung des Hirnverletzten in die soziale Gemeinschaft nur dann von dauerhaftem Erfolg, wenn erstens eine Hirnverletztenabteilung mit den verschiedenen Einrichtungen (Werkstätten, Unterrichtsschulen, sportliche Übungsstätten) zur Verfügung steht, und zweitens, wenn keine Mühen bezüglich Geld gescheut werden. Von Fall zu Fall wird auch einmal eine zweijährige Betreuung und ärztliche Überwachung notwendig sein, um dem Hirnverletzten endgültig eine adäquate soziale Lebensbasis zu geben. Außer dem Vorteil, der für die Hirnverletzten aus so einer Spezialabteilung erwächst, ist eine so beschaffene Hirnverletztenabteilung als einzig zuständige Begutachtungsstelle anzusehen, die allein imstande ist, den Erfordernissen des Staates wie des Hirnverletzten in gleichem Maße gerecht zu werden. Eine noch so gründliche psychiatrische und neurologische klinische Untersuchung wird auch dem erfahrenen hirnpathologisch geschulten Arzt keine objektive Beurteilung ermöglichen, da bei vielen Hirnverletzten keine klinisch faßbaren Symptome vorhanden sind und das für die Beurteilung wesentliche Moment der Belastung fehlt. Erst die Belastung und Erprobung in einer Spezialabteilung können die Grundlagen zu einer Beurteilung liefern, die sowohl dem Verletzten als auch dem Staat gerecht wird. Diese mit Hirnverletzten gewonnenen Erfahrungen lassen sich, wie sich in einzelnen Fällen schon erwiesen hat, voll auf die zivilen Kopf- und Hirnverletzten ausdehnen. Man könnte damit die Differenzen zwischen Versicherungsgesellschaften und Unfallverletzten beseitigen und die Rentenneurosen auf das Minimum der anlagemäßig bedingten Fälle reduzieren.

Literatur.

BIRKMAYER, W.: Wr. med. Wschr. 1944, Nr. 27, 28.

HELSPER: Schriftenreihe für ärztliche Sonderfürsorge für Schwerverwundete, 1944, Heft 6.

RÜSKEN: Zbl. f. Neurochir. 1943.

WEIZSÄCKER, V. v.: Schriftenreihe für ärztliche Sonderfürsorge 1943, Heft 1/2.

Manzsche Buchdruckerei, Wien IX.